现代护理操作与管理

XIANDAI HULI CAOZUO YU GUANLI

●主编　邵晓兰　刘春梅　赵俊梅　陈　青

朱雪娜　张　琳　张云华

黑龙江科学技术出版社

HEILONGJIANG SCIENCE AND TECHNOLOGY PRESS

图书在版编目（CIP）数据

现代护理操作与管理 / 邵晓兰等主编. -- 哈尔滨：
黑龙江科学技术出版社，2024.4
ISBN 978-7-5719-2358-7

Ⅰ．①现… Ⅱ．①邵… Ⅲ．①护理学 Ⅳ．①R47

中国国家版本馆CIP数据核字（2024）第068767号

现代护理操作与管理
XIANDAI HULI CAOZUO YU GUANLI

主　　编	邵晓兰　刘春梅　赵俊梅　陈　青　朱雪娜　张　琳　张云华	
责任编辑	陈兆红	
封面设计	宗　宁	
出　　版	黑龙江科学技术出版社	
	地址：哈尔滨市南岗区公安街70-2号　邮编：150007	
	电话：（0451）53642106　传真：（0451）53642143	
	网址：www.lkcbs.cn	
发　　行	全国新华书店	
印　　刷	黑龙江龙江传媒有限责任公司	
开　　本	787 mm×1092 mm　1/16	
印　　张	22.25	
字　　数	563千字	
版　　次	2024年4月第1版	
印　　次	2024年4月第1次印刷	
书　　号	ISBN 978-7-5719-2358-7	
定　　价	238.00元	

编委会

◇ **主　编**

邵晓兰　刘春梅　赵俊梅　陈　青
朱雪娜　张　琳　张云华

◇ **副主编**

王庆丽　周俊娟　唐建花　曲　璐
陈丽红　彭雪蕾

◇ **编　委**（按姓氏笔画排序）

王庆丽（聊城市东昌府区妇幼保健院）

曲　璐（山东第一医科大学第二附属医院）

朱雪娜（山东省德州市第二人民医院）

刘春梅（枣庄市山亭区人民医院）

张　琳（阳谷县高庙王镇卫生院）

张云华（利津县明集中心卫生院）

陈　青（山东省公共卫生临床中心）

陈丽红（沂源县人民医院）

邵晓兰（江苏省东台市人民医院）

周俊娟（冠县梁堂镇卫生院）

赵俊梅（昌乐齐城中医院）

唐建花（山东省淄博市沂源县中医医院）

彭雪蕾（溧阳市人民医院）

目录

CONTENTS

第一章

总 论

第一节 现代医院护理工作模式

伴随老龄化社会的来临及疾病谱的改变,医疗卫生有限资源和无限需求的矛盾日益凸显,如何为服务对象提供高成本效益的健康服务成为全球共同面临的世纪难题。护士是与患者接触最紧密、最直接的健康照护人员,在医疗服务体系中起到举足轻重的作用。护理服务供给的目标是为服务对象提供质优价廉的临床护理服务,最大程度提高服务对象满意度和改善患者临床结局。为实现这一目标,必须对护理工作进行有效组织和管理,形成一定的护理工作模式并应用于整个组织。

一、概念及内涵

护理工作模式是一种为了满足患者及其家庭的护理需求,提高护理工作质量和效率,根据护士的工作能力和数量,设计相应结构的护理服务供给方式。护理工作模式应该与护理模式的概念相区分。护理模式是指用一组概念和假设来阐述与护理有关的现象,阐明护理的目标和范围。护理模式的本质属于护理观,哲学上属于世界观范畴,内容是解释和描述护理现象,是护理工作模式的核心和基础,对护理工作模式起指导作用。而护理工作模式在哲学上属于方法论,是实现护理模式具体的组织管理形式及方法。护理工作模式的形成受到组织结构、护理过程、健康照护人员的角色、工作环境、工作条件和工作量等因素的影响,是医学护理模式、护理理念在临床护理工作中的具体体现。

二、起源及发展

(一)护理工作模式的发展阶段

医学模式又叫医学观,是人们从总体上认识健康和疾病及相互转化的哲学观点,影响着某一时期整个医疗护理工作的思维和行为方式。随着医学模式由生物医学模式转变为生物-心理-社会医学模式,护理的工作范围和内涵随之拓宽,并经历了"以疾病为中心""以患者为中心""以人的健康为中心"三个发展阶段,衍生出与之相适应的各种护理工作模式。

1."以疾病为中心"阶段

此阶段医学在摆脱宗教和神学影响后获得了空前的发展,形成了生物医学模式,认为疾病的发生是生物学因素所致,一切医疗行为都围绕疾病进行。护理已经成为一门专业,协助医师诊断和治疗疾病是护理工作的基本特征。最早的护理工作模式是个案护理,主要工作场所在患者家中。但受护理人员短缺限制及经济萧条使私人护理的需求锐减,这种工作模式难以广泛实施,随后出现了功能制护理。该模式是工业化大生产中流水作业管理方式在护理实践中的具体体现,突出特点是以疾病为中心,将护理工作按照功能分成若干任务,护理人员各自负责相应的工作。随着医学模式的转变,功能制护理的弊端逐渐凸显,患者无法获得连续全面的护理,护理人员以技术操作为主,缺乏自主权和独立思维,限制了个人的专业成长。

2."以患者为中心"阶段

随着社会的发展,医学模式从生物医学模式转向生物-心理-社会医学模式。生物-心理-社会医学模式认为疾病的发生是生物、社会和心理因素共同作用所致。在新的医学观的影响下,护理模式从"以疾病为中心"转向"以患者为中心"。护理工作不再是单纯执行医嘱和护理技术操作,而是扩展到运用"护理程序"为患者提供全身心的整体护理。小组制护理、责任制护理和个案管理都是"以患者为中心"护理理念指导下护理工作模式的不同表现形式。责任制护理模式于20世纪80年代初引入我国。1995年,原卫生部提出"整体护理",并在全国逐步完善和推进。2010年起全国卫生系统开展的"优质护理服务示范工程"活动中,重点对护理工作模式进行了研究和探索,形成"责任制整体护理"模式。

3."以人的健康为中心"阶段

科技的发展、人类疾病谱的改变及人们健康需求的日益增长,使得医学社会化和大健康的趋势越来越明显。护理专业的内涵和外延得到拓展,进入了"以人的健康为中心"的护理阶段。护理从医院扩展到了社区和家庭,从患者个体扩展到了社会人群,从注重疾病、患者护理扩展到关注健康、提供生命健康全程护理。护士成为向社会提供初级卫生保健的主要力量。个案管理等护理工作模式被广泛应用在社区护理领域。2016年,中共中央、国务院颁布实施的《"健康中国2030"规划纲要》首次把"人民的健康"提升到了国家战略的高度。"家庭医师签约"相当于责任制护理在健康人中的实施,也是"以人的健康为中心"工作模式的新探索。

(二)护理工作模式的发展趋势

纵观护理工作模式的发展,在现代医学观和护理理念的指引下,护理工作模式在传统的几种基本护理工作模式——个案护理、功能制护理、小组制护理、责任制护理、整体护理的基础上不断演变而形成新的护理工作模式。护理工作模式将围绕"以患者为中心的护理"和"以人的健康为中心的护理"理念,更加关注护理的连续性、系统性、全面性,不断深化发展。未来护理工作模式的研究与发展主要有以下趋势:①以患者/人的健康为中心,医护及多学科团队协作。②以质量和安全为导向是不变的主题。③信息大数据时代照护提供者之间高效的沟通交流策略。④人力资源配置模式的转变带来的挑战,如护患比、医患比等;如何改变强调任务完成的现状;护士和其他照护提供者的人力短缺问题等。⑤护士专业能力的充分利用,如降低非专业工作的人力浪费等,培养更多的高级实践护士。⑥如何增加与患者的接触时间,提高患者护理的连续性。⑦循证护理实践的个体化应用。⑧护士工作环境和专业价值对护理工作模式的影响。

美国护士管理协会已经针对现在和未来的健康照护环境制定了护理工作模式发展的策略,主要指导原则包括具备知识和关怀的护理工作、患者/照护对象的直接护理、积极获取新的医学信息和技能、批判性思维、充分理解照护关系及连续照护的管理等。未来护理工作模式的发展面临许多挑战,随着护理专业的不断发展,护士作为健康服务的主要提供者,应不断探索适应时代和患者需求的护理工作模式,为服务对象提供符合成本效益的、高质量的健康服务。

三、内容与特点

(一)护理工作模式的基本要素

护理工作模式涉及以下内容:照护的目标和对象;需要完成的工作内容;照护人员的类别、数量、工作能力等的要求和搭配;照护人员的责任和任务分配;照护人员之间的合作方式等,其基本要素包括护患关系、临床决策、工作安排和患者分配、沟通交流、环境管理、协作等。

(二)护理工作模式的类型和内容

护理工作模式类型较多,包含传统的护理工作模式和在此基础上发展而来的新的护理工作模式,本文将对常见的几种工作模式进行介绍。

1.个案护理

个案护理是最早的护理工作模式,是一名护士负责一位患者全部护理内容的护理工作模式,又称"私人护理"或"专人护理",最早主要的工作场所在患者家中。在现代护理中,这种护理工作模式主要适用于病情复杂严重、病情变化快、护理服务需求量大,需要 24 小时监护和照顾的患者,如多器官功能障碍、器官移植、大手术或危重抢救等入住 ICU 的患者。护士负责自己当班时该患者的全部护理工作。

2.功能制护理

功能制护理是以护理工作任务为中心,以完成护理任务为目标,将患者的护理工作内容分为处理医嘱、打针发药、病情观察等若干功能模块,每个护士承担功能模块中的一部分内容。例如,护士按临床护理、治疗需要被分配到"治疗护士""基础护理护士""办公室护士""总务护士"等工作岗位,各自按岗位责任进行工作。每个护士有单一的工作内容,如治疗护士负责所有患者的治疗任务,基础护理护士则承担患者的各种生活护理,办公室护士负责处理医嘱。这种模式如同工业中的分段式流水作业。护士分工明确,技术相对熟练,便于组织管理,节约时间和人力成本。但护士工作机械,对患者的病情、疗效、心理状态等缺乏系统的了解。护士关心的只是疾病而不是患有疾病的人,整个护理过程被"切割"而变得碎片化。患者接受的是不同护士的片段护理,而不是固定护士的完整护理,不能很好满足服务对象的整体需要。

3.小组制护理

小组制护理是以护理小组的形式对一组患者进行护理的工作模式。小组由一位业务技术能力强、临床经验丰富的护士担任组长,配以 3~4 位组员,负责 10~20 位患者的护理。小组成员可由护师、护士、护理员、实习护士等不同等级人员组成。这种护理工作模式的特点是护理小组成员可以同心协力、有计划、有步骤地开展护理工作。但也存在以下不足:由于每个护士没有确定的护理对象,会影响护士的责任心;整个小组的护理工作质量受小组长的能力、水平和经验的影响比较大;也可能因护理过程的不连续性和护士的交替过程脱节而影响护理质量。

4.责任制护理

责任制护理是指患者从入院到出院的所有护理工作由责任护士全面负责,要求责任护士实行 8 小时在岗 24 小时负责制,责任护士 8 小时工作外由其他护士按照责任护士制订的护理计划完成护理工作,实施全面的护理(包括心理护理和健康教育)。责任制护理强调以患者为中心,患者可以得到持续全面的护理,护患关系密切,护理质量较高。同时,护士有更多的自主权,能独立进行临床判断和决策。因24小时负责难以实现,更多医院改为谁在岗谁负责。

5.整体护理

整体护理是以人的功能为整体论的健康照顾方式,又称全人护理或以患者为中心的护理。护士不仅要关注患者,还要关注环境、心理因素等对患者疾病康复的影响。整体护理是一种护理理念,也是一种工作方法,其宗旨是以服务对象为中心,对服务对象的生理、心理、社会、精神、人文等方面进行全面的帮助和照顾。在整体护理模式,护理人员采用护理程序(评估、诊断、计划、实施、评价)评估服务对象生理、心理、社会、文化等方面的特点和需求、问题,提供针对性护理。20世纪80年代,我国开始探索整体护理工作模式。2010年,卫生部(现卫健委)提出优质护理服务模式,其核心就是提倡落实整体护理,这对促进临床护理工作模式改革,丰富护理内涵,突出护理专业特点,提高和保证临床护理服务质量起到积极的作用。但是,要满足患者的全方面需求,不仅需要护士全面的帮助和照顾,还需要医师和其他医务工作者的共同协作。因此,在整体护理的基础上,以患者为中心,医师、护士和其他医务工作者通过相互协作,共同解决患者的医疗护理问题,形成了"医护一体化"工作模式、"多学科协作"工作模式等。

(三)护理工作模式的特点

护理工作模式的发生、发展受不同历史时期经济、政治、社会价值、管理思想等的影响,具有鲜明的时代特征。各个护理工作模式的优缺点详见表1-1。

表1-1　常见护理工作模式的优缺点

护理工作模式	优点	缺点
个案护理	(1)护理质量高,患者的病情观察细致、全面 (2)护患交流增加,关系融洽 (3)患者需求可以得到快速回应 (4)护士职责明确,独立设计和组织实施护理工作,自主权高,易产生责任感和成就感	(1)护理工作缺乏连续性,护士只能做到当班负责 (2)对护士能力要求高 (3)耗费人力、物力、财力,经济资源要求高,成本效益低
功能制护理	(1)护士分工明确,便于组织和管理 (2)工作效率高 (3)节省护士人力 (4)护士熟悉所承担的工作	(1)每个护士只关注患者的局部,为患者提供的是片段性的护理,非常容易忽略危重患者的需求和病情变化 (2)工作连续性差,患者容易盲从,有问题不知道找谁 (3)易产生疲劳感,不利于发挥护士的工作积极性
小组制护理	(1)护理的系统性、连续性较好 (2)小组成员间容易沟通和协调 (3)有利于充分发挥小组成员的智慧和经验	(1)工作质量受组织的能力、水平和经验影响 (2)对组长的业务能力和组织能力要求高 (3)小组成员没有确定的护理对象,缺乏自主权 (4)小组成员间需要花费较多时间进行沟通 (5)耗费人、财、物
责任制护理	(1)护士责任明确 (2)患者归属感和安全感增加,可以得到持续全面的护理,护理质量较高 (3)有利于建立良好的护患关系 (4)护士有更多自主权,有利于护士进行独立的临床判断和决策	(1)难以实现护士24小时负责,责任护士压力较大 (2)护患比例要求高,人力、财力消耗较大

续表

护理工作模式	优点	缺点
整体护理	(1)有利于护士对患者实施整体护理 (2)工作效率高 (3)注重成本效益 (4)增加护理责任感 (5)护士个人发展空间大,成就感强	(1)对护士素质要求高 (2)规范表格和标准计划的制订有一定难度 (3)需要投入较多护士

（朱雪娜）

第二节 护士培训与职业生涯规划

目前,世界各国普遍把医学教育分为院校教育、毕业后教育和继续教育三个阶段。我国护理教育从单一层次的中等护理教育逐步转向中专、大专、本科、研究生等多层次护理教育体系。因此,护士的年龄、学历层次、职称的跨度较大,年龄18～60岁,学历从中专至博士乃至博士后,职称从护士至教授。大多数护士的学历起点较低,护士的培训都是通过毕业后教育和继续教育完成的,毕业后教育在护士培训中占有极为重要的角色。通过工作指导、教育和业务技能训练,使其在职业素质、知识技能等方面得到不断提高和发展。

一、护士培训形式与方法

继续教育作为提高护理人员自身和护理队伍素质的重要途径,近年来得到了较快发展,形成了多渠道、多层次、多形式的成人教育。学历成人教育有高等教育自学考试、函授、电大、夜大等以及脱产进行学历教育。其中高等护理教育自学考试因为学习时间比较自由,这些年来得到了大力推广,为护理专业培养了很多高层次护理人才。脱产培训成本高,培训人员数量有限,护士培训中运用最多的为在职培训。通常医院护理部会建立一套规范的、针对不同层次和岗位护士的继续教育系列讲座、培训体系和考核系统。护士的在职培训通常分为三个层面:护理部－大科－护理单元,每个层面都有一套完整的培训体系,护士一边工作一边接受指导、教育或利用业余时间集中学习。护士工作岗位轮换也是护士在职培训的主要方法之一,通过轮转可以积累更多的临床护理经验,拓宽专业知识与技能,为今后职业生涯发展和岗位轮换打下基础。岗前培训在护士培训中占有不可或缺的地位,可以帮助新上岗护士尽快熟悉工作岗位及环境,学习医院的工作准则和工作流程,尽可能保证新上岗护士的工作质量与安全。

二、护士规范化培训与专科护士培训

(一)护士规范化培训

规范化培训是指在完成护理专业院校基础教育后,在认定的培训基地医院接受系统化、规范化、专业化的护理专业培训。护士规范化培训是毕业后教育的重要组成部分,是护理人才梯队培养的重要环节。规范化培训的对象是护理专业院校刚毕业的护士。卫健委《临床护士规范化培训试行办法》要求,本科毕业培训1年,专科毕业培训2年,中专毕业培训5年。而各级医院根据实际情况和护士学历层次,规范化培训时间一般为1～5年。护士规范化培训主要以临床实践为主,实行科室轮转制,纳入科室和护理部统一管理。

(二)专科护士培训

专科护士是指在某一特殊或者专门的护理领域具有较高水平和专长的专家型临床护士。专科护士培训涉及临床的许多专业,包括ICU护理、急救护理、糖尿病护理、造口护理、癌症护理、老年护理、临终护理、感染控制等领域,其目的是为临床实践培养高质量的专科护士,提高临床护理实践水平,促进护理专业技术水平与诊疗技术、公众的健康需求相适应。这些高素质的护理人才在医院临床护理、家庭护理、社区保健以及护理科研等方面发挥着非常重要的作用。专科护士培训最早在美国提出并实施,继美国之后,加拿大、英国以及新加坡、日本等亚洲国家也开始实施专科护士培养制度。我国《中国护理事业发展规划纲要》在阐述护理事业发展的指导思想和基本策略时指出:"根据临床专科护理领域的工作需要,有计划地培养临床专业化护理骨干,建立和发展临床专业护士。"《中国护理事业发展规划纲要》中提出卫健委制定统一的培训大纲和培训标准,省级以上卫生行政部门负责实施专科护理岗位护士的规范化培训工作,制订具体培训计划,规范培训内容和要求。2015年,在全国建立10个国家级重症监护培训基地,10个国家级急诊急救护理技术培训基地,5个国家级血液净化护理技术培训基地,5个国家级肿瘤护理专业培训基地,5个国家级手术室护理专业培训基地,5个国家级精神护理专业培训基地。通过实践表明,专科护士在缩短患者住院时间,提供高质量和符合成本效益的护理服务方面发挥了显著作用。我国在等级医院评审标准中明确规定专科护士在护理队伍中需达到的比例。

三、护理管理人员培训

护理管理人员培养在医院人才队伍建设中具有十分重要的地位。护理管理人员肩负着为患者提供安全护理服务、管理病房、实现医院组织目标等责任。优秀的护理管理人员是高质量护理的必要条件。《中国护理事业发展规划纲要》明确指出要建立护理管理岗位培训制度,加强医院管理人员的岗位培训。

欧美国家要求护理管理岗位人才需取得理学学士学位。日本等国对护理管理者也有严格的评估条件。我国目前没有统一的标准,护理管理人员绝大多数是由临床优秀护士中选拔而来,起始学历偏低,上任前没有经过系统的管理知识技能培训,管理经验多来源于实践,缺乏系统的学习,其管理理念、技能与现有的多元化医疗需求无法完全匹配。部分管理人员存在上任后适应不良、能力欠佳等情况。因而对护理管理人员开展系统规范的岗位培训十分必要。

《中国护理事业发展规划纲要》明确要求以国家和区域的培训基地为支撑,使全国三级医院护理管理骨干、护理部主任和护士长获得培训。并在等级医院评审标准中明确指出,护士长必须经过护理管理岗位培训,并取得合格证。目前对护理管理人员的培训形式有脱产或在职攻读管理类学位、到管理先进单位进修学习等,更多的是参加国家或省级的短期管理岗位培训班。各个省市护理学会都积极组织各类国家级继续教育项目,对各级护理管理人员进行培训,涉及较多的课程:护理安全、护理质量、护士长执行力、绩效考核、团队建设、人际沟通、护理教学管理、护士长角色、护理信息管理、护理科研、时间管理、个人职业生涯发展等。

四、护士职业生涯规划

职业生涯规划是指一个人对自己未来职业发展的历程的计划,职业生涯是个体获得职业能力、培养职业兴趣、进行职业选择、就职等一系列完整职业发展过程。员工的职业满足感对组织的生存和发展起促进作用。由于护理职业的特殊性,工作任务繁重,社会地位偏低,成就感低,护理人员容易流失。因而护士职业生涯管理是减少护理人员流失的重要手段,也是人力资源管理的重要内容。科学的职业生涯规划和管理能让护士明确自己的追求和需要,促进其职业发展,满足其自我实现的需要。通过为护士制定公平晋升制度、提供发展性培训、建立护士电子档案系统与提供职业信息及重视护士职业生涯组织管理等措施,有助于充分发挥护士的潜力,提高护士对护理工作的满意度,从而做好护理工作,提高护理服务质量。护理教育者和研究者、护理管理人员进行职业生涯管理时应采取各种方式增强护士进行继续教育的主动性,并为护士提供更多的继续教育机会。继续教育在护士的职业生涯中起着举足轻重的作用,继续教育可为护士提供多条职业生涯路径:其一是发展成临床专科护理专家,其二是成为护理管理者,其三是成为临床护理教师。

（邵晓兰）

第二章

临床护理操作

第一节　非同步电除颤

非同步电除颤是利用一定量的电流经胸壁直接通过心脏,使心肌纤维瞬间同时除极,从而消除异位性快速心律失常的方法。

一、目的

使心室颤动、心室扑动转为窦性心律。

二、准备

(一)操作者准备

着装整齐。

(二)用物准备

除颤器、医用耦合剂、纱布、弯盘。

(三)患者准备

仰卧于硬板床上,充分暴露前胸。

(四)环境准备

请家属离开,关门。

三、操作程序

(1)准确判断病情。

(2)迅速备齐用物至患者床旁,患者取仰卧位。

(3)开启除颤仪电源开关。

(4)选择非同步模式(开启电源即为非同步模式),调节除颤能量,一般成人单相波除颤用 $200\sim360$ J,双相波除颤用 $100\sim200$ J;儿童除颤初始 $2\sim3$ J/kg,最大不超过 5 J/kg。

(5)电极板上均匀涂耦合剂。

(6)正确放置电极板,负极放在右锁骨中线第二肋间,正极放于左腋前线内侧平第五肋间,两电极板贴紧皮肤。

（7）按下充电按钮充电。

（8）再次观察心电示波为心室颤动、心室扑动,确认周围人员无直接或间接与患者接触。

（9）双手同时按下放电按钮放电。

（10）观察除颤效果。

（11）移开电极板,检查胸部皮肤情况,清洁皮肤,整理床单位。

（12）整理用物,核查患者姓名、床号。

（13）洗手,记录。

四、注意事项

（1）除颤前移去患者身上的金属物,确定除颤部位无水及导电材料,清洁并擦干皮肤,禁止使用乙醇、含有苯基的酊剂或止汗剂。

（2）电极板放置的位置要准确,与患者皮肤密切接触,耦合剂涂抹要均匀,防止皮肤灼伤。婴幼儿应使用儿童专用电极板。

（3）电极板放置部位应避开瘢痕、伤口处,如患者带有植入性起搏器,电极板距起搏器部位至少 10 cm。

（4）除颤前确定周围人员无直接或间接与患者接触,操作者身体不能与患者接触。

（5）除颤放电后电极板应放在患者身上不动,观察除颤效果,如仍为心室颤动或心室扑动,可再次除颤;如出现心室停搏,应立即进行胸外心脏按压。对于细颤型心室颤动患者应先进行心脏按压、氧疗及药物先处理,使之变为粗颤后,再进行电除颤,以提高除颤成功率。

（6）动作迅速、准确。

（7）使用后将电极板充分清洁,及时充电备用。

（张云华）

第二节　中心静脉压监测技术

中心静脉压是指右心房及上、下腔静脉胸腔段的压力,其变化可反映血容量和右心功能。正常值为 $0.5\sim1.2$ kPa（$5\sim12$ cmH$_2$O）。监测方法有标尺测量法和持续测量法。

一、病情观察与评估

（1）监测生命体征,观察患者有无体温、脉搏、呼吸、血压异常。

（2）观察患者能否平卧。

（3）评估中心静脉导管置管深度、管道是否通畅。

二、护理措施

（一）标尺测量法

1.测量方法

（1）三通连接测压装置、输液器及中心静脉管路。

（2）测压管固定在有刻度的标尺上。

（3）零点调节：将测压管刻度上的"0"调到与右心房平行（相当于平卧时腋中线第 4 肋间）水平处；或用水平仪标定右心房水平在测压管上的读数，该读数就是"0"点。

（4）确定中心静脉通路通畅。

（5）测压：①转动三通，输液管与测压管相通，液面在测压管上升，排尽空气（液面高于患者实际中心静脉压又不能从上端管口流出）；②转动三通，关闭输液通路，测压管与中心静脉导管相通，测压管液面下降，当液面不再下降时读数；③转动三通，关闭测压管，开放输液通路。

2.测量注意事项

（1）只能通过液面下降测压，不可让静脉血倒流入测压管。

（2）防止空气进入。

（3）严格无菌操作，防止发生感染。

（二）持续测量法

1.测量方法

（1）压力传感器排气后与中心静脉导管相连。

（2）取平卧位，压力传感器置于腋中线第 4 肋间与右心房同一水平。

（3）校零：压力传感器与大气相通，点击监护仪的校零按键，中心静脉压数值显示为"0"，校零成功。

（4）调节三通方向，使压力传感器与中心静脉（CVC）导管相通，显示中心静脉压曲线和数值，取稳定的中心静脉压值即为所测得的中心静脉压。

2.测量注意事项

（1）保持管道通畅，正确连接管道、衔接紧密，无折叠；持续 0～10 U/mL 肝素盐水匀速加压冲洗，加压袋压力为 40.0 kPa（300 mmHg）。

（2）患者进食、吸痰后 15 分钟内勿测压；测压时保持安静，勿说话、咳嗽或翻身等活动，以免使测压值增高。

（3）测压管腔如有静脉输液暂停输注，勿再使用血管活性药物的通道测压，以免终止药物输注时导致血压的波动。

三、健康指导

（1）告知患者及家属监测中心静脉压的目的及意义。

（2）告知患者不要随意牵拉测压系统，避免影响监测结果或使管道脱落。

（3）测压时保持安静。

（张云华）

第三节　漂浮导管监测技术

漂浮导管监测是将前端带有气囊的漂浮导管经上腔或下腔静脉进入右心房、右心室到肺动脉，可以测得右心房压、肺动脉压、肺动脉楔压，并可采用热稀释法测定心排血量，是心血管疾病患者重要而有意义的监测方法。

一、病情观察与评估

(1)观察置管长度、有无松脱。

(2)观察穿刺点有无渗血、渗液。

(3)评估有无因烦躁导致意外拔管的风险。

二、护理措施

(一)正确监测

1.连接

压力传感器排气后与漂浮导管相连。

2.体位

取平卧位,压力传感器置于腋中线第4肋间与右心房同一水平。

3.校零

压力传感器与大气相通,点击监护仪的校零按键,肺动脉数值显示为"0",校零成功。

4.调节三通

调节三通方向,使压力传感器与肺动脉导管相通,显示肺动脉曲线和数值。

5.测量

测量肺动脉楔压时,将气囊缓慢充气(<1.5 mL),待出现楔压图形后,记录数字并及时放气。

(二)测压注意事项

(1)压力传感器与右心房保持同一水平,变换体位后需调整压力传感器位置,并重新校零。

(2)确保测压管路连接紧密,管道内无气体。

(3)测肺动脉楔压时应缓慢注气,注气过程中可感觉到轻微阻力,如未遇阻力应怀疑气囊破裂,立即停止注气。

(4)气囊充气时间不能持续超过30秒。不要在气囊注气或嵌顿在肺动脉内时冲洗管道。

(5)观察波形及压力变化,如波形改变及时调整导管位置。

(三)漂浮导管护理

(1)妥善固定导管,每班观察、记录并交接置管刻度,避免导管脱出。

(2)保持管道通畅:正确连接管道、衔接紧密,无折叠;持续 0~10 U/mL 肝素盐水匀速加压冲洗,加压袋压力为 40.0 kPa(300 mmHg)。

(3)透明敷料常规 7 天更换 1 次,纱布敷料常规 2 天更换 1 次,如有污染、脱落及时更换。

(4)躁动患者实施保护性约束,并适当镇静,防止意外拔管。

(5)每天评估拔管指征,血流动力学稳定后尽早拔出导管,避免导管相关性血流感染的发生。

(四)并发症护理

1.心律失常

可发生于插管、调整管道位置及拔管过程中,室性期前收缩和一过性室性心动过速最为常见。密切心电监护,发生一过性室性心动过速或室性期前收缩,可自行终止,无须特殊处理;如持续时间长,遵医嘱使用抗心律失常药物。

2.血栓形成及栓塞

长时间留置导管可引起血栓形成,范围小时通常无临床表现,可能仅在 X 线下发现导管顶端外侧有新的肺部阴影。使用 5 U/mL 肝素盐水持续冲洗导管,测肺动脉楔压时间不宜过长,最长不超过 30 秒。

3.感染

穿刺部位出现红、肿、热、痛或出现发热、寒战,应考虑肺动脉漂浮导管相关感染,应立即拔出导管,并做导管尖端培养,必要时遵医嘱给予抗感染治疗。

三、健康指导

(1)告知患者及家属留置漂浮导管的重要性,切勿自行拔出。

(2)穿刺处皮肤疼痛、发痒,不要自行抓挠,及时告知医务人员处理。

(3)实施保护性约束的患者,告知约束的目的及注意事项。

(彭雪蕾)

第四节　PICCO 血流动力学监测技术

PICCO 监测仪是新一代容量监测仪,也称为脉搏指示连续心排血量技术,所采用方法结合了经肺温度稀释技术和动脉脉搏波型曲线下面积分析技术,该监测采用热稀释方法测量单次的心排血量,并通过分析动脉压力波型曲线下面积来获得连续的心排血量。同时可计算胸内血容量和血管外肺水,胸内血容量已被许多学者证明是一项可重复、敏感、且比肺动脉阻塞压、右心室舒张末期压、中心静脉压更能准确反映心脏前负荷的指标。PICCO 监测仪提供以上对临床具有特殊意义的重要监测指标,使危重症患者血流动力学监测的准确性进一步提高,是一项微创伤、低危险、简便、精确、连续监测心排血量技术。主要适用于需要进行心血管功能和循环容量状态监测的患者,如休克、急性呼吸窘迫综合征、急性心功能不全、心脏和腹部大手术、肺动脉高压、脏器移植手术等患者。

一、护理措施

(一)插管前护理

(1)观察患者病情变化、监测生命体征。

(2)插管部位严格消毒。

(3)准备用物并检查机器。

(二)插管后护理

(1)密切观察患者生命体征,意识变化。补液过程中严密观察中心静脉压和 PICCO 的监测结果,根据观察结果指导 24 小时出入量,调整血管活性药物的使用。

(2)保证监测的准确性。每次 PICCO 定标至少 3 次;定标的液体一般为冰盐水 15 mL,4 秒内均匀注入。

(3)保证导管通畅。连接通畅,避免打折、扭曲,妥善固定;导管内无血液反流,保证持续压力套装的压力维持在 40.0 kPa(300 mmHg)以上;及时冲洗管道,严防空气进入,避免动脉栓塞。

(4)抗凝治疗患者应观察局部切口或穿刺部位有无出血、渗血及血肿。

(5)防止感染:严格无菌操作;观察穿刺处有无红肿、渗血,遵医嘱应用抗生素;一般 PICCO 导管留置时间可达 10 天,如患者发生高热、寒战,应立即拔除导管,并留取导管尖端做细菌学培养。

(6)并发症护理:密切观察患者术后足背动脉搏动、皮肤温度及血液供应情况;测量腿围,观察有无肢体肿胀和静脉回流受阻,以便尽早发现下肢有无缺血情况;一旦发现异常,立即采取保温、被动活动肢体等措施。

(7)拔管护理:患者病情稳定,血流动力学各项指标正常,可考虑拔管,动脉导管拔除后按压 30 分钟加压包扎,用 1.0～1.5 kg 沙袋压迫 6～8 小时,同时观察肢体温度、颜色及足背动脉搏动情况。

(8)基础护理:做好生活护理,保证患者皮肤及床单的清洁;股动脉导管置入侧肢体制动,保持伸直,严禁弯曲,必要时用约束带保护;翻身时应保持置入侧下肢与身体成一直线,翻身不宜超过 40°;营养支持,适当按摩肢体,进行被动活动,应用气垫床以预防压疮。

二、主要护理问题

(1)躯体移动障碍:与插管制动有关。
(2)有受伤的危险:与穿刺有关。

(彭雪蕾)

第三章

门诊护理管理

第一节　门诊护理概述

一、门诊优质护理服务项目

（1）送患者住院：门诊值班医师确定需引导住院的非急症患者。由内、外、妇科医师向分诊台人员提出要求，分诊护士负责协调完成此项工作。

（2）60岁以上老人陪诊服务：门诊值班医师确认独自就诊的60岁以上老人，有导诊需求的患者。由门诊各个科室值班医师向门诊部导医台提出要求，导医护士负责协调完成此项工作。

（3）为慢性病患者代购药品服务：由门诊值班医师向门诊部导医台提出要求，提供患者的联系方式，导医护士负责协调完成此项工作。

二、门诊预检分诊管理

（1）预检护士由资深护士担任，同时具有高度的责任心。严格遵守卫生管理法律、法规和有关规定，认真执行临床技术操作规范及有关工作制度。

（2）患者来院就诊，预检护士严格按照"一看、二问、三检查、四分诊、五请示"原则，正确分诊。

（3）根据《中华人民共和国传染病防治法》有关规定，预检护士对来就诊患者预先进行有关传染病方面的甄别、检查与分流。发现传染病或疑似传染病患者，通知专科医师到场鉴别，排除者到相应普通科就诊；疑似者发放口罩、隔离衣等保护用具，专人护送到特定门诊，并对接诊区进行消毒处理。由特定门诊预检护士按要求通知医务科、公共卫生科、门诊办公室，并做好传染病登记工作。

（4）如遇患者病情突变急需抢救时，预检护士立即联系医师就地抢救；同时联系急诊，待病情许可，由专人护送至急诊。

（5）遇突发事件，预检护士立即通知医务科、护理部、门诊办公室，按相关流程启动应急预案。

三、门诊治疗室管理

（1）治疗室的布局合理，清洁区、污染区分区明确，标志清楚。

（2）环境清洁、干燥，有专用清洁工具，每天2次清洁地面。如有脓、血、体液污染，及时用

2 000 mg/L含氯消毒液擦拭消毒。

(3)护士按各自岗位职责工作,无关人员不得入内。

(4)无菌物品按消毒日期前后顺序使用,摆放整齐,有效期为1周。使用后的器械等物品,统一送供应室处理。无菌物品(棉球、纱布等)一经打开,使用时间最长不超过24小时,提倡使用小包装。疑似过期或污染的无菌物品不得使用,需重新消毒。

(5)治疗车上物品应摆放有序,上层为清洁区、下层为污染区。车上应备有快速手消毒液或消毒手套。

(6)治疗室每天紫外线进行空气消毒,做好记录。

(7)每天开窗通风,保持空气流通。

四、门诊患者及家属健康教育规划

门诊健康教育是通过有计划、有组织、有系统的信息传播和行为干预,促使患者及家属自觉地采纳有益于健康的行为和生活方式,消除或减轻影响健康的危险因素,预防疾病、促进健康、提高生活质量。

(一)门诊健康教育的目的

通过健康教育稳定患者情绪,维持良好医疗秩序。同时让患者获得卫生保健知识,树立健康观念,自愿采纳有利于健康的行为和生活方式。

(二)门诊健康教育的服务对象

门诊患者及家属。

(三)门诊健康教育的策略

(1)因人、因病实施健康教育,并将健康教育伴随医疗活动的全过程。在就诊过程中,护士随时与患者进行交谈,针对不同需求,进行必要而简短的解释、说明、指导、安慰。

(2)健康教育内容精炼、形式多样,具有针对性和普遍性。

(四)门诊健康教育的形式

1.语言教育

健康咨询、专题讲座、小组座谈。

2.文字教育

卫生标语、卫生传单、卫生小册子、卫生报刊、卫生墙报、卫生专栏、卫生宣传画等。

3.形象化教育

图片、照片、标本、模型、示范、演示等。

4.电化教育

广播、投影、多媒体等。

(五)门诊健康教育的方法

1.接诊教育

在分诊过程中通过与患者交流,了解心理、识别病情的轻重缓急,安排患者就诊科室。

2.候诊教育

护士对候诊患者进行健康知识宣教,设置固定的健康教育课程,内容以常见病、多发病、流行病的防治知识为主,形式多样、内容精炼、语言通俗易懂。通过健康教育安抚患者情绪,向患者和家属传播卫生科学常识及自我保健措施。

(朱雪娜)

第二节 门诊岗位要求

一、门诊总体岗位要求

(一)岗位职责要求

(1)坚持以患者为中心,一切服务工作都要让患者满意。

(2)严格遵守医院作息时间,不迟到、早退,提前10分钟上岗,整理诊台,做好接诊准备。

(3)熟练掌握岗位要求,工作认真负责,坚守岗位。

(4)服务热情(微笑)、主动、周到,语言文明。

(5)执行首问负责制,耐心询问与解答患者,及时解决相关问题。不能解决的及时汇报科室主任/护士长。电话接听、记录详细、仔细,语气温和。

(6)遇危重、突发急症的患者,配合医师采取积极有效的抢救措施。

(7)就诊环境保持清洁、整洁、安静,做好患者就诊前、后的指导、宣教工作。

(8)维持就诊秩序,遇到高龄体弱、危重患者,与相关科室联系,合理安排就诊次序。危重患者、孤寡老人等特殊人员有专人护送。

(9)积极参加院、科组织的培训、学习和活动。

(二)仪表规范要求

(1)服装干净、整洁、衣扣齐全。内衣不外露,配穿护士鞋,白色棉袜或肉色丝袜。

(2)发型要求:长发使用统一的头花、发网盘起;短发不得过肩。头发前不过眉,不佩戴夸张头饰。不染颜色绚丽的发色,不留奇异发型。

(3)护士佩戴燕尾帽稳妥端正,前端距发际4~5 cm,用两个银白色或白色发夹固定于帽后,发夹不得显露于帽子正面。

(4)上班画淡妆,妆色端庄、淡雅。口红颜色接近唇色。不留长指甲和涂带色指/趾甲油。

(5)工作时禁止佩戴戒指、手镯、脚链、耳饰,颈部不可佩戴粗大或夸张项链。

(三)服务基本用语要求

态度和蔼、亲切自然、语言文明、语气柔和、用词通俗、表达准确、耐心细致、体贴周全,杜绝生、冷、硬、顶、推或斥责患者的现象。

(1)文明用语:请、您好、谢谢、对不起、再见。

(2)称呼用语:同志、先生、老师、女士、阿姨、叔叔、大姐、大哥、小朋友。

(3)公共用语:您好、对不起、不客气、谢谢、请进、请坐、请稍候、再见、我能帮您什么、请配合一下、谢谢合作、祝您早日康复、您走好、请多提宝贵意见。

二、门诊导诊护士

(一)岗位要求

(1)按照要求做好预检分诊工作。

(2)指导患者办理就诊卡及自助充值事项。

（3）维持门诊大厅就诊秩序，遇到高龄体弱、危重患者，与相关科室联系，合理安排就诊次序。危重患者、孤寡老人等患者主动护送。

（4）耐心解答电话咨询。

（5）提供便民服务，监督卫生工作。

（6）做好轮椅的集中发放和保管工作。

（7）站立式微笑服务，使用规范用语，热情接待咨询人员。

（8）完成门诊部主任、护士长交代的其他工作任务。

（二）服务语言要求

（1）患者首问咨询时，护士站立，说："您好！""您好，有什么可以帮到您？""您好，您有什么需要我来做？""您好，请您稍等，我……""您好，我帮您问一下，请稍等。""您好，这个地方在……"。

（2）送患者坐电梯、楼梯或出门时，说："请您慢走。""小心。""小心台阶。"或"您走好。"

（3）送患者到达诊区、诊室或其他辅助科室时等，说："您好，这里是……，"回头交代到达区域工作人员"您好，这位…（称呼）需要……。""您好，这里是某某诊区，现在患者比较多，请您耐心等一下。"

（4）帮助患者取号，说："很高兴为您服务。"

（5）患者送还轮椅、担架车物品时，说："您好，交给我吧，让我来。""不客气。""您还有什么需要吗？""请您慢走。"

三、分诊人员

（一）岗位要求

（1）按候诊号的先后顺序依次安排患者就诊，认真维持好候诊秩序，正确分流患者。

（2）分配诊室"一医一患一陪护"，以保护患者隐私，确保医师全神贯注地为患者诊治，提高工作效率。

（3）就诊前根据患者情况测量体温、脉搏、呼吸、血压，并记录于门诊病历上。

（4）全面观察候诊患者的病情变化，遇有高热、剧痛、出血、呼吸困难、休克等急性病症应立即安排患者提前就诊，必要时联系急诊科参与救治。

（5）如发现传染患者，应立即隔离诊治，及时向主管领导及时汇报，并做好消毒隔离工作。

（6）在诊疗过程中，要主动指导患者充值、取药、化验等，以缩短候诊时间，并使患者及时得到治疗。

（7）协助做好门诊安全保卫工作，候诊区禁止吸烟，为患者提供安静、舒适、安全的就诊环境。

（8）参与门诊病区的抢救工作。

（二）服务语言要求

面带微笑，站姿规范，主动热情，上前询问："您有什么事情需要我帮忙吗？""您有哪些问题不清楚，我给您解释一下？""现在候诊患者较多，请不要着急。""请到××诊室就诊。""请到这边坐一下。""看×科的患者较多，请您在此排队就诊，谢谢。""为保护患者隐私，请有序就诊，请在诊室外候诊！谢谢您的配合。""同志，对不起，请在此排队挂号、就诊，请自觉遵守秩序，谢谢您的配合。""对不起，这位专家今天不坐诊，我帮您联系另选一名专家好吗？"

四、儿童诊疗中心护士

(一)岗位要求

(1)做好预检分诊工作,对危重患儿优先安排就诊,发现病情变化时,立即配合医师处理。

(2)保持工作区域干净、整洁。

(3)根据实际工作情况填写各项记录本,如药品、耗材清点记录、仪器设备保养记录等。

(4)协助医师工作,根据医嘱正确执行各项操作并登记。

(5)严格执行"三查九对",认真执行护理核心制度和操作规程。

(6)对中心内的区域进行消毒并记录。

(7)核对账目,不给患者多扣费和漏收费。

(8)及时巡视输液大厅,密切观察患儿在输液过程中病情变化,发现异常情况及时报告医师并记录。

(9)做好护理治疗的宣教工作。

(二)服务语言要求

面带微笑,主动热情,可说:"请您把药品给我,谢谢。""您把药品放在这里,我们会标记孩子姓名,不会出错,请放心。""请您帮孩子按压5～10分钟,谢谢您的配合。""输液过程中,请您不要随意调整输液滴数,如有需要,请及时联系我们工作人员。""小朋友用嘴含住这个管口,做深呼吸,然后用鼻子慢慢呼气,看阿姨怎么做。""小朋友雾化结束了,你感觉好点了吗?""家长您好,雾化结束后一定想着给孩子洗脸、漱口或者多喝水,以防声音嘶哑和口腔炎的发生。""小朋友你好,你以前吹过气球吗?""你过生日的时候吹蜡烛没有啊?""你不用紧张,没有一点疼痛的。"

五、健康管理中心

(一)岗位要求

服从主任/护士长的管理和工作安排,认真执行各项规章制度和操作流程。

1.机关、企事业单位来院体检

(1)检前:①根据各单位体检要求,打印发放体检指引单,引导受检者合理安排体检流程,另外要做好未按约定前来体检人员的工作安排。②组织、接待、引导、协调体检人员有序进行健康体检。③按照各科体检项目的要求,认真询问病史,并按各科体检程序进行检查,确保体检项目无遗漏。

(2)检中:①体检过程中对体检人员咨询的问题,要做好解答工作。②对体检中发现的阳性体征,应在体检表的相应栏目中要简明扼要地予以描述,防止简单下结论。

(3)检后:①发放体检结果时,执行保护性医疗制度,尊重受检客人的隐私权。②在健康管理师的指导下,针对管理客户提出并实施相关健康保健计划,以及临床医疗信息服务。③对体检人员的身体健康、日常生活、行为方式进行干预。④管理体检人员及体检团队,重点人群重点服务,建立良好的长期合作关系。

2.封闭式体检(征兵体检、公务员体检)

(1)负责确定相关单位体检时间、体检项目,协调各项目体检人员,布置封闭式体检场地。

(2)负责召开检前培训会,共同学习特殊体检项目标准、体检系统使用、体检结论下达等。

(3)负责物资准备(包括体检表、早餐等)、引导人员培训、报告整理汇总等。

（4）负责主检,统计体检人数及结果并反馈给单位,开具单位发票等。

（5）负责核对体检人数、钱数上报登记,统计参加体检人员考勤并上报人力资源科。

3.外出体检(高考学生体检、中小学生体检)

（1）负责沟通学校体检时间、体检项目,协调各项目体检人员,提前去学校布置体检场地。

（2）负责召开检前培训会,共同学习外出体检项目标准、体检系统使用、体检结论下达等。

（3）负责外出物资准备、引导人员培训、报告整理汇总、学生来院复查等。

（4）负责统计体检人数及结果、出具体检监测报告书,反馈给学校,开具单位发票等。

（5）负责核对体检人数、钱数上报登记,统计参加体检人员考勤并上报人力资源科。

4.其他事项

（1）每月与财务科核对团检单位结算费用的工作,并及时上报主任/护士长。

（2）每月双人核对个人体检人数及费用、各单位人员加项的工作,并及时上报主任/护士长。

(二)服务语言要求

（1）关于打印查体指引单,可采用:"您好,请问有什么可以帮您?""您是单位组织的查体吗?""提供一下您的身份证,好吗?""好的,请稍等。这是您的查体表,请您拿好进入各个诊室进行检查。等您检查完后,把体检表交回前台好吗?"

（2）关于前台导诊,可采用:"您好,请问有什么可以帮您?""XX 在走廊 X 边的位置,请您随我走。""不客气,您慢走。"

（3）关于彩超分号,可采用:"您好,请问有什么可以帮您?""您的彩超号是彩二 10 号,前面还有两个人,请稍等""请您进入彩超室等待区稍等,前面还有一人,一会医师会叫您。""您的彩超号是彩三 10 号,请您去西走廊进行彩超体检""您还有眼科等其他项目没查,就在您右手边方向,请您再去检查其他体检项目。""不客气,您慢走。"

（4）关于测量血压,可采用:"您好,请问有什么可以帮您?""请这边坐,我来帮您测一下。""请您坐好,伸出右胳膊,放松,别紧张。""马上开始测量,请不要动您的手臂,好吗?""您的血压正常。请您再去检查其他体检项目。""不客气,您慢走。"

（5）关于测肺功能,可采用:"您好,请问有什么可以帮您?""请这边坐,我来帮您测一下。""请您坐好,一只手捏着鼻子,嘴含着吹嘴,先吸一口气,再吹 6 秒(护士说 6 个吹)。""马上开始测量,请不要紧张,尽量配合我,好吗?""您的肺功能正常。请您再去检查其他体检项目。""不客气,您慢走。"

（6）关于测电测听,可采用:"您好,请问有什么可以帮您?""请这边坐,我来帮您测一下。""请您坐好,看一下检查示意图,先把耳机带上,右边是红色、左边是蓝色,听见声音无论大小一定要按。""马上开始测量,请不要紧张,尽量配合我,好吗?""您的电测听正常。请您再去检查其他体检项目。""不客气,您慢走。"

（7）关于测碳 13、碳 14 呼气试验,可采用:"您好,请问有什么可以帮您?"。碳 14:"请这边坐,请您把这个胶囊喝下去,15 分钟之后撕开包装袋,大头套上进行吹气,吹气 5 分钟后给我就可以了,慢慢吹,正常呼吸就可以了。"。碳 13:"请这边坐,请您先吹一口气把蓝袋子吹满,然后把这个胶囊喝下去,30 分钟之后吹红袋子""您的结果会直接放到体检报告中。请您再去检查其他体检项目。""不客气,您慢走。"

（8）关于领取胃肠镜药品,可采用:"您好,请问有什么可以帮您?""请您跟我来,我来帮您拿一下。""这是您的药品,里面有玻璃瓶药品、一定要轻拿轻放,放到背光地方,千万不要放到冰箱里。""您稍等,给您登记一下,请您签字确认""请您去二楼内镜室进行预约,二楼医务人员会给您一张明白纸,上面会有具体用药时间。""不客气,您慢走。"

(9)关于收回查体人员查体表(前台),可采用:"您好,请问有什么可以帮您?""您把体检表交到我这里就可以。""您坐这里照张相,好吗?""照好了,请您第二天下午两点以后到主检室领取您的体检报告。""若您不方便来取,可留下邮箱给您发送电子版,或者留下地址给您邮寄纸质版。""若您着急要结果,我们会给您尽快出具结果,这是我们的电话,请于今下午 4 点左右打电话咨询结果。""不客气,您慢走。"

(10)关于查体科领取体检报告,可采用:"您好,请问有什么可以帮您?""有我为您详细讲解您的体检报告。请问,还有什么可以帮助您的吗?""不客气,您慢走。"

六、彩超室分诊人员

(一)岗位要求

(1)按要求提前上班,做好开诊前的清洁工作。

(2)每天登记医师出诊时间,做好工作量统计工作。

(3)保持诊室安静,维持一医一患一诊室。

(4)主动、热情接待患者,有问必答,做好解释工作

(5)熟悉本科医师特长及出诊时间,维护候诊室良好秩序,对高热、新生儿等特殊患者及急危重症患者优先做检查,并对其他患者做好解释工作。

(6)向候诊患者介绍有关本科室的情况。

(7)合理安排彩超预诊工作。

(二)服务语言要求

面带微笑,主动热情,可采用:"您好!请问有什么可以帮您?""请让我看一下您的申请单,好吗?""已经给您排上号了,请您在大厅座位上耐心等待,注意大屏喊号提示,听到您的名字后到相应诊室检查"。"系统有点慢,请您稍等。""您好,这个单子不清晰,您稍等,我问一下开单大夫。""您检查的项目不能吃饭喝水,您吃饭喝水了吗?""您检查的项目需要鼓尿,外面有饮水机,您可以多喝点水。"

七、门诊手术室

(一)岗位要求

(1)在主任/护士长的领导下进行工作。负责开诊、手术、治疗前后的准备工作。

(2)严格执行各项护理规章制度、无菌技术操作规程、查对制度,严防差错事故的发生。

(3)配合医师对患者进行检查,按医嘱给患者进行治疗、冲洗,手术配合与处置。

(4)负责手术室的整洁、保持安静,做好手术前后的健康宣教工作。

(5)负责手术室药品、物资、器材清点及保养、登记、统计工作。

(6)负责使用后的各种器械、物品的终末处理,严格执行消毒隔离制度。

(7)按照实施手术进行手术费用,术后做好各类登记工作,每月第一个工作日统计手术量并汇总上报护士长。

(8)完成上级领导交办的其他工作。

(二)服务语言要求

可采用:"您好,请把手术单给我看一下。""您叫什么名字吗?马上就要给您手术了,请您躺(坐)好,不要太紧张,有什么不舒服,随时告诉我好吗?""您的手术做完了,谢谢合作。""给您取了病理标本,XX 时间到门诊三楼病理科取报告,谢谢合作。""这是门诊部的电话,您有任何问题可以电话联系。"

八、检验科护士

(一)岗位要求

(1)在主任/护士长的领导下,负责门诊患者的血液采集及采血室日常护理工作。

(2)严格执行无菌技术操作规程,熟练掌握静脉穿刺技术及外周采血技术。

(3)认真执行查对制度,核对患者的信息、检验项目,一旦发现有误,立即与开单医师核对,根据情况及时与检验人员有效沟通。

(4)严格执行一次性医疗用品使用管理制度,做到一人、一针、一管、一带。

(5)严格执行医疗废物管理有关规定,做好医疗废物的分类处理。

(6)做好当日工作量的核对、登记、统计工作。

(7)负责采血物品的请领和保管,并做好使用消耗登记负责采血室的清洁、消毒工作。

(8)采血后主动并详细告知患者及陪属领取报告的时间、地点及方法,必要时协助其领取报告。

(二)服务语言要求

可采用:"您好,请把化验条码给我,谢谢。""您化验的项目需要空腹抽血,您吃饭了吗?""请放松,不要动,采血不会很疼,一会儿就好。""请您按压 5~10 分钟。""请您 X 时刻到诊室门口自助机打印报告单,谢谢您的配合。""这个检查在 X 楼 X 区,您可以到那里去检查。""请您取号后在大厅候诊座椅上等待叫号。""您好,请出示医保卡或就诊电子码。""请带好您的随身物品。""请拿好您的扣费收据及化验条码。"或"请拿好您的扣费收据及检查单。"

九、内镜室护理人员

(一)岗位要求

(1)在主任/护士长的领导下进行工作。

(2)认真执行医院和本科室的各项规章制度和技术操作常规,严格查对制度,严防差错发生。

(3)做好开诊前的准备工作,保持内镜室整洁、安静。热情接待患者,维护就诊秩序。向患者交代检查前和检查中的注意事项,同时做好心理护理等健康宣教工作,解除思想顾虑,使患者愉快地接受检查。

(4)观察候诊患者的病情变化,对病情较重者予以提前就诊,对年老体弱和远道来的患者给予关照。

(5)预约时了解患者的病史及必要的化验检查结果,并做好登记。

(6)注意保护患者的隐私权。

(7)检查后要向患者及家属交代注意事项,严防并发症的发生。

(8)严格执行消毒隔离制度,每次用后应消毒去污、清洁,经高效消毒剂消毒后备用。

(9)各种检查镜分类放置,定期检查,做好器械保养工作。

(10)科内抢救物品及药品定点放置,定期检查,处于备用状态。

(11)每天做好工作量统计工作。

(二)服务语言要求

可采用:"您好,请把申请单给我,谢谢。""您的内镜检查已经预约好,请问您是否选择做无痛内镜?""请你稍等,麻醉师会为您进行评估并开具无痛检查。""请您在候诊区等一下,按顺序检查,很快就会轮到您。""检查时我会陪着您,请您放松,不要紧张。""您是XXX吗?请您朝左侧身躺好,检查时会有点不舒服,请您配合一下,谢谢。""谢谢您的合作,请到候诊区休息,一会就可以取报告单。"或"给您取的病理标本,X天后到内镜室来取报告单就行。您慢走。"

十、口腔门诊护理人员

(一)岗位要求

(1)在科主任/护士长的领导下认真完成诊室的常规护理工作。

(2)密切配合医师治疗工作,准备所需物品及器械。

(3)熟悉常用器械、药品、材料的作用和用法。

(4)负责口腔科整洁、安静,维持就诊秩序,并与患者保持好良好的沟通、宣教工作。

(5)做好器械的消毒、灭菌,及检查物品效期的工作。

(6)认真执行各项规章制度和技术操作规程,严格查对制度,严防事故的发生。

(7)负责领取、保管诊室的材料、器械,及时更换补充,保证完整配套及充足,使诊治工作方面高效。

(二)服务语言要求

可采用:"请您在候诊区稍等一会,按顺序检查,很快就会轮到您。""您是XXX吗?请您躺好,检查时会有点不舒服,请您配合一下,谢谢。""您好,您哪里不舒服,请问您是第一次来看牙吗?"或"您好,我是口腔科,请问有什么需要帮忙的吗?"

十一、影像科护理人员

(一)岗位要求

(1)在护士长领导下负责本科室的各项护理工作,做好各项预约、登记、划价、扣费、治疗等工作。

(2)严格执行各项规章制度和技术操作规程,认真做好各项护理查对,严防差错事故发生。

(3)负责申领、保管耗材及其他物资。按时检查抢救车药品、物品是否完好,并做好记录。

(4)保持候检有序,遵循先来先做原则,对急危重症患者做好解释工作的同时适当安排提前就诊。

(5)为预约增强患者解释检查前的准备工作。检查过程中严密观察患者的病情变化,发现异常情况及时配合医师做好急救处理并做好记录。

(6)检查结束后主动告知患者及家属注意事项。

(7)做好患者及家属的放射防护工作。

(8)做好消毒隔离工作,防止交叉感染。

(9)按要求参加院、科级安排的学习、会议及各种活动。

(二)服务语言要求

可采用:"您好,请把您的就诊卡或医保卡给我。""您好,请出示您的住院号或腕带。""对不起,您的余额不足,您可以用手机充值或自助机充值。""请问您需要帮助吗?""您好,您预约的时间还没到,请您于 XX 点 XX 分来分诊台登记取号。""请您在候诊区等待,按顺序检查,谢谢。""对不起,这位急诊患者需要马上做 XX 检查,请您稍等一会好吗?""检查时需要您配合机器做吸气、憋气的动作,请您听好机器的指令。""您的检查做完了,您可以先回医师处看病。""您如果需要取片,请到门诊大厅自助取片机扫码取片。""您需要做强化检查,请先做一个过敏试验。""注射药物时,可能会有血管发凉发胀的感觉,全身有发热的感觉,都是正常现象,请您不要紧张。""您已检查完毕,请在观察区观察半小时,如果有什么不适请及时告诉我们。"或"半小时已到,请问您有什么不适吗? 没有的话我给您拔针,针眼处请按压 10 分钟,回去后这两天多喝水,以促进造影剂排出。"

十二、血液净化科护理人员

(一)岗位要求

(1)在主任/护士长的领导下进行工作。

(2)严格遵守医院、科室的规章制度,执行各项工作流程和护理核心制度。

(3)热情接待血液透析的患者,合理安排、相对固定床位,保证血液净化护理工作有序开展。

(4)密切观察病情变化,定时巡视,保持良好的应急状态,发现问题及时汇报医师并采取相关措施。

(5)针对患者进行个案宣教,随时关注患者心理变化,做好心理护理。

(6)掌握各种仪器性能、熟练操作,做好日常维护,设备处于完好备用状态,保证治疗安全。

(7)积极进行专业学习,不断提升专业素养,为患者提供高质量透析。

(二)服务语言要求

可采用:"我是您的责任护士 XXX,有事您说话。""您在透析过程中有任何不舒服的感觉,请及时告诉我。""请您按规定时间来院透析,有事请提前告知。""您的血压偏低,我把床头给您放平。""为了保护您的内瘘,请不要在内瘘侧肢体抽血、输液、测血压。""请不要用内瘘侧肢体提重物。""请不要把内瘘侧肢体放于枕下。""为了防止您的体重增长过快,请合理控制饮食。""穿刺失败,实在抱歉! 马上给您换高年资老师穿刺。""这是您的医保卡,请您收好。""请问您有牙龈出血、大便发黑、皮肤淤血等情况吗? 若有请及时告诉我们。""回家后若发现穿刺处肿胀请您立即冰敷,并拨打科室电话或通过肾友群联系,第一时间来院就诊。"或"疫情期间请您做好自我防护,正确佩戴口罩。"

十三、介入导管室护理人员

(一)岗位要求

(1)在护理部、护士长的直接领导下,配合手术医师,负责介入治疗术前的准备、介入术中的配合和介入治疗后的导管室整理工作。

(2)认真执行各项规章制度和无菌技术操作规程,并监督上台医师的无菌操作,负责导管室的清洁、消毒及感染监控的工作,防止感染和交叉感染。

(3)严格执行"三查九对",正确执行医嘱及时完成各项护理治疗。

（4）负责各种介入耗材及有关器械、药品、敷料的请领、保管、保养工作，放置应定点定位有序，出入账目要清楚。

（5）主动热情接待患者，态度和蔼，认真核对患者姓名、病案号、诊断、手术名称，并做好患者心理护理；保持环境安静、整洁、温湿度适宜，注意保护患者的隐私；返回病房时按照规定的程序严格逐项交接，并做好交接记录及签字确认。

（6）术前建立静脉通路、连接心电监护，协助手术医师对患者进行导尿、消毒铺巾等；密切配合手术，材料物品等传递准确、迅速；正确执行术中医嘱，正确配置术中药物，并做好职业防护工作；严密观察术中患者病情变化，发现异常情况及时报告医师。

（7）负责供氧、吸引器及心电监护仪、除颤仪等应急设备的日常保养维护，并熟悉使用方法，正确使用，使其处于备用状态；同时负责急救药品、物品的清点及完好性评估，做好记录，随时做好急救准备。

（8）每天检查介入导管室各项无菌物品是否在有效期内。

（9）术后负责对一次性医疗用品按照规定进行销毁处理。

（10）按要求参加院级安排的学习、会议及各种活动。

（二）服务语言要求

素质要求：服装、鞋帽整洁，仪表大方，举止端庄，态度和蔼，语言恰当，微笑服务。

（1）手术当日，至患者床旁，首先自我介绍、问候患者、说明目的，了解患者基本情况，同病房护士做好详细交接。可以说："您好，我是介入手术室的护士，由我陪您去介入手术室做手术，如果您有疑问，请及时提出；您的家属会在等候区等待，请您不用担心。"

（2）进入手术室，手术室护士做好详细交接，动作轻柔地协助患者过床，为患者盖好棉被。可以说："您好，我叫XXX，由我负责您的手术配合工作，我会一直在您身边陪着您，请您放心。由于手术床比较窄，为了保障您的安全，我们将用安全带为您固定好，请不要紧张！现在我要核对一下您的基本信息，请您配合；手术中我都会在您的身边，有什么不舒服告诉我，我会尽量帮您解决。"

（3）手术结束后，护士要以和蔼可亲的态度告诉患者："您好，您的手术很顺利，谢谢您的配合。"

（4）用温水擦净患者身上的消毒液及血迹，为患者穿好衣裤或盖好被单，协助手术医师将患者平移到转运车上，减少因震荡带给患者的疼痛不适，将患者送回病房，与病房护士做好术中情况和术后皮肤的交接，并适时安慰、鼓励患者："您好，您现在已回到病房，现在您的任务是好好休息，争取早日康复。"

十四、皮肤科门诊护理人员

（一）岗位要求

（1）在科主任的领导下认真完成诊室的常规护理工作。

（2）密切配合医师治疗工作，准备所需物品及器械。

（3）熟悉常用器械、药品、材料的作用和用法。

（4）负责皮肤科整洁、安静、维持就诊秩序，并与患者保持好良好的沟通、宣教工作。

（5）做好仪器清洁，检查药品、物品效期的工作。

（6）认真执行各项规章制度和技术操作规程，严格查对制度，严防事故的发生。

(7)负责领取、保管诊室的材料、器械,及时更换补充,保证完整配套及充足,使诊治工作方面高效。

(二)服务语言要求

可采用:"请您在候诊区稍等一会,按顺序检查,很快就会轮到您。"或"您是XXX吗?请您躺好,我帮您敷一下面膜,请您配合一下,谢谢。"

十五、耳鼻喉门诊护理人员

(一)岗位要求

(1)在科主任的领导下认真完成诊室的常规护理工作。

(2)密切配合医师治疗工作,准备所需物品及器械。

(3)熟悉常用器械、药品、材料的作用和用法。

(4)负责耳鼻喉科整洁、安静、维持就诊秩序,并与患者保持好良好的沟通、宣教工作。

(5)做好仪器清洁,检查药品、物品效期的工作。

(6)认真执行各项规章制度和技术操作规程,严格查对制度,严防事故的发生。

(7)负责领取、保管诊室的材料、器械,及时更换补充,保证完整配套及充足,使诊治工作方面高效。

(二)服务语言要求

可采用:"请您在候诊区稍等一会,按顺序检查,很快就会轮到您。""您是XXX吗?请您坐好,我帮您测一下听力,请您配合一下,谢谢。"

十六、儿童保健中心护理人员

(一)岗位要求

(1)在科主任/护士长的领导下,遵守医院各项规章制度。

(2)保持科室6S,做好接种前的准备工作,接种后的整理工作。

(3)主动热情接待受种者,对年老体弱居民给予提供帮助。严格"三查七对一验证"制度,及时告知接种后的注意事项及下次疫苗的接种时间,严防差错事故发生。

(4)负责每天疫苗、注射器出入库记录,冷链设备的使用、保养记录。

(5)负责疫苗的清点、摆放、近效期检查。

(6)每周负责查漏补种及新生儿建档工作。

(7)按时完成日报表、月报表的填写。

(8)发现不良反应积极配合医师给予处置,并上报不良反应。

(9)做好科室物表、地面的消毒及记录。

(10)按时完成入学查验及统计报表。

(二)服务语言要求

可采用:"您好,请问您今天来接种什么疫苗?""请您把您的接种证或者身份证给我,谢谢!""请问您近几天有没有感冒、发热或者是其他不舒服?""您今天的疫苗是收费的,请您到收款台交一下费用,谢谢!""请您阅读一下疫苗知情同意书,点一下签核,按指纹,谢谢!""马上要注射了,请您配合我一下,把住宝宝胳膊,我会轻轻地给宝宝接种的。"或"接种完疫苗请您留观30分钟,回家忌口三天,鱼虾牛羊肉先不吃,注射部位三天不能洗澡。"

十七、放疗科护理人员

(一)岗位要求

(1)在科主任及护士长的领导下进行工作。

(2)认真执行各项护理制度和技术操作规程,正确执行医嘱,准确及时地完成各项护理工作,做好查对,防止差错、事故的发生。

(3)做好基础护理和心理护理工作,密切观察患者病情,发现异常及时报告。

(4)做好科室消毒隔离,药品、物资、材料请领、保管等工作。

(5)认真做好危重患者的护理及抢救工作,做好急救物品管理。

(6)协助医师及技师进行各种治疗工作,保护患者隐私。

(7)做好接诊患者工作,负责患者预约、排号、登记,做好收费管理,负责监督、检查收费项目落实工作。

(8)参加护理教学,指导护生和保洁员工作。

(9)宣传放疗知识,经常征求患者意见,改进护理工作。

(二)服务语言要求

可采用:"您好,请把您的定位检查单给我,谢谢。""您好,请您稍等,马上就轮到您了。""您好,请问您是XXX?马上进行定位,一般不会有不舒服的感觉,请您放松,我会陪着您。""您好,请问您是XXX?马上进行治疗,请您放松,有什么不适请及时告诉我。""您好,治疗结束了,先到休息区休息会再回病房。"或"您的治疗已经全部结束,谢谢您的配合,祝您早日康复。要定期复查。"

十八、高压氧护理人员

(一)岗位要求

(1)在科主任领导下进行工作,认真执行各项规章制度和技术操作规程,严格执行医嘱,按时完成治疗、护理工作,严格遵守医院医德医风规范。

(2)认真做好进舱治疗的安全教育,严格对进舱人员进行安全检查。详细介绍进舱须知,指导正确使用氧气面罩。

(3)严格按照疫情防控要求做好进舱人员体温检测工作。

(4)负责氧舱操作,严格遵守操作规程和治疗方案。

(5)认真填写各项护理、治疗及操舱记录。

(6)参加教学和科研工作,努力学习专业知识,不断提高护理技术水平。

(7)做好清洁卫生和消毒隔离工作。

(二)服务语言要求

可采用:"请大家不要将手机、手表、打火机和带电的物品带入舱内,谢谢。""XXX患者(或陪属),请将您的面罩带好,谢谢。""您好,如果在吸氧过程中有什么不适,请及时告知我。"

十九、国医堂护理人员

(一)岗位要求

(1)在科主任的领导下认真完成科室的护理工作。

(2)热情接待来诊患者,患者诊疗完毕,有空的情况下送别人到电梯口。帮患者按下电梯按钮。

(3)负责科室整洁、安静、维持就诊秩序。

(4)密切配合医师的中医疗法,准备每天所需物品和器械。

(5)做好中医仪器清洁、检查物品、耗材效期的工作。

(6)每周更换被服,如有污染随时更换,保持被服清洁。

(7)认真执行各项规章制度和护理操作规程,严防差错事故的发生。

(8)负责领取、保管科室的耗材、器械和后勤物资。

(9)与患者进行良好的沟通,做好宣教工作。

(10)做好消毒隔离工作,避免交叉感染。

(二)服务语言要求

可采用:"您好,你是XXX老师吗?您是来针灸吗?请随我来针灸室。上床请稍等,大夫马上过来。""您好,你是XXX老师吗?你预约做督灸,请稍等,我马上做好准备工作。"或"您好,你做完督灸不要着凉,禁食生冷饮食。"

(朱雪娜)

第三节 门诊岗位职责

门诊分为预检(导诊)班、分诊班、中午班和主班,现将各岗位职责分述如下。

一、预检(导诊)班

(一)导诊台值班

每天 7:45～11:45、13:30～16:50 导诊台值班。

(1)站立式服务、热情、礼貌,讲普通话,文明用语。

(2)熟知各科室特色,做好预检分诊的工作,耐心听取问题,并给予正确解答,严禁推诿患者

(3)负责分配人员进行患者的陪检、护送等工作并登记

(4)维持好大厅秩序,帮助进行自助挂号、引导陪同、办理手续、代购药品等服务。护送需要提供帮助的患者进行住院手续的办理并送至病房

(5)做好轮椅的借出及归还工作,保证患者安全使用

(6)解决门诊发生的突发事件

(7)医疗废物正确交接并填写交接记录表

(8)维持大厅卫生,及时督促物业人员进行清洁

(二)下班前准备工作

(1)物品、记录本摆放整齐。

(2)桌面、地面清洁消毒。

(三)下班

每天 11:50、17:00 下班。

二、分诊班

(一)开诊前准备工作

每天 7:20、13:30 左右,打开电脑及显示屏,检查大屏幕显示是否正常,检查声音是否正常。

(二)诊区、诊室清洁消毒

每天 7:25 左右。

(1)桌面、地面清洁、消毒。

(2)各种用物、记录本摆放整齐。

(3)诊室整洁,无杂物,及时更换诊断床罩。

(三)分诊患者

每天 7:30～11:45、13:35～16:20。

(1)站立式服务、热情、礼貌,讲普通话,文明用语。

(2)根据患者情况,合理进行分诊。

(3)维持好就诊秩序,及时提供帮助。

(4)随时观察候诊区患者状况,维持候诊秩序,如遇特殊情况及时处理。

(5)维持候诊区及公共卫生间卫生各种设施正常运转,及时督促物业、后勤人员进行清洁、维修。

(6)有需要护送的患者及时联系主班分配人员护送。

(四)下班前准备

每天 11:45、16:20 左右。

(1)诊区卫生清洁、消毒。

(2)整理分诊台,物品摆放整齐。

(五)下班

每天 11:50、16:30 下班。

三、中午班

(一)准备工作

每天 7:20 左右,清点轮椅并签字,准备好轮椅。

(二)桌面清洁、消毒

每天 7:30 左右。

(1)导诊台清洁并消毒,桌面及地面干净、整洁。

(2)分类整理好各类物品,归整到位。

(三)交接工作

每天 7:45、13:30 左右,与主班进行工作交接。

(四)接待、咨询

每天 7:50～11:00、11:50～13:30。

(1)站立式服务、热情、礼貌,讲普通话,文明用语。

(2)做好预检分诊,指引工作。

(3)负责院内(外)患者的咨询工作,耐心听取(接听电话),正确解答问题。

(4)预约电话接听及预约工作,确保患者预约成功。

(5)维持好大厅秩序,帮助进行自助挂号、引导陪同、办理手续、代购药品等服务。护送需要提供帮助的患者进行住院手续的办理送至病房并登记。

(6)做好轮椅的借出及归还工作,保证患者安全使用。

(7)维持大厅卫生,及时督促物业人员进行清洁。

(五)下班

每天 11:00、15:30 左右下班。

四、主班

(一)与中午班进行工作交接

每天 7:45、13:30 左右。

(1)与中午班进行工作交接。

(2)打开电脑,电脑各个系统运行良好。

(3)打开大屏,专家介绍显示正常。

(4)配置含氯消毒液并贴好时间标签。

(5)工作区域清洁、消毒并签名,桌面及地面干净、整洁。

(6)分类整理好各类物品,归整到位。

(二)接待、咨询

每天 8:00～11:45、13:40～16:50

(1)站立式服务、热情、礼貌,讲普通话,文明用语。

(2)熟知各科室特色,耐心听取院内(外)患者的咨询,并给予正确解答,严禁推诿患者。

(3)负责电话接听及预约工作,确保患者预约成功。

(4)向护士长或主任反馈患者提出的建议和意见,不断完善门诊工作。

(5)负责诊断证明审查、盖章工作。

(6)负责分配人员进行陪检、护送、驾驶员换证等临时性工作。

(三)做好下班前准备工作

每天 11:45、16:50 左右。

(1)整理桌面,物品摆放整齐。

(2)午休前,需与中午班进行工作交接。

(4)下午下班前,需进行桌面、地面清洁消毒并签字,以及清点轮椅及未归还通知的工作,并做好记录。

(四)下班

每天 11:50、17:00 左右下班。下午下班后需确认关闭电脑、空调等电器,检查电源的关闭情况,并与急诊做好轮椅等的交接。

(朱雪娜)

第四节　门诊患者跌倒防范管理

跌倒是指突发、不自主、非故意的体位改变,倒在地面或比初始位置更低的平面,是患者生理、心理、病理、药物、环境、文化等多种因素综合作用的结果。国际医院评审(JCI)已将患者跌倒作为患者安全管理六大目标之一,我国卫生管理部门也将患者跌倒列入护理质量监测指标之一。国际患者安全 IPSG.6 中要求医院制定并实施流程,对所有患者及病情、诊断、情境或位置表明面临跌倒高风险的患者进行评估,以降低患者由于跌倒受到伤害的风险。

一、评估易跌倒的风险人群

加强预防患者跌倒的措施,主动识别跌倒高风险人群,及时为跌倒高风险人群提供宣教及帮助,能够更好地完成对跌倒高风险人群门诊就诊的护理工作。

门诊易跌倒的人群:年龄≥65 岁老年人及年龄≤14 岁的儿童及婴幼儿;肢体残障或行动不便人员;有跌倒史、服用易致跌倒药物的人员;康复科、血透室、眼科、保健病房等科室就诊患者,以及接受中深度镇静的患者。

分诊护士按易跌倒风险因素初步判断门诊患者是否具有跌倒风险,然后对初筛出的具有跌倒风险的患者按《门诊患者跌倒危险因子评估表》进行评估,明确是否为高风险跌倒患者。

二、患者跌倒防范措施

门诊是医院护患纠纷较多的部门,预防患者跌倒是护理工作中需要重视的一个环节。创造一个舒适、整洁、安静、空气新鲜的门诊环境,能够更好地完成对跌倒高风险人群的门诊就诊护理工作,并保证护理质量安全。

(一)制定防跌倒制度

在门诊接诊的时候要求做好警示工作,建立跌倒的报告和有效的防跌倒制度,告知患者注意事项,更要加强对员工的安全教育,努力改善医疗机构内部的建设,对医院的公共设施进行定期的整改,消除风险隐患。

(二)张贴宣传材料

医院应在候诊区张贴预防跌倒的宣传材料,向患者及家属进行预防跌倒的安全教育。诊室应布局合理,光线充足,走廊设有扶手。卫生间设防滑垫、扶手、呼叫铃,开水间放置防滑垫。易跌倒区域有醒目的提醒标识。医院可制作一些提示标识,在征得跌倒高风险患者同意后,护士在患者上臂等明显位置粘贴"小心跌倒"标识。将跌倒高风险患者安排在距离分诊台较近的区域,集中管理。根据需要提供轮椅等辅助用具,并指导使用,必要时提供平车。

三、患者不慎发生跌倒时的应急处理

首位发现跌倒患者的人员应立即通知就近医护人员,由医护人员评估患者的神志、瞳孔、生命体征及受伤情况,妥善处置,并做好交接工作。若发现跌倒患者病情危重,则按《全院急救紧急呼叫及处理作业标准规范》执行基本生命支持(BLS)或高级生命支持(ACLS)程序。及时报告护士长及科主任,门诊护士长接到报告后,首先应评估与分析患者跌倒的危险因素,加强防范。同时向患者及家属做好耐心细致的解释与安慰,避免医患冲突。

加强医务人员培训,提高人员素质,并对出现问题进行分析,做出相关防范措施,才能更好地预防和减少患者跌倒的发生。

(朱雪娜)

第五节　门诊医疗设备管理

一、普通医疗设备管理

设施管理和安全(FMS)标准对医疗设备管理的目标要求是保证患者用到安全可靠的医疗设备。按照 FMS 要求,医院对所有的医疗设备进行规范管理,其中的基础工作就是确定管理对象。

(一)设备清单的建立

医院列出所有的医疗设备清单。首先对医疗设备的范围进行界定,无论这个设备是否属于固定资产,无论以前由哪个部门管理,统一进行梳理,整理出门诊医疗设备清单。建立设备清单后,根据每台设备的用途、使用年限、维修情况等综合评估,按照使用风险大小分为一类、二类和三类。不同风险级别的设备制定不同的使用和维护方案。

(二)设备的维护管理

很多医院将医疗设备管理分为三种,第一是日常管理,第二是定期巡检,第三是预防性维护。日常管理工作包括设备是否正常开机、外观是否破损、连接线是否完整、是否清洁等简单检查,以及填写医疗设备日常使用保养记录。定期巡检由设备工程师负责,主要检查设备是否能正常使用、各种配件是否完整、是否存在使用风险等。定期巡检常规每个季度进行一次,及时发现和排除医疗设备潜在的安全隐患。预防性维护工作由专业工程师负责,按照医疗设备的风险等级不同分为每季度、每半年或每年进行一次,要对医疗设备进行全面体检,保证设备各种参数准确、性能符合产品使用要求,并对易损件进行更换。通过这种管理方式,医院改变了以前以设备损坏后修复为主的运行模式,转变为以设备损坏前维护保养为主,保证医务人员使用的每台设备都是准确完好的,从而保证患者和医务人员自身的安全。

(三)规范性的记录

为了使门诊医疗设备管理工作符合 JCI 标准,按照 FMS.8 标准要求医疗设备管理应有完整的制度、周密的计划、规范的执行、详细的记录、准确的评估及持续的改进。门诊设备数量基数多,每天都会产生各种使用维护记录,为了保证政策执行的一致性,必须进行全层面的规划,设计统一的表格,制定规范的记录要求及标准的归档方式,使各种不同的医疗设备记录单分类保存,方便快速检索,这也解决了 JCI 评审过程中的难点问题之一。

二、门诊抢救车管理

抢救车管理是医疗设备管理中特殊的一类,需要更高的标准。抢救车是存放抢救药品、物品、器械的专用车,能在危重患者的抢救中迅速、及时、准确的发挥作用。因此,抢救车内的急救药品、物品、器械必须做到全院统一标准配置并定位存放。同时,所有物品应性能良好,随时处于备用状态,从而提高护士的抢救效率。所以,医务人员不但要有娴熟的急救技术,也要有熟练使用高标配抢救车的能力。

(一)医院抢救车管理中常见的问题

1.抢救车物品摆放位置差异

各科抢救车上的药品、物品、器械的放置位置差异性大;除颤仪摆放位置不合理。

2.急救物品种类多

抢救车内备有各类急救物品和急救药品。急救物品有通气用物、各类无菌包、各种注射用物、其他专科物品等,各科的急救物品种类差异非常大,最多时有40余种。急救药品有呼吸兴奋剂、强心剂、止血药等,种类多达30余种;急救药品种类多,护理管理耗时耗力。

3.门诊部抢救车数量少

门诊部抢救车数量相对较少,部分医院仅有1～2台,不能满足抢救时对急救药品、物品、器械的需求。

4.药品维护不规范

抢救车管理只由病区护士执行,药学部人员并没有参与,从而导致药品的维护不符合规范。

(二)门诊抢救车管理规范措施

统一配置抢救车,最大限度地确保患者安全,确保抢救车在突发事件中能及时到达现场,挽回患者的生命,保障患者的安全。

1.统一抢救车的型号

规范全院抢救车配置,统一抢救车的型号标准配置抢救车和双相除颤仪,更换门诊区域的老式抢救车,与全院的抢救车一致。按照FMS.8标准,根据医院实际情况,在门诊每层楼都配置1辆抢救车。

2.统一抢救车配置及外观标识

各自医院根据实际情况规范药品基数,标明药品名称及剂量。高危药品在安瓿上粘贴相应的高危标签,以便护士使用时得到相应的提示。同时增加《抢救药物儿童剂量及换算参考资料》表,方便护士计算药品剂量,更准确地给予用药剂量。

3.绘制抢救车配置示意图

护理部协同医务部根据全院统一的抢救车设置,统一绘制急救药品、物品、器械放置示意图,统一放置在抢救车上,便于使用与清点。

4.抢救车固定位置放置

使用密码锁替代以往经常使用的纸质封条,不仅提高美观度还便于管理。便携式氧气筒放置在抢救车固定支架上。每月检测氧气筒压力。

5.建立抢救车日常管理流程

抢救车24小时保持锁闭状态,打开条件仅限抢救患者和每月定期检查。抢救车一旦被打开要做好药品及物品数量的清点,及时补充,并做好登记。抢救车每班交接,交接需检查密码锁是否处于有效锁闭状态,核对密码,并做好记录。

6.除颤仪管理

除颤仪放置在抢救车上的固定位置,特殊科室可根据实际需求另行放置。护士每天需对除颤仪进行日常系统检测,检测纸贴在登记本上并做好记录,确保除颤仪处在备用状态。医院定期对护士进行除颤仪使用的培训,保证护士人人掌握除颤仪的使用和检测方法。

(三)培训与考核

护理部安排组织学习抢救车管理规范,如抢救车结构、使用方法、药品、物品、器械放置、使用方法、不良反应及注意事项等,并将制度挂在院内网上,方便医务人员查询和学习。该培训纳入个人年度学分考核当中,全员培训达标率必须达到100%。

全院抢救车标准配置后,实现了统一化的管理。无论在医院任何地方,医护人员能熟练运用抢救车,更有效、快捷地抢救危重患者,为抢救赢得宝贵的时间。简化了管理流程,节约了护士的时间,减少了工作量。

(朱雪娜)

第四章

呼吸内科护理

第一节 急性呼吸道感染

急性呼吸道感染通常包括急性上呼吸道感染和急性气管-支气管炎。急性上呼吸道感染是鼻腔、咽或喉部急性炎症的总称。常见病原体为病毒,仅有少数由细菌引起。本病全年皆可发病,但冬春季节多发,具有一定的传染性,有时引起严重的并发症,应积极防治。急性气管-支气管炎是指感染、物理、化学、过敏等因素引起的气管-支气管黏膜的急性炎症,可由急性上呼吸道感染蔓延而来。多见于寒冷季节或气候多变时,气候突变时多发。

一、护理评估

(一)病因及发病机制

1.急性上呼吸道感染

急性上呼吸道感染患者有70％～80％是由病毒引起的。其中主要包括流感病毒、副流感病毒、呼吸道合胞病毒、腺病毒、鼻病毒等。由于感染病毒类型较多,又无交叉免疫,人体产生的免疫力较弱且短暂,同时在健康人群中有病毒携带者,故一个人可有多次发病。细菌感染占20％～30％,可直接或继病毒感染之后发生,以溶血性链球菌最为多见,其次为流感嗜血杆菌、肺炎球菌和葡萄球菌等。偶见革兰阴性杆菌。当全身或呼吸道局部防御功能降低时,尤其是年老体弱或有慢性呼吸道疾病者更易患病,原先存在于上呼吸道或外界侵入的病毒和细菌迅速繁殖,引起本病。通过含有病毒的飞沫或被污染的用具传播,引起发病。

2.急性气管-支气管炎

(1)感染:由病毒、细菌直接感染,或急性上呼吸道病毒(如腺病毒、流感病毒)、细菌(如流感嗜血杆菌、肺炎链球菌)感染迁延而来,也可在病毒感染后继发细菌感染。亦可为衣原体和支原体感染。

(2)物理、化学性因素:过冷空气、粉尘、刺激性气体或烟雾的吸入使气管-支气管黏膜受到急性刺激和损伤,引起本病。

(3)变态反应:花粉、有机粉尘、真菌孢子等的吸入及对细菌蛋白质过敏等,均可引起气管-支气管的变态反应。寄生虫(如钩虫、蛔虫的幼虫)移行至肺,也可致病。

（二）健康史

有无受凉、淋雨、过度疲劳等使机体抵抗力降低等情况,应注意询问本次起病情况,既往健康情况,有无呼吸道慢性疾病史等。

（三）身体状况

1.急性上呼吸道感染

急性上呼吸道感染主要症状和体征个体差异大,根据病因不同可有不同类型,各型症状、体征之间无明显界定,也可互相转化。

（1）普通感冒:又称急性鼻炎或上呼吸道卡他,以鼻咽部卡他症状为主要表现,俗称"伤风"。成人多为鼻病毒所致,起病较急,初期有咽干、咽痒或咽痛,同时或数小时后有打喷嚏、鼻塞、流清水样鼻涕,2～3天后分泌物变稠,伴咽鼓管炎可引起听力减退,伴流泪、味觉迟钝、声嘶、少量咳嗽、低热不适、轻度畏寒和头痛。检查可见鼻腔黏膜充血、水肿、有分泌物,咽部轻度充血。如无并发症,一般经5～7天痊愈。

流行性感冒（简称流感）则由流感病毒引起,起病急,鼻咽部症状较轻,但全身症状较重,伴高热、全身酸痛和眼结膜炎症状。而且常有较大或大范围的流行。

流行性感冒应及早应用抗流感病毒药物:起病1～2天应用抗流感病毒药物治疗,才能取得最佳疗效。目前抗流感病毒药物包括离子通道 M_2 阻滞剂和神经氨酸酶抑制剂两类。离子通道 M_2 阻滞剂:包括金刚烷胺和金刚乙胺,主要对甲型流感病毒有效。金刚烷胺类药物是治疗甲型流感的首选药物,有效率达 $70\%\sim90\%$。金刚烷胺的不良反应有神经质、焦虑、注意力不集中和轻微头痛等中枢神经系统不良反应,一般在用药后几小时出现,金刚乙胺的毒副作用较小。胃肠道反应主要为恶心和呕吐,停药后可迅速消失。肾功能不全的患者需要调整金刚烷胺的剂量,对于老年人或肾功能不全者需要密切监测不良反应。神经氨酸酶抑制剂:奥司他韦（商品名达菲）,作用机制是通过干扰病毒神经氨酸酶保守的唾液酸结合位点,从而抑制病毒的复制,对A（包括H5N1）和B不同亚型流感病毒均有效。奥司他韦成人每次口服75 mg,每天2次,连服5天,但须在症状出现2天内开始用药。奥司他韦不良反应少,一般为恶心、呕吐等消化道症状,也有腹痛、头痛、头晕、失眠、咳嗽、乏力等不良反应的报道。

（2）病毒性咽炎和喉炎:临床特征为咽部发痒、不适和灼热感、声嘶、讲话困难、咳嗽、咳嗽时咽喉疼痛,无痰或痰呈黏液性,有发热和乏力,伴有咽下疼痛时,常提示有链球菌感染,体检发现咽部明显充血和水肿、局部淋巴结肿大且触痛,提示流感病毒和腺病毒感染,腺病毒咽炎可伴有眼结膜炎。

（3）疱疹性咽峡炎:主要由柯萨奇病毒 A 引起,夏季好发。有明显咽痛、常伴有发热,病程约一周。体检可见咽充血,软腭、腭垂、咽和扁桃体表面有灰白色疱疹及浅表溃疡,周围有红晕。多见儿童,偶见于成人。

（4）咽结膜热:常为柯萨奇病毒、腺病毒等引起。夏季好发,游泳传播为主,儿童多见。表现为发热、咽痛、畏光、流泪、咽及结膜明显充血。病程 4～6 天。

（5）细菌性咽-扁桃体炎多由溶血性链球菌感染所致,其次为流感嗜血杆菌、肺炎球菌、葡萄球菌等引起。起病急,咽痛明显、伴畏寒、发热,体温超过 39 ℃。检查可见咽部明显充血,扁桃体充血肿大,其表面有黄色点状渗出物,颌下淋巴结肿大伴压痛,肺部无异常体征。

本病如不及时治疗可并发急性鼻窦炎、中耳炎、急性气管-支气管炎。部分患者可继发病毒性心肌炎、肾炎、风湿热等。

2.急性气管-支气管炎

急性气管-支气管炎起病较急,常先有急性上呼吸道感染的症状,继之出现干咳或少量黏液性痰,随后可转为黏液脓性或脓性痰液,痰量增多,咳嗽加剧,偶可痰中带血。全身症状一般较轻,可有发热,38 ℃左右,多于 3～5 天后消退。咳嗽、咳痰为最常见的症状,常为阵发性咳嗽,咳嗽、咳痰可延续 2～3 周才消失,如迁延不愈,则可演变为慢性支气管炎。呼吸音常正常或增粗,两肺可听到散在干、湿啰音。

(四)实验室及其他检查

1.血常规

病毒感染者白细胞正常或偏低,淋巴细胞比例升高;细菌感染者白细胞计数和中性粒细胞增高,可有核左移现象。

2.病原学检查

可做病毒分离和病毒抗原的血清学检查,确定病毒类型,以区别病毒和细菌感染。细菌培养及药物敏感试验,可判断细菌类型,并可指导临床用药。

3.X 线检查

胸部 X 线检查多无异常改变。

二、主要护理诊断及医护合作性问题

(一)舒适的改变

鼻塞、流涕、咽痛、头痛与病毒和/或细菌感染有关。

(二)潜在并发症

鼻窦炎、中耳炎、心肌炎、肾炎、风湿性关节炎。

三、护理目标

患者躯体不适缓解,日常生活不受影响;体温恢复正常;呼吸道通畅;睡眠改善;无并发症发生或并发症被及时控制。

四、护理措施

(一)一般护理

注意隔离患者,减少探视,避免交叉感染。患者咳嗽或打喷嚏时应避免对着他人。患者使用的餐具、痰盂等用具应按规定消毒,或用一次性器具,回收后焚烧弃去。多饮水,补充足够的热量,给予清淡易消化、高热量、丰富维生素、富含营养的食物。避免刺激性食物,戒烟、酒。患者以休息为主,特别是在发热期间。部分患者往往因剧烈咳嗽而影响正常的睡眠,可给患者提供容易入睡的休息环境,保持病室适宜温度、湿度和空气流通。保证周围环境安静,关闭门窗。指导患者运用促进睡眠的方式,如睡前泡脚、听音乐等。必要时可遵医嘱给予镇咳、祛痰或镇静药物。

(二)病情观察

关注疾病流行情况、鼻咽部发生的症状、体征及血常规和 X 线胸片改变。注意并发症,如耳痛、耳鸣、听力减退、外耳道流脓等提示中耳炎;如头痛剧烈、发热、伴脓涕、鼻窦有压痛等提示鼻窦炎;如在恢复期出现胸闷、心悸、眼睑水肿、腰酸和关节痛等提示心肌炎、肾炎或风湿性关节炎,应及时就诊。

(三)对症护理

1.高热护理

体温超过 37.5 ℃,应每 4 小时测体温 1 次,观察体温过高的早期症状和体征,体温突然升高或骤降时,应随时测量和记录,并及时报告医师。体温＞39 ℃时,要采取物理降温。降温效果不好可遵照医嘱选用适当的解热剂进行降温。患者出汗后应及时处理,保持皮肤的清洁和干燥,并注意保暖。鼓励多饮水。

2.保持呼吸道通畅

清除气管、支气管内分泌物,减少痰液在气管、支气管内的聚积。指导患者采取舒适的体位进行有效咳嗽。观察咳痰情况,如痰液较多且黏稠,可嘱患者多饮水,或遵照医嘱给予雾化吸入治疗,以湿润气道、利于痰液排出。

(四)用药护理

1.对症治疗

选用抗感冒复合剂或中成药减轻发热、头痛,减少鼻、咽充血和分泌物,如对乙酰氨基酚(扑热息痛)、银翘解毒片等。干咳者可选用右美沙芬、喷托维林(咳必清)等;咳嗽有痰可选用复方氯化铵合剂、溴己新(必嗽平),或雾化祛痰。咽痛者可含服喉片或草珊瑚片等。气喘者可用平喘药,如特布他林、氨茶碱等。

2.抗病毒药物

早期应用抗病毒药有一定疗效,可选用利巴韦林、奥司他韦、金刚烷胺、吗啉胍和抗病毒中成药等。

3.抗菌药物

如有细菌感染,最好根据药物敏感试验选择有效抗菌药物治疗,常可选用大环内酯类、青霉素类、氟喹诺酮类及头孢菌素类。

根据医嘱选用药物,告知患者药物的作用、可能发生的不良反应和服药的注意事项,如按时服药;应用抗生素者,注意观察有无迟发性变态反应发生;对于应用解热镇痛药者注意避免大量出汗引起虚脱等。发现异常及时就诊等。

(五)心理护理

急性呼吸道感染预后良好,多数患者于一周内康复,仅少数患者可因咳嗽迁延不愈而发展为慢性支气管炎,患者一般无明显心理负担。但如果咳嗽较剧烈,加之伴有发热,可能会影响患者的休息、睡眠,进而影响工作和学习,个别患者产生急于缓解咳嗽等症状的焦虑情绪。护理人员应与患者进行耐心、细致的沟通,通过对病情的客观评价,解除患者的心理顾虑,建立治疗疾病的信心。

(六)健康指导

1.疾病知识指导

帮助患者和家属掌握急性呼吸道感染的诱发因素及本病的相关知识,避免受凉、过度疲劳,注意保暖;外出时可戴口罩,避免寒冷空气对气管、支气管的刺激。积极预防和治疗上呼吸道感染,症状改变或加重时应及时就诊。

2.生活指导

平时应加强耐寒锻炼,增强体质,提高机体免疫力。有规律生活,避免过度劳累。室内空气保持新鲜、阳光充足。少去人群密集的公共场所。戒烟、酒。

五、护理评价

患者舒适度改善;睡眠质量提高;未发生并发症或发生后被及时控制。

(张　琳)

第二节　慢性支气管炎

慢性支气管炎是由于感染或非感染因素引起气管、支气管黏膜及其周围组织的慢性非特异性炎症。临床以咳嗽、咳痰或伴有喘息反复发作为特征,每年持续 3 个月以上,且连续 2 年以上。

一、病因和发病机制

慢性支气管炎的病因极为复杂,迄今尚有许多因素还不够明确,往往是多种因素长期相互作用的综合结果。

(一)感染

病毒、支原体和细菌感染是本病急性发作的主要原因。病毒感染以流感病毒、鼻病毒、腺病毒和呼吸道合胞病毒常见;细菌感染以肺炎链球菌、流感嗜血杆菌和卡他莫拉菌及葡萄球菌常见。

(二)大气污染

化学气体如氯气、二氧化氮、二氧化硫等刺激性烟雾,空气中的粉尘等均可刺激支气管黏膜,使呼吸道清除功能受损,为细菌入侵创造条件。

(三)吸烟

吸烟为本病发病的主要因素。吸烟时间的长短与吸烟量决定发病率的高低,吸烟者的患病率较不吸烟者高 2～8 倍。

(四)过敏因素

喘息型支气管患者,多有过敏史。患者痰中嗜酸性粒细胞和组胺的含量及血中免疫球蛋白E(IgE)明显高于正常。此类患者实际上应属慢性支气管炎合并哮喘。

(五)其他因素

气候变化,特别是寒冷空气对慢支的病情加重有密切关系。自主神经功能失调,副交感神经功能亢进,老年人肾上腺皮质功能减退,慢性支气管炎的发病率增加。维生素 C 缺乏,维生素 A 缺乏,易患慢性支气管炎。

二、临床表现

(一)症状

患者常在寒冷季节发病,出现咳嗽、咳痰,尤以晨起显著,白天多于夜间。病毒感染痰液为白色黏液泡沫状,继发细菌感染,痰液转为黄色或黄绿色黏液脓性,偶可带血。慢性支气管炎反复发作后,支气管黏膜的迷走神经感受器反应性增高,副交感神经功能亢进,可出现变态反应而发生喘息。

（二）体征

早期多无体征。急性发作期可有肺底部闻及干、湿性啰音。喘息型支气管炎在咳嗽或深吸气后可闻及哮鸣音,发作时有广泛哮鸣音。

（三）并发症

（1）阻塞性肺气肿:为慢性支气管炎最常见的并发症。

（2）支气管肺炎:慢性支气管炎蔓延至支气管周围肺组织中,患者表现寒战、发热、咳嗽加剧、痰量增多且呈脓性;白细胞总数及中性粒细胞增多;X线胸片显示双下肺野有斑点状或小片阴影。

（3）支气管扩张症。

三、诊断

（一）辅助检查

1.血常规

白细胞总数及中性粒细胞数可升高。

2.胸部 X 线检查

单纯型慢性支气管炎,X线检查阴性或仅见双下肺纹理增多、增粗、模糊、呈条索状或网状。继发感染时为支气管周围炎症改变,表现为不规则斑点状阴影,重叠于肺纹理之上。

3.肺功能检查

早期病变多在小气道,常规肺功能检查多无异常。

（二）诊断要点

凡咳嗽、咳痰或伴有喘息,每年发作持续 3 个月,连续 2 年或 2 年以上者,并排除其他心、肺疾病(如肺结核、肺尘埃沉着病、支气管哮喘、支气管扩张症、肺癌、肺脓肿、心脏病、心功能不全等)、慢性鼻咽疾病后,即可诊断。如每年发病不足 3 个月,但有明确的客观检查依据(如 X 线胸片、肺功能等)亦可诊断。

（三）鉴别诊断

1.支气管扩张

多于儿童或青年期发病,常继发于麻疹、肺炎或百日咳后,并有咳嗽、咳痰反复发作的病史,合并感染时痰量增多,并呈脓性或伴有发热,病程中常反复咯血。在肺下部周围可闻及不易消散的湿性啰音。晚期重症患者可出现杵状指(趾)。X 线胸片上可见双肺下野纹理粗乱或呈卷发状。薄层高分辨 CT(HRCT)检查有助于确诊。

2.肺结核

活动性肺结核患者多有午后低热、消瘦、乏力、盗汗等中毒症状。咳嗽痰量不多,常有咯血。老年肺结核的中毒症状多不明显,常被慢性支气管炎的症状所掩盖而误诊。胸部 X 线上可发现结核病灶,部分患者痰结核菌检查可获阳性。

3.支气管哮喘

支气管哮喘常为特质性患者或有过敏性疾病家族史,多于幼年发病。一般无慢性咳嗽、咳痰史。哮喘多突然发作,且有季节性,血和痰中嗜酸性粒细胞常增多,治疗后可迅速缓解。发作时双肺布满哮鸣音,呼气延长,缓解后可消失,且无症状,但气道反应性仍增高。慢性支气管炎合并哮喘的患者,病史中咳嗽、咳痰多发生在喘息之前,迁延不愈较长时间后伴有喘息,且咳嗽、咳痰的症状多较喘息更为突出,平喘药物疗效不如哮喘等可资鉴别。

4.肺癌

肺癌多发生于40岁以上男性,并有多年吸烟史的患者,刺激性咳嗽常伴痰中带血和胸痛。X线胸片检查肺部常有块状影或反复发作的阻塞性肺炎。痰脱落细胞及支气管镜等检查,可明确诊断。

5.慢性肺间质纤维化

慢性咳嗽,咳少量黏液性非脓性痰,进行性呼吸困难,双肺底可闻及爆裂音,严重者发绀并有杵状指。X线胸片见中下肺野及肺周边部纹理增多紊乱呈网状结构,其间见弥漫性细小斑点阴影。肺功能检查呈限制性通气功能障碍,弥散功能减低,动脉血氧分压(PaO_2)下降。肺活检是确诊的手段。

四、治疗

(一)急性发作期及慢性迁延期的治疗

以控制感染、祛痰、镇咳为主,同时解痉平喘。

1.抗感染药物

及时、有效、足量,感染控制后及时停用,以免产生细菌耐药或二重感染。一般患者可按常见致病菌用药。可选用青霉素G 80万单位肌内注射;复方磺胺甲噁唑(SMZ),每次2片,2次/天;阿莫西林2～4 g/d,3～4次口服;氨苄西林2～4 g/d,分4次口服;头孢氨苄2～4 g/d或头孢拉定1～2 g/d,分4次口服;头孢呋辛2 g/d或头孢克洛0.5～1 g/d,分2～3次口服。亦可选择新一代大环内酯类抗生素,如罗红霉素,0.3 g/d,2次口服。抗菌治疗疗程一般7～10天,反复感染病例可适当延长。严重感染时,可选用氨苄西林、环丙沙星、氧氟沙星、阿米卡星、奈替米星或头孢菌素类联合静脉滴注给药。

2.祛痰镇咳药

刺激性干咳者不宜单用镇咳药物,否则痰液不易咳出。可给盐酸溴环己胺醇30 mg或羧甲基半胱氨酸500 mg,3次/天口服。乙酰半胱氨酸(富露施)及氯化铵甘草合剂均有一定的疗效。α-糜蛋白酶雾化吸入亦有消炎祛痰的作用。

3.解痉平喘

解痉平喘主要为解除支气管痉挛,利于痰液排出。常用药物为氨茶碱0.1～0.2 g,每小时8次口服;丙卡特罗50 mg,2次/天;特布他林2.5 mg,2～3次/天。慢性支气管炎有可逆性气道阻塞者应常规应用支气管舒张剂,如异内托溴铵(异内阿托品)气雾剂、特布他林等吸入治疗。阵发性咳嗽常伴不同程度的支气管痉挛,应用支气管扩张药后可改善症状,并有利于痰液的排出。

(二)缓解期的治疗

应以增强体质,提高机体抗病能力和预防发作为主。

(三)中药治疗

采取扶正固本原则,按肺、脾、肾的虚实辨证施治。

五、护理措施

(一)常规护理

1.环境

保持室内空气新鲜,流通,安静,舒适,温湿度适宜。

2.休息

急性发作期应卧床休息,取半卧位。

3.给氧

持续低流量吸氧。

4.饮食

给予高热量、高蛋白、高维生素易消化饮食。

(二)专科护理

(1)解除气道阻塞,改善肺泡通气。及时清除痰液,神志清醒患者应鼓励咳嗽,痰稠不易咯出时,给予雾化吸入或雾化泵药物喷入,减少局部淤血水肿,以利痰液排出。危重体弱患者,定时更换体位,叩击背部,使痰易于咯出,餐前应给予胸部叩击或胸壁震荡。方法:患者取侧卧位,护士两手手指并拢,手背隆起,指关节微屈,自肺底由下向上,由外向内叩拍胸壁,震动气管,边拍边鼓励患者咳嗽,以促进痰液的排出,每侧肺叶叩击3~5分钟。对神志不清者,可进行机械吸痰,需注意无菌操作,抽吸压力要适当,动作轻柔,每次抽吸时间不超过15秒,以免加重缺氧。

(2)合理用氧,减轻呼吸困难。根据缺氧和二氧化碳潴留的程度不同,合理用氧,一般给予低流量、低浓度、持续吸氧,如病情需要提高氧浓度,应辅以呼吸兴奋剂刺激通气或使用呼吸机改善通气,吸氧后如呼吸困难缓解、呼吸频率减慢、节律正常、血压上升、心率减慢、心律正常、发绀减轻、皮肤转暖、神志转清、尿量增加等,表示氧疗有效。若呼吸过缓,意识障碍加深,需考虑二氧化碳潴留加重,必要时采取增加通气量措施。

(张　琳)

第三节　支气管肺炎

一、概述

肺炎是指终末气道、肺泡和肺间质的炎症,可由病原微生物、理化因素、免疫损伤、过敏及药物所致。细菌性肺炎是最常见的肺炎。也是最常见的感染性疾病之一。尽管新的强效抗生素不断投入应用,但其发病率和病死率仍很高,其原因可能有社会人口老龄化、吸烟人群的低龄化、伴有基础疾病、免疫功能低下,加之病原体变迁、医院获得性肺炎发病率增加、病原学诊断困难、抗生素的不合理使用导致细菌耐药性增加和部分人群贫困化加剧等因素有关。

(一)分类

肺炎可按解剖、病因或患病环境加以分类。

1.解剖分类

(1)大叶性(肺泡性)肺炎:为肺实质炎症,通常并不累及支气管。病原体先在肺泡引起炎症,经肺泡间孔(Cohn)向其他肺泡扩散,导致部分或整个肺段、肺叶发生炎症改变。致病菌多为肺炎链球菌。

(2)小叶性(支气管)肺炎:指病原体经支气管入侵,引起细支气管、终末细支气管和肺泡的炎症。病原体有肺炎链球菌、葡萄球菌、病毒、肺炎支原体及军团菌等。常继发于其他疾病,如支气管炎、支气管扩张、上呼吸道病毒感染及长期卧床的危重患者。

（3）间质性肺炎：以肺间质炎症为主，病变累及支气管壁，以及其周围组织，有肺泡壁增生及间质水肿。可由细菌、支原体、衣原体、病毒或肺孢子菌等引起。

2.病因分类

（1）细菌性肺炎：如肺炎链球菌、金黄色葡萄球菌、甲型溶血性链球菌、肺炎克雷伯杆菌、流感嗜血杆菌、铜绿假单胞菌、棒状杆菌、梭形杆菌等引起的肺炎。

（2）非典型病原体所致肺炎：如支原体、军团菌和衣原体等。

（3）病毒性肺炎：如冠状病毒、腺病毒、呼吸道合胞病毒、流感病毒、麻疹病毒、巨细胞病毒、单纯疱疹病毒等。

（4）真菌性肺炎：如白色念珠菌、曲霉、放射菌等。

（5）其他病原体所致的肺炎：如立克次体（如 Q 热立克次体）、弓形虫（如鼠弓形虫）、寄生虫（如肺包虫、肺吸虫、肺血吸虫）等。

（6）理化因素所致的肺炎：如放射性损伤引起的放射性肺炎、胃酸吸入、药物等引起的化学性肺炎等。

3.患病环境分类

由于病原学检查阳性率低，培养结果滞后，病因分类在临床上应用较为困难，目前多按肺炎的获得环境分成两类，有利于指导经验治疗。

（1）社区获得性肺炎（community acquired pneumonia，CAP）是指在医院外罹患的感染性肺实质炎症，也称院外肺炎，包括具有明确潜伏期的病原体感染而在入院后平均潜伏期内发病的肺炎。常见致病菌为肺炎链球菌、流感嗜血杆菌、卡他莫拉菌和非典型病原体。

（2）医院获得性肺炎（hospital acquired pneumonia，HAP）简称医院内肺炎，是指患者入院时既不存在、也不处于潜伏期，而于入院 48 小时后在医院（包括老年护理院、康复院等）内发生的肺炎，也包括出院后 48 小时内发生的肺炎。无感染高危因素患者的常见病原体依次为肺炎链球菌、流感嗜血杆菌、金黄色葡萄球菌、铜绿假单胞菌、大肠埃希菌、肺炎克雷伯杆菌等；有感染高危因素患者的常见病原体依次为金黄色葡萄球菌、铜绿假单胞菌、肠埃希菌属、肺炎克雷伯杆菌等。

（二）病因及发病机制

正常的呼吸道免疫防御机制（支气管内黏液-纤毛运载系统、肺泡巨噬细胞防御的完整性等）使气管隆凸以下的呼吸道保持无菌。肺炎的发生主要由病原体和宿主两个因素决定。如果病原体数量多、毒力强和/或宿主呼吸道局部和全身免疫防御系统损害，即可发生肺炎。病原体可通过空气吸入、血行播散、邻近感染部位蔓延、上呼吸道定植菌的误吸引起社区获得性肺炎。医院获得性肺炎还可通过误吸胃肠道的定植菌（胃食管反流）和通过人工气道吸入环境中的致病菌引起。

二、肺炎链球菌肺炎

肺炎链球菌肺炎或称肺炎球菌肺炎，是由肺炎链球菌或称肺炎球菌所引起的肺炎，约占社区获得性肺炎的半数以上。通常急骤起病，以高热、寒战、咳嗽、血痰及胸痛为特征。X 线胸片呈肺段或肺叶急性炎性实变，近年来因抗菌药物的广泛使用，致使本病的起病方式、症状及 X 线改变均不典型。

肺炎链球菌为革兰染色阳性球菌，多成双排列或短链排列。有荚膜，其毒力大小与荚膜中的多糖结构及含量有关。根据荚膜多糖的抗原特性,肺炎链球菌可分为 86 个血清型。成人致病菌多属 1~9 及 12 型,以第 3 型毒力最强,儿童则多为 6、14、19 及 23 型。肺炎链球菌在干燥痰中能存活数月,但在阳光直射 1 小时,或加热至 52 ℃ 10 分钟即可杀灭,对石炭酸等消毒剂亦甚敏感。机体免疫功能正常时,肺炎链球菌是寄居在口腔及鼻咽部的一种正常菌群,其带菌率常随年龄、季节及免疫状态的变化而有差异。机体免疫功能受损时,有毒力的肺炎链球菌入侵人体而致病。肺炎链球菌除引起肺炎外,少数可发生菌血症或感染性休克,老年人及婴幼儿的病情尤为严重。

本病以冬季与初春多见,常与呼吸道病毒感染相伴行。患者常为原先健康的青壮年或老年与婴幼儿,男性较多见。吸烟者、痴呆者、慢性支气管炎、支气管扩张、充血性心力衰竭、慢性病患者以及免疫抑制宿主易受肺炎链球菌侵袭。肺炎链球菌不产生毒素,不引起原发性组织坏死或形成空洞。其致病力是由于有高分子多糖体的荚膜对组织的侵袭作用,首先引起肺泡壁水肿,出现白细胞与红细胞渗出,含菌的渗出液经肺泡间孔向肺的中央部分扩展,甚至累及几个肺段或整个肺叶,因病变开始于肺的外周,故叶间分界清楚,易累及胸膜,引起渗出性胸膜炎。

病理改变有充血期、红肝变期、灰肝变期及消散期。表现为肺组织充血水肿,肺泡内浆液渗出及红、白细胞浸润,白细胞吞噬细菌,继而纤维蛋白渗出物溶解、吸收、肺泡重新充气。在肝变期病理阶段实际上并无确切分界,经早期应用抗菌药物治疗,此种典型的病理分期已很少见。病变消散后肺组织结构多无损坏,不留纤维瘢痕。极个别患者肺泡内纤维蛋白吸收不完全,甚至有成纤维细胞形成,形成机化性肺炎。老年人及婴幼儿感染可沿支气管分布(支气管肺炎)。若未及时使用抗菌药物,5%~10%的患者可并发脓胸,10%~20%的患者因细菌经淋巴管、胸导管进入血循环,可引起脑膜炎、心包炎、心内膜炎、关节炎和中耳炎等肺外感染。

(一)护理评估

1.健康史

肺炎的发生与细菌的侵入和机体防御能力的下降有关。吸入口咽部的分泌物或空气中的细菌、周围组织感染的直接蔓延、菌血症等均可成为细菌入侵的途径;吸烟、酗酒、年老体弱、长期卧床、意识不清、吞咽和咳嗽反射障碍、慢性或重症患者、长期使用糖皮质激素或免疫抑制剂、接受机械通气及大手术者均可因机体防御机制降低而继发肺炎。注意询问患者起病前是否存在机体抵抗力下降、呼吸道防御功能受损的因素,了解患者既往的健康状况。

2.身体状况

发病前常有受凉、淋雨、疲劳、醉酒、病毒感染史,多有上呼吸道感染的前驱症状。

(1)主要症状:起病多急骤、高热、寒战、全身肌肉酸痛,体温通常在数小时内升至 39~40 ℃,高峰在下午或傍晚,或呈稽留热,脉率随之增速。可有患侧胸部疼痛,放射到肩部或腹部,咳嗽或深呼吸时加剧。痰少,可带血或呈铁锈色,食欲锐减,偶有恶心、呕吐、腹痛或腹泻,易被误诊为急腹症。

(2)护理体检:患者呈急性病容,面颊绯红,鼻翼翕动,皮肤灼热、干燥,口角及鼻周有单纯疱疹;病变广泛时可出现发绀。有败血症者,可出现皮肤、黏膜出血点,巩膜黄染。早期肺部体征无明显异常,仅有胸廓呼吸运动幅度减小,叩诊稍浊,听诊可有呼吸音减低及胸膜摩擦音。肺实变时叩诊浊音、触觉语颤增强并可闻及支气管呼吸音。消散期可闻及湿啰音。心率增快,有时心律不齐。重症患者有肠胀气,上腹部压痛多与炎症累及膈胸膜有关。重症感染时可伴休克、急性呼吸窘迫综合征及神经精神症状,表现为神志模糊、烦躁、呼吸困难、嗜睡、谵妄、昏迷等。累及脑膜时有颈抵抗及出现病理性反射。

本病自然病程大致 1～2 周。发病 5～10 天,体温可自行骤降或逐渐消退;使用有效的抗菌药物后可使体温在 1～3 天内恢复正常。患者的其他症状与体征亦随之逐渐消失。

(3)并发症:肺炎链球菌肺炎的并发症近年来已很少见。严重败血症或毒血症患者易发生感染性休克,尤其是老年人。表现为血压降低、四肢厥冷、多汗、发绀、心动过速、心律失常等,而高热、胸痛、咳嗽等症状并不突出。其他并发症有胸膜炎、脓胸、心包炎、脑膜炎和关节炎等。

3.实验室及其他检查

(1)血常规检查:血白细胞计数为(10～20)×10⁹/L,中性粒细胞多在 80% 以上,并有核左移,细胞内可见中毒颗粒。年老体弱、酗酒、免疫功能低下者的白细胞计数可不增高,但中性粒细胞的百分比仍增高。

(2)痰直接涂片做革兰染色及荚膜染色镜检:发现典型的革兰染色阳性、带荚膜的双球菌或链球菌,即可初步做出病原诊断。

(3)痰培养:24～48 小时可以确定病原体。痰标本送检应注意器皿洁净无菌,在抗菌药物应用之前漱口后采集,取深部咳出的脓性或铁锈色痰。

(4)聚合酶链反应(PCR)检测及荧光标记抗体检测:可提高病原学诊断率。

(5)血培养:10%～20% 的患者合并菌血症,故重症肺炎应做血培养。

(6)细菌培养:如合并胸腔积液,应积极抽取积液进行细菌培养。

(7)X 线检查:早期仅见肺纹理增粗,或受累的肺段、肺叶稍模糊。随着病情进展,肺泡内充满炎性渗出物,表现为大片炎症浸润阴影或实变影,在实变阴影中可见支气管充气征,肋膈角可有少量胸腔积液。在消散期,X 线显示炎性浸润逐渐吸收,可有片状区域吸收较快,呈现“假空洞”征,多数病例在起病 3～4 周才完全消散。老年患者肺炎病灶消散较慢,容易出现吸收不完全而成为机化性肺炎。

4.心理-社会评估

肺炎起病多急骤,短期内病情严重,加之高热和全身中毒症状明显,患者及家属常深感不安。当出现严重并发症时,患者会表现出忧虑和恐惧。

(二)主要护理诊断及医护合作性问题

1.体温过高

与肺部感染有关。

2.气体交换受损

与肺部炎症、痰液黏稠等引起呼吸面积减少有关。

3.清理呼吸道无效

与胸痛、气管、支气管分泌物增多、黏稠及疲乏有关。

4.疼痛

胸痛与肺部炎症累及胸膜有关。

5.潜在并发症

感染性休克。

(三)护理目标

体温恢复正常范围;患者呼吸平稳,发绀消失;症状减轻呼吸道通畅;疼痛减轻,感染控制未发生休克。

（四）护理措施

1.一般护理

（1）休息与环境：保持室内空气清新，病室保持适宜的温、湿度，环境安静、清洁、舒适。限制患者活动，限制探视，避免因谈话过多影响体力。要集中安排治疗和护理活动，保证足够的休息，减少氧耗量，缓解头痛、肌肉酸痛、胸痛等症状。

（2）体位：协助或指导患者采取合适的体位。对有意识障碍患者，如病情允许可取半卧位，增加肺通气量；或侧卧位，以预防或减少分泌物吸入肺内。为促进肺扩张，每2小时变换体位1次，减少分泌物淤积在肺部而引起并发症。

（3）饮食与补充水分：给予高热量、高蛋白质、高维生素、易消化的流质或半流质饮食，以补充高热引起的营养物质消耗。宜少食多餐，避免压迫膈肌。若有明显麻痹性肠梗阻或胃扩张，应暂时禁食，遵医嘱给予胃肠减压，直至肠蠕动恢复。鼓励患者多饮水（1～2 L/d），来补充发热、出汗和呼吸急促所丢失的水分，并利于痰液排出。轻症者无须静脉补液，脱水严重者可遵医嘱补液，补液有利于加快毒素排泄和热量散发，尤其是食欲差或不能进食者。心脏病或老年人应注意补液速度，过快过多易导致急性肺水肿。

2.病情观察

监测患者神志、体温、呼吸、脉搏、血压和尿量，并做好记录。尤其应注意密切观察体温的变化。观察有无呼吸困难及发绀，及时适宜给氧。重点观察儿童、老年人、久病体弱者的病情变化，注意是否伴有感染性休克的表现。观察痰液颜色、性状和量，如肺炎球菌肺炎呈铁锈色，葡萄球菌肺炎呈粉红色乳状，厌氧菌感染者痰液多有恶臭等。

3.对症护理

（1）高热的护理。

（2）咳嗽、咳痰的护理：协助和鼓励患者有效咳嗽、排痰，及时清除口腔和呼吸道内痰液、呕吐物。痰液黏稠不易咳出时，在病情允许情况下可扶患者坐起，给予拍背，协助咳痰，遵医嘱应用祛痰药及超声雾化吸入，稀释痰液，促进痰的排出。必要时吸痰，预防窒息。吸痰前，注意告知病情。

（3）气急发绀的护理：监测动脉血气分析值，给予吸氧，提高血氧饱和度，改善发绀，增加患者的舒适度。氧流量一般为每分钟4～6 L，若为COPD患者，应给予低流量低浓度持续吸氧。注意观察患者呼吸频率、节律、深度等变化，皮肤色泽和意识状态有无改变，如果病情恶化，准备气管插管和呼吸机辅助通气。

（4）胸痛的护理：维持患者舒适的体位。患者胸痛时，常随呼吸、咳嗽加重，可采取患侧卧位，在咳嗽时可用枕头等物夹紧胸部，必要时用宽胶布固定胸廓，以降低胸廓活动度，减轻疼痛。疼痛剧烈者，遵医嘱应用镇痛、止咳药，缓解疼痛和改善肺通气，如口服可待因。此外可用物理止痛和中药止痛擦剂。物理止痛，如按摩、针灸、经皮肤电刺激止痛穴位或局部冷敷等，可降低疼痛的敏感性。中药经皮肤吸收，无创伤，且发挥药效快，对轻度疼痛效果好。中药止痛擦剂具有操作简便、安全、毒副作用小，无药物依赖现象等优点。

（5）其他：鼓励患者经常漱口，做好口腔护理。口唇疱疹者局部涂液体石蜡或抗病毒软膏，防止继发感染。烦躁不安、谵妄、失眠者酌情使用地西泮或水合氯醛，禁用抑制呼吸的镇静药。

4.感染性休克的护理

（1）观察休克的征象：密切观察生命体征、实验室检查和病情的变化。发现患者神志模糊、烦躁、发绀、四肢湿冷、脉搏细数、脉压变小、呼吸浅快、面色苍白、尿量减少(每小时少于 30 mL)等休克早期症状时,及时报告医师,采取救治措施。

(2)环境与体位:应将感染性休克的患者安置在重症监护室,注意保暖和安全。取仰卧中凹位,抬高头胸部 20°,抬高下肢约 30°,有利于呼吸和静脉回流,增加心排血量。尽量减少搬动。

(3)吸氧:应给高流量吸氧,维持动脉氧分压在 8.0 kPa(60 mmHg)以上,改善缺氧状况。

(4)补充血容量:快速建立两条静脉通路,遵医嘱给予右旋糖酐或平衡液以维持有效血容量,降低血液的黏稠度,防止弥散性血管内凝血。随时监测患者一般情况、血压、尿量、尿比重、血细胞比容等;监测中心静脉压,作为调整补液速度的指标,中心静脉压<0.5 kPa(5 cmH₂O)可放心输液,达到 1.0 kPa(10 cmH₂O)应慎重。以中心静脉压不超过 1.0 kPa(10 cmH₂O)、尿量每小时在 30 mL 以上为宜。补液不宜过多过快,以免引起心力衰竭和肺水肿。若血容量已补足而 24 小时尿量仍<400 mL、尿比重<1.018 时,应及时报告医师,注意是否合并急性肾衰竭。

(5)纠正酸中毒:有明显酸中毒可静脉滴注 5% 的碳酸氢钠,因其配伍禁忌较多,宜单独输入。随时监测和纠正电解质和酸碱失衡等。

(6)应用血管活性药物的护理:遵医嘱在应用血管活性药物,如多巴胺、间羟胺(阿拉明)时,滴注过程中应注意防止液体溢出血管外,引起局部组织坏死和影响疗效。可应用输液泵单独静脉输入血管活性药物,根据血压随时调整滴速,维持收缩压在 12.0～13.3 kPa(90～100 mmHg),保证重要器官的血液供应,改善微循环。

(7)对因治疗:应联合、足量应用强有力的广谱抗生素控制感染。

(8)病情转归观察:随时监测和评估患者意识、血压、脉搏、呼吸、体温、皮肤、黏膜、尿量的变化,判断病情转归。如患者神志逐渐清醒、皮肤及肢体变暖、脉搏有力、呼吸平稳规则、血压回升、尿量增多,预示病情已好转。

5.用药护理

遵医嘱及时使用有效抗感染药物,注意观察药物疗效及不良反应。

(1)抗菌药物治疗:一经诊断即应给予抗菌药物治疗,不必等待细菌培养结果。首选青霉素 G,用药途径及剂量视病情轻重及有无并发症而定。对于成年轻症患者,可用 240 万单位/天,分 3 次肌内注射,或用普鲁卡因青霉素每 12 小时肌内注射 60 万单位。病情稍重者,宜用青霉素 G 240 万～480 万单位/天,分次静脉滴注,每 6～8 小时 1 次;重症及并发脑膜炎者,可增至 1 000 万～3 000 万单位/天,分 4 次静脉滴注。对青霉素过敏者或耐青霉素或多重耐药菌株感染者,可用呼吸氟喹诺酮类、头孢噻肟或头孢曲松等药物,多重耐药菌株感染者可用万古霉素、替考拉宁等。药物治疗 48～72 小时后应对病情进行评价,治疗有效表现为体温下降、症状改善、白细胞逐渐降低或恢复正常等。如用药 72 小时后病情仍无改善,需及时报告医师并作相应处理。

(2)支持疗法:患者应卧床休息,注意补充足够蛋白质、热量及维生素。密切监测病情变化,注意防止休克。剧烈胸痛者,可酌情用少量镇痛药,如可卡因 15 mg。不用阿司匹林或其他解热药,以免过度出汗、脱水及干扰真实热型,导致临床判断错误。鼓励饮水每天 1～2 L,轻症患者不需常规静脉输液,确有失水者可输液,保持尿比重在 1.020 以下,血清钠保持在 145 mmol/L 以下。中等或重症患者[PaO₂<8.0 kPa(60 mmHg)或有发绀]应给氧。若有明显麻痹性肠梗阻或胃扩张,应暂时禁食、禁饮和胃肠减压,直至肠蠕动恢复。烦躁不安、谵妄、失眠者酌情使用地西泮 5 mg 或水合氯醛 1～1.5 g,禁用抑制呼吸的镇静药。

(3)并发症的处理:经抗菌药物治疗后,高热常在 24 小时内消退,或数天内逐渐下降。若体温降而复升或 3 天后仍不降者,应考虑肺炎链球菌的肺外感染,如脓胸、心包炎或关节炎等。持续发热的其他原因尚有耐青霉素的肺炎链球菌(PRSP)或混合细菌感染、药物热或并存其他疾病。肿瘤或异物阻塞支气管时,经治疗后肺炎虽可消散,但阻塞因素未除,肺炎可再次出现。10%～20%肺炎链球菌肺炎伴发胸腔积液者,应酌情取胸液检查及培养以确定其性质。若治疗不当,约 5%并发脓胸,应积极排脓引流。

6.心理护理

患病前健康状态良好的患者会因突然患病而焦虑不安;病情严重或患有慢性基础疾病的患者则可能出现消极、悲观和恐慌的心理反应。要耐心给患者讲解疾病的有关知识,解释各种症状和不适的原因,讲解各项诊疗、护理操作目的、操作程序和配合要点,使患者清楚大部分肺炎治疗、预后良好。询问和关心患者的需要,鼓励患者说出内心感受,与患者进行有效的沟通。帮助患者祛除不良心理反应,树立治愈疾病的信心。

7.健康指导

(1)疾病知识指导:让患者及家属了解肺炎的病因和诱因,有皮肤疖、痈、伤口感染、毛囊炎、蜂窝织炎时应及时治疗。避免受凉、淋雨、酗酒和过度疲劳,特别是年老体弱和免疫功能低下者,如糖尿病、慢性肺病、慢性肝病、血液病、营养不良、艾滋病等。天气变化时随时增减衣服,预防上呼吸道感染。可注射流感或肺炎免疫疫苗,使之产生免疫力。

(2)生活指导:劝导患者要注意休息,劳逸结合,生活有规律。保证摄取足够的营养物质,适当参加体育锻炼,增强机体抗病能力。对有意识障碍、慢性病、长期卧床者,应教会家属注意帮助患者经常改变体位、翻身、拍背,协助并鼓励患者咳出痰液,有感染征象时及时就诊。

(3)出院指导:出院后需继续用药者,应指导患者遵医嘱按时服药,向患者介绍所服药物的疗效、用法、疗程、不良反应,不能自行停药或减量。教会患者观察疾病复发症状,如出现发热、咳嗽、呼吸困难等不适表现时,应及时就诊。告知患者随诊的时间及需要准备的有关资料,如 X 线胸片等。

(五)护理评价

患者体温恢复正常;能进行有效咳嗽,痰容易咳出,显示咳嗽次数减少或消失,痰量减少;休克发生时及时发现并给予及时的处理。

三、其他类型肺炎

(一)葡萄球菌肺炎评估

葡萄球菌肺炎是由葡萄球菌引起的急性肺部化脓性炎症。葡萄球菌的致病物质主要是毒素与酶,具有溶血、坏死、杀白细胞和致血管痉挛等作用。其致病力可用血浆凝固酶来测定,阳性者致病力较强,是化脓性感染的主要原因。但其他凝固酶阴性的葡萄球菌亦可引起感染。随着医院内感染的增多,由凝固酶阴性葡萄球菌引起的肺炎也不断增多。

医院获得性肺炎中,葡萄球菌感染占 11%～25%。常发生于有糖尿病、血液病、艾滋病、肝病或慢性阻塞性肺疾病等原有基础疾病者。若治疗不及时或不当,病死率甚高。

1.临床表现

起病多急骤,寒战、高热,体温高达 39～40 ℃,胸痛,咳大量脓性痰,带血丝或呈脓血状。全身肌肉和关节酸痛,精神萎靡,病情严重者可出现周围循环衰竭。院内感染者常起病隐袭,体温逐渐上升,咳少量脓痰。老年人症状可不明显。

早期可无体征,晚期可有双肺散在湿啰音。病变较大或融合时可出现肺实变体征。但体征与严重的中毒症状和呼吸道症状不平行。

2.实验室及其他检查

(1)血常规:白细胞计数及中性粒细胞显著增加,核左移,有中毒颗粒。

(2)细菌学检查:痰涂片可见大量葡萄球菌和脓细胞,血、痰培养多为阳性。

(3)X线检查:胸部X线显示短期内迅速多变的特征,肺段或肺叶实变,可形成空洞,或呈小叶状浸润,可有单个或多个液气囊腔,2～4周后完全消失,偶可遗留少许条索状阴影或肺纹理增多等。

3.治疗要点

为早期清除原发病灶,强有力的抗感染治疗,加强支持疗法,预防并发症。通常首选耐青霉素酶的半合成青霉素或头孢菌素,如苯唑西林、头孢呋辛等。对甲氧西林耐药株(MRSA)可用万古霉素、替考拉宁等治疗。疗程2～3周,有并发症者需4～6周。

(二)肺炎支原体肺炎评估

肺炎支原体肺炎是由肺炎支原体引起的呼吸道和肺部的急性炎症。常同时有咽炎、支气管炎和肺炎。肺炎支原体是介于细菌和病毒之间、兼性厌氧、能独立生活的最小微生物。健康人吸入患者咳嗽、打喷嚏时喷出的口鼻分泌物可感染,即通过呼吸道传播。病原体通常吸附宿主呼吸道纤毛上皮细胞表面,不侵入肺实质,抑制纤毛活动和破坏上皮细胞。其致病性可能与患者对病原体及其代谢产物的变态反应有关。

支原体肺炎约占非细菌性肺炎的1/3以上,或各种原因引起的肺炎的10%。以秋冬季发病较多,可散发或小流行,患者以儿童和青年人居多,婴儿间质性肺炎亦应考虑本病的可能。

1.临床表现

通常起病缓慢,潜伏期2～3周,症状主要为乏力、咽痛、头痛、咳嗽、发热、食欲缺乏、肌肉酸痛等。多为刺激性咳嗽,咳少量黏液痰,发热可持续2～3周,体温恢复正常后仍有咳嗽。偶伴有胸骨后疼痛。

可见咽部充血、颈部淋巴结肿大等体征。肺部可无明显体征,与肺部病变的严重程度不相称。

2.实验室及其他检查

(1)血常规:血白细胞计数正常或略增高,以中性粒细胞为主。

(2)免疫学检查:起病2周后,约2/3的患者冷凝集试验阳性,滴度效价大于1∶32,尤以滴度逐渐升高更有价值。约半数患者对链球菌MG凝集试验阳性。还可评估肺炎支原体直接检测、支原体IgM抗体、免疫印迹法和聚合酶链反应(PCR)等检查结果。

(3)X线检查:肺部可呈多种形态的浸润影,呈节段性分布,以肺下野为多见,有的从肺门附近向外伸展。3～4周后病变可自行消失。

3.治疗要点

肺炎支原体肺炎首选大环内酯类抗生素,如红霉素。疗程一般为2～3周。

(三)病毒性肺炎评估

病毒性肺炎评估是由上呼吸道病毒感染,向下蔓延所致的肺部炎症。常见病毒为甲、乙型流感病毒、腺病毒、副流感病毒、呼吸道合胞病毒和冠状病毒等。患者可同时受一种以上病毒感染,气道防御功能降低,常继发细菌感染。病毒性肺炎为吸入性感染,常有气管-支气管炎。呼吸道病毒通过飞沫与直接接触而迅速传播,可暴发或散发流行。

病毒性肺炎约占需住院的社区获得性肺炎的 8%,大多发生于冬春季节。密切接触的人群或有心肺疾病者、老年人等易受感染。

1.临床表现

一般临床症状较轻,与支原体肺炎症状相似。起病较急,发热、头痛、全身酸痛、乏力等较突出。有咳嗽、少痰或白色黏液痰、咽痛等症状。老年人或免疫功能受损的重症患者,可表现为呼吸困难、发绀、嗜睡、精神萎靡,甚至并发休克、心力衰竭和呼吸衰竭,严重者可发生急性呼吸窘迫综合征。

本病常无显著的胸部体征,病情严重者有呼吸浅速、心率增快、发绀、肺部干啰音或湿啰音。

2.实验室及其他检查

(1)血常规:白细胞计数正常、略增高或偏低。

(2)病原体检查:呼吸道分泌物中细胞核内的包涵体可提示病毒感染,但并非一定来自肺部。需进一步评估下呼吸道分泌物或肺活检标本培养是否分离出病毒。

(3)X线检查:可见肺纹理增多,小片状或广泛浸润。病情严重者,显示双肺呈弥漫性结节浸润,而大叶实变及胸腔积液者不多见。

3.治疗要点

病毒性肺炎以对症治疗为主,板蓝根、黄芪、金银花、连翘等中药有一定的抗病毒作用。对某些重症病毒性肺炎应采用抗病毒药物,如选用利巴韦林(病毒唑)、阿昔洛韦(无环鸟苷)等

(四)真菌性肺炎评估

肺部真菌感染是最常见的深部真菌病。真菌感染的发生是机体与真菌相互作用的结果,最终取决于真菌的致病性、机体的免疫状态及环境条件对机体与真菌之间关系的影响。广谱抗生素、糖皮质激素、细胞毒药物及免疫抑制剂的广泛使用,人类免疫缺陷病毒(HIV)感染和艾滋病增多使肺部真菌感染的机会增加。

真菌多在土壤中生长,孢子飞扬于空气中,极易被人体吸入而引起肺真菌感染(外源性);或使机体致敏。引起表现为支气管哮喘的过敏性肺泡炎。有些真菌为寄生菌,如念珠菌和放线菌,当机体免疫力降低时可引起感染。静脉营养疗法的中心静脉插管如留置时间过长。白色念珠菌能在高浓度葡萄糖中生长,引起念珠菌感染中毒症。空气中到处有曲霉属孢子,在秋冬及阴雨季节。储藏的谷草发热霉变时更多。若大量吸入可能引起急性气管-支气管炎或肺炎。

1.临床表现

真菌性肺炎多继发于长期应用抗生素、糖皮质激素、免疫抑制剂、细胞毒性药物或因长期留置导管、插管等诱发,其症状和体征无特征性变化。

2.实验室及其他检查

(1)真菌培养:其形态学辨认有助于早期诊断。

(2)X线检查:可表现为支气管肺炎、大叶性肺炎、弥漫性小结节及肿块状阴影和空洞。

3.治疗要点

真菌性肺炎目前尚无理想的药物,两性霉素 B 对多数肺部真菌仍为有效药物,但由于其不良反应较多,使其应用受到限制。其他药物尚有氟胞嘧啶、米康唑、酮康唑、制霉菌素等也可选用。

（五）重症肺炎评估

目前重症肺炎还没有普遍认同的标准，各国诊断标准不一，但都注重肺部病变的范围、器官灌注和氧合状态。我国制定的重症肺炎标准：①意识障碍；②呼吸频率＞30 次/分；③PaO_2＜8.0 kPa(60 mmHg)，PO_2/FiO_2＜300，需行机械通气治疗；④血压＜12.0/8.0 kPa(90/60 mmHg)；⑤胸片显示双侧或多肺叶受累，或入院 48 小时内病变扩大≥50％；⑥少尿：尿量每小时＜20 mL，或每 4 小时＜80 mL，或急性肾衰竭需要透析治疗。

（张　琳）

第四节　支气管哮喘

支气管哮喘是一种慢性气管炎症性疾病，其支气管壁存在以肥大细胞、嗜酸性粒细胞和 T 淋巴细胞为主的炎性细胞浸润，可经治疗缓解或自然缓解。本病多发于青少年，儿童多于成人，城市多于农村。近年的流行病学显示，哮喘的发病率或病死率均有所增加，我国哮喘发病率为 1％～2％。支气管哮喘的病因较为复杂，大多在遗传因素的基础上，受到体内外多种因素激发而发病，并反复发作。

一、临床表现

（一）症状和体征

典型的支气管哮喘，发作前多有鼻痒、打喷嚏、流涕、咳嗽、胸闷等先兆症状，进而出现呼气性的呼吸困难伴喘鸣，患者被迫呈端坐呼吸，咳嗽、咳痰。发作持续几十分钟至数小时后自行或经治疗缓解。此为速发性哮喘反应。迟发性哮喘反应时，患者气管呈持续高反应性状态，上述表现更为明显，较难控制。

少数患者可出现哮喘重度或危重度发作，表现为重度呼气性呼吸困难、焦虑，烦躁、端坐呼吸、大汗淋漓、嗜睡或意识模糊，经应用一般支气管扩张药物不能缓解。此类患者不及时救治，可危及生命。

（二）辅助检查

1.血液检查

嗜酸性粒细胞、血清总免疫球蛋白 E(IgE)及特异性免疫球蛋白 E 均可增高。

2.胸部 X 线检查

哮喘发作期由于肺脏充气过度，肺部透亮度增高，合并感染时可见肺纹理增多及炎症阴影。

3.肺功能检查

哮喘发作期有关呼气流速的各项指标，如第一秒用力呼气容积(FEV)、最大呼气流速峰值(PEF)等均降低。

二、治疗原则

本病的防治原则是去除病因，控制发作和预防发作。控制发作应根据患者发作的轻重程度，抓住解痉、抗炎两个主要环节，迅速控制症状。

（一）解痉

哮喘轻、中度发作时,常用氨茶碱稀释后静脉注射或加入液体中静脉滴注。根据病情吸入或口服 β_2 受体激动剂。常用的 β_2 受体激动剂气雾吸入剂有特布他林、喘乐宁、沙丁胺醇等。

哮喘重度发作时,应及早静脉给予足量氨茶碱及琥珀酸氢化可的松或甲泼尼龙琥珀酸钠,待病情得到控制后再逐渐减量,改为口服泼尼松龙,或根据病情吸入糖皮质激素,应注意不宜骤然停药,以免复发。

（二）抗感染

肺部感染的患者,应根据细菌培养及药敏结果选择应用有效抗生素。

（三）稳定内环境

及时纠正水、电解质及酸碱失衡。

（四）保证气管通畅

痰多而黏稠不易咳出或有严重缺氧及二氧化碳潴留者,应及时行气管插管吸出痰液,必要时行机械通气。

三、护理

（一）一般护理

（1）将患者安置在清洁、安静、空气新鲜、阳光充足的房间,避免接触变应原,如花粉、皮毛、油烟等。护理操作时防止灰尘飞扬。喷洒灭蚊蝇剂或某些消毒剂时要转移患者。

（2）患者哮喘发作呼吸困难时应给予适宜的靠背架或过床桌,让患者伏桌而坐,以帮助呼吸,减少疲劳。

（3）给予营养丰富的易消化的饮食,多食蔬菜、水果,多饮水。同时注意保持大便通畅,减少因用力排便所致的疲劳。严禁食用与患者发病有关的食物,如鱼、虾、蟹等,并协助患者寻找变应原。

（4）危重期患者应保持皮肤清洁干燥,定时翻身,防止压疮发生。因大剂量使用糖皮质激素,应做好口腔护理,防止发生口腔炎。

（5）哮喘重度发作时,由于大汗淋漓,呼吸困难甚至有窒息感,所以患者极度紧张、烦躁、疲倦。要耐心安慰患者,及时满足患者需求,缓解紧张情绪。

（二）观察要点

1.观察哮喘发作先兆

如患者主诉有鼻、咽、眼部发痒及咳嗽、流鼻涕等黏膜过敏症状时,应及时报告医师采取措施,减轻发作症状,尽快控制病情。

2.观察药物毒副作用

氨茶碱 0.25 g 加入 25%～50% 葡萄糖注射液 20 mL 中静脉推注,时间要在 5 分钟以上,因浓度过高或推注过快可使心肌过度兴奋而产生心悸、惊厥、血压骤降等严重反应。使用时要现配现用,静脉滴注时,不宜和维生素 C、促皮质激素、去甲肾上腺素、四环素类等配伍。糖皮质激素类药物久用可引起钠潴留、血钾降低、消化道溃疡病、高血压、糖尿病、骨质疏松、停药反跳等,须加强观察。

3.根据患者缺氧情况调整氧流量

一般为 3～5 L/min。保持气体充分湿化,氧气湿化瓶每天更换、消毒,防止医源性感染。

4.观察痰液黏稠度

哮喘发作患者由于过度通气,出汗过多,因而身体丢失水分增多,致使痰液黏稠形成痰栓,阻塞小支气管,导致呼吸不畅,感染难以控制。应通过静脉补液和饮水补足水分和电解质。

5.严密观察有无并发症

如自发性气胸、肺不张、脱水、酸碱失衡、电解质紊乱、呼吸衰竭、肺性脑病等并发症。监测动脉血气、生化指标,如发现异常需及时对症处理。

6.注意呼吸频率、深浅幅度和节律

重度发作患者喘鸣音减弱乃至消失,呼吸变浅,神志改变,常提示病情危急,应及时处理。

(三)家庭护理

1.增强体质,积极防治感染

平时注意增加营养,根据病情做适量体力活动,如散步、做简易操、打太极拳等,以提高机体免疫力。当感染发生时应及时就诊。

2.注意防寒避暑

寒冷可引起支气管痉挛,分泌物增加,同时感冒易致支气管及肺部感染。因此,冬季应适当提高居室温度,秋季进行耐寒锻炼防治感冒,夏季避免大汗,防止痰液过稠不易咳出。

3.尽量避免接触变应原

患者应戒烟,尽量避免到人员众多、空气污浊的公共场所。保持居室空气清新,室内可安装空气净化器。

4.防止呼吸肌疲劳

坚持进行呼吸锻炼。

5.稳定情绪

一旦哮喘发作,应控制情绪,保持镇静,及时吸入支气管扩张气雾剂。

6.家庭氧疗

又称缓解期氧疗,对于患者的病情控制,存活期的延长和生活质量的提高有着重要意义。家庭氧疗时应注意氧流量的调节,严禁烟火,防止火灾。

7.缓解期处理

哮喘缓解期的防治非常重要,对于防止哮喘发作及恶化,维持正常肺功能,提高生活质量,保持正常活动量等均具有重要意义。哮喘缓解期患者,应坚持吸入糖皮质激素,可有效控制哮喘发作,吸入色甘酸钠和口服酮替酚亦有一定的预防哮喘发作的作用。

（张　琳）

第五节　支气管扩张

支气管扩张是指直径大于 2 mm 的支气管由于管壁的肌肉和弹性组织破坏引起的慢性异常扩张。临床特点为慢性咳嗽、咳大量脓性痰和/或反复咯血。患者常有童年麻疹、百日咳或支气管肺炎等病史。随着人民生活条件的改善,麻疹、百日咳疫苗的预防接种,以及抗生素的应用,本病发病率已明显降低。

一、病因及发病机制

(一)支气管-肺组织感染和支气管阻塞

它是支气管扩张的主要病因。感染和阻塞症状相互影响,促使支气管扩张的发生和发展。其中婴幼儿期支气管—肺组织感染是最常见的病因,如婴幼儿麻疹、百日咳、支气管肺炎等。

由于儿童支气管较细,易阻塞,且管壁薄弱,反复感染破坏支气管壁各层结构,尤其是平滑肌和弹性纤维的破坏削弱了对管壁的支撑作用。支气管炎使支气管黏膜充血、水肿、分泌物阻塞管腔,导致引流不畅而加重感染。支气管内膜结核、肿瘤、异物引起管腔狭窄、阻塞,也是导致支气管扩张的原因之一。由于左下叶支气管细长,且受心脏血管压迫引流不畅,容易发生感染,故支气管扩张左下叶比右下叶多见。肺结核引起的支气管扩张多发生在上叶。

(二)支气管先天性发育缺陷和遗传因素

此类支气管扩张较少见,如巨大气管-支气管症、支气管扩张-鼻窦炎-内脏转位综合征(Kartagener综合征)、肺囊性纤维化、先天性丙种球蛋白缺乏症等。

(三)全身性疾病

目前已发现类风湿关节炎、克罗恩病、溃疡性结肠炎、系统性红斑狼疮、支气管哮喘等疾病可同时伴有支气管扩张;有些不明原因的支气管扩张患者,其体液免疫和/或细胞免疫功能有不同程度的异常,提示支气管扩张可能与机体免疫功能失调有关。

二、临床表现

(一)症状

1.慢性咳嗽、大量脓痰

痰量与体位变化有关。晨起或夜间卧床改变体位时,咳嗽加剧、痰量增多。痰量多少可估计病情严重程度。感染急性发作时,痰量明显增多,每天可达数百毫升,外观呈黄绿色脓性痰,痰液静置后出现分层的特征:上层为泡沫;中层为脓性黏液;下层为坏死组织沉淀物。合并厌氧菌感染时痰有臭味。

2.反复咯血

50%～70%的患者有程度不等的反复咯血,咯血量与病情严重程度和病变范围不完全一致。大量咯血最主要的危险是窒息,应紧急处理。部分发生于上叶的支气管扩张,引流较好,痰量不多或无痰,以反复咯血为唯一症状,称为"干性支气管扩张"。

3.反复肺部感染

其特点是同一肺段反复发生肺炎并迁延不愈。

4.慢性感染中毒症状

反复感染者可出现发热、乏力、食欲减退、消瘦、贫血等,儿童可影响发育。

(二)体征

早期或干性支气管扩张多无明显体征,病变重或继发感染时在下胸部、背部常可闻及局限性、固定性湿啰音,有时可闻及哮鸣音;部分慢性患者伴有杵状指(趾)。

三、辅助检查

(一)胸部 X 线检查

早期无异常或仅见患侧肺纹理增多、增粗现象。典型表现是轨道征和卷发样阴影,感染时阴影内出现液平面。

(二)胸部 CT 检查

管壁增厚的柱状扩张或成串成簇的囊状改变。

(三)纤维支气管镜检查

有助于发现患者出血的部位,鉴别腔内异物、肿瘤或其他支气管阻塞原因。

四、诊断要点

根据患者有慢性咳嗽、大量脓痰、反复咯血的典型临床特征,以及肺部闻及固定而局限性的湿啰音,结合儿童时期有诱发支气管扩张的呼吸道病史,一般可作出初步临床诊断。胸部影像学检查和纤维支气管镜检查可进一步明确诊断。

五、治疗要点

治疗原则是保持呼吸道引流通畅,控制感染,处理咯血,必要时手术治疗。

(一)保持呼吸道通畅

1.药物治疗

祛痰药及支气管舒张药具有稀释痰液、促进排痰作用。

2.体位引流

对痰多且黏稠者作用尤其重要。

3.经纤维支气管镜吸痰

若体位引流排痰效果不理想,可经纤维支气管镜吸痰及生理盐水冲洗痰液,也可局部注入抗生素。

(二)控制感染

它是支气管扩张急性感染期的主要治疗措施。应根据症状、体征、痰液性状,必要时参考细菌培养及药物敏感试验结果选用抗菌药物。

(三)手术治疗

对反复呼吸道急性感染或大咯血,病变局限在一叶或一侧肺组织,经药物治疗无效,全身状况良好的患者,可考虑手术切除病变肺段或肺叶。

六、常用护理诊断

(一)清理呼吸道无效

咳嗽、大量脓痰、肺部湿啰音与痰液黏稠和无效咳嗽有关。

(二)有窒息的危险

与痰多、痰液黏稠或大咯血造成气道阻塞有关。

(三)营养失调

乏力、消瘦、贫血、发育迟缓与反复感染导致机体消耗增加及患者食欲缺乏、营养物质摄入不足有关。

(四)恐惧

精神紧张、面色苍白、出冷汗与突然或反复大咯血有关。

七、护理措施

(一)一般护理

1.休息与环境

急性感染或咯血时应卧床休息,大咯血患者需绝对卧床,取患侧卧位。病室内保持空气流通,维持适宜的温、湿度,注意保暖。

2.饮食护理

提供高热量、高蛋白、高维生素饮食,发热患者给予高热量流质或半流质饮食,避免冰冷、油腻、辛辣食物诱发咳嗽。鼓励患者多饮水,每天 1 500 mL 以上,以稀释痰液。指导患者在咳痰后及进食前后用清水或漱口液漱口,保持口腔清洁,促进食欲。

(二)病情观察

观察痰液量、颜色、性质、气味和与体位的关系,记录 24 小时痰液排出量;定期测量生命体征,记录咯血量,观察咯血的颜色、性质及量;病情严重者需观察有无窒息前症状,发现窒息先兆,立即向医师汇报并配合处理。

(三)对症护理

1.促进排痰

(1)指导有效咳嗽和正确的排痰方法。

(2)采取体位引流者需依据病变部位选择引流体位,使病肺居上,引流支气管开口向下,利于痰液流出。一般于饭前 1 小时进行。引流时可配合胸部叩击,提高引流效果。

(3)必要时遵医嘱选用祛痰剂或 β_2 受体激动剂喷雾吸入,扩张支气管、促进排痰。

2.预防窒息

(1)痰液排除困难者,鼓励多饮水或雾化吸入,协助患者翻身、拍背或体位引流,以促进痰液排除,减少窒息发生的危险。

(2)密切观察患者的表情、神志、生命体征,观察并记录痰液的颜色、量与性质,及时发现和判断患者有无发生窒息的可能。如患者突然出现烦躁不安、神志不清、面色苍白或发绀、出冷汗、呼吸急促、咽喉部明显的痰鸣音,应警惕窒息的发生,并及时通知医师。

(3)对意识障碍、年老体弱、咳嗽咳痰无力、咽喉部明显的痰鸣音、神志不清者、突然大量呕吐物涌出等高危患者,立即做好抢救准备,如迅速备好吸引器、气管插管或气管切开等用物,积极配合抢救工作。

(四)心理护理

病程较长,咳嗽、咳痰、咯血反复发作或逐渐加重时,患者易产生焦虑、沮丧情绪。护士应多与其交谈,讲明支气管扩张反复发作的原因及治疗进展,帮助患者树立战胜疾病的信心,缓解焦虑不安情绪。咯血时医护人员应陪伴、安慰患者,帮助情绪稳定,避免因情绪波动加重出血。

(五)健康教育

1.疾病知识指导

帮助患者及家属了解疾病发生、发展与治疗、护理过程。与其共同制订长期防治计划。宣传防治百日咳、麻疹、支气管肺炎、肺结核等呼吸道感染的重要性；及时治疗上呼吸道慢性病灶；避免受凉，预防感冒；戒烟、减少刺激性气体吸入，防止病情恶化。

2.生活指导

讲明加强营养对机体康复的作用，使患者能主动摄取必需的营养素，以增强机体抗病能力。鼓励患者参加体育锻炼，建立良好的生活习惯，劳逸结合，以维护心、肺功能状态。

3.用药指导

向患者介绍常用药物的用法和注意事项，观察疗效及不良反应。指导患者及家属学习和掌握有效咳嗽、胸部叩击、雾化吸入和体位引流的方法，以利于长期坚持，控制病情的发展；了解抗生素的作用、用法和不良反应。

4.自我监测指导

定期复查。嘱患者按医嘱服药，教患者学会观察药物的不良反应。教会患者识别病情变化的征象，观察痰液量、颜色、性质、气味和与体位的关系，并记录 24 小时痰液排出量。如有咯血，窒息先兆，立即前往医院就诊。

（张　琳）

第五章

消化内科护理

第一节　反流性食管炎

反流性食管炎(reflux esophagitis,RE),是指胃十二指肠内容物反流入食管所引起的食管黏膜炎症、糜烂、溃疡和纤维化等病变,甚至引起咽喉、气道等食管以外的组织损害。其发病男性多于女性,男女比例为(2～3)∶1,发病率为1.92%。随着年龄的增长,食管下段括约肌收缩力的下降,胃十二指肠内容物自发性反流,而使老年人反流性食管炎的发病率有所增加。

一、病因与发病机制

(一)抗反流屏障削弱

食管下括约肌是指食管末端3～4 cm长的环形肌束。正常人静息时压力为1.3～4.0 kPa(10～30 mmHg),为一高压带,防止胃内容物反流入食管。由于年龄的增长,机体老化导致食管下括约肌的收缩力下降引起食物反流。一过性食管下括约肌松弛也是反流性食管炎的主要发病机制。

(二)食管清除作用减弱

正常情况下,一旦发生食物的反流,大部分反流物通过1～2次食管自发和继发性的蠕动性收缩将食管内容物排入胃内,即容量清除,剩余的部分则由唾液缓慢地中和。老年人食管蠕动缓慢和唾液产生减少,影响了食管的清除作用。

(三)食管黏膜屏障作用下降

反流物进入食管后,可以凭借食管上皮表面黏液、不移动水层和表面HCO_3^-、复层扁平上皮等构成上皮屏障,以及黏膜下丰富的血液供应构成的后上皮屏障,发挥其抗反流物对食管黏膜损伤的作用。随着机体老化,食管黏膜逐渐萎缩,黏膜屏障作用下降。

二、护理评估

(一)健康史

询问患者的饮食结构及习惯、有无长期服用药物史。

(二)身体评估

1.反流症状

反酸、反食、反胃(指胃内容物在无恶心和不用力的情况下涌入口腔)、嗳气等,多在餐后明显或加重,平卧或躯体前屈时易出现。

2.反流物引起的刺激症状

胸骨后或剑突下烧灼感、胸痛、吞咽困难等。常由胸骨下段向上伸延,常在餐后1小时出现,平卧、弯腰或腹压增高时可加重。反流物刺激食管痉挛导致胸痛,常发生在胸骨后或剑突下。严重时可为剧烈刺痛,可放射到后背、胸部、肩部、颈部、耳后,有的酷似心绞痛的特点。

3.其他症状

咽部不适,有异物感、棉团感或堵塞感,可能与酸反流引起食管上段括约肌压力升高有关。

4.并发症

(1)上消化道出血:因食管黏膜炎症、糜烂及溃疡可以导致上消化道出血。

(2)食管狭窄:食管炎反复发作致使纤维组织增生,最终导致瘢痕性狭窄。

(3)Barrett食管:在食管黏膜的修复过程中,食管-贲门交界处2 cm以上的食管扁平上皮被特殊的柱状上皮取代,称为Barrett食管。Barrett食管发生溃疡时,又称为Barrett溃疡。Barrett食管是食管癌的主要癌前病变,其腺癌的发生率较正常人高30～50倍。

(三)辅助检查

1.内镜检查

内镜检查是反流性食管炎最准确、最可靠的诊断方法,能判断其严重程度和有无并发症,结合活检可与其他疾病相鉴别。

2.24小时食管pH监测

应用便携式pH记录仪在生理状态下对患者进行24小时食管pH连续监测,可提供食管是否存在过度酸反流的客观依据。在进行该项检查前3天,应停用抑酸药与促胃肠动力的药物。

3.食管吞钡X线检查

对不愿意接受或不能耐受内镜检查者行该检查。严重患者可发现阳性X线征。

(四)心理社会状况

反流性食管炎长期持续存在,病情反复、病程迁延,因此患者会出现食欲减退,体重下降,导致患者心情烦躁、焦虑;合并消化道出血时会使患者紧张、恐惧。应注意评估患者的情绪状态及对本病的认知程度。

三、诊断要点与治疗原则

(一)诊断要点

临床上有明显的反流症状,内镜下有反流性食管炎的表现,食管过度酸反流的客观依据即可做出诊断。

(二)治疗原则

以药物治疗为主,对药物治疗无效或发生并发症者可做手术治疗。

1.药物治疗

目前多主张采用递减法,即开始使用质子泵抑制剂加促胃肠动力药,迅速控制症状,待症状控制后再减量维持。

（1）促胃肠动力药：目前主要常用的药物是西沙必利。常用量为每次 5～15 mg，每天 3～4 次，疗程 8～12 周。

（2）抑酸药：①H_2受体拮抗剂（H_2RA）。西咪替丁 400 mg、雷尼替丁 150 mg、法莫替丁 20 mg，每天 2 次，疗程 8～12 周。②质子泵抑制剂（PPI）。奥美拉唑 20 mg、兰索拉唑 30 mg、泮托拉唑 40 mg、雷贝拉唑 10 mg 和埃索美拉唑 20 mg，一天 1 次，疗程 4～8 周。③抗酸药。仅用于症状轻、间歇发作的患者作为临时缓解症状用。反流性食管炎有并发症或停药后很快复发者，需要长期维持治疗。H_2RA、西沙必利、PPI 均可用于维持治疗，其中以 PPI 效果最好。维持治疗的剂量因患者而异，以调整至患者无症状的最低剂量为合适剂量。

2.手术治疗

手术为不同术式的胃底折叠术。手术指征：①严格内科治疗无效。②虽经内科治疗有效，但患者不能忍受长期服药。③经反复扩张治疗后仍反复发作的食管狭窄。④确证由反流性食管炎引起的严重呼吸道疾病。

3.并发症的治疗

（1）食管狭窄：大部分狭窄可行内镜下食管扩张术治疗。扩张后予以长程 PPI 维持治疗可防止狭窄复发。少数严重瘢痕性狭窄需行手术切除。

（2）Barrett 食管：药物治疗是预防 Barrett 食管发生和发展的重要措施，必须使用 PPI 治疗及长期维持。

四、常见护理诊断及问题

（一）疼痛
与胃食管黏膜炎性病变有关。

（二）营养失调：低于机体需要量
与害怕进食、消化吸收不良等有关。

（三）有体液不足的危险
与合并消化道出血引起活动性体液丢失、呕吐及液体摄入量不足有关。

（四）焦虑
与病情反复、病程迁延有关。

（五）知识缺乏
缺乏对反流性食管炎病因和预防知识的了解。

五、护理措施

（一）一般护理
为减少平卧时及夜间反流可将床头抬高 15～20 cm。避免睡前 2 小时内进食，白天进餐后亦不宜立即卧床。应避免食用使食管下括约肌压力降低的食物和药物，如高脂肪、巧克力、咖啡、浓茶及硝酸甘油、钙通道阻滞剂等。应戒烟及禁酒。减少一切影响腹压增高的因素，如肥胖、便秘、紧束腰带等。

（二）用药护理
遵医嘱给予药物治疗，注意观察药物的疗效及不良反应。

1.H$_2$ 受体拮抗剂

药物应在餐中或餐后即刻服用,若需同时服用抗酸药,则两药应间隔 1 小时以上。若静脉给药应注意控制速度,过快可引起低血压和心律失常。西咪替丁对雄性激素受体有亲和力,可导致男性乳腺发育、阳痿及性功能紊乱,应做好解释工作。该药物主要通过肾排泄,用药期间应监测肾功能。

2.质子泵抑制剂

奥美拉唑可引起头晕,应嘱患者用药期间避免开车或做其他必须高度集中注意力的工作。兰索拉唑的不良反应包括荨麻疹、皮疹、瘙痒、头痛、口苦、肝功能异常等,轻度不良反应不影响继续用药,较严重时应及时停药。泮托拉唑的不良反应较少,偶可引起头痛和腹泻。

3.抗酸药

该药在饭后 1 小时和睡前服用。服用片剂时应嚼服,乳剂给药前应充分摇匀。

抗酸剂应避免与奶制品、酸性饮料及食物同时服用。

(三)饮食护理

(1)指导患者有规律地定时进餐,饮食不宜过饱,选择营养丰富,易消化的食物。避免摄入过咸、过甜、过辣的刺激性食物。

(2)制订饮食计划:与患者共同制订饮食计划,指导患者及家属改进烹饪技巧,增加食物的色、香、味,刺激患者食欲。

(3)观察并记录患者每天进餐次数、量、种类,以了解其摄入营养素的情况。

六、健康指导

(一)疾病知识的指导

向患者及家属介绍本病的有关病因,避免诱发因素。保持良好的心理状态,平时生活要有规律,合理安排工作和休息时间,注意劳逸结合,积极配合治疗。

(二)饮食指导

指导患者加强饮食卫生和饮食营养,养成有规律的饮食习惯;避免过冷、过热、辛辣等刺激性食物及浓茶、咖啡等饮料;嗜酒者应戒酒。

(三)用药指导

根据病因及病情进行指导,嘱患者长期维持治疗,介绍药物的不良反应,如有异常及时复诊。

(张　琳)

第二节　胃　炎

胃炎是指不同病因所致的胃黏膜炎症,通常包括上皮损伤、黏膜炎症反应和细胞再生 3 个过程,是最常见的消化道疾病之一。

一、急性胃炎

急性胃炎是由多种病因引起的急性胃黏膜炎症,内镜检查可见胃黏膜充血、水肿、出血、糜烂及浅表溃疡等一过性病变。临床上,以急性糜烂出血性胃炎最常见。

(一)病因与发病机制

1.药物

最常引起胃黏膜炎症的药物是非甾体抗炎药,如阿司匹林、吲哚美辛等,可破坏胃黏膜上皮层,引起黏膜糜烂。

2.急性应激

严重的重要脏器衰竭、严重创伤、大手术、大面积烧伤、休克甚至精神心理因素等引起的急性应激,导致胃黏膜屏障破坏和 H^+ 弥散进入黏膜,引起胃黏膜糜烂和出血。

3.其他

酒精具有亲脂性和溶脂能力,高浓度酒精可直接破坏胃黏膜屏障。某些急性细菌或病毒感染、胆汁和胰液反流、胃内异物及肿瘤放疗后的物理性损伤,可造成胃黏膜损伤引起上皮细胞损害、黏膜出血和糜烂。

(二)临床表现

1.症状

轻者大多无明显症状,有症状者主要表现为非特异性消化不良的表现。上消化道出血是该病突出的临床表现。

2.体征

上腹部可有不同程度的压痛。

(三)辅助检查

1.实验室检查

大便潜血试验呈阳性。

2.内镜检查

纤维胃镜检查是诊断的主要依据。

(四)治疗要点

治疗原则是去除致病因素和积极治疗原发病。药物引起者,立即停药。急性应激者,在积极治疗原发病的同时,给予抑制胃酸分泌的药物。发生上消化道大出血时,按上消化道出血处理。

(五)护理措施

1.休息与活动

注意休息,减少活动。急性应激致病者应卧床休息。

2.饮食护理

定时、规律进食,少食多餐,避免辛辣刺激性食物。

3.用药指导

指导患者遵医嘱慎用或禁用对胃黏膜有刺激作用的药物,并指导患者正确服用抑酸剂、胃黏膜保护剂等药物。

二、慢性胃炎

慢性胃炎是由各种病因引起的胃黏膜慢性炎症。其发病率在各种胃病中居首位。

(一)病因与发病机制

1.幽门螺杆菌感染

幽门螺杆菌感染被认为是慢性胃炎最主要的病因。

2.饮食和环境因素

饮食中高盐和缺乏新鲜蔬菜、水果与发生慢性胃炎相关。幽门螺杆菌可增加胃黏膜对环境因素损害的易感性。

3.物理及化学因素

物理及化学因素可削弱胃黏膜的屏障功能,使其易受胃酸-胃蛋白酶的损害。

4.自身免疫

由于壁细胞受损,机体产生壁细胞抗体和内因子抗体,使胃酸分泌减少乃至缺失,还可影响维生素 B_{12} 吸收,导致恶性贫血。

5.其他因素

慢性胃炎与年龄相关。

(二)临床表现

1.症状

70％～80％的患者可无任何症状,部分患者表现为非特异性的消化不良,症状常与进食或食物种类有关。

2.体征

体征多不明显,有时上腹部轻压痛。

(三)辅助检查

1.实验室检查

胃酸分泌正常或偏低。

2.幽门螺杆菌检测

可通过侵入性和非侵入性方法检测。

3.胃镜及胃黏膜活组织检查

胃镜及胃黏膜活组织检查是诊断慢性胃炎最可靠的方法。

(四)治疗要点

治疗原则是消除病因、缓解症状、控制感染、防治癌前病变。

1.根除幽门螺杆菌感染

对幽门螺杆菌感染引起的慢性胃炎,尤其在活动期,目前多采用三联疗法,即一种胶体铋剂或一种质子泵抑制剂加上两种抗菌药物。

2.根据病因给予相应处理

若因非甾体抗炎药引起,应停药并给予抑酸剂或硫糖铝;若因胆汁反流,可用氢氧化铝凝胶来吸附,或予以硫糖铝及胃动力药物以中和胆盐,防止反流。

3.对症处理

有胃动力学改变者,可服用多潘立酮、西沙必利等;自身免疫性胃炎伴有恶性贫血者,遵医嘱肌内注射维生素 B_{12}。

(五)护理措施

1.一般护理

(1)休息与活动:急性发作或伴有消化道出血时应卧床休息,并可用转移注意力、做深呼吸等方法来减轻焦虑、缓解疼痛。病情缓解时,进行适当的运动和锻炼,注意避免过度劳累。

(2)饮食护理:以高热量、高蛋白、高维生素及易消化的饮食为原则,宜定时定量、少食多餐、细嚼慢咽,避免摄入过咸、过甜、过冷、过热及辛辣刺激性食物。

2.病情观察

观察患者消化不良症状,腹痛的部位及性质,呕吐物和粪便的颜色、量及性状等,用药前后患者的反应。

3.用药护理

注意观察药物的疗效及不良反应。

(1)慎用或禁用阿司匹林、吲哚美辛等对胃黏膜有刺激的药物。

(2)胶体铋剂:枸橼酸铋钾宜在餐前半小时用吸管吸入服用。部分患者服药后出现便秘和大便呈黑色,停药后可自行消失。

(3)抗菌药物:服用阿莫西林前应询问患者有无青霉素过敏史,应用过程中注意有无迟发性变态反应。甲硝唑可引起恶心、呕吐等胃肠道反应。

4.症状、体征的护理

腹部疼痛或不适者,避免精神紧张,采取转移注意力、做深呼吸等方法缓解疼痛;或用热水袋热敷胃部,以解除痉挛,减轻腹痛。

5.健康指导

(1)疾病知识指导:向患者及家属介绍本病的相关病因和预后,避免诱发因素。

(2)饮食指导:指导患者加强饮食卫生和营养,规律饮食。

(3)生活方式指导:指导患者保持良好的心态,生活要有规律,合理安排工作和休息时间,劳逸结合。

(4)用药指导:指导患者遵医嘱服药,如有异常及时就诊,定期门诊复查。

(张　琳)

第三节　消化性溃疡

一、疾病概述

(一)概念和特点

消化性溃疡主要指发生在胃和十二指肠的慢性溃疡,即胃溃疡(gastric ulcer,GU)和十二指肠溃疡(duodenal ulcer,DU),因溃疡的形成与胃酸和/或胃蛋白酶的消化作用有关而得名。溃疡的黏膜缺损超过黏膜肌层,不同于糜烂。

消化性溃疡是全球常见疾病,其患病率在近年来呈下降趋势。本病可发生于任何年龄,但中年最为常见,DU多见于青壮年,而GU多见于中老年,后者发病高峰比前者约迟10年。男性患病比女性多见。临床上 DU 比 GU 多见,两者之比为(2～3):1,但有地区差异。

(二)相关病理、生理

目前,对消化性溃疡的病理、生理的认识主要是基于 Shay 和 Sun 等人提出的"平衡学说"。即正常情况下,胃黏膜的攻击因子与防御因子应保持生理上的平衡,若攻击因子过强或防御因子减弱,就会造成胃黏膜损伤而引起溃疡。攻击因子主要有胃酸、胃蛋白酶、幽门螺杆菌等。防御因子主要有碳酸氢盐、胃黏液屏障和前列腺素等细胞保护因子。因此,"平衡学说"实际上就是胃酸分泌系统与胃黏膜保护系统之间的平衡。

(三)消化性溃疡的病因

1.幽门螺杆菌感染和非甾体抗炎药

近年的研究已经明确,幽门螺杆菌感染和服用非甾体抗炎药是最常见病因。溃疡发生是黏膜侵袭因素和防御因素失平衡的结果,胃酸在溃疡的形成中起关键作用。对胃十二指肠黏膜有损伤的侵袭因素包括胃酸和胃蛋白酶的消化作用,幽门螺杆菌的感染、非甾体抗炎药,以及其他如胆盐、胰酶、酒精等,其中幽门螺杆菌和非甾体抗炎药是损害胃黏膜屏障,导致消化性溃疡的最常见病因。

2.下列因素与消化性溃疡发病有不同程度的关系

(1)吸烟:吸烟者消化性溃疡的发生率比不吸烟者高,吸烟影响溃疡愈合和促进溃疡复发。

(2)遗传:消化性溃疡的家族史可能是幽门螺杆菌感染"家庭聚集"现象,O 型血胃上皮细胞表面表达更多黏附受体而有利于幽门螺杆菌定植,故 O 型血者易患消化性溃疡。

(3)急性应激:情绪应激可能主要起诱因作用,可能通过神经内分泌途径影响胃十二指肠分泌、运动和黏膜血流的调节。

(4)胃十二指肠运动异常:胃肠运动障碍不大可能是原发病因,但可加重幽门螺杆菌或非甾体抗炎药对黏膜的损害。

因此,消化性溃疡是一种多因素疾病,其中幽门螺杆菌感染和服用非甾体抗炎药是已知的主要病因,溃疡发生是黏膜侵袭因素和防御因素失平衡的结果,胃酸在溃疡形成中起关键作用。

(四)临床表现

上腹痛是消化性溃疡的主要症状,但部分患者可无症状或症状较轻以至于不为患者所注意,而以出血、穿孔等并发症为首发症状。

典型的消化性溃疡有如下临床特点:①慢性过程,病史可达数年至数十年;②周期性发作,发作与自发缓解相交替,发作期可为数周或数月,缓解期亦长短不一,短者数周、长者数年;发作常有季节性,多在秋冬季或冬春之交发病,可因精神情绪不良或过劳而诱发;③发作时上腹痛呈节律性,表现为空腹痛即餐后 2～4 小时和/或午夜痛,腹痛多为进食或服用抗酸药所缓解,典型节律表现在 GU 多见。

1.症状

上腹痛为主要症状,性质多为灼痛,亦可为钝痛、胀痛、剧痛或饥饿样不适感。多位于中上腹,可偏右或偏左。一般为轻至中度持续性痛。疼痛常有典型的节律性如上述。腹痛多在进食或服用抗酸药后缓解。

2.体征

溃疡活动时上腹部可有局限性轻压痛,缓解期无明显体征。

（五）辅助检查

1.实验室检查

血常规、尿和便常规（粪便潜血试验）、生化、肝肾功能检查（以了解其病因、诱因及潜在的护理问题）。

2.胃镜和胃黏膜活组织检查

胃镜和胃黏膜活组织检查是确诊消化性溃疡首选的检查方法。内镜下消化性溃疡多呈圆形或椭圆形，也有呈线形，边缘光整，底部覆有灰黄色或灰白色渗出物，外周黏膜可有充血、水肿，可见皱襞向溃疡集中。内镜下溃疡可分为活动期（A）、愈合期（H）和瘢痕期（S）3个病期。

3.X线钡餐检查

其适用于对胃镜检查有禁忌或不愿接受胃镜检查者。溃疡的X线征象有直接和间接两种：龛影是直接征象，对溃疡有确诊价值；局部压痛、十二指肠球部激惹和球部畸形、胃大弯侧痉挛性切迹均为间接征象，仅提示可能有溃疡。

4.幽门螺杆菌检测

该检测应列为消化性溃疡诊断的常规检查项目，因为有无幽门螺杆菌感染决定治疗方案的选择。监测方法分为侵入性和非侵入性两大类。前者需通过胃镜检查取胃黏膜活组织进行监测，主要包括快速尿素酶试验、组织学检查和幽门螺杆菌培养；后者主要有^{13}C或^{14}C尿素呼气试验、粪便幽门螺杆菌抗原检测及血清学检查。

（六）治疗原则

消化性溃疡的治疗目的：消除病因、缓解症状、愈合溃疡、防止复发和防治并发症。针对病因的治疗，如根除幽门螺杆菌，有可能彻底治愈溃疡病，是近年来消化性溃疡治疗的一大进展。

1.药物治疗

治疗消化性溃疡的药物可分为抑制胃酸分泌的药物和保护胃黏膜的药物两大类，主要起缓解症状和促进溃疡愈合的作用，常与根除幽门螺杆菌治疗配合使用。

（1）抑制胃酸药物：溃疡的愈合与抑酸治疗的强度和时间成正比。抗酸药具有中和胃酸作用，可迅速缓解疼痛症状，但一般剂量难以促进溃疡愈合，故目前多作为加强止痛的辅助治疗。常用的抑制胃酸的药物有碱性抗酸剂，氢氧化铝、铝碳酸镁等及其复方制剂；H_2受体拮抗剂，西咪替丁800 mg，每晚1次或400 mg，2次/天；雷尼替丁300 mg，每晚1次或150 mg，2次/天；法莫替丁40 mg，每晚1次或20 mg，2次/天；尼扎替丁300 mg，每晚1次或150 mg，2次/天；质子泵抑制剂，奥美拉唑20 mg，1次/天；兰索拉唑30 mg，1次/天。

（2）保护胃黏膜药物：硫糖铝和胶体铋目前已少用作治疗消化性溃疡的一线药物。枸橼酸铋钾因兼有较强抑制幽门螺杆菌作用，可作为根除幽门螺杆菌联合治疗方案的组分，但要注意此药不能长期服用，因会过量蓄积而引起神经毒性。米索前列醇具有抑制胃酸分泌、增加胃十二指肠黏膜的黏液及碳酸氢盐分泌和增加黏膜血流等作用，主要用于非甾体抗炎药溃疡的预防，腹泻是常见不良反应，因引起子宫收缩故孕妇忌服。

常用的有硫糖铝1 g，4次/天；前列腺素类药物：米索前列醇200 μg，4次/天；胶体铋：枸橼酸铋钾120 mg，4次/天。

根除幽门螺杆菌治疗：凡有幽门螺杆菌感染的消化性溃疡，无论初发或复发、活动或静止、有无并发症，均应予以根除幽门螺杆菌治疗。根除幽门螺杆菌治疗结束后，继续给予一个常规疗程的抗溃疡治疗是最理想的。这对有并发症或溃疡面积大的患者尤为必要。

2.其他治疗

外科手术,仅限于少数有并发症者,包括:①大量出血经内科治疗无效;②急性穿孔;③瘢痕性幽门梗阻;④胃溃疡癌变;⑤严格内科治疗无效的顽固性溃疡。

二、护理评估

(一)一般评估

1.患病及治疗经过

询问发病的有关诱因和病因,例如,发病是否与天气变化、饮食不当或情绪激动有关;有无暴饮暴食、喜食酸辣等刺激性食物的习惯;是否嗜烟酒;有无经常服用非甾体抗炎药药物史;家族中有无溃疡病者等。询问患者的病程经过,例如,首次疼痛发作的时间,疼痛与进食的关系,是餐后还是空腹出现,有无规律,部位及性质如何,应用何种方法能缓解疼痛;曾做过何种检查和治疗,结果如何。

2.患者主诉与一般情况

有无恶心、呕吐、嗳气、反酸等其他消化道症状,有无呕血、黑便、频繁呕吐等症状。询问此次发病与既往有无变化,日常休息与活动如何等。

3.相关记录

腹痛、体重、体位、饮食、药物、出入量等记录结果。

(二)身体评估

1.头颈部

有无痛苦表情、消瘦、贫血貌等。

2.腹部

(1)上腹部有无固定压痛点,有无胃蠕动波,全腹有无压痛、反跳痛,有无腹肌紧张。

(2)有无空腹振水音,腹部有无肠鸣音变化(亢进、减弱或消失),结合病例综合考虑。

3.其他

有无因腹部疼痛而发生的体位改变等。

(三)心理-社会评估

患者及家属对疾病的认识程度,患者有无焦虑或恐惧等心理,患者在疾病治疗过程中的心理反应与需求,家庭及社会支持情况。

(四)辅助检查结果评估

(1)血常规:有无红细胞计数、血红蛋白含量减少。

(2)粪便潜血试验:是否为阳性。

(3)幽门螺杆菌检测:是否为阳性。

(4)胃液分析:基础排酸量和最大排酸量是增高、减少还是正常。

(5)X线钡餐造影:有无典型的溃疡龛影及其部位。

(6)胃镜及黏膜活检:溃疡的部位、大小及性质如何,有无活动性出血。

(五)常用药物治疗效果的评估

1.抗酸药评估要点

(1)用药剂量/天、时间、用药的方法(静脉注射、口服)的评估与记录。

(2)有无磷缺乏症表现:食欲缺乏、软弱无力等症状,甚至有骨质疏松的表现。

（3）有无严重便秘、代谢性碱中毒与钠潴留，甚至肾损害。服用镁剂应注意有无腹泻。

2.H₂受体拮抗剂评估要点

（1）用药剂量/天、时间、用药的方法（静脉注射、口服）的评估与记录，静脉给药应注意控制速度，速度过快可引起低血压和心律失常。

（2）注意监测肝、肾功能，注意有无头痛、头晕、疲倦、腹泻及皮疹等反应，因药物可随母乳排出，哺乳期应停止用药。

3.质子泵抑制剂的评估要点

（1）患者自觉症状：有无头晕、腹泻等症状。

（2）有无皮肤等反应：例如，荨麻疹、皮疹、瘙痒、头痛、口苦和肝功能异常等。

三、主要护理诊断

（1）腹痛：与胃酸刺激溃疡面引起化学性炎症反应有关。

（2）营养失调，低于机体需要量：与疼痛致摄入减少及消化吸收障碍有关。

（3）知识缺乏：缺乏有关消化性溃疡病因及预防知识。

（4）潜在并发症：上消化道大量出血、穿孔、幽门梗阻和癌变。

四、护理措施

（一）休息与活动

溃疡活动期且症状较重者，嘱其卧床休息几天至1～2周，可使疼痛等症状缓解。病情较轻者则应鼓励其适当活动，以分散注意力。

（二）指导缓解疼痛

注意观察及详细了解患者疼痛的规律和特点，并按其疼痛特点指导缓解疼痛的方法。如DU表现为空腹痛或午夜痛，指导患者在疼痛前或疼痛时进食碱性食物（如苏打饼干等），或服用制酸剂。也可采用局部热敷或针灸止痛。

（三）合理饮食

选择营养丰富，易消化的食物。症状重者以面食为主。避免食用机械性和化学性刺激强的食物。以少食多餐为主，每天进食4～5次，避免过饱，进食宜细嚼慢咽，以增加唾液分泌，稀释和中和胃酸。

（四）用药护理

应严格按医嘱用药，并注意观察常用药的毒副作用，发现问题及时处理。

（五）心理护理

多关心体贴患者，使患者保持良好的情绪，因为过分焦虑和恐惧往往更易诱发和加重消化性溃疡。

（六）健康教育

1.帮助患者认识和去除病因

讲解引起和加重溃疡病的相关因素，指导其保持乐观情绪，规律生活。

2.饮食指导

建立合理的饮食习惯和结构，戒除烟酒，避免摄入刺激性食物。饮食宜清淡、易消化、富营养，少食多餐。

3.用药原则

指导患者按医嘱正确服药,学会观察药效及不良反应,不随便停药或减量,防止溃疡复发。指导患者慎用或勿用致溃疡的药物,如阿司匹林、咖啡因、泼尼松等。

4.适当活动计划

制订个体化的活动计划,选择合适的锻炼方式,提高机体抵抗力。

5.自我观察

教会患者出院后的某些重要指标的自我监测,如腹痛、呕吐、黑便等监测并正确记录。

6.及时就诊的指标

(1)上腹疼痛节律发生变化或疼痛加剧。

(2)出现呕血、黑便等。

（张　琳）

第四节　上消化道大出血

一、疾病概述

(一)概念和特点

上消化道出血是指屈氏韧带以上的消化道,包括食管、胃十二指肠、胰腺、胆管等病变引起的出血,以及胃空肠吻合术的空肠病变引起的出血。上消化道大出血是指数小时内失血量超过1 000 mL或循环血容量的20%,主要表现为呕血和/或黑便,常伴有血容量减少而引起急性外周循环衰竭,是临床的急症,严重者可导致失血性休克而危及生命。

近年来,本病的诊断和治疗水平有很大的提高,临床资料统计显示,80%～85%的急性上消化道大出血患者短期内能自行停止,仅15%～20%的患者出血不止或反复出血,最终死于出血并发症,其中急性非静脉曲张性上消化道出血的发病率在我国仍居高不下,严重威胁人民的生命健康。

(二)相关病理生理

上消化道出血多起因于消化性溃疡侵蚀胃基底血管导致其破裂而引发出血。出血后逐渐影响外周血液循环量,如因出血量多引起有效循环血量减少,进而引发血液循环系统代偿,以致血压降低,心悸、出汗,这急需即刻处理。出血处可能因血块形成而自动止血,但也可能再次出血。

(三)上消化道出血的病因

上消化道出血的病因包括溃疡性疾病、炎症、门静脉高压、肿瘤、全身性疾病等。临床上最常见的病因是消化性溃疡,其他依次为急性糜烂出血性胃炎、食管胃底静脉曲张破裂和胃癌。现将病因归纳列述如下。

1.上消化道疾病

(1)食管疾病、食管物理性损伤、食管化学性损伤。

(2)胃十二指肠疾病:消化性溃疡、卓-艾综合征、胃癌等。

(3)空肠疾病:胃肠吻合术后空肠溃疡、空肠克罗恩病。

2.门静脉高压引起的食管胃底静脉曲张破裂出血

(1)各种病因引起的肝硬化。

(2)门静脉阻塞:门静脉炎、门静脉血栓形成、门静脉受邻近肿块压迫。

(3)肝静脉阻塞:如布-加综合征。

3.上消化道邻近器官或组织的疾病

(1)胆管出血:胆囊或胆管结石、胆管蛔虫、胆管癌、肝癌、肝脓肿或肝血管瘤破入胆管等。

(2)胰腺疾病:急慢性胰腺炎、胰腺癌、胰腺假性囊肿、胰腺脓肿等。

(3)其他:纵隔肿瘤或囊肿破入食管、主动脉瘤、肝或脾动脉瘤破入食管等。

4.全身性疾病

(1)血液病:白血病、血友病、再生障碍性贫血、弥散性血管内凝血(DIC)等。

(2)急性感染:脓毒症、肾综合征出血热、钩端螺旋体病、重症肝炎等。

(3)脏器衰竭:尿毒症、呼吸衰竭、肝衰竭等。

(4)结缔组织病:系统性红斑狼疮、结节性多动脉炎、皮肌炎等。

5.诱因

(1)服用水杨酸类或其他非甾体抗炎药或大量饮酒。

(2)应激相关胃黏膜损伤:严重感染、休克、大面积烧伤、大手术、脑血管意外等应激状态下,会引起应激相关胃黏膜损伤。应激性溃疡可引起大出血。

(四)临床表现

上消化道大量出血的临床表现主要取决于出血量及出血速度。

1.呕血与黑便

呕血与黑便是上消化道出血的特征性表现。上消化道出血之后,均有黑便。出血部位在幽门以上者常有呕血。若出血量较少、速度慢亦可无呕血。反之,幽门以下出血如出血量大,速度快,可因血反流入胃腔引起恶心、呕吐而表现为呕血。

呕血多棕褐色呈咖啡渣样,如出血量大,未经胃酸充分混合即呕出,则为鲜红色或有血块。黑便呈柏油样,黏稠而发亮,当出血量大,血液在肠内推进快,粪便可呈暗红甚至鲜红色。

2.失血性外周循环衰竭

急性大量失血由于循环血容量迅速减少而导致外周循环衰竭。一般表现为头晕、心慌、乏力,突然起立发生晕厥、肢体冷感、心率加快、血压偏低等。严重者呈休克状态。

3.发热

大量出血后,多数患者在 24 小时内出现低热,持续 3~5 天后降至正常。发热原因可能与循环血量减少和外周循环衰竭导致体温调节中枢功能紊乱等因素有关。

4.氮质血症

上消化道大量出血后,由于大量血液蛋白质的消化产物在肠道被吸收,血中尿素氮浓度可暂时增高,称为肠源性氮质血症。一般于一次出血后数小时血尿素氮开始上升,24~48 小时达到高峰,一般不超过 14.3 mmol/L(40 mg/dL),3~4 天后降至正常。

5.贫血和血象

急性大量出血后均有失血性贫血。但在出血的早期,血红蛋白浓度、红细胞计数与血细胞比容可无明显变化。在出血后,组织液渗入血管内,使血液稀释,一般经 3~4 小时以上才出现贫血,出血后 24~72 小时血液稀释到最大限度。贫血程度取决于失血量外,还和出血前有无贫血、出血后液体平衡状态等因素相关。

急性出血患者为正细胞正色素性贫血,在出血后骨髓有明显代偿性增生,可暂时出现大细胞性贫血,慢性失血则呈小细胞低色素性贫血。出血24小时内网织红细胞即见增高,出血停止后逐渐降至正常。白细胞计数在出血后2～5小时轻至中度升高,血止后2～3天才恢复正常。但在肝硬化患者中,如同时有脾功能亢进,则白细胞计数可不升高。

(五)辅助检查

1.实验室检查

测定红细胞、白细胞和血小板计数,血红蛋白浓度、血细胞比容、肝肾功能、大便隐血检查等(以了解其病因、诱因及潜在的护理问题)。

2.内镜检查

出血后24～48小时内行急诊内镜检查,可以直接观察出血部位,明确出血的病因,同时对出血灶进行止血治疗是上消化道出血病因诊断的首选检查方法。

3.X线钡餐检查

对明确病因亦有价值。主要适用于不宜或不愿进行内镜检查者或胃镜检查未能发现出血原因,需排除十二指肠降段以下的小肠段有无出血病灶者。

4.其他

放射性核素扫描或选择性动脉造影如腹腔动脉、肠系膜上动脉造影帮助确定出血部位,适用于内镜及X线钡剂造影未能确诊而又反复出血者。不能耐受X线、内镜或动脉造影检查的患者,可作吞线试验,根据棉线有无沾染血迹及其部位,可以估计活动性出血部位。

(六)治疗原则

上消化道大量出血为临床急症,应采取积极措施进行抢救。迅速补充血容量,纠正水电解质失衡,预防和治疗失血性休克,给予止血治疗,同时积极进行病因诊断和治疗。

药物治疗:包括局部用药和全身用药两部分。

1.局部用药

经口或胃管注入消化道内,对病灶局部进行止血,主要如下。

(1)8～16 mg去甲肾上腺素溶于100～200 mL冰盐水口服,强烈收缩出血的小动脉而止血,适用于胃十二指肠出血。

(2)口服凝血酶,经接触性止血,促使纤维蛋白原转变为纤维蛋白,加速血液凝固,近年来被广泛应用于局部止血。

2.全身用药

经静脉进入体内,发挥止血作用。

(1)抑制胃酸分泌药:对消化性溃疡和急性胃黏膜损伤引起的出血,常规给予H_2受体拮抗剂或质子泵阻滞剂,以提高和保持胃内较高的pH,有利于血小板聚集及血浆凝血功能所诱导的止血过程。常用药物西咪替丁200～400 mg,每6小时1次;雷尼替丁50 mg,每6小时1次;法莫替丁20 mg,12小时1次;奥美拉唑40 mg,每12小时1次。急性出血期均为静脉用药。

(2)降低门静脉压力药:①血管升压素及其拟似物。为常用药物,其机制是收缩内脏血管,从而减少门静脉血流量,降低门静脉及其侧支循环的压力。用法为血管升压素0.2 U/min持续静脉滴注,视治疗反应,可逐渐加至0.4 U/min。同时用硝酸甘油静脉滴注或含服,以减轻大剂量用血管升压素的不良反应,并且硝酸甘油有协同降低门静脉压力的作用。②生长抑素及其拟似物。止血效果好,可明显减少内脏血流量,并减少奇静脉血流量,而奇静脉血流量是食管静脉血流量的标志。14肽天然生长抑素,用法为首剂250 μg缓慢静脉注射,继以250 μg/h持续静脉滴注。人工合成剂奥曲肽,常用首剂100 μg缓慢静脉注射,继以25~50 μg/h持续静脉滴注。

(3)促进凝血和抗纤溶药物:补充凝血因子如静脉注入纤维蛋白原和凝血酶原复合物对凝血功能异常引起出血者有明显疗效。抗血纤溶芳酸和6-氨基己酸有对抗或抑制纤维蛋白溶解的作用。

二、护理评估

(一)一般评估

1.生命体征

大量出血患者因血容量不足,外周血管收缩,体温可能偏低,出血后2天内多有发热,一般不超过38.5 ℃,持续3~5天;脉搏增快(>120次/分)或细速;呼吸急促、浅快;血压降低,收缩压降至10.7 kPa(80 mmHg)以下,甚至可持续下降至测不出,脉压减少,小于3.3~4.0 kPa(25~30 mmHg)。

2.患者主诉

有无头晕、乏力、心慌、气促、冷、口干口渴等症状。

3.相关记录

呕血颜色、量,皮肤、尿量、出入量、黑便颜色和量等记录结果。

(二)身体评估

1.头颈部

上消化道大量出血,有效循环血容量急剧减少,患者可出现精神萎靡、嗜睡、表情淡漠、烦躁不安、意识模糊甚至昏迷。

2.腹部

(1)有无肝大或脾大,如果脾大、蜘蛛痣、腹壁静脉曲张或有腹水者,提示肝硬化门静脉高压食管静脉破裂出血;肝大、质地硬、表面凹凸不平或有结节,提示肝癌。

(2)腹部肿块的质地软硬度、如果质地硬、表面凹凸不平或有结节应考虑胃、胰腺、肝胆肿瘤。

(3)中等量以上的腹水可有移动性浊音。

(4)肠鸣音活跃,肠蠕动增强,肠鸣音达10次/分以上,但音调不特别高调,提示有活动性出血。

(5)直肠和肛门有无结节、触痛和肿块、狭窄等异常情况。

3.其他

(1)出血部位与出血性质的评估:上消化道出血不包括口、鼻、咽喉等部位出血及咯血,应注意鉴别。出血部位在幽门以上,呕血及黑便可同时发生,而幽门以下部位出血,多以黑便为主。下消化道出血较少时,易被误认为是上消化道出血。下消化道出血仅有便血,无呕血,粪便鲜红、暗红或有血块,患者常感下腹部疼痛等不适感。进食动物血、肝,服用骨炭、铁剂、铋剂或中药也可使粪便发黑,但黑而无光泽。

(2)出血量的评估:粪便隐血试验阳性,表示每天出血量大于5 mL;出现黑便时表示每天出血量在50~70 mL,胃内积血量达250~300 mL,可引起呕血;急性出血量<400 mL时,组织液及脾脏贮血补充失血量,可无临床表现,若大量出血数小时内失血量超过1 000 mL或循环血容

量的 20%,引起急性外周循环衰竭,导致急性失血性休克而危及患者生命。

(3)失血程度的评估:失血程度除按出血量评估外,还应根据全身状况来判断。失血的表现多伴有全身症状,表现:①轻度失血,失血量达全身总血量 10%~15%,患者表现为皮肤苍白、头晕、怕冷,血压可正常但有波动,脉搏稍快,尿量减少。②中度失血,失血量达全身总血量 20% 以上,患者表现为口干、眩晕、心悸,血压波动、脉压变小,脉搏细数,尿量减少。③重度失血,失血量达全身总血量 30% 以上,患者表现为烦躁不安、意识模糊、出冷汗、四肢厥冷、血压显著下降、脉搏细数超过 120 次/分,尿少或尿闭,重者失血性休克。

(4)出血是否停止的评估:①反复呕血,呕吐物由咖啡色转为鲜红色,黑便次数增多且粪便稀薄色泽转为暗红色,伴肠鸣音亢进;②外周循环衰竭的表现经充分补液、输血仍未见明显改善,或暂时好转后又恶化,血压不稳,中心静脉压不稳定;③红细胞计数、血细胞比容、血红蛋白测定不断下降,网织红细胞计数持续增高;④在补液足够、尿量正常时,血尿素氮升高;⑤门静脉高压患者的脾脏大,因出血而暂时缩小,如不见脾脏恢复肿大,提示出血未止。

(三)心理-社会评估

患者发生呕血与黑便时都可导致患者紧张、烦躁不安、恐惧、焦虑等反应。病情危重者,患者可出现濒死感,而此时其家属表现伤心状态,使患者出现较强烈的紧张及恐惧感。慢性疾病或全身性疾病致反复呕血与黑便者,易使患者对治疗和护理失去信心,表现为护理工作上不合作。患者及其家庭对疾病的认识态度影响患者的生活质量,影响其工作、学习、社交等活动。

(四)辅助检查结果评估

1.血常规

上消化道出血后均有急性失血性贫血;出血后 6~12 小时红细胞计数、血红蛋白浓度及血细胞比容下降;在出血后 2~5 小时白细胞数开始增高,血止后 2~3 天降至正常。

2.血尿素氮测定

呕血的同时因部分血液进入肠道,血红蛋白的分解产物在肠道被吸收,故在出血数小时后尿素氮开始上升,24~48 小时可达高峰,持续时间不等,与出血时间长短有关。

3.粪便检查

隐血试验(OBT)阳性,但检查前需禁止食动物血、肝、绿色蔬菜等 3~4 天。

4.内镜检查

直接观察出血的原因和部位,黏膜皱襞迂曲可提示胃底静脉曲张。

(五)常用药物治疗效果的评估

1.输血

输血前评估患者的肝功能,肝功能受损宜输新鲜血,因库存血含氨量高易诱发肝性脑病。同时要评估患者年龄、病情、外周循环动力学及贫血状况,注意因输液、输血过快、过多导致肺水肿,原有心脏病或老年患者必要时可根据中心静脉压调节输液量。

2.血管升压素

滴注速度应准确,并严密观察有无出现腹痛、血压升高、心律失常、心肌缺血,甚至发生心肌梗死等不良反应。评估是否药液外溢,一旦外溢用 50% 硫酸镁湿敷,因该药有抗利尿作用,突然停用血管升压素会引起反射性尿液增多,故应观察尿量并向家属做好解释工作。同时,孕妇、冠心病、高血压禁用血管升压素。

3.凝血酶

口服凝血酶时评估有无有恶心、头晕等不良反应,并指导患者更换体位。此药不能与酸碱及重金属等药物配伍,应现用现配,若出现过敏现象应立即停药。

4.镇静剂

评估患者的肝功能,肝病患者忌用吗啡、巴比妥类等强镇静药物。

三、主要护理诊断/问题

(一)体液不足

与上消化道大量出血有关。

(二)活动无耐力

与上消化道出血所致外周循环衰竭有关。

(三)营养失调

低于机体需要量:与急性期禁食及贫血有关。

(四)恐惧

与急性上消化道大量出血有关。

(五)知识缺乏

缺乏有关出血的知识及防治的知识。

(六)潜在并发症

休克、急性肾衰竭。

四、护理措施

(一)一般护理

1.休息与体位

少量出血者应卧床休息,大出血时绝对卧床休息,取平卧位并将下肢略抬高,以保证脑部供血。呕吐时头偏向一侧,防止窒息或误吸。指导患者坐起、站起时动作要缓慢,出现头晕、心慌、出汗时立即卧床休息并告知护士。病情稳定后,逐渐增加活动量。

2.饮食护理

急性大出血伴恶心、呕吐者应禁食。少量出血无呕吐者,可进食温凉、清淡流质食物。出血停止后改为营养丰富、易消化、无刺激性半流质、软食,少量多餐逐渐过渡到正常饮食。食管胃底静脉曲张破裂出血者避免粗糙、坚硬、刺激性食物,且应细嚼慢咽。防止损伤曲张静脉而再次出血。

3.安全护理

轻症患者可起身稍作活动,可上厕所大小便。但应注意有活动性出血时,患者常因有便意而至厕所,在排便时或便后起立时晕厥,因此必要时由护士陪同如厕或暂时改为在床上排泄。重症患者应多巡视,用床挡加以保护。

(二)病情观察

上消化道大量出血时,有效循环血容量急剧减少,可导致休克或死亡,所以要严密监测。①精神和意识状态:是否精神萎靡、嗜睡、表情淡漠、烦躁不安、意识模糊甚至昏迷。②生命体征:体温不升或发热,呼吸急促,脉搏细弱、血压降低、脉压变小,必要时行心电监护。③外周循环状况:观察皮肤和甲床色泽,肢体温暖或是湿冷,外周静脉特别是颈静脉充盈情况。④准确记录24 小时液体出入量,测每小时尿量,应保持尿量大于每小时 30 mL,并记录呕吐物和粪便的性质、颜色及量。⑤定期复查红细胞计数、血细胞比容、血红蛋白、网织红细胞计数、血尿素氮、粪潜血,以了解贫血程度、出血是否停止。

(三)用药护理

立即建立静脉通道,遵医嘱迅速、准确地实施输血、输液、各种止血治疗及用药等抢救措施,并观察治疗效果及不良反应。血管升压素可引起腹痛、血压升高、心律失常、心肌缺血,甚至发生心肌梗死,故滴注速度应准确,并严密观察不良反应。同时,孕妇、冠心病、高血压禁用血管升压素。肝病患者忌用吗啡、巴比妥类药物,宜输新鲜血,因库存血含氨量高,易诱发肝性脑病。

(四)三腔两囊管护理

插管前应仔细检查,确保三腔气囊管通畅,无漏气,并分别做好标记,以防混淆,备用。插管后检查管道是否在胃内,抽取胃液,确定管道在胃内分别向胃囊和食管囊注气,将食管引流管、胃管连接负压吸引器,定时抽吸,观察出血是否停止,并记录引流液的性状及量。并做好留置于腔气囊管期间的护理和拔管出血停止后的观察及拔管。

(五)心理护理

护理人员应关心、安慰患者尤其是反复出血者。解释各项检查、治疗措施,耐心细致地解答患者或家属的提问,消除他们的疑虑。同时,经常巡视,大出血时陪伴患者,以减轻患者的紧张情绪。抢救工作应迅速而不忙乱,使其产生安全感、信任,保持稳定情绪,帮助患者消除紧张恐惧心理,更好地配合治疗及护理。

(六)健康教育

1.疾病知识指导

应帮助患者和家属掌握有关疾病的病因和诱因,以及预防、治疗和护理知识,以减少再度出血的危险。并且指导患者及家属学会早期识别出血征象及应急措施。

2.饮食指导

合理饮食是避免诱发上消化道出血的重要措施。注意饮食卫生和规律饮食;进食营养丰富、易消化的食物,避免粗糙、刺激性食物,或过冷、过热、产气多的食物、饮料,禁烟、浓茶、咖啡等对胃有刺激的食物。

3.生活指导

生活起居要有规律,劳逸结合,情绪乐观,保证身心愉悦,避免长期精神紧张。应在医师指导下用药,同时,慢性病者应定期门诊随访。

4.自我观察

教会患者出院后早期识别出血征象及应急措施:出现头晕、心悸等不适,或呕血、黑便时,立即卧床休息,保持安静,减少身体活动;呕吐时取侧卧位以免误吸;立即送医院治疗。

5.及时就诊的指标

(1)有呕血和黑便。

(2)出现血压降低、头晕、心悸等不适。

五、护理效果评估

(1)患者呕血和黑便停止,生命体征正常。

(2)患者活动耐受力增加,活动时无晕厥、跌倒危险。

(3)患者置管期间患者无窒息、意外吸入、食管胃底黏膜无溃烂、坏死。

(4)患者体重逐渐恢复正常,营养状态良好。

(唐建花)

第五节 脂肪性肝病

一、非酒精性脂肪性肝病

非酒精性脂肪性肝病(nonalcoholic fatty liver disease,NAFLD)是指除外酒精和其他明确的损肝因素所致的肝细胞内脂肪过度沉积为主要特征的临床病理综合征,与胰岛素抵抗和遗传易感性密切相关的获得性代谢应激性肝损伤。包括单纯性脂肪肝(SFL)、非酒精性脂肪性肝炎(NASH)及其相关肝硬化。随着肥胖及其相关代谢综合征全球化的流行趋势,非酒精性脂肪性肝病现已成为欧美等发达国家和我国富裕地区慢性肝病的重要病因,普通成人 NAFLD 患病率 10%～30%,其中 10%～20% 为 NASH,后者 10 年内肝硬化发生率高达 25%。

非酒精性脂肪性肝病除可直接导致失代偿期肝硬化、肝细胞癌和移植肝复发外,还可影响其他慢性肝病的进展,并参与 2 型糖尿病和动脉粥样硬化的发病。代谢综合征相关恶性肿瘤、动脉硬化性心脑血管疾病及肝硬化是影响非酒精性脂肪性肝病患者生活质量和预期寿命的重要因素。

(一)临床表现

(1)脂肪肝的患者多无自觉症状,部分患者可有乏力、消化不良、肝区隐痛、肝大、脾大等非特异性症状及体征。

(2)可有体重超重和/或内脏性肥胖、空腹血糖增高、血脂紊乱、高血压等代谢综合征相关症状。

(二)并发症

肝纤维化、肝硬化、肝癌。

(三)治疗

(1)基础治疗:制订合理的能量摄入及饮食结构、中等量有氧运动、纠正不良生活方式和行为。

(2)避免加重肝脏损害、体重急剧下降、滥用药物及其他可能诱发肝病恶化的因素。

(3)减肥:所有体重超重、内脏性肥胖及短期内体重增长迅速的非酒精性脂肪性肝病患者,都需通过改变生活方式、控制体重、减小腰围。

(4)胰岛素增敏剂:合并 2 型糖尿病、糖耐量损害、空腹血糖增高及内脏性肥胖者,可考虑应用二甲双胍和噻唑烷二酮类药物,以期改善胰岛素抵抗和控制血糖。

(5)降血脂药:血脂紊乱经基础治疗、减肥和应用降糖药物 3 个月以上,仍呈混合性高脂血症或高脂血症合并 2 个以上危险因素者,需考虑加用贝特类、他汀类或普罗布考等降血脂药物。

(6)针对肝病的药物:非酒精性脂肪性肝病伴肝功能异常、代谢综合征、经基础治疗 3～6 个月仍无效,以及肝活体组织检查证实为 NASH 和病程呈慢性进展性者,可采用针对肝病的药物辅助治疗,但不宜同时应用多种药物。

(四)健康教育与管理

(1)树立信心,相信通过长期合理用药、控制生活习惯,可以有效地治疗脂肪性肝病。

(2)了解脂肪性肝病的发病因素及危险因素。

(3)掌握脂肪性肝病的治疗要点。

(4)矫正不良饮食习惯,少食高脂饮食,戒烟酒。

(5)建立合理的运动计划,控制体重,监测体重的变化。

(6)定期随访,与医师一起制定合理的健康计划。

(五)预后

绝大多数非酒精性脂肪性肝病预后良好,肝组织学进展缓慢甚至呈静止状态,预后相对良好。部分患者即使已并发脂肪性肝炎和肝纤维化,如能得到及时诊治,肝组织学改变仍可逆转,罕见脂肪囊肿破裂并发脂肪栓塞而死亡。少数脂肪性肝炎患者进展至肝硬化,一旦发生肝硬化则其预后不佳。对于大多数脂肪肝患者,有时通过节制饮食、坚持中等量的有氧运动等非药物治疗措施就可达到控制体重、血糖、降低血脂和促进肝组织学逆转的目的。

(六)护理

见表 5-1。

表 5-1　非酒精性脂肪性肝病的护理

日期	项目	护理内容
入院当天	评估	1.一般评估:生命体征、体重、皮肤等
		2.专科评估:脂肪厚度、有无胃肠道反应、出血点等
	治疗	根据病情避免诱因,调整饮食,根据情况使用保肝药
	检查	按医嘱行相关检查,如血常规、肝功能、B超、CT、肝穿刺等
	药物	按医嘱正确使用保肝药物,注意用药后的观察
	活动	嘱患者卧床休息为主,避免过度劳累
	饮食	1.低脂、高纤维、高维生素、少盐饮食
		2.禁止进食高脂肪、高胆固醇、高热量食物,如动物内脏、油炸食物
		3.戒烟酒,嘱多饮水
	护理	1.做好入院介绍,主管护士自我介绍
		2.制订相关的护理措施,如饮食护理、药物护理、皮肤护理、心理护理
		3.视病情做好各项监测记录
		4.密切观察病情,防止并发症的发生
		5.做好健康宣教
		6.根据病情留陪员,上床挡,确保安全
	健康宣教	向患者讲解疾病相关知识、安全知识、服药知识等,教会患者观察用药效果,指导各种检查的注意事项
第2天	评估	神志、生命体征及患者的心理状态,对疾病相关知识的了解等情况
	治疗	按医嘱执行治疗

日期	项目	护理内容
	检查	继续完善检查
	药物	密切观察各种药物作用和不良反应
	活动	卧床休息,进行适当的有氧运动
	饮食	同前
	护理	1.进一步做好基础护理,如导管护理、饮食护理、药物护理、皮肤护理等
		2.视病情做好各项监测记录
		3.密切观察病情,防止并发症的发生
		4.做好健康宣教
	健康宣教	讲解药物的使用方法及注意事项,各项检查前后注意事项
第3~9天	活动	进行有氧运动,如太极、散步、慢跑等
	健康宣教	讲解有氧运动的作用、运动的时间及如何根据自身情况调整运动量,派发健康教育宣传单
	其他	同前
出院前1天	健康宣教	出院宣教:
		1.服药指导
		2.疾病相关知识指导
		3.调节饮食,控制体重
		4.保持良好的生活习惯和心理状态
		5.定时专科门诊复诊
出院随访		出院1周内电话随访第1次,3个月内随访第2次,6个月内随访第3次,以后1年随访1次

二、酒精性肝病

酒精性肝病是由于长期大量饮酒导致的肝脏疾病。初期通常表现为脂肪肝,进而可发展成酒精性肝炎、肝纤维化和肝硬化。其主要临床特征是恶心、呕吐、黄疸,可有肝大和压痛,并可并发肝功能衰竭和上消化道出血等。严重酗酒时可诱发广泛肝细胞坏死,甚至肝功能衰竭。酒精性肝病是我国常见的肝脏疾病之一,严重危害人民健康。

(一)临床表现

临床症状为非特异性,可无症状,或有右上腹胀痛、食欲缺乏、乏力、体质减轻、黄疸等;随着病情加重,可有神经精神症状和蜘蛛痣、肝掌等表现。

(二)并发症

肝性脑病、肝衰竭、上消化道出血。

(三)治疗

治疗酒精性肝病的原则:戒酒和营养支持,减轻酒精性肝病的严重程度,改善已存在的继发性营养不良和对症治疗酒精性肝硬化及其并发症。

1.戒酒

戒酒是治疗酒精性肝病的最重要的措施,戒酒过程中应注意防治戒断综合征。

2.营养支持

酒精性肝病患者需良好的营养支持,应在戒酒的基础上提供高蛋白、低脂饮食,并注意补充 B 族维生素、维生素 C、维生素 K 及叶酸。

3.药物治疗

糖皮质激素、保肝药等。

4.手术治疗

肝移植。

(四)健康教育与管理

(1)树立信心,坚持长期合理用药并严格控制生活习惯。

(2)了解酒精性肝病的发病因素及危险因素。

(3)掌握酒精性肝病的治疗要点。

(4)矫正不良饮食习惯,戒烟酒,合理饮食。

(5)遵医嘱服药,学会观察用药效果及注意事项。

(6)定期随访,与医师一起制订合理的健康计划。

(五)预后

一般预后良好,戒酒后可完全恢复。酒精性肝炎如能及时戒酒和治疗,大多可以恢复,主要死亡原因为肝衰竭。若不戒酒,酒精性脂肪肝可直接或经酒精性肝炎阶段发展为酒精性肝硬化。

(六)护理

见表 5-2。

表 5-2　酒精性脂肪性肝病的护理

日期	项目	护理内容
入院当天	评估	1.一般评估:神志、生命体征等
		2.专科评估:饮酒的量、有无胃肠道反应、出血点等
	治疗	根据医嘱使用保肝药
	检查	按医嘱行相关检查,如血常规、肝功能、B超、CT、肝穿刺等
	药物	按医嘱正确使用保肝药物,注意用药后的观察
	活动	嘱患者卧床休息为主,避免过度劳累
	饮食	1.低脂、高纤维、高维生素、少盐饮食
		2.禁食高脂肪、高胆固醇、高热量食物,如动物内脏、油炸食物
		3.戒烟酒,嘱多饮水
	护理	1.做好入院介绍,主管护士自我介绍
		2.制订相关的护理措施,如饮食护理、药物护理、皮肤护理、心理护理
		3.视病情做好各项监测记录
		4.密切观察病情,防止并发症的发生
		5.做好健康宣教
		6.根据病情留陪员,上床挡,确保安全
	健康宣教	向患者讲解疾病相关知识、安全知识、服药知识等,教会患者观察用药效果,指导各种检查的注意事项

续表

日期	项目	护理内容
第2天	评估	神志、生命体征及患者的心理状态,对疾病相关知识的了解等情况
	治疗	按医嘱执行治疗
	检查	继续完善检查
	药物	密切观察各种药物作用和不良反应
	活动	卧床休息,可进行散步等活动
	饮食	同前
	护理	1.做好基础护理,如皮肤护理、导管护理等
		2.按照医嘱正确给药,并观察药物疗效及不良反应
		3.视病情做好各项监测记录
		4.密切观察病情,防止并发症的发生
		5.做好健康宣教
	健康宣教	讲解药物的使用方法及注意事项、各项检查前后注意事项
第3~10天	活动	同前
	健康宣教	讲解有氧运动的作用、运动的时间及如何根据自身情况调整运动量,派发健康教育宣传单
	其他	同前
出院前1天	健康宣教	出院宣教:
		1.服药指导
		2.疾病相关知识指导
		3.戒酒,调整饮食
		4.保持良好的生活习惯和心理状态
		5.定时专科门诊复诊
出院随访		出院1周内电话随访第1次,3个月内随访第2次,6个月内随访第3次,以后1年随访1次。

(唐建花)

第六节 食管癌

食管癌是发生于食管上皮的恶性肿瘤,发病年龄多在40岁以上,发病率男性高于女性。

一、病因

(一)亚硝胺类化合物和真菌毒素
饮食饮水中的亚硝胺含量高与患病率成正比,各种霉变食物能够产生致癌物质。

(二)慢性理化刺激及炎症
粗糙、过烫食物及咀嚼槟榔或烟丝等习惯,造成对食管黏膜的慢性理化刺激,可致局限性或弥漫性上皮增生为食管癌的癌前病变。

(三)营养因素

摄入的微量元素缺乏,是食管癌的危险因素。

(四)遗传因素

食管癌的发病常表现家族性聚集现象。

(五)癌基因

在环境与遗传双重因素的作用下,Rb、$p53$ 等抑癌基因 $H\text{-}ras$、$c\text{-}myc$ 和 $hsl\text{-}1$ 等激活与食管癌发生有关。

二、临床表现

(一)早期症状

早期食管癌主要症状为胸骨后不适、食管烧灼感或疼痛,进食通过缓慢并有滞留的感觉或轻度梗阻感。早期症状时轻时重,症状持续时间长短不一。

(二)中晚期症状

1.进行性吞咽困难

吞咽困难是大多数患者就诊时的主要症状,但却是本病的较晚期表现。

2.食物反流

因食管梗阻的近段有扩张和潴留,可发生食物反流。

3.咽下疼痛

进食时以进热食或酸性食物后更明显,疼痛可涉及颈、肩胛、前胸和后背等处。

4.其他症状

慢性脱水、营养不良、消瘦、恶病质,淋巴结转移压迫喉返神经所致声音嘶哑、骨转移引起疼痛、肝转移引起黄疸等。

三、辅助检查

(一)胃镜检查

胃镜检查是发现与诊断食管癌的首选方法。

(二)食管钡剂造影

当患者不适宜行胃镜检查时,可选用此方法。

(三)胸部 CT 检查

清晰显示食管与邻近纵隔器官的关系。

(四)超声内镜检查(EUS)

对肿瘤分期、治疗方案的选择及预后判断有重要意义。

四、处理原则和治疗要点

(一)手术

食管手术切除率可达 80%～90%,早期切除常可达满意的效果。

(二)放疗

主要适用于手术难度大的上段食管癌和不能切除的中、下段食管癌。

（三）化疗

一般用于食管癌切除术后 2～4 周内进行,常用联合化疗方案。

（四）内镜

1.早期食管癌

（1）内镜下黏膜切除术,适用于病灶＜2 cm,无淋巴结转移的黏膜内癌。

（2）内镜下消融术,缺点是治疗后不能得到标本用于病理检查。

2.进展期食管癌

（1）单纯扩张。

（2）食管内支架置放术。

（3）内镜下癌肿消融术。

五、护理评估

（一）健康史

（1）了解患者的既往史、家族史。

（2）主要评估患者饮食情况、营养情况及伴随症状与体征。

（3）了解患者接受过的相关治疗方法。

（二）身体状况

（1）评估患者对食管癌引起的身体功能异常和病理变化的主观感受。

（2）评估患者现存的护理问题。

（三）心理-社会状况

了解患者及家属对疾病的认知程度及态度,以及患者的家庭经济状况,有无医疗保障。

六、护理措施

（一）病情观察

（1）注意观察患者有无气管、食管瘘现象,如严重呛咳。

（2）注意观察患者有无胸膜、食管瘘现象,如进流食后、胸部胀痛、恶心、呕吐等。

（3）注意观察患者有无放射性食管炎、放射性肺炎症状。

（4）观察患者有无柏油样便。

（二）饮食的护理

（1）治疗期食管癌患者应进高热量、高蛋白、高维生素的普食或软食。晚期有吞咽困难的患者,应进半流食或流食。

（2）少食多餐,避免食物辛辣、过咸、过冷、过热。

（3）睡前 2 小时避免进食,预防食管炎的发生。

（三）化疗的护理

（1）合理使用静脉,预防静脉炎。

（2）联合化疗时,先输注刺激性小的药物。

（3）定期检查血常规,预防骨髓抑制。

（4）加强口腔护理,每日至少 2 次。

(四)用药护理

口服药一律磨成粉剂。

(五)心理护理

(1)介绍病区环境、设施及医护人员。尽快消除患者的陌生感,与患者及其家属建立相互信任的良好关系。

(2)注意观察患者的情绪反应及行为表现,鼓励患者讲出自己所关注的问题,并及时给予有效的心理疏导。

(3)向患者及家属讲解在治疗的过程中可能出现的不良反应,使其做好充分的心理准备,出现并发症时,配合医护人员积极应对。

(4)向患者讲述成功病例,以增加患者战胜疾病的信心。

(六)食管癌常见症状护理要点

1.活动无耐力

(1)休息与活动:指导患者合理休息与活动,放疗后注意休息,避免过度疲劳。

(2)化疗后感觉疲劳,应在正常的休息之后,适当进行离床活动,加快新陈代谢,促进体内药物毒素的排除,减少因药物引起的疲乏感。

(3)大量饮水,促进药物排出。

2.营养失调-低于机体需要量

(1)监测患者体重变化。

(2)饮食护理:一般给予高蛋白、高维生素、易消化食物,目的是加强营养,改善患者的全身状况。

(3)遵医嘱给予肠内营养和肠外营养。

七、健康教育

(一)疾病预防指导

(1)禁烟禁酒。

(2)避免吃烫食、酸菜、腌制食品、霉变食品,改正不良饮食习惯。

(3)多食新鲜蔬菜、水果,谷类,动物蛋白。

(4)补充核黄素、维生素 A、维生素 C、维生素 E 和类胡萝卜素,矿物质,如硒、锌等。

(5)有肿瘤家族史的人群应定期全面体检,做到早发现、早治疗。

(二)疾病知识指导

介绍疾病的发生相关因素、临床表现及目前的主要诊疗方法,预后及复查知识,增强患者及其家属的信心,以积极配合治疗和护理。饮食方面注意加强营养,增进食欲,避免进食对消化道黏膜有刺激性的食物,避免病从口入。

(三)休息与活动指导

安排好合理的作息时间,根据身体状况和治疗情况,适当进行运动,如条件允许,可多参加室外活动,呼吸新鲜空气。避免去人群聚集,空气不流通的公共场所。

(四)放疗指导

(1)配合医生定期复查血常规。

(2)保护好放射区皮肤。

（3）保持口腔清洁。

（五）心理指导

指导患者学会自我调整，学会倾诉，家属要善于理解和支持患者，必要时应寻求专业人士的帮助，避免发生意外。

（六）病情监测指导

（1）如出现呕鲜血，或排柏油样便，提示有食管出血的可能，应及时向医护人员汇报或及时就医。

（2）如出现进行性吞咽困难，提示病情变化的可能，应及时向医护人员汇报或及时就医。

（七）出院指导

（1）保持良好心理状态及充分睡眠。

（2）禁止吃过于粗糙、浓烈、辛辣食物及大量长期饮酒，戒烟。

（3）保证个人卫生，应做好口腔、皮肤黏膜的清洁，防止继发性感染。

（4）学会识别早期并发症的方法，及时就诊。

（5）定期复诊。

（唐建花）

第七节 胃 癌

一、定义

胃癌为起源于胃黏膜上皮的恶性肿瘤。

二、疾病相关知识

（一）流行病学特征

胃癌是最常见的恶性肿瘤之一，患病率仅次于肺癌。病死率高，发病率存在明显的性别差异，男性约为女性的 2 倍，55～70 岁为高发年龄段。

（二）临床表现

1.早期

早期多无症状，部分患者可出现消化不良表现：食欲缺乏、恶心呕吐、食后胃胀、嗳气、反酸等，是一组常见而又缺乏特异性的胃癌早期信号。

2.进展期

（1）消化系统症状：上腹痛，是进展期最早出现的症状，开始有早饱感（指患者虽饥饿，但进食后即感饱胀不适），而后出现隐痛不适，最后疼痛持续不缓解。

（2）全身症状：食欲缺乏、乏力、食欲缺乏呈进行性加重，消瘦、体重呈进行性下降、贫血。

（3）肿瘤转移症状：肺部——咳嗽、呃逆、咯血；胸膜——胸腔积液、呼吸困难；腹膜——腹水、腹部胀满不适；骨骼——全身骨骼痛；胰腺——持续上腹痛，并向背部放射。

早期胃癌和进展期胃癌均可出现上消化道出血，常为黑便。少部分早期胃癌可表现为轻微的上消化道出血症状,即黑便或持续大便隐血阳性。

(三)治疗

1.手术治疗

手术治疗是唯一有可能根治胃癌的方法。

2.化疗

有转移淋巴结癌灶的早期胃癌及全部进展期胃癌均可化疗,以使癌灶局限、消灭残存癌灶及防止复发和转移。

3.支持治疗

应用高能量静脉营养疗法可增强患者的体质;可应用对胃癌有一定作用的生物抑制剂,以提高患者的免疫力。

(四)康复

(1)主动与医师配合并按医嘱用药。

(2)建立病案卡,定期复查。

(五)预后

胃癌的预后直接与诊断时的分期有关,5年生存率较低,早期胃癌预后佳。

三、专科评估与观察要点

(1)腹痛:观察腹痛的部位、性质、程度变化,判断有无并发症。

(2)营养状况:观察体重、贫血征的变化。

(3)观察止痛药的效果及不良反应。

四、护理问题

(一)疼痛

腹痛与胃癌或其并发症有关。

(二)营养失调

低于机体需要量与摄入量减少及消化吸收障碍有关。

(三)活动无耐力

活动无耐力与疼痛、腹部不适有关。

(四)潜在并发症

消化道出血、穿孔、感染、梗阻。

五、护理措施

(一)疼痛的护理

(1)观察疼痛的部位、性质、是否有严重的恶心、呕吐、吞咽困难、呕血及黑便症状。

(2)遵医嘱使用相应止痛药、化疗药物。注意合理选择静脉,避免药液外渗。评估止痛剂效果。

(二)营养失调的护理

(1)饮食选择:鼓励能进食者尽可能进食易消化,营养丰富的流质或半流质饮食,少量多餐;监测体重,观察营养状况。

（2）建立中心静脉通路,做好相应维护。遵医嘱输注高营养物质,保证营养供给。应用生物抑制剂,以提高患者的免疫力。

（三）活动无耐力的护理

（1）注意休息,给予适量的活动,避免劳累。

（2）评估自理能力,做好基础护理,预防压疮。

（四）潜在并发症的护理

（1）监测生命体征:有无心力衰竭、血压下降、发热等。

（2）观察呕吐物、排泄物的颜色、性质、量,如出现呕咖啡色样物和/或排黑便考虑发生消化道出血;如有腹痛伴腹膜刺激征时考虑发生穿孔;如持续体温升高,应考虑存在感染,应寻找感染的部位及原因。以上情况均应立即通知医师,做相应处理。

（五）用药指导

1.化疗药

应用前应做好血管的评估,必要时给予中心静脉置管,避免药物外渗;注意观察药物的疗效及不良反应。

2.止痛药

严格遵医嘱用药,观察用药后患者腹痛的改善情况。

（六）晚期患者做好生活护理

生活护理包括口腔、足部、会阴的清洁。观察营养状况,消瘦明显者协助更换体位,定时翻身,保持皮肤清洁干燥,预防压疮的发生。

六、健康指导

（1）患者生活规律,保证休息,适量活动,增强抵抗力。

（2）注意个人卫生,防止继发感染。

（3）宣传与胃癌发生的相关因素,指导群众注意饮食卫生,避免或减少可致癌的食物,如熏烤、腌渍、发霉的食物。

（4）防治与胃癌有关的疾病,如萎缩性胃炎、胃溃疡等,可定期做胃镜检查,以便及时发现,高危人群应尽早治疗原发病或定期复查。

七、护理结局评价

（1）症状缓解,患者可以进行居家自我护理。

（2）患者营养状况尚可,未发生营养不良。

（3）无并发症的出现。

（4）患者心理健康,可以接受疾病,愿意配合治疗。

（唐建花）

第八节　大肠癌

大肠癌包括结肠癌与直肠癌,是常见的恶性肿瘤。我国南方的肠癌发病率明显高于北方。

一、病因

(一)环境因素
高脂肪食谱与食物纤维不足是主要因素,肠道菌群紊乱参与肠癌的发生。

(二)遗传因素
家族性腺瘤性息肉病和家族遗传性非息肉病。

(三)高危因素
(1)结直肠腺瘤,归属于上皮内瘤范畴,是结直肠癌最主要的癌前病变。

(2)炎症性肠炎(IBD),特别是溃疡性结肠炎(UC)可发生癌变,多见于幼年起病、病变范围广而病情长或伴有原发性硬化性胆管炎者。

(3)其他高危人群或高危因素,包括大便隐血阳性、长期吸烟者或肥胖者、慢性腹泻、慢性便秘、黏液血便、长期精神压抑等。

二、临床表现

(一)排便习惯与粪便形状改变
为肠癌最早出现的症状,多以血便为突出表现,或有痢疾样脓血便伴里急后重;有时为顽固性便秘,大便形状变细;也可表现为腹泻与糊状大便,或腹泻与便秘交替,变质无明显黏液脓血,多见于右侧结直肠癌。

(二)腹痛
多见于右侧结直肠癌。表现为右腹钝痛,或同时涉及右上腹、中上腹。结直肠癌并发肠梗阻时腹痛加重或为阵发性绞痛。

(三)腹部肿块
提示已为中晚期,其位置取决于癌的部位。

(四)直肠肿块
多数直肠癌患者经指检可以发现直肠肿块,质地坚硬,表面呈结节状,有肠腔狭窄,指检后的指套上有血性黏液。

(五)全身情况
可有贫血、低热,多见于右侧结直肠癌。晚期患者有进行性消瘦、恶病质、腹水等。右侧结直肠癌以全身症状、贫血和腹部包块为主要表现;左侧结直肠癌以便血、腹泻、便秘和肠梗阻等症状为主。晚期并发症主要有肠梗阻、肠出血及癌肿腹腔转移引起的相关并发症。

三、辅助检查

(一)粪便隐血

并非确诊手段,但方法简便易行,可作为普查的手段。

(二)结肠镜

对结直肠癌具有诊断意义。

(三)X线钡餐灌肠

临床上可采用钡餐灌肠气钡双重对比造影分析用于结直肠肿瘤的辅助检查,但其诊断价值不如内镜。

(四)CT结肠成像

对早期诊断价值有限,且不能对病变活检,用于进行临床病理分期,以制订治疗方案及术后随访。

四、处理原则及治疗要点

(一)外科治疗

结直肠癌的唯一根治方法是癌肿的早期切除。对有广泛癌转移者,如病变肠段已不能切除,则应进行改道、造瘘等姑息手术。

(二)结肠镜治疗

结直肠腺瘤癌变和黏膜内的早期癌可经结直肠镜用高频电凝切除、黏膜切除术或黏膜剥离术,回收切除后的病变组织做病理检查,如癌未累及基底部则可认为治疗完成;如累及根部,需追加手术,彻底切除有癌组织的部分。

(三)化疗

结直肠癌对化疗一般不敏感,早期癌根治后一般不需要化疗。但作为一种辅助疗法,常在术后应用。氟尿嘧啶至今仍是结直肠癌化疗的首选药物,常与其他化疗药应用。

(四)放射治疗

用于直肠癌,术前放疗可提高手术切除率和降低术后复发率;术后放疗仅用于手术未达根治或术后局部复发者。

五、护理评估

(一)健康史

(1)询问患者健康史、家族史、既往史。

(2)评估患者有关既往的相关辅助检查、用药和其他治疗情况:手术、治疗用药和化疗方案等。

(二)身体状况

评估大便习惯有无改变,是否可触及到腹部包块,术区皮肤愈合情况,是否进行造瘘及全身状况。

(三)心理-社会状况

患者及家属对疾病的认知程度及态度,以及患者的家庭经济状况,有无医疗保障。

六、护理措施

(一)病情监测

（1）观察患者有无严重排稀便、排血便、排不尽症状。

（2）观察患者有无肛周或造瘘口湿化反应。

(二)饮食的护理

鼓励患者多进食高蛋白、高热量、富含维生素的清淡、易消化的食物，避免吃刺激性食物，禁忌烟酒。

(三)肠癌造口患者的护理

（1）观察、评估造口颜色及造口周围皮肤情况，根据需要选取相应造口护理用品。

（2）及时擦洗分泌物、渗液，定时更换敷料，避免感染。

（3）嘱患者食易消化、高蛋白、高热量、维生素丰富的少渣食物为主，少吃辛辣刺激食物，多饮水。

（4）向患者讲解使用方法及注意事项，帮助患者接受并主动参与造口护理。

（5）在进行操作时，应予屏风遮挡，以保护患者隐私。

（6）告知患者注意掌握活动强度，避免过度增加腹压而致造口脱垂或造口旁疝。

(四)肠癌放疗护理

（1）指导患者安排好合理的作息时间，生活有规律，适当活动，每日放疗结束后，卧床休息半个小时，避免过度疲劳。

（2）肠癌放疗过程中可能出现恶心、呕吐、食欲缺乏现象，是放疗的正常反应，应放松心情，如症状严重，可在每次饭前口服止吐药，睡前服用镇静剂。

（3）如无诱因出现腹痛，甚至呕吐出咖啡色液体，应立即停止放疗，禁食水，严格卧床，及时通知医护人员。

（4）指导家属学会每日观察大便颜色、形状、次数，有无血便。如患者有腹痛、烦躁、心慌、头晕、脉搏快等表现，立即通知医护人员。

（5）放疗期间，放疗部位慎用热敷。

（6）照射前使膀胱充盈，以抬高小肠的位置，减少小肠受量。

（7）遵医嘱给予思密达等肠黏膜保护剂，以减少放射损伤。

（8）做好肛周护理。

(五)肠癌化疗护理

（1）合理使用静脉，预防静脉炎。

（2）联合化疗时，先输注刺激性小的药物。

（3）定期检查血常规，预防骨髓抑制。

（4）给予高热量、富含蛋白质、易消化饮食。

(六)心理护理

（1）介绍病区环境、设施及医护人员。尽快消除患者的陌生感，与患者及其家属建立相互信任的良好关系。

（2）注意观察患者的情绪反应及行为表现，鼓励患者讲出自己所关注的问题，并及时给予有效的心理疏导。

(3)向患者及家属讲解在治疗的过程中可能出现的不良反应,使其做好充分的心理准备,出现并发症时,配合医护人员积极应对。

七、健康教育

(一)疾病知识指导

(1)指导患者饮食富含高蛋白、高热量、高维生素,清淡、易消化少渣软食,避免辛辣刺激食物,防止口腔黏膜损伤。

(2)多饮水,多食蔬菜、水果,以保持大便通畅。

(3)学会自我观察排泄物的形态性质,如出现黏液便、血便或严重稀便应立即告知医护人员。

(4)指导患者及家属学会造口的自我护理。

(二)用药指导

(1)肠癌疼痛患者使用止痛药时,参照三阶梯止痛原则,遵医嘱按时按量使用。

(2)注意观察有无药物不良反应,如出现不适及时通知医护人员。

(三)出院指导

(1)保持良好心理状态及充分睡眠。

(2)禁止吃过于粗糙、浓烈、辛辣食物及大量长期饮酒,戒烟。

(3)保证个人卫生,防止继发性感染。

(4)学会识别早期并发症的方法,及时就诊。

(5)定期复诊。

(唐建花)

第九节　原发性肝癌

原发性肝癌是指由肝细胞或肝内胆管上皮细胞发生的恶性肿瘤,是我国常见的恶性肿瘤之一,病死率较高,在恶性肿瘤死亡排位中占第 2 位。近年来发病率有上升趋势,肝癌的 5 年生存率很低,预后凶险。原发性肝癌的发病率有较高的地区分布性,本病多见于中年男性,男女性别之比在肝癌高发区中 3:1～4:1,低发区则为 1:1～2:1。高发区的发病年龄高峰为40～49岁。

一、病因及发病机制

病因及发病机制尚不清楚,根据高发区的流行病学调查结果表明,下列因素与肝癌的发病关系密切。

(一)病毒性肝炎

在我国,乙型肝炎是原发性肝癌发生的最重要病因,原发性肝癌患者中1/3曾有慢性肝炎病史。肝癌患者血清中乙型肝炎标志物高达 90% 以上,近年来丙型肝炎与肝癌关系也逐渐引起关注。

(二)肝硬化

原发性肝癌合并肝硬化者占 50%～90%,乙肝病毒持续感染与肝细胞癌有密切关系。其过程可能是乙型肝炎病毒引起肝细胞损害继而发生增生或不典型增生,从而对致癌物质敏感。在多病因参与的发病过程中可能有多种基因发生改变,最后导致癌变。

(三)黄曲霉毒素

在肝癌高发区,尤其南方以玉米为主粮的地方调查提示,肝癌流行可能与黄曲霉毒素对粮食的污染有关,其代谢产物黄曲霉毒素 B_1 有强烈致癌作用。

(四)饮水污染

某些地区的流行病学调查结果发现,饮用池塘水者与饮用井水者的肝癌发病率和病死率有明显差异,可能与池塘水的蓝绿藻产生的微囊藻毒素污染饮用水源有关。

(五)遗传因素

在高发区肝癌有时出现家族聚集现象,尤以共同生活并有血缘关系者的肝癌罹患率高。可能与肝炎病毒垂直传播有关。

(六)其他

饮酒、亚硝胺、农药、某些微量元素含量异常如铜、锌、钼等、肝吸虫等因素也被认为与肝癌有关。吸烟和肝癌的关系还待进一步明确。

二、临床表现

(一)症状

肝癌起病隐匿,早期缺乏典型症状,多在肝病随访中或体检普查中,应用血清甲胎蛋白(AFP)及 B 超检查偶然发现肝癌,此时患者既无症状,体格检查亦缺乏肿瘤本身的体征,此期称之为亚临床肝癌。一旦出现症状而来就诊者其病程大多已进入中晚期。不同阶段的肝癌,其临床表现有明显差异。

1.肝区疼痛

肝区疼痛最常见,半数以上患者呈间歇性或持续性的钝痛或胀痛,是由于肿块生长迅速、使肝包膜绷紧牵拉所致。当肿瘤侵犯膈肌时,疼痛可向右肩或右背部放射。向右后生长的肿瘤可致右腰疼痛。突然出现剧烈腹痛和腹膜刺激征提示癌结节包膜下出血或向腹腔破溃。

2.消化道症状

食欲缺乏、恶心、呕吐、腹泻、消化不良等,缺乏特异性。

3.全身症状

低热,发热与癌肿坏死物质吸收有关。此外还有乏力、消瘦、贫血、全身衰弱等,少数患者晚期呈恶病质。这是由于癌症所致的能量消耗和代谢障碍所致。

4.转移灶症状

如肺转移可出现咳嗽、咯血;胸膜转移可引起胸痛和血性胸腔积液;癌栓栓塞肺动脉,引起肺梗死,可突然出现严重呼吸困难和胸痛;癌栓栓塞下肢静脉,可出现下肢严重水肿;骨转移和脊柱转移,可引起局部压痛或神经受压症状;颅内转移可出现相应的神经定位症状和体征。

5.伴癌综合征

癌肿本身代谢异常,癌组织对机体发生影响而引起的内分泌或代谢异常的一组综合征称之为伴癌综合征。如自发性低血糖症、红细胞增多症,其他罕见的有高脂血症、高钙血症、类癌综合征等。

(二)体征

1.肝大

进行性肝大是常见的特征性体征之一。肝质地坚硬,表面及边缘不光滑,有大小不等结节,伴不同程度的压痛。如癌肿突出于右肋弓下或剑突下,上腹可出现局部隆起或饱满。

2.脾大

脾大多见于合并肝硬化门静脉高压患者。因门静脉或脾静脉有癌栓或癌肿压迫门静脉引起。

3.腹水

腹水因合并肝硬化门静脉高压、门静脉或肝静脉癌栓所致。当癌肿表面破溃时可引起血性腹水。

4.黄疸

当癌肿浸润、破坏肝细胞时,可引起肝细胞性黄疸;当癌肿侵犯肝内胆管或压迫胆管时,可出现阻塞性黄疸。

5.转移灶相应体征

锁骨上淋巴结肿大、胸腔积液的体征,截瘫、偏瘫等。

(三)并发症

肝性脑病;上消化道出血;肝癌结节破裂出血;血性胸腹水;继发感染。上述并发症可由肝癌本身或并存的肝硬化引起,常为致死的原因。

三、辅助检查

(一)血清甲胎蛋白(AFP)测定

AFP 是目前诊断肝细胞肝癌最特异性的标志物,是体检普查的项目之一。肝癌患者 AFP 阳性率 70%～90%,诊断标准:①AFP＞500 μg/L 持续 4 周;②AFP 在＞200 μg/L 的中等水平持续 8 周;③AFP 由低浓度升高后不下降。

(二)影像学检查

(1)超声显像是目前肝癌筛查的首选检查之一,有助于了解占位性病变的血供。

(2)CT 在反映肝癌的大小、形态、部位、数目等方面有突出的优点,被认为是补充超声显像检查的非侵入性诊断的首选方法。

(3)肝动脉造影是肝癌诊断的重要补充方法,对直径 2 cm 以下的小肝癌的诊断较有价值。

(4)MRI 优点是除显示如 CT 那样的横截面外,还能显示矢状位、冠状位以及任意切面。

(三)肝组织活检或细胞学检查

在超声或 CT 引导下活检或细针穿刺行组织学或细胞学检查,是目前确诊直径 2 cm 以下小肝癌的有效方法。缺点是易引起近边缘的肝癌破裂,有促进转移的危险。在非侵入性操作未能确诊时考虑使用。

四、诊断要点

有慢性肝炎病史,原因不明的肝区不适或疼痛,或原有肝病症状加重伴有全身不适、明显的食欲缺乏和消瘦、乏力、发热;肝进行性肿大、压痛、质地坚硬、表面和边缘不光滑。对高危人群血清 AFP 的检测及影像学检查。对既无症状也无体征的亚临床肝癌的诊断主要靠血清 AFP 的检测联合影像学检查。

五、治疗要点

早期治疗是改善肝癌预后的最主要的手段,而治疗方案的选择取决于肝癌的临床分期及患者的体质。

(一)手术治疗

首选的治疗方法,是影响肝癌预后的最主要因素,是提高生存率的关键。

(二)局部治疗

1.肝动脉化疗栓塞治疗(TACE)

TACE 为原发性肝癌非手术的首选方案,效果较好,应反复多次治疗。机制为先栓塞肿瘤远端血供,再栓塞肿瘤近端肝动脉,使肿瘤难以建立侧支循环,最终引起病灶缺血性坏死,并在动脉内灌注化疗药物。常用栓塞剂有吸收性明胶海绵和碘化油。

2.无水酒精注射疗法(PEI)

PEI 是肿瘤直径<3 cm,结节数在 3 个以内,伴肝硬化不能手术患者的首选治疗方法。在 B 超引导下经皮肝穿刺入肿瘤内注入无水酒精,促使肿瘤细胞脱水变性、凝固坏死。

3.物理疗法

局部高温疗法,如微波组织凝固技术、射频消融、高功率聚焦超声治疗、激光等。

(三)其他治疗方法

1.放疗

放疗在肝癌治疗中仍有一定地位。适用于肿瘤较局限,但不能手术者,常与其他治疗方法组成综合治疗。

2.化疗

化疗常用多柔比星及其衍生物、顺铂(CDDP)、氟尿嘧啶、丝裂霉素 C 和甲氨蝶呤(MTX)等。主张联合用药,单一用药疗效较差。

3.生物治疗

生物治疗常用干扰素、白细胞介素、LAK 细胞、TIL 细胞等,作为辅助治疗之一。

4.中医中药治疗

中医中药治疗用于晚期肝癌患者和肝功能严重失代偿无法耐受其他治疗者,可作为辅助治疗之一。

5.综合治疗

根据患者的具体情况,选择一种或多种治疗方法联合使用,为中晚期患者的主要治疗方法。

六、常用护理诊断

(1)疼痛(肝区痛):与肿瘤迅速增大、牵拉肝包膜有关。

(2)预感性悲哀:与获知疾病预后有关。

(3)营养失调(低于机体需要量):与肝功能严重损害、摄入量不足有关。

七、护理措施

(一)一般护理

1.休息与体位

给患者创造安静舒适的休息环境,减少各种不良刺激。协助并指导患者取舒适卧位。为患者创造安静、舒适环境,提高患者对疼痛的耐受性。

2.饮食护理

鼓励进食,给予高蛋白、适量热量、高维生素、易消化饮食,如出现肝性昏迷,禁食蛋白质。伴腹水患者,限制水钠摄入。如出现恶心、呕吐现象,做好口腔护理。在化疗过程中患者往往胃肠道反应明显,可根据其口味适当调整饮食。

3.皮肤护理

晚期肝癌患者极度消瘦,严重营养不良,因为疼痛影响,常拒绝体位变动。因此要加强翻身、皮肤按摩,如出现压疮,做好相应处理。

(二)病情观察

监测生命体征,观察有无肝区疼痛、发热、腹水、黄疸、呕血、便血、24小时尿量等,以及实验室各项血液生化和免疫学指标。观察有无转移征象。

(三)疼痛护理

晚期癌症患者大部分有中度至重度的疼痛,多为顽固性的剧痛,严重影响生存质量。通过询问病史、观察或运用评估工具来判断疼痛的部位、性质、程度。

1.三阶梯疗法

目前临床普遍推行 WTO 推荐的三阶梯疗法。原则:①按阶梯给药,依药效的强弱顺序递增使用;②无创性给药,可选择口服给药,直肠栓剂或透皮贴剂给药等方式;③按时给药,而不是按需给药;④剂量个体化。按此疗法多数患者能满意止痛。

(1)第一阶梯:轻度癌痛,可用非阿片类镇痛药,如阿司匹林等。

(2)第二阶梯:中度癌痛及第一阶梯治疗效果不理想时,可选用弱阿片类药,如可卡因。

(3)第三阶梯:重度癌痛及第二阶梯治疗效果不理想者,选用强阿片类药,如吗啡。多采用口服缓释或控释剂型。癌痛的治疗中提倡联合用药的方法,加用一些辅助药以协同主药的疗效,减少其用量与不良反应,常用辅助药物:①弱安定药,如地西泮和艾司唑仑等;②强安定药,如氯丙嗪和氟哌利多等;③抗抑郁药,如阿米替林。

向患者说明接受治疗的效果及帮助患者正确用药,对于已掌握的规律性疼痛,在疼痛发生前使用镇痛剂。疼痛减轻或停止时应及时停药。观察止痛疗效及不良反应。

2.其他方法

(1)放松止痛法:通过全身松弛可以阻断或减轻疼痛反应。

(2)心理暗示疗法:可结合各种癌症的治疗方法,暗示患者进行自身调节,告诉患者配合治疗就一定能战胜疾病。

(3)物理止痛法:可通过刺激疼痛周围皮肤或相对应的健侧达到止痛目的。

(4)转移止痛法:让患者取舒适体位,通过回忆、冥想、听音乐、看书报等方法转移注意力,减轻疼痛反应。

(四)肝动脉栓塞化疗护理

肝动脉栓塞化疗护理是肝癌非手术治疗的首选方法,已在临床上广泛应用,是一种创伤性的非手术治疗。

1.术前护理

(1)向患者和家属解释治疗的必要性、方法、效果。

(2)评估患者的身体状况,必要时先给予支持治疗。

(3)做好各种检查,如血常规、出凝血时间、肝肾功能、心电图、影像学检查等;检查股动脉和足背动脉搏动的强度。

(4)做好碘过敏试验和普鲁卡因过敏试验,如碘过敏试验阳性可用非离子型造影剂。

(5)术前 6 小时禁食禁饮。

(6)术前 0.5 小时可给予镇静剂,并测量血压。

2.术中护理

(1)准备好各种抢救用品和药物。

(2)护士应尽量陪伴在患者的身边,安慰及观察患者。

(3)注射造影剂时,应严格控制注射速度,注射完毕后应密切观察患者有无恶心、心悸、胸闷、皮疹等过敏症状,观察血压的变化。

(4)注射化疗药物后应观察患者有无恶心、呕吐,一旦出现应帮助患者头偏向一侧,备污物盘,指导患者做深呼吸,如使用的化疗药物胃肠道反应很明显,可在注入化疗药物前给予止吐药。

(5)观察患者有无腹痛,如出现轻微腹痛,可向患者解释腹痛的原因,安慰患者,转移注意力;如疼痛较剧,患者不能耐受,可给予止痛药。

3.术后护理

(1)预防穿刺部位出血:拔管后应压迫股动脉穿刺点 15 分钟,绷带包扎后,用沙袋(1~2 kg)压迫6~8 小时;保持穿刺侧肢体平伸 24 小时;术后 8 小时内,应每隔 1 小时观察穿刺部位有无出血和渗血,保持敷料的清洁干燥;一旦发现出血,应立即压迫止血,重新包扎,沙袋压迫;如为穿刺点大血肿,可用无菌注射器抽吸,24 小时后可热敷,促进其吸收。

(2)观察有无血栓形成:应检查两侧足背动脉的搏动是否对称,患者有无肢体麻木、胀痛、皮肤温度降低等,出现上述症状与体征,应立即报告医师及时采取溶栓措施。

(3)观察有无栓塞后综合征:发热、恶心、呕吐、腹痛。如体温超过 39 ℃,可物理降温,必要时用退热药。术中或术后用止吐药,可有效地预防和减轻恶心、呕吐的症状,鼓励患者进食,尽可能满足患者对食物的要求。腹痛是因肿瘤组织坏死、局部组织水肿而引起的,可逐渐缓解,如疼痛剧烈,可使用药物止痛。

(4)密切观察化疗后反应,及时检查肝、肾功能和血常规,及时治疗和抢救。补充足够的液体,鼓励患者多饮水、多排尿,必要时应用利尿剂。

(五)心理护理

肝癌患者的 5 个阶段的心理反应往往比其他癌症患者更为明显。要充分认识患者的心理反应,对部分出现过激行为,如绝望甚至自杀的患者,要给予正确的心理疏导;同时建立良好的护患关系,减轻患者恐惧。对于晚期患者,特别要维护其尊严,并做好临终护理。

(六)健康教育

1.疾病知识指导

原发性肝癌应以预防为主。临床证明,肝炎－肝硬化－肝癌的关系密切。因此,患病毒性肝炎的患者应及时正确治疗,防止转变为肝硬化,非乙型肝炎病毒携带者应注射乙型肝炎疫苗。加强锻炼,增强体质,注意保暖。

2.生活指导

禁食含有黄曲霉素的霉变食物,特别是发霉的花生和玉米,禁饮酒。肝癌伴有肝硬化者,特别是伴食管-胃底静脉曲张的患者,应避免粗糙饮食。

3.用药指导

在化疗过程中,应向患者做好解释工作,消除紧张心理,并介绍药物性质、毒副作用,使患者心中有数。①药物反应较重者,宜安排在睡前或饭后用药,以免影响进食。呕吐严重者应少食多餐,辅以针刺足三里、合谷、曲池等穴,对减轻胃肠道反应有一定作用。②注意防止皮肤破损,观察皮肤有无瘀斑、出血点,有无牙龈出血、鼻出血、血尿及便血等症状。③鼓励患者多饮水或强迫排尿,使尿液稀释。遵医嘱适量地服用碳酸氢钠以碱化尿液。④常选用1∶5 000高锰酸钾溶液坐浴,预防会阴部感染。

4.自我监测指导

出现右上腹不适、疼痛或包块者应尽早到医院检查。肝癌的疗效取决于早发现、早治疗,一旦确诊应尽早治疗,以手术为主的综合治疗可明显延长患者生命。观察肿瘤有无并发症和有无远处转移的表现,应警惕肝癌结节破裂、肝性脑病、消化道出血和感染等。手术后的癌肿患者应观察有无复发,定期复诊。化疗患者应定期检查肝肾功能、心电图、血常规、血浆药物浓度等,及时了解脏器功能和有无药物蓄积。

(唐建花)

第六章

普外科护理

第一节 急性乳腺炎

一、疾病概述

(一)概念

急性乳腺炎是乳腺的急性化脓性感染,多发生于产后 3~4 周的哺乳期妇女,以初产妇最常见。本病主要致病菌为金黄色葡萄球菌,少数为链球菌。

(二)相关病理生理

急性乳腺炎开始时局部出现炎性肿块,数天后可形成单房或多房性的脓肿。表浅脓肿可向外破溃或破入乳管自乳头流出;深部脓肿不仅可向外破溃,也可向深部穿至乳房与胸肌间的疏松组织中,形成乳房后脓肿。感染严重者,还可并发脓毒血症。

(三)病因与诱因

1.乳汁淤积

乳汁是细菌繁殖的理想培养基,引起乳汁淤积的主要原因:①乳头发育不良(过小或凹陷)妨碍哺乳。②乳汁过多或婴儿吸乳过少导致乳汁不能完全排空。③乳管不通(脱落上皮或衣服纤维堵塞),影响乳汁排出。

2.细菌入侵

当乳头破损时,细菌沿淋巴管入侵是感染的主要途径。细菌也可直接侵入乳管,上行至腺小叶而致感染。细菌主要来自婴儿口腔、母亲乳头或周围皮肤。多数发生于初产妇,因其缺乏哺乳经验;也可发生于断奶时,6 个月以后的婴儿已经长牙,易致乳头损伤。

(四)临床表现

1.局部表现

初期患侧乳房红、肿、胀、痛,可有压痛性肿块,随病情发展症状进行性加重,数天后可形成单房或多房性的脓肿。脓肿表浅时局部皮肤可有波动感和疼痛,脓肿向深部发展可穿至乳房与胸肌间的疏松组织中,形成乳房后脓肿和腋窝脓肿,并出现患侧腋窝淋巴结肿大、压痛。局部表现可有个体差异,应用抗生素治疗的患者,局部症状可被掩盖。

2.全身表现

感染严重者,可并发败血症,出现寒战、高热、脉快、食欲减退、全身不适、白细胞数上升等症状。

(五)辅助检查

(1)实验室检查:白细胞计数及中性粒细胞比例增多。

(2)B超检查:确定有无脓肿及脓肿的大小和位置。

(3)诊断性穿刺:在乳房肿块波动最明显处或压痛最明显的区域穿刺,抽出脓液可确诊脓肿已经形成。脓液应做细菌培养和药敏试验。

(六)治疗原则

主要原则为控制感染,排空乳汁。脓肿形成以前以抗菌药治疗为主,脓肿形成后,需及时切开引流。

1.非手术治疗

(1)一般处理:①患乳停止哺乳,定时排空乳汁,消除乳汁淤积。②局部外敷,用25％硫酸镁湿敷,或采用中药蒲公英外敷,也可用物理疗法促进炎症吸收。

(2)全身抗菌治疗:原则为早期、足量应用抗生素。针对革兰阳性球菌有效的药物,如青霉素、头孢菌素等。由于抗生素可被分泌至乳汁,故避免使用对婴儿有不良影响的抗菌药,如四环素、氨基苷类、磺胺类和甲硝唑。如治疗后病情无明显改善,则应重复穿刺以了解有无脓肿形成,或根据脓液的细菌培养和药敏试验结果选用抗生素。

(3)中止乳汁分泌:患者治疗期间一般不停止哺乳,因停止哺乳不仅影响婴儿的喂养,且提供了乳汁淤积的机会。但患侧乳房应停止哺乳,并以吸乳器或手法按摩排出乳汁,局部热敷。若感染严重或脓肿引流后并发乳瘘(切口常出现乳汁)需回乳,常用方法:①口服溴隐亭1.25 mg,每天2次,服用7～14天;或口服己烯雌酚1～2 mg,每天3次,2～3天。②肌内注射苯甲酸雌二醇,每次2 mg,每天1次,至乳汁分泌停止。③中药炒麦芽,每天60 mg,分2次煎服或芒硝外敷。

2.手术治疗

脓肿形成后切开引流。于压痛、波动最明显处先穿刺抽吸取得脓液后,于该处切开放置引流,脓液做细菌培养及药物敏感试验。脓肿切开引流时注意:①切口一般呈放射状,避免损伤乳管引起乳瘘;乳晕部脓肿沿乳晕边缘做弧形切口;乳房深部较大脓肿或乳房后脓肿,沿乳房下缘做弧形切口,经乳房后间隙引流。②分离多房脓肿的房间隔以利引流。③为保证引流通畅,引流条应放在脓腔最低部位,必要时另加切口作对口引流。

二、护理评估

(一)一般评估

1.生命体征(T、P、R、BP)

评估是否有体温升高,脉搏加快。急性乳腺炎患者通常有发热,可有低热或高热;发热时呼吸、脉搏加快。

2.患者主诉

询问患者是否为初产妇,有无乳腺炎、乳房肿块、乳头异常溢液等病史;询问有无乳头内陷;评估有无不良哺乳习惯,如婴儿含乳睡觉、乳头未每天清洁等;询问有无乳房胀痛,浑身发热、无力、寒战等症状。

3.相关记录

体温、脉搏、皮肤异常等记录结果。

(二)身体评估

1.视诊

乳房皮肤有无红、肿、破溃、流脓等异常情况,乳房皮肤红肿的开始时间、位置、范围、进展情况。

2.触诊

评估乳房乳汁淤积的位置、范围、程度及进展情况;乳房有无肿块,乳房皮下有无波动感,脓肿是否形成,脓肿形成的位置、大小。

(三)心理- 社会评估

评估患者心理状况,是否担心婴儿喂养与发育、乳房功能及形态改变。

(四)辅助检查阳性结果评估

患者血常规检查示血白细胞计数及中性粒细胞比例升高提示有炎症的存在;根据 B 超检查的结果判断脓肿的大小及位置,诊断性穿刺后方可确诊脓肿形成;根据脓液的药物敏感试验选择抗生素。

(五)治疗效果的评估

1.非手术治疗评估要点

应用抗生素是否有效果,乳腺炎症是否得到控制,患者体温是否恢复正常;回乳措施是否起效,乳汁淤积情况有无改善,患者乳房肿胀疼痛有无减轻或加重;患者是否了解哺乳卫生和预防乳腺炎的知识,情绪是否稳定。

2.手术治疗评估要点

手术切开排脓是否彻底,伤口愈合情况是否良好。

三、主要护理诊断(问题)

(一)疼痛

疼痛与乳汁淤积、乳房急性炎症使乳房压力显著增加有关。

(二)体温过高

体温过高与乳腺急性化脓性感染有关。

(三)知识缺乏

缺乏与不了解乳房保健和正确哺乳知识。

(四)潜在并发症

乳瘘。

四、护理措施

(一)缓解疼痛

1.防止乳汁淤积

患乳暂停哺乳,定时用吸乳器吸净乳汁。

2.按摩、热敷

每天定时给予手法按摩、辅助热敷物理治疗,疏通阻塞的乳腺管,刺激乳窦,使乳汁流畅,淤积的硬块消散,预防乳腺脓肿发生。

3.托起乳房

用三角巾或宽松胸罩拖起患侧乳房,减轻疼痛和肿胀。

(二)控制体温和感染

1.控制感染

遵医嘱抽血培养和药物敏感试验,使用抗菌药物并观察疗效。

2.病情观察

定时测量体温、脉搏、呼吸,监测白细胞、中性粒细胞变化。

3.高热护理

发热期间予温水擦浴、冰袋降温等物理降温,必要时遵医嘱予药物降温;伴有畏寒、发抖等症状者,注意保暖;保持口腔和皮肤清洁。

(三)脓肿切开引流术后护理

保持引流通畅,观察引流液的量、性状、颜色及气味变化,及时更换敷料。

(四)用药护理

遵医嘱早期使用抗菌药,根据药物敏感试验选择合适的抗菌药,注意评估患者有无药物不良反应。

(五)饮食与运动

给予高蛋白、高维生素、低脂肪食物,保证足量水分摄入。注意休息,适当运动,劳逸结合。

(六)心理护理

观察了解患者心理状况,给予必要的疾病有关的知识宣教,抚慰其紧张急躁情绪。

(七)健康教育

1.保持乳头和乳晕清洁

每次哺乳前后清洁乳头,保持局部干燥清洁。

2.纠正乳头内陷

妊娠期每天挤捏、提拉乳头。

3.养成良好的哺乳习惯

定时哺乳,每次哺乳时让婴儿吸净乳汁,如有淤积及时用吸乳器或手法按摩排出乳汁;培养婴儿不含乳头睡眠的习惯;注意婴儿口腔卫生,及时治疗婴儿口腔炎症。

4.及时处理乳头破损

乳晕破损或皲裂时暂停哺乳,用吸乳器吸出乳汁哺乳婴儿;局部用温水清洁后涂以抗菌药软膏,待愈合后再行哺乳;症状严重时及时诊治。

五、护理评价

(1)患者的乳汁淤积情况有无改善,是否学会正确排出淤积乳汁的方法,是否坚持每天挤出已经淤积的乳汁,回乳措施是否产生效果,乳房胀痛有无逐渐减轻。

(2)患者乳房皮肤的红肿情况有无好转,乳房皮肤有无溃烂,乳房肿块有无消失或增大。

(3)患者应用抗生素后体温有无恢复正常,炎症有无消退,炎症有无进一步发展为脓肿。

（4）患者脓肿有无及时切开引流,伤口愈合情况是否良好。

（5）患者是否了解哺乳卫生和预防乳腺炎的知识,焦虑情绪是否改善。

（朱雪娜）

第二节 乳 腺 癌

一、概述

乳腺癌是一种常见的恶性肿瘤,大多发生于 40～60 岁的妇女,男性少见,女性的发病率约为男性的 100 倍。乳腺癌的发生率不断上升,尽管在大多数病例中,致癌的原因仍然不清楚,但许多因素已经得到证实。这些因素中如初潮早、绝经迟及未经产或高龄妊娠有一定的临床意义。与全身其他恶性肿瘤一样,乳腺癌的病因尚未完全明确,已证实的某些发病因素仍存在不少争议。绝经前和绝经后的雌激素水平是刺激发生乳腺癌的明显因素。

二、诊断

（一）症状

1.乳房肿块

乳腺内无痛性肿块,常是患者就诊的主要症状,多由患者或其配偶无意中发现,也有体格检查时发现。但也有 10％～15％可伴疼痛。

2.乳头溢液

约有 5％的乳腺癌可有乳头溢液症状或为乳腺导管内乳头状瘤恶变。患者更换内衣时发现有少许污迹而来就诊。

3.乳头和乳房皮肤改变

乳头扁平、回缩,皮肤凹陷,皮肤水肿,此表现常被患者忽视。晚期乳房出现溃破而形成溃疡。乳头粗糙、糜烂如湿疹样,进而形成溃疡,是乳头湿疹样乳腺癌的表现,而常被误诊为普通皮肤湿疹。炎性乳腺癌表现为局部皮肤可呈炎症样表现,即皮肤发红、水肿、增厚。

4.腋窝淋巴结

晚期可出现腋窝肿大淋巴结。也有患者乳房病灶很小未被发现而先出现腋窝肿大淋巴结。

5.乳房疼痛

不是乳腺癌常见症状,晚期乳腺癌疼痛为癌肿直接侵犯神经所致。

（二）体征

1.乳房肿块

早期多为无痛、单发的小肿块。以乳房外上象限为常见,质硬、表面不光滑,与周围组织分界不清楚,在乳房内不易被推动。随着肿瘤增大,可引起乳房局部隆起。若累及 Cooper 韧带,可使其缩短而致肿瘤表面皮肤凹陷,即所谓酒窝征。癌肿继续增大,如皮下淋巴管被癌细胞堵塞,引起淋巴回流障碍,出现真皮水肿,皮肤呈橘皮样改变。乳腺癌发展至晚期,可侵入胸筋膜、胸肌,以致癌块固定于胸壁而不易推动。如癌细胞侵入大片皮肤,可出现多数小结节,甚至彼此融合。

有时皮肤可溃破而形成溃疡,这种溃疡常有恶臭,容易出血。

2.腋窝淋巴结

乳腺癌淋巴转移最初多见于腋窝。肿大淋巴结质硬、无痛、可被推动;之后数目增多,并融合成团,甚至与皮肤或深部组织粘连。

3.远处转移

乳腺癌转移至肺、骨、肝脏时,可出现相应的症状。例如,肺转移可出现胸痛、气急;骨转移可出现局部疼痛;肝转移可出现肝大、黄疸等。

4.特殊类型

有两种特殊类型乳腺癌的临床表现与一般乳腺癌不同,即炎性乳腺癌和乳头湿疹样乳腺癌。炎性乳腺癌并不多见,特点是发展迅速、预后差,局部皮肤可呈炎症样表现,开始时比较局限,不久即扩展到乳房大部分皮肤,皮肤发红、水肿、增厚、粗糙、表面温度升高。乳头湿疹样乳腺癌少见,恶性程度低,发展慢,乳头有瘙痒、烧灼感,以后出现乳头变粗糙、糜烂如湿疹样,进而形成溃疡,有时覆盖黄褐色鳞屑样痂皮。部分病例于乳晕区可扪及肿块。较晚发生腋淋巴转移。

(三)检查

1.钼靶 X 线摄片

诊断乳房疾病的重要手段。乳腺癌的表现为边界不规则的肿块影,密度较高,肿块边缘有长短不一的毛刺。病灶内存在钙化点是乳腺癌在 X 线摄片上的另一个特点。

2.B超检查

表现为单发的实性低回声肿块,边界不清,周围常有晕征,内部回声不均匀,有不同程度的后方声影衰减,可有点状强回声的钙化点;肿块血流丰富;上方皮肤可能增厚或凹陷;腋下可能触及肿大的淋巴结。

3.CT 检查

乳腺癌可表现为瘤体密度高于腺体密度的不规则肿块,边缘不光滑有毛刺,肿块内可能有钙化微粒,亦可能有液化坏死的低密度区。皮肤可能有增厚,可看到 Cooper 韧带受侵皮肤凹陷,受累的乳头可回缩。累及胸壁时,乳腺后间隙可消失。增强扫描时,肿块有明显强化。CT 亦可同时清楚显示腋淋巴结和内乳淋巴结的情况。

4.MRI 检查

MRI 检查可表现为乳腺内境界不清的肿块,边界不规则有毛刺,可能显示有钙化微粒。T_1 相肿块强度低于周围组织,T_2 相肿块强度明显增高。

5.乳管镜检查

乳管镜检查常可见到 2 级、3 级导管腔内有不规则隆起,或多发性小结节,沿导管内壁纵向蔓延。基底宽,易出血,管壁僵硬,弹性差。

6.液晶及远红外热像图

乳腺癌血供丰富,肿瘤所在部位的皮肤温度比正常部位要高,液晶及热像图即利用这一现象来探测肿瘤部位。

7.穿刺活检

细针穿刺细胞学检查是一种安全、简便、快速而有效的诊断方法,一般主张在做好必要的根治术的术前准备后,再行穿刺活检;穿刺证实为恶性肿瘤后,应尽快行根治性手术,间隔时间应控制 1 周之内,最多不超过 2 周。

8.切除活检或切取活检

这是应用最广泛、结果最可靠的诊断方法。对于乳腺内肿块凡考虑为肿瘤病变或不能排除肿瘤可能性者均应行切除活检,若怀疑为恶性病变者则应在有冷冻切片设备及做好根治性手术准备的情况下进行。只有肿瘤巨大或已有周围广泛粘连,甚至破溃者,才用切取活检方法。

(四)诊断要点

(1)乳腺癌大多发生于40～50岁妇女,近年有年龄提前的倾向。月经初潮早、绝经晚、生育、未生育、乳腺癌家族史及长期高脂饮食者为高危人群。

(2)无痛性肿块为常见症状,少数可有疼痛,肿块质地较硬,边界不清,活动度差,表面不光滑。

(3)局部皮肤凹陷、水肿,呈橘皮样改变,晚期可破溃、感染、坏死呈火山口样改变并伴有恶臭,肿瘤细胞向皮肤扩散而形成卫星结节。

(4)乳头凹陷、抬高,可有乳头溢液(血性或浆液性)。乳晕可有糜烂、渗出、皲裂、增厚等湿疹样变。

(5)淋巴结肿大,早期同侧腋窝淋巴结肿大,质硬,无压痛,分散分布或融合成团及锁骨上淋巴结肿大。

(6)可有上肢水肿及血行转移到肺、肝、脑、骨骼而出现相应症状。

(7)B超、CT、钼靶摄片及MRI、红外线等辅助检查可协助诊断。穿刺细胞学检查及病理活检可明确诊断。

(五)鉴别诊断

1.纤维腺瘤

纤维腺瘤常见于青年妇女,肿瘤大多为圆形或椭圆形,边界清楚、活动度大,发展缓慢,一般易于诊断。但40岁以后的妇女不要轻易诊断为纤维腺瘤,必须排除恶性肿瘤的可能。

2.乳腺增生症

乳腺增生症多见于中年妇女,特点是乳房胀痛,肿块可呈周期性,与月经周期有关。肿块或局部乳腺增厚与周围乳腺组织分界不明显。可观察1至数个月经周期,若月经来潮后肿块缩小、变软,则可继续观察,如无明显消退,可考虑手术切除及活检。

3.浆细胞性乳腺炎

乳腺组织的无菌性炎症,炎性细胞中以浆细胞为主。临床上60%呈急性炎症表现,肿块大时皮肤可呈橘皮样改变。40%的患者开始即为慢性炎症,表现为乳晕旁肿块、边界不清,可有皮肤粘连和乳头凹陷。

4.乳腺结核

由结核杆菌所致乳腺组织的慢性炎症。好发于中、青年女性。病程较长,发展较缓慢。局部表现为乳房内肿块,肿块质硬韧,部分区域可有囊性感。肿块边界有时不清楚。

三、治疗

(一)手术治疗

手术治疗是乳腺癌的主要方法之一,还有辅助化学药物、内分泌、放射和生物治疗等。对病灶仍局限于局部及区域淋巴结的患者,手术治疗是首选。目前应用的5种手术方式均属治疗性手术,而不是姑息性手术。

1.乳腺癌根治术

手术应包括整个乳房、胸大肌、胸小肌、腋窝及锁骨下淋巴结的整块切除。有多种切口设计方法,可采取横向或纵行梭形切口,皮肤切除范围一般距肿瘤 3 cm,手术范围上至锁骨,下至腹直肌上段,外至背阔肌前缘,内至胸骨旁或中线。该术式可清除腋下组(胸小肌外侧)、腋中组(胸小肌深面)及腋上组(胸小肌内侧)3 组淋巴结。乳腺癌根治术的手术创伤较大,故术前必须明确病理诊断,对未确诊者应先将肿瘤局部切除,立即进行冷冻切片检查,如证实是乳腺癌,随即进行根治术。

2.乳腺癌扩大根治术

乳腺癌扩大根治术即在上述清除腋下、腋中、腋上 3 组淋巴结的基础上,同时切除胸廓内动、静脉及其周围的淋巴结(即胸骨旁淋巴结)。

3.乳腺癌改良根治术

有 2 种术式:①保留胸大肌,切除胸小肌;②保留胸大、小肌。前者淋巴结清除范围与根治术相仿,后者不能清除腋上淋巴结。根据大量病例观察,认为Ⅰ、Ⅱ期乳腺癌应用根治术及改良根治术的生存率无明显差异,且该术式保留了胸肌,术后外观效果较好,目前已成为常用的手术方式。

4.全乳房切除术

手术范围必须切除整个乳腺,包括腋尾部及胸大肌筋膜。该术式适宜于原位癌、微小癌及年迈体弱不宜做根治术者。

5.保留乳房的乳腺癌切除术

手术包括完整切除肿块及腋淋巴结清扫。肿块切除时要求肿块周围包裹适量正常乳腺组织,确保切除标本的边缘无肿瘤细胞浸润。术后必须辅以放疗、化学治疗(简称化疗)。

手术方式的选择还应根据病理分型、疾病分期及辅助治疗的条件而定。对可切除的乳腺癌患者。手术应达到局部及区域淋巴结最大限度地清除,以提高生存率,然后再考虑外观及功能。对Ⅰ、Ⅱ期乳腺癌可采用乳腺癌改良根治术及保留乳房的乳腺癌切除术。在综合辅助治疗较差的地区,乳腺癌根治术还是比较适合的手术方式。胸骨旁淋巴结有转移者如术后无放疗条件可行扩大根治术。

(二)化学药物治疗

浸润性乳腺癌术后应用化学药物辅助治疗,可改善生存率。乳腺癌是实体瘤中应用化疗最有效的肿瘤之一,化疗在整个治疗中占有重要的地位。常用的有 CMF 方案(环磷酰胺、甲氨蝶呤、氟尿嘧啶)。根据病情可在术后尽早(1 周内)开始用药。剂量为环磷酰胺(C)400 mg/m²,甲氨蝶呤(M)20 mg/m²,氟尿嘧啶(F)400 mg/m²,均为静脉注射,在第 1 天及第 8 天各用 1 次,为 1 个疗程,每 4 周重复,6 个疗程结束。因单药应用阿霉素的效果优于其他抗癌药,所以对肿瘤分化差、分期晚的患者可应用 CAF 方案(环磷酰胺、阿霉素、氟尿嘧啶)。环磷酰胺(C)400 mg/m²,静脉注射,第 1 天;阿霉素(A)40 mg/m²,静脉注射,第 1 天;氟尿嘧啶(F)400 mg/m²,静脉注射第 1、第 8 天,每 28 天重复给药,共 8 个疗程。化疗前患者应无明显骨髓抑制,白细胞计数>4×10⁹/L,血红蛋白含量>80 g/L,血小板计数>50×10⁹/L。化疗期间应定期检查肝、肾功能,每次化疗前要查白细胞计数,如白细胞计数<3×10⁹/L,应延长用药间隔时间。应用阿霉素者要注意心脏毒性,或用表柔比星替代,其心脏毒性比较轻。

术前化疗目前多用于Ⅲ期病例,可探测肿瘤对药物的敏感性,并使肿瘤缩小,减轻与周围组织的粘连。药物治疗一般可采用 CMF、CAF 方案,一般用 2～3 个疗程。

(三)内分泌治疗

癌肿细胞中雌激素受体(ER)含量高者,称激素依赖性肿瘤,这类患者对内分泌治疗有效。而 ER 含量低者,称激素非依赖性肿瘤,内分泌治疗效果差。因此,对手术切除标本除做病理检查外,还应测定 ER 和孕激素受体(PGR)。不仅可帮助选择辅助治疗方案,对判断预后也有一定作用。

三苯氧胺为非甾体激素的抗雌激素药物,其结构式与雌激素相似,可在靶器官内与雌二醇争夺 ER,三苯氧胺、ER 复合物能影响 DNA 基因转录,从而抑制肿瘤细胞生长。临床应用表明,该药可降低乳腺癌术后复发及转移,对 ER、PGR 阳性的绝经后妇女效果尤为明显。同时可减少对侧乳腺癌的发生率。三苯氧胺的用量为每天 20 mg,一般服用 5 年。该药安全有效,不良反应有潮热、恶心、呕吐、静脉血栓形成、眼部不良反应、阴道干燥或分泌物多。长期应用后小部分患者可能发生子宫内膜癌。

新近发展的芳香化酶抑制剂如来曲唑等,有资料证明其效果优于三苯氧胺。这类药物能抑制肾上腺分泌的雄激素转变为雌激素过程中的芳香化环节,从而降低雌二醇,达到治疗乳腺癌的目的。

(四)放疗

乳腺癌局部治疗的手段之一。在保留乳房的乳腺癌手术后,放疗是一重要组成部分,应于肿块局部广泛切除后给予较高剂量放疗。单纯乳房切除术后可根据患者年龄、疾病分期、分类等情况,决定是否应用放疗。根治术后是否应用放疗,多数认为对 Ⅰ 期病例无益,对 Ⅱ 期以后病例可能降低局部复发率。

目前根治术后不做常规放疗,而对复发高危病例,放疗可降低局部复发率,提高生存质量。指征:①病理报告有腋中或腋上淋巴结转移者;②阳性淋巴结占淋巴结总数 1/2 以上或有 4 个以上淋巴结阳性者;③病理证实胸骨旁淋巴结阳性者(照射锁骨上区);④原发灶位于乳房中央或内侧而做根治术后,尤其是腋淋巴结阳性者。

(五)生物治疗

近年临床上已逐渐推广使用的曲妥珠单抗注射液,其通过转基因技术制备,对 *C-erbB-2* 过度表达的乳腺癌患者有一定效果,特别是对其他化疗药无效的乳腺癌患者也能有部分疗效。

四、护理措施

(一)术前护理

1.心理护理

针对患者对病情的发展、手术及对预后的恐惧心理,加强心理疏导;向患者和家属说明手术的必要性,告诉患者术后择期行乳房再造手术,以弥补手术造成的胸部缺陷,树立其战胜疾病的信心。

2.支持疗法

加强营养,改善患者心、肝、肺、肾功能,提高患者对手术的耐受力。

3.皮肤准备

乳腺癌根治术切除范围大,应做好手术区皮肤的准备。需要植皮的患者,要做好供皮区皮肤的准备。

(二)术后护理

1.体位

患者血压平稳后取半卧位,有利于切口引流,防止积液导致皮瓣坏死和切口感染,也利于呼吸和有效咳嗽,预防肺不张和肺炎。

2.饮食和营养

手术后 6 小时,若患者没有出现胃肠道反应,可正常进食,并保证有足够的热量和维生素,促进术后康复。

3.切口护理

切口用多层敷料或棉垫加压包扎,使皮瓣紧贴创面,包扎松紧度适宜,维持正常血供。若患侧上肢远端皮肤发绀、温度降低、上肢脉搏不能扪及,应及时调整胸带的松紧度。若绷带松脱,应及时加压包扎。必要时用沙袋压迫。若发现皮下有积液,在严格消毒后抽液,并局部加压包扎;若皮瓣边缘发黑坏死,应予以剪除,防止感染,待肉芽组织生长良好后再植皮。

4.引流通畅

保持皮下的负压引流管通畅,观察引流液性质和颜色。术后 1～2 天,每天有 50～100 mL,血性引流液,2～3 天渗出基本停止,可拔除引流管,用绷带加压包扎切口。

5.预防并发症的发生

(1)患侧上肢水肿:术后引起患侧上肢水肿的原因有上肢淋巴回流不畅、头静脉被结扎、腋静脉栓塞、局部积液等。手术后指导患者抬高患侧上肢,制动,下床活动时用吊带固定患侧上肢,防止皮瓣滑动影响切口愈合。同时,手术后避免在患侧上肢进行测血压、静脉注射、抽血等治疗。

(2)气胸:手术若损伤胸膜,可引起气胸。术后要严密观察患者的呼吸情况,以便及早发现和及时处理。

6.功能锻炼

鼓励并协助患者开展患侧上肢的功能锻炼,减少或避免术后的残疾。术后 3 天内,患侧上肢制动,避免外展,可做手指的运动、伸指、握拳等活动。术后 4 天,活动肘部。术后 1 周皮瓣基本愈合,可进行肩部活动、做手指爬墙运动等,直至患者能自行用患侧手梳头或手高举过头。

7.放疗或化疗的护理

放、化疗期间,定期复查肝、肾功能及血常规,若出现严重肝、肾功能损害,骨髓抑制现象,应立即停止放、化疗。

8.健康指导

(1)宣传乳腺癌的早期自我检查及普查的重要性,成年女性每月乳房自我检查 1 次。

(2)术后患侧上肢避免负重,5 年内避免妊娠。

(3)定期门诊随访,术后 1～2 年,每 3 个月随诊 1 次;3～5 年后每半年随诊 1 次,包括体检、血常规、肝肾功能及细胞免疫功能检查、胸部 X 线检查、肝 B 超检查,必要时,行骨核素扫描或 CT 检查;5 年后每年随诊 1 次,共 10 年。

(朱雪娜)

第三节 甲状腺疾病

甲状腺疾病甲状腺分左、右两叶,覆盖并附着于甲状软骨下方的器官两侧,中间以峡部相连,由内、外两层被膜包裹,手术时分离甲状腺即在此两层被膜之间进行。在甲状腺背面、两层被膜的间隙内,一般附有 4 个甲状旁腺。成人甲状腺重约 30 g,正常者进行颈部检查时,既不能清楚地看到,也不易摸到甲状腺。由于甲状腺借外层被膜固定于气管和环状软骨上,还借两叶上极内侧的悬韧带悬吊于环状软骨,所以做吞咽动作时,甲状腺随之上下移动,临床上常以此鉴别颈部肿块是否与甲状腺有关(图 6-1)。

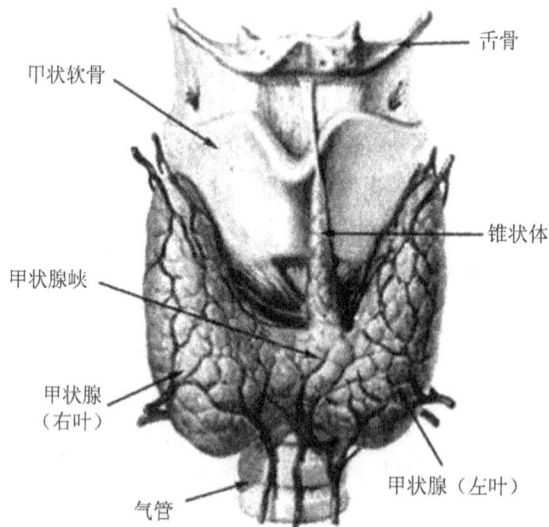

图 6-1 甲状腺的解剖结构

甲状腺的血液供应非常丰富,主要来自两侧的甲状腺上、下动脉。甲状腺有 3 条主要静脉,即甲状腺上、中、下静脉。甲状腺的淋巴液汇入颈深淋巴结。甲状腺的神经支配来自迷走神经,其中,喉返神经穿行于甲状腺下动脉的分支之间,支配声带运动,喉上神经的内支(感觉支)分布于喉黏膜,外支(运动支)支配环甲肌,与甲状腺上动脉贴近走行,使声带紧张。

甲状腺有合成、贮存和分泌甲状腺素的功能。甲状腺素的主要作用:①加快全身细胞利用氧的效能,加速蛋白质、糖类和脂肪的分解,全面增高人体的代谢,增加热量的产生。②促进人体的生长发育,在出生后影响脑与长骨的生长、发育。

一、单纯性甲状腺肿

(一)概述

单纯甲状腺肿发病率 5%,甚至更高,女性好发,缺碘是主要原因。由于离海远的山区饮水和食物中含碘量低,发病者较多,故常称为地方性甲状腺肿。在缺乏碘而仍需甲状腺功能维持身体需要的前提下,垂体前叶促甲状腺激素的产生就增加,导致甲状腺代偿性肿大。病变早期为弥漫性肿大,随着增生和再生反复出现,会出现结节;晚期部分腺泡坏死、出血、囊性变、纤维化、钙化等,可出现质地不等、大小不一的结节,称为结节性甲状腺肿。

除甲状腺素的合成原料碘缺乏外,当机体对甲状腺激素的需要量较正常增高,或其他原因导致甲状腺素合成和分泌障碍时,也会引起甲状腺肿大。前者常见于青春期、妊娠期、绝经期、创伤或感染患者;后者原因众多,可以是大脑皮质-下丘脑-垂体前叶-甲状腺系统任意环节的失调。两者与地方性甲状腺肿的主要不同是,后者往往腺体肿大很突出,并多发生在地方性甲状腺肿的流行区。

(二)护理评估

1.健康史

评估时应询问患者的年龄、月经生育史、创伤感染情况和居住史,如是否居住于远离海的山区,以及饮食习惯,如是否不吃海带、紫菜等海产品,或者有海产品过敏或禁忌。据报道,卷心菜、花生、菠菜、大豆、豌豆、萝卜等食物可抑制甲状腺素的合成,经常大量进食,亦能导致甲状腺肿大。

2.临床表现

局部表现为主,颈部增粗,颈前肿块。一般无全身症状,基础代谢率正常。甲状腺可有不同程度的肿大,早期两侧呈弥漫性肿大,表面光滑,质地软,可随吞咽上下移动;随后可触及单个或多个结节,增长缓慢。较大腺体压迫周围器官或组织出现压迫症状,可表现为呼吸困难、气管软化、声音嘶哑或吞咽困难。胸骨后甲状腺肿易压迫气管和食管。

3.辅助检查

(1)甲状腺摄^{131}I率测定:缺碘性甲状腺肿可出现摄碘量增高,但吸碘高峰一般正常。

(2)B超检查:有助于发现甲状腺内囊性、实质性或混合性多发结节的存在。

(3)颈部 X 线检查:可发现不规则的胸骨后甲状腺肿及钙化的结节,还能确定有无气管受压、移位及狭窄的程度。

(4)细针穿刺细胞学检查:病变性质可疑时,可行细针穿刺细胞学检查以确诊。

(三)护理问题

1.焦虑

焦虑与疾病、担心手术预后等因素有关。

2.知识缺乏

缺乏进食加碘食盐或含碘丰富的食品的有关知识。

3.疼痛

疼痛与手术引起的组织损伤有关。

(四)护理目标

(1)患者紧张情绪缓解或减轻,积极配合手术。

(2)患者能够叙述相关知识。

(3)患者疼痛减轻或消失。

(五)护理措施

1.一般护理

(1)皮肤的准备:男性患者刮胡须,女性患者发髻低需要理发。

(2)胃肠道的准备:术前禁食 8～12 小时,禁水 4～6 小时。

（3）体位训练：术前指导患者进行头颈过伸位的训练。

2.心理护理

针对患者术前紧张和担心手术预后进行心理护理。

（1）讲解手术的必要性。

（2）讲解此手术为外科中等手术，手术医师经验丰富。

（3）讲解手术及麻醉方式。

（4）讲解过于紧张会影响手术的进行及麻醉效果。

（5）请手术已经康复的患者与之交流经验体会。

（6）调动社会支持体系，给患者予以协助和鼓励。

3.术后护理

主要针对术后并发症。

（1）出血：术后48小时内出现，表现为颈部迅速肿大、呼吸困难、烦躁不安，甚至窒息；伤口渗血或出血。①预防术后出血。适当加压包扎伤口敷料。予半坐卧位，减轻术后颈部切口张力。避免大声说话、剧烈咳嗽，以免伤口裂开、出血。术后6小时内进食温凉流质、半流质饮食，避免进过热饮食，减少伤口部位充血。②观察伤口渗血情况及颈后有无渗血；观察患者呼吸情况，有无呼吸困难；观察患者颈部情况，有无颈部肿大。床旁备气管切开包，如发生出血，应立即剪开缝线，消除积血，必要时送手术室止血。

（2）呼吸困难和窒息：表现为颈部压迫感、紧缩感或梗阻感，还可表现为进行性呼吸困难、呼吸费力、烦躁、发绀及气管内痰鸣音。①术后24～48小时严密观察病情变化。每2小时测量血压、脉搏、呼吸1次，观察伤口敷料及引流管引流液的情况，尤应注意颈部敷料有无渗血。②预防术后出血。适当加压包扎伤口敷料。予半坐卧位，减轻术后颈部切口张力。避免大声说话、剧烈咳嗽，以免伤口裂开出血。术后6小时内进食温凉流质、半流质饮食，避免进过热饮食，减少伤口部位充血。③保持呼吸道通畅。指导患者有效咳嗽、排痰的方法并示范，即先深吸一口气，然后用手按压伤口处，快速用力将痰咳出，但避免剧烈咳嗽，以免伤口裂开。痰液黏稠不易排出时，给予雾化吸入，每天2～3次，并协助患者翻身叩背，促进痰液排出。④及时处理：发现患者有颈部紧缩感和压迫感、呼吸困难、烦躁不安、心动加速、发绀时，应立即检查伤口。如果是出血引起，立即就地松开敷料，剪开缝线，敞开切口，迅速除去血肿；如血肿清除后患者呼吸仍无改善，则应立即施行气管切开，并予吸氧；待患者情况好转后，再送手术室进行进一步检查止血和其他处理。⑤术前常规在床旁准备气管切开包和抢救药品。⑥手术后如近期出现呼吸困难，宜先试行插管，插管失败后再做气管切开。

（3）喉返神经损伤：可分暂时性（2/3以上的患者是暂时性损伤）和持久性损伤两种，评估患者有无声音嘶哑、失声。如果症状出现，注意给予安慰和解释，减轻其恐惧和焦虑，使其积极配合治疗。同时，应用促进神经功能恢复的药物，结合理疗、针灸，促进声带功能的恢复（暂时性损伤可在术后几周内恢复功能）。注意声带的休息，避免不必要的谈话。在后期要多与患者交流，并要求患者尽量用简短的语言回答或点头，亦可使用写字板，鼓励患者自己说出来，提高其自信心，促进声带功能的恢复。

（4）喉上神经损伤：喉上神经外支损伤可引起环甲肌瘫痪，使声带松弛，患者发音产生变化，常感到发音弱、音调低、无力、缺乏共振，最大音量降低。喉上神经内支损伤可使咽喉黏膜的感觉丧失，易引起误咽，尤其是喝水时出现呛咳。要指导患者取坐位进食，或进半固体饮食。一般理疗后可恢复。

（5）甲状旁腺功能减退：可出现低血钙，表现为面部、口唇周围及手、足针刺感及麻木感或强直感，还可表现为畏光、复视、焦虑、烦躁不安。重者可有面肌和手足阵发性痛性痉挛，甚至喉、膈肌痉挛，出现呼吸困难和窒息。血清钙低于正常。但只要有一枚良好的甲状旁腺保留下来，就可维持甲状旁腺的正常功能，故临床上出现严重的手足抽搐者并不多见。其发生率与甲状腺手术范围及以往手术次数直接相关。如果出现症状，护理上需注意以下事项：①限制含磷较高的食物如牛奶、瘦肉、蛋类、鱼类。②症状轻者可口服葡萄糖酸钙 2～4 g，每天3次，2～3 周后损伤的甲状旁腺代偿性增生，症状消失；症状较重者或长期不能恢复者加服维生素 D，每天 5 万～10 万单位，促进钙在肠道中的吸收。口服二氢速固醇（AT10）油剂，有提高血清钙含量的特殊作用，从而降低神经肌肉的应激性，效果最好。③抽搐发作注意患者安全，医护人员不要用手强力按压患者制止抽搐发作，避免受伤。

4.健康教育

（1）在甲状腺肿流行地区推广加碘食盐：告知居民勿因价格低廉而购买和食用不加碘食盐。日常烹调使用加碘食盐，每 10～20 kg 食盐中均匀加入碘化钾或碘化钠 1 g 即可满足人体每天的需碘量。

（2）告知患者碘是甲状腺素合成的必需成分：食用高碘含量食品有助于增加体内甲状腺素的合成，改善甲状腺肿大症状。鼓励进食海带、紫菜等含碘丰富海产品。

二、甲状腺功能亢进

（一）概述

1.病因

甲状腺功能亢进（简称甲亢）的原因尚未完全明了，目前多认为它是一种自身免疫性疾病。此外，情绪、应激等因素也被认为对其发病有重要影响。

2.分类

（1）原发性甲状腺功能亢进症（Grave 病、突眼性甲状腺肿或者毒性甲状腺肿）：最常见，多发于 20～40 岁，女性较男性发病率高。甲状腺呈弥漫性肿大、对称，有突眼征。

（2）继发性甲状腺功能亢进症：少见，多发于 40 岁以上，甲状腺肿大呈结节性、不对称，一般无突眼。

（3）高功能腺瘤是继发性甲状腺功能亢进症的特殊类型：少见，多为单发，无突眼。

（二）护理评估

1.健康史

（1）患者的年龄、性别。

（2）患者是否有情绪急躁、容易激动、失眠、两手颤动、怕热、多汗、食欲亢进而体重减轻、消瘦、心悸、胸闷、脉快有力（每分钟脉率在 100 次以上，休息和睡眠时快）、月经失调等症状。

（3）是否进行过甲状腺手术或者放疗。

（4）甲状腺功能亢进症的药物治疗情况。

（5）患者及其家属对疾病的认识及心理反应。

2.临床表现

（1）代谢率增高的表现：食欲亢进、食量大，但反见消瘦、体重下降；多汗、不耐热；紧张、神经过敏、手细颤;心律失常和心悸;皮肤毛发柔弱,易脱落;腹泻。

(2)性格的改变:烦躁易激惹。情绪波动大,可表现为时而兴奋,时而抑郁。言语及动作速度加快。

(3)心血管系统功能改变:患者主诉心悸、心慌。脉快有力,多在每分钟 100 次以上,休息和睡眠时亦快。脉压增大,常＞5.3 kPa(40 mmHg)。脉率增快和脉压的增大为重要临床表现。可作为判断病情程度和治疗效果的重要标志。

(4)内分泌紊乱:月经失调、不孕、早产等。

(5)眼征:瞬目减少,辐辏运动减弱,眼球内聚困难。突眼征:由于液体积聚在眼眶,球后水肿,造成眼球突出,但并非必然存在。突眼的严重程度与甲状腺功能亢进症的严重程度无明显关系。继发于结节性甲状腺肿的甲状腺功能亢进症患者多无突眼征。通常治疗不会改善。

3.辅助检查

(1)基础代谢率(BMR)测定:BMR ＝ 脉率 ＋ 脉压 － 111。BMR 正常为 ±10%,增高至 ＋20%～＋30% 为轻度甲状腺功能亢进症,＋30%～＋60% 为中度甲状腺功能亢进症,＋60% 以上为重度甲状腺功能亢进症。

(2)甲状腺摄碘率的测定:给受试者一定剂量的放射性[131]I,再探测甲状腺摄取[131]I 的程度,可以判断甲状腺的功能状态。正常甲状腺 24 小时摄碘量为人体总量的 30%～40%,如果在 2 小时内甲状腺的摄碘量超过了人体总量的 25%,或在 24 小时内超过了人体总量的 50%,且吸碘高峰提前出现,都提示有甲状腺功能亢进症。注意如果患者在近2 个月内吃含碘较高的食物如海带、紫菜或服用含碘药物如甲状腺素片、复方碘溶液等,需停药 2 个月才能做试验,否则影响检测效果。

(3)血清 T_3、T_4 测定:甲状腺功能亢进症时 T_3 可高出正常值 4 倍左右,T_4 高出正常 2.5 倍。

(4)B 超:甲状腺呈弥漫性或结节性肿大。

(5)心电图(ECG):显示心动过速或心房颤动,P 波和 T 波改变。

(三)护理问题

1.焦虑

与担心疾病及手术预后等因素有关。

2.活动无耐力

与代谢率增高、氧的供应不能满足机体需要有关。

3.睡眠形态紊乱

与无法耐受炎热、大汗或性情急躁等因素有关。

4.营养失调,低于机体需要量

与代谢率增高有关。

5.疼痛

与手术引起的组织损伤有关。

6.潜在并发症

出血、呼吸困难或窒息、喉返神经损伤、喉上神经损伤、甲状旁腺损伤、甲状腺危象等。

(四)护理目标

(1)患者紧张情绪缓解或减轻,积极配合手术。

(2)患者活动能力逐渐增强,能满足自我护理要求或患者日常需求得到满足。

(3)患者能得到充足的休息和睡眠。

(4)患者甲状腺功能亢进症症状得到控制,体重增加。

(5)患者疼痛减轻或消失。

(6)患者病情变化能够被及时发现和处理。

(五)护理措施

1.一般护理

(1)皮肤的准备:男性患者刮胡须,女性患者发髻低需要理发。

(2)胃肠道的准备:术前禁食 8～12 小时,禁水 4～6 小时。

(3)体位训练:术前指导患者进行头颈过伸位的训练。

(4)术前药物准备。用药目的是降低甲状腺功能和基础代谢率,控制甲状腺功能亢进症症状,减轻甲状腺肿大及充血。先使用硫氧嘧啶类抗甲状腺药物,待基础代谢率正常后加用碘剂,适用于重度甲状腺功能亢进症患者。硫氧嘧啶类药物主要抑制甲状腺素分泌,但能使甲状腺肿大、充血。加用碘剂可以抑制甲状腺素的释放,并能使腺体缩小、变硬,减少充血,利于手术。常用碘剂为饱和碘化钾熔液,或用 Lugol 溶液。服用方法:①增量法,常用的碘剂是复方碘化钾溶液,每天 3 次,第 1 天每次由 3 滴开始,逐日每次递增 1 滴,至每次 16 滴为止。然后,维持此剂量至手术。②恒量法:10 滴,每天 3 次;4～5 滴,每天 3 次。给抗甲状腺药物和碘剂时,多需2～3 周或以上方可手术。为缩短术前准备时间,目前常给普萘洛尔口服,替代抗甲状腺药物和碘剂做药物准备。

用药注意事项:①硫氧嘧啶类药物的突出不良反应是白细胞和粒细胞数减少。当发现患者有咽痛、发热、皮疹等主诉或症状时,应及时与医师联系,进一步检查分析是否需要停药。②服用碘剂时要将碘溶液滴在水、果汁、牛奶里,并用吸管饮用,以减少碘液的不良味道和对黏膜的刺激及牙齿的损害。切忌将浓的碘剂直接滴入口腔,以免灼伤口腔黏膜,刺激口腔和胃黏膜引起恶心、呕吐、食欲缺乏等,且要强调一定要按剂量服用。③碘剂不能单独治疗甲状腺功能亢进症,仅用于手术前的准备。因为碘剂只能抑制甲状腺激素的释放,而不能抑制其合成。因此,一旦停药,贮存于甲状腺滤泡内的甲状腺球蛋白分解,大量甲状腺激素释放到血液,使甲状腺功能亢进症症状加重。④使用普萘洛尔的禁忌证为心脏束支传导阻滞、支气管哮喘。对使用普萘洛尔的患者应监测心率。发现心率低于60 次/分时,应及时提醒医师停药。

2.心理护理

针对术前紧张和担心手术预后进行心理护理。多与患者交谈,消除患者的顾虑和恐惧心理,向患者讲解甲状腺功能亢进症是一种可治愈的良性疾病。安排通风良好、安静的休息环境,指导患者减少活动,适当卧床,以免体力消耗。限制探视,避免过多外来刺激,使患者情绪稳定。

3.术后并发症的护理

(1)出血:术后 48 小时内出现,表现为颈部迅速肿大、呼吸困难、烦躁不安,甚至窒息;伤口渗血或出血。①预防术后出血:适当加压包扎伤口敷料。给予半坐卧位,减轻术后颈部切口张力。避免大声说话、剧烈咳嗽,以免伤口裂开出血。术后 6 小时内进食温凉流质、半流质饮食,避免进过热饮食,减少伤口部位充血。②观察伤口:观察伤口渗血情况及颈后有无渗血;观察患者呼吸情况,有无呼吸困难;观察患者颈部情况,有无颈部肿大。如发生出血,应立即剪开缝线,清除积血,必要时送手术室止血。③观察伤口引流管颜色、性质、量,并准确记录。如有异常,及时通知主管医师。

(2)呼吸困难和窒息:表现为颈部压迫感、紧缩感或梗阻感,还可表现为进行性呼吸困难、呼吸费力、烦躁、发绀及气管内痰鸣音。①观察病情：术后24～48小时严密观察病情变化，每2小时测量血压、脉搏、呼吸1次，观察伤口敷料及引流管引流液的情况，尤应注意颈部敷料有无渗血。②预防术后出血：适当加压包扎伤口敷料。给予半坐卧位，减轻术后颈部切口张力。避免大声说话、剧烈咳嗽，以免伤口裂开出血。术后6小时内进食温凉流质、半流质饮食，避免进过热饮食，减少伤口部位充血。③保持呼吸道通畅：指导患者有效咳嗽、排痰的方法并示范，即先深吸一口气，然后用手按压伤口处，快速用力将痰咳出，但避免剧烈咳嗽，以免伤口裂开。痰液黏稠不易排出时，给予雾化吸入，每天2～3次，并协助患者翻身叩背，促进痰液排出。④及时处理：发现患者有颈部紧缩感和压迫感、呼吸困难、烦躁不安、心动加速、发绀时，应立即检查伤口。如果是出血引起，立即就地松开敷料，剪开缝线，敞开切口，迅速除去血肿；如血肿清除后患者呼吸仍无改善，则应立即施行气管切开，并予吸氧；待患者情况好转后，再送手术室进行进一步检查止血和其他处理。⑤术前常规在床旁准备气管切开包和抢救药品。⑥手术后如近期出现呼吸困难，宜先试行插管，插管失败后再做气管切开。

(3)喉返神经损伤：可分暂时性(2/3以上的患者是暂时性损伤)和持久性损伤两种，评估患者有无声音嘶哑、失声。如果症状出现，注意给予安慰和解释，减轻其恐惧和焦虑，使其积极配合治疗。同时，应用促进神经功能恢复的药物，结合理疗、针灸，促进声带功能的恢复(暂时性损伤可在术后几周内恢复功能)。注意声带的休息，避免不必要的谈话。在后期要多与患者交流，并要求患者尽量用简短的语言回答或点头；亦可使用写字板，鼓励患者自己说出来，提高其自信心，促进声带功能的恢复。

(4)喉上神经损伤：可引起环甲肌瘫痪，使声带松弛，患者发音产生变化，常感到发音弱、音调低、无力、缺乏共振，最大音量降低。喉上神经内支损伤可使咽喉黏膜的感觉丧失，易引起误咽，尤其是喝水时出现呛咳。要指导患者取坐位进食，或进半固体饮食。一般理疗后可恢复。

(5)甲状旁腺功能减退：可出现低血钙，表现为面部、口唇周围及手、足针刺感及麻木感或强直感，还可表现为畏光、复视、焦虑、烦躁不安。重者可有面肌和手足阵发性痛性痉挛，甚至喉、膈肌痉挛，出现呼吸困难和窒息。查血清钙低于正常。但只要有一枚良好的甲状旁腺保留下来，就可维持甲状旁腺的正常功能，故临床上出现严重的手足抽搐者并不多见。其发生率与甲状腺手术范围及以往手术次数直接相关。如果出现症状，护理上需注意以下事项：①限制含磷较高的食物，如牛奶、瘦肉、蛋类、鱼类。②症状轻者可口服葡萄糖酸钙2～4 g，每天3次，2～3周后损伤的甲状旁腺代偿性增生，症状消失；症状较重者或长期不能恢复者加服维生素D，每天5万～10万单位，促进钙在肠道中的吸收。口服二氢速固醇油剂，有提高血清钙含量的特殊作用，从而降低神经肌肉的应激性，效果最好。③抽搐发作时，注意患者安全，医护人员不要用手强力按压患者制止抽搐发作，避免受伤。

(6)甲状腺危象：原因尚不清楚。表现为术后12～36小时内出现高热、脉快且弱(＞120次/分)、烦躁、谵妄，甚至昏迷，常伴恶心、呕吐。如果症状出现，要及时处理。①物理或药物降温：必要时可用冬眠药，使其体温维持在37 ℃左右。②吸氧：减轻组织缺氧。③静脉输入大量葡萄糖溶液：降低循环血液中的甲状腺激素水平。④烦躁不安、谵妄者，注意患者安全，防止外伤。⑤遵医嘱用药：口服复方碘化钾溶液3～5 mL。紧急时用10%碘化钠溶液5～10 mL加入10%葡萄糖溶液500 mL中静脉滴注；氢化可的松，每天200～400 mg，分次静脉滴注，拮抗应激；利舍平1～2 mg，肌内注射或普萘洛尔5 mg加入10%葡萄糖溶液100 mL中静脉滴注，以降低周围组织对儿茶酚胺的反应。镇静剂常用苯巴比妥钠100 mg或冬眠合剂Ⅱ号半量，肌内注射,6～8 小时 1 次;右心衰竭者加用洋地黄制剂。⑥提供心理支持,减轻恐惧和焦虑,促进症状缓解。

4.健康教育

(1)用药指导:说明甲状腺功能亢进症术后继续服药的重要性并督促执行。教会患者正确服用碘剂的方法,如将碘剂滴在饼干、面包等固体食物上,一并服下,以保证剂量准确。

(2)复诊指导:嘱咐出院患者定期至门诊复查,了解甲状腺的功能,出现心悸、手足震颤、抽搐等情况时,及时就诊。

三、甲状腺腺瘤

(一)概述

甲状腺腺瘤是最常见的甲状腺良性肿瘤,多见于 40 岁以下的女性,病理上可分为滤泡状和乳头状囊性腺瘤两种,前者较常见。乳头状囊性腺瘤少见,不易与乳头状腺癌区别。腺瘤周围有完整的包膜。

(二)护理评估

1.健康史

(1)患者的年龄。

(2)肿物生长速度。

(3)有无压迫症状。①压迫气管:导致呼吸困难。②压迫食管:可致吞咽困难。③压迫静脉:表现为面部淤血、发绀、水肿、浅表静脉怒张。④压迫神经:喉返神经受压,可引起声带麻痹、声音嘶哑。

2.临床表现

多为单发,表面光滑,边界清,随吞咽上下活动,多无不适,生长缓慢。肿块较大时可有压迫症状。多为实性,部分为囊性,当囊壁血管破裂发生囊内出血时,肿块迅速增大,伴局部胀痛。

3.辅助检查

(1)颈部 B 超检查:用来测定甲状腺肿物的大小及其与周围组织的关系。

(2)穿刺细胞学检查:用以明确甲状腺肿块的性质。

(三)护理问题

1.焦虑

与担心手术及预后有关。

2.疼痛

与手术引起的组织损伤有关。

(四)护理目标

(1)患者紧张情绪缓解或减轻,积极配合手术。

(2)患者疼痛减轻或消失。

(五)护理措施

1.术前护理

(1)皮肤的准备:男性患者刮胡须,女性患者发髻低需要理发。

(2)胃肠道的准备:术前禁食 8～12 小时,禁水 4～6 小时。

(3)体位训练:术前指导患者进行头颈过伸位的训练。

2.心理护理

针对患者术前紧张和手术预后进行心理护理。

(1)讲解手术的必要性,若不进行手术治疗,则有恶变的可能。

(2)讲解此手术为外科中等手术,手术医师经验丰富。

(3)讲解手术及麻醉方式。

(4)讲解过于紧张影响手术的进行及麻醉效果。

(5)请手术已经康复的患者与之交流经验体会。

(6)调动社会支持体系给患者予协助和鼓励。

3.术后护理

同单纯性甲状腺肿术后护理。

4.健康教育

术后多做吞咽动作,防止颈前肌粘连;伤口拆线后适当进行颈部运动,防止瘢痕挛缩。定期门诊复查。

四、甲状腺癌

(一)概述

甲状腺癌是最常见的甲状腺恶性肿瘤,发病率因国家和地区而不同,在我国约占全身恶性肿瘤的 1%,近年有增长趋势,女性多见。发病年龄不同于一般肿瘤多发于老年人的特点,此病从儿童到老年人都可发生,青壮年占大多数。

(二)护理评估

1.健康史

(1)患者的性别、年龄。

(2)肿物生长速度。

(3)有无压迫症状:呼吸困难、吞咽困难、声音嘶哑、面部淤血、发绀、水肿、浅表静脉怒张等。

2.临床表现

肿块特点是质硬、不规则、边界不清,随吞咽活动度差。局部淋巴结转移时伴有颈部淋巴结肿大。晚期常因压迫邻近组织如喉返神经、气管、食管、交感神经节而出现相应的压迫症状。

3.辅助检查

(1)颈部 B 超检查:用来测定甲状腺肿物的大小及其与周围组织的关系。

(2)放射性同位素扫描:多为冷结节或凉结节。

(3)CT/MRI 检查:能更清楚地定位病变范围及淋巴结转移灶。

(4)穿刺细胞学检查:用以明确甲状腺肿块的性质。

4.心理社会因素

近期有无心理应激,如家庭生活、工作等方面。

(三)护理问题

1.焦虑

与甲状腺肿块性质不明、担心手术及预后有关。

2.知识缺乏

缺乏甲状腺手术术前、术后康复知识。

(四)护理目标

(1)患者焦虑减轻,舒适感增加,积极配合治疗。

(2)患者能够叙述相关知识。

(五)护理措施

1.一般护理

(1)皮肤的准备:男性患者刮胡子,女性患者发髻低需要理发。

(2)胃肠道的准备:术前禁食8～12小时,禁水4～6小时。

(3)体位训练:术前指导患者进行头颈过伸位的训练。

2.心理护理

针对患者术前紧张和担心手术预后进行心理护理。

(1)讲解手术的必要性,若不进行手术治疗,则病情有恶化的可能。

(2)讲解此手术为外科中等手术,手术医师经验丰富。

(3)讲解手术及麻醉方式。

(4)讲解过于紧张影响手术的进行及麻醉效果。

(5)请手术已经康复的患者与之交流经验体会。

(6)调动社会支持体系,给患者予协助和鼓励。

3.术后护理

除不会发生甲状腺危象外,其余同甲状腺功能亢进术后护理。

4.健康教育

(1)甲状腺全部切除的患者需终身服用甲状腺制剂以满足机体对甲状腺素的需要。常用的甲状腺制剂有甲状腺素片、左甲状腺素等。要使患者了解不正确的用药可导致严重心血管并发症。指导患者:①每天按时服药。②出现心慌、多汗、急躁或畏寒、乏力、精神萎靡不振、嗜睡、食欲减退等体内甲状腺激素过多或过少表现时,应及时就诊,以便调整剂量。③不随意自行停药或变更剂量。④随年龄变化,药物剂量有可能需要调整,故最好至少每年到医院复查1次。

(2)不同病理类型的甲状腺癌患者的预后有明显差异,乳头状腺癌恶性程度低,预后较好。指导患者调整心态,积极配合后续治疗。

五、甲状腺结节

(一)概述

甲状腺结节是指在甲状腺内出现的肿块,临床上是一种常见病证,可由甲状腺各种疾病引起,因而怎样区分结节的良、恶性,对如何选择治疗方案有其重要意义。儿童时期出现的甲状腺结节50%为恶性。发生于年轻男性的单发结节,也应警惕恶性的可能。如果患者突然出现甲状腺结节,且短期内发展较快,则恶性的可能性较大,但有些早已存在的乳头状囊性腺瘤,常因重体力劳动或剧烈咳嗽而发生囊内出血时,短期内可迅速增大,应加以区分,后者病变局部常有胀痛感。

(二)护理评估

1.健康史

(1)患者的性别、年龄。

(2)结节生长速度。

（3）有无压迫症状。

2.临床表现

甲状腺单个孤立结节比多个结节的恶性机会大。触诊时,良性腺瘤表面平滑,质地较软,随吞咽移动度大;而腺癌常表现为不平整,质地较韧,随吞咽移动度较小,可同时触及颈部肿大的淋巴结。有时腺癌结节很小,而同侧已有肿大的淋巴结。

3.辅助检查

（1）核素扫描:单个冷结节恶性的可能性较大;温结节多为良性腺瘤,癌的概率较小;热结节则几乎为良性。

（2）B超检查:能测定甲状腺结节大小及数目,可区分甲状腺结节为实质性肿块、囊肿或囊实性,因此,可弥补放射性核素扫描检查的不足。如扫描为冷结节、超声检查为囊性者,则恶性的可能性大大减低。此外,还可经超声定位指导针吸活检。

（3）穿刺细胞学检查是明确甲状腺结节性质的有效方法。细胞学检查结果阴性,则 90% 为良性。

（三）护理问题

1.焦虑

与担心甲状腺肿块性质、预后等因素有关。

2.疼痛

与手术引起的组织损伤有关。

（四）护理目标

（1）患者焦虑减轻,舒适感增加,积极配合治疗。

（2）患者疼痛减轻或消失。

（五）护理措施

1.一般护理

（1）皮肤的准备:男性患者刮胡子,女性患者发髻低需要理发。

（2）胃肠道的准备:术前禁食 8～12 小时,禁水 4～6 小时。

（3）体位训练:术前指导患者进行头颈过伸位的训练。

2.心理护理

针对患者术前紧张和担心手术预后进行心理护理。

（1）讲解手术的必要性,若不进行手术治疗,病情有恶化的可能。

（2）讲解此手术为外科中等手术,手术医师经验丰富。

（3）讲解手术及麻醉方式。

（4）讲解过于紧张影响手术的进行及麻醉效果。

（5）请手术已经康复的患者与之交流经验体会。

（6）调动社会支持体系,给患者予协助和鼓励。

3.术后护理

同甲状腺功能亢进术后护理。

4.健康教育

良性肿瘤的健康教育同甲状腺腺瘤,恶性肿瘤的健康教育同甲状腺癌。

(六)最新进展

近年来,随着腔镜手术技能的不断成熟及腔镜手术器械的不断发展,腔镜技术在甲状腺外科中已被广泛使用,如腔镜甲状腺肿物切除术、一侧腺叶切除术或甲状腺大部分切除术,甚至甲状腺全切除合并颈中央区淋巴结清扫术等。这些术式与传统开放的甲状腺手术相比,其术后并发症并无增多,且具有手术损伤小、恢复快、住院时间短及除颈入路途径外,术后在身体暴露部位不留下手术瘢痕、能达到较满意的美容效果等优点。

1.腔镜甲状腺手术概况

Gagner 等成功进行了首例腔镜甲状旁腺部分切除术;Huscher 等报道了腔镜甲状腺腺叶切除术,两者手术的成功和所取得的满意的美容效果,为腔镜甲状腺手术的开发和推广奠定了基础。从此以后,腔镜甲状腺手术在国内外迅速开展,且未出现手术死亡病例或严重并发症的报道。腔镜甲状腺手术可分为经颈、经胸和经腋入路 3 种途径。

2.腔镜甲状腺手术后护理

腔镜手术较普通术式术后易发生脂肪液化、皮下积液、皮肤红肿、瘀斑。皮下瘀斑、皮下红肿一般可自行消除,严重者先行冷敷后行热敷,加用活血化瘀药物治疗后可消失。脂肪液化者予拆除乳沟处切口缝线,使其自然引流,定时换药,加用抗生素抗感染后可消失。皮下积液者,量少可自行吸收,量多者用针刺抽吸或切开引流,以防皮瓣坏死。其他护理同甲状腺功能亢进患者术后护理。

（刘春梅）

第四节　胃十二指肠损伤

一、概述

由于有肋弓保护且活动度较大,柔韧性较好,壁厚,钝挫伤时胃很少受累,只有胃膨胀时偶有发生胃损伤。上腹或下胸部的穿透伤则常导致胃损伤,多伴有肝、脾、横膈及胰等损伤。胃镜检查及吞入锐利异物或吞入酸、碱等腐蚀性毒物也可引起穿孔,但很少见。十二指肠损伤是由上中腹部受到间接暴力或锐器的直接刺伤而引起的,缺乏典型的腹膜炎症状和体征,术前诊断困难,漏诊率高,多伴有腹部脏器合并伤,病死率高,术后并发症多,肠瘘发生率高。

二、护理评估

(一)健康史

详细询问患者、现场目击者或陪同人员,以了解受伤的时间地点、环境,受伤的原因,外力的特点、大小和作用方向,坠跌高度;了解受伤前后饮食及排便情况,受伤时的体位,有无防御,伤后意识状态、症状、急救措施、运送方式,既往疾病及手术史。

(二)临床表现

(1)胃损伤若未波及胃壁全层,可无明显症状。若全层破裂,由于胃酸有很强的化学刺激性,可立即出现剧痛及腹膜刺激征。当破裂口接近贲门或食管时,可因空气进入纵隔而呈胸壁下气肿。较大的穿透性胃损伤时,可自腹壁流出食物残渣、胆汁和气体。

(2)十二指肠破裂后,因有胃液、胆汁及胰液进入腹腔,早期即可发生急性弥漫性腹膜炎,有剧烈的刀割样持续性腹痛伴恶心、呕吐,腹部检查可见有板状腹、腹膜刺激征症状。

(三)辅助检查

(1)疑有胃损伤者,应置胃管,若自胃内吸出血性液或血性物者可确诊。

(2)腹腔穿刺术和腹腔灌洗术:腹腔穿刺抽出不凝血液、胆汁,灌洗吸出 10 mL 以上肉眼可辨的血性液体,即为阳性结果。

(3)X 线检查:腹部 X 线片可显示腹膜后组织积气、肾脏轮廓清晰、腰大肌阴影模糊不清等有助于腹膜后十二指肠损伤的诊断。

(4)CT 检查:可显示少量的腹膜后积气和渗至肠外的造影剂。

(四)治疗原则

抗休克和及时、正确的手术处理是治疗的两大关键。

(五)心理、社会因素

胃十二指肠外伤性损伤多数在意外情况下发生,患者出现突发外伤后易出现紧张、痛苦、悲哀、恐惧等心理变化,担心手术成功及疾病预后。

三、护理问题

(一)疼痛

疼痛与胃肠破裂、腹腔内积液、腹膜刺激征有关。

(二)组织灌注量不足

组织灌注量不足与大量失血、失液,严重创伤,有效循环血量减少有关。

(三)焦虑或恐惧

焦虑或恐惧与经历意外及担心预后有关。

(四)潜在并发症

出血、感染、肠瘘、低血容量性休克。

四、护理目标

(1)患者疼痛减轻。

(2)患者血容量得以维持,各器官血供正常、功能完整。

(3)患者焦虑或恐惧减轻或消失。

(4)护士密切观察病情变化,如发现异常,及时报告医师,并配合处理。

五、护理措施

(一)一般护理

1.预防低血容量性休克

吸氧、保暖、建立静脉通道,遵医嘱输入温热生理盐水或乳酸盐林格液,抽血查全血细胞计数、血型和交叉配血。

2.密切观察病情变化

每 15～30 分钟应评估患者情况。评估内容包括意识状态、生命体征、肠鸣音、尿量、氧饱和度、有无呕吐、肌紧张和反跳痛等。观察胃管内引流物颜色、性质及量,若引流出血性液体,提示有胃十二指肠破裂的可能。

3.术前准备

胃十二指肠破裂大多需要手术处理,故患者入院后,在抢救休克的同时,尽快完成术前准备工作,如备皮、备血、插胃管及留置尿管、做好抗生素皮试等,一旦需要,可立即实施手术。

(二)心理护理

评估患者对损伤的情绪反应,鼓励他们说出自己内心的感受,帮助建立积极有效的应对措施。向患者介绍有关病情、损伤程度、手术方式及疾病预后,鼓励患者,告诉患者良好的心态、积极的配合有利于疾病早日康复。

(三)术后护理

1.体位

患者意识清楚、病情平稳,给予半坐卧位,有利于引流及呼吸。

2.禁食、胃肠减压

观察胃管内引流液颜色、性质及量,若引流出血性液体,提示有胃十二指肠再出血的可能。十二指肠创口缝合后,胃肠减压管置于十二指肠腔内,使胃液、肠液、胰液得到充分引流,一定要妥善固定,避免脱出。一旦脱出,要在医师的指导下重新置管。

3.严密监测生命体征

术后15~30分钟监测生命体征直至患者病情平稳。注意肾功能的改变,胃十二指肠损伤后,特别有出血性休克时,肾脏会受到一定的损害,尤其是严重腹部外伤伴有重度休克者,有发生急性肾功能障碍的危险,所以,术后应密切注意尿量,争取保持每小时尿量在 50 mL 以上。

4.补液和营养支持

根据医嘱,合理补充水、电解质和维生素,必要时输新鲜血、血浆,维持水、电解质、酸碱平衡。给予肠内、外营养支持,促进合成代谢,提高机体防御能力。继续应用有效抗生素,控制腹腔内感染。

5.术后并发症的观察和护理

(1)出血:如胃管内 24 小时内引流出新鲜血液>200 mL,提示吻合口出血,要立即配合医师给予胃管内注入凝血酶粉、冰盐水洗胃等止血措施。

(2)肠瘘:患者术后持续低热或高热不退,腹腔引流管中引流出黄绿色或褐色渣样物,有恶臭或引流出大量气体,提示肠瘘发生,要配合医师进行腹腔双套管冲洗,并做好相应护理。

(四)健康教育

(1)讲解术后饮食注意事项,当患者胃肠功能恢复,一般 3~5 天后开始恢复饮食,由流质逐步恢复至半流质、普食,进食高蛋白、高能量、易消化饮食,增强抵抗力,促进愈合。

(2)行全胃切除或胃大部分切除术的患者,因胃肠吸收功能下降,要及时补充微量元素和维生素等营养素,预防贫血、腹泻等并发症。

(3)避免工作过于劳累,注意劳逸结合。讲明饮酒、抽烟对胃十二指肠疾病的危害性。

(4)避免长期大量服用非甾体抗炎药,如布洛芬等,以免引起胃肠道黏膜损伤。

(刘春梅)

第五节　胃十二指肠溃疡与并发症

一、胃溃疡和十二指肠溃疡

胃十二指肠溃疡是指发生于胃十二指肠黏膜的局限性圆形或椭圆形的全层黏膜缺损。因溃疡的形成与胃酸-蛋白酶的消化作用有关,故又称为消化性溃疡。纤维内镜技术的不断完善、新型制酸剂和抗幽门螺杆菌药物的合理应用使得大部分患者经内科药物治疗可以痊愈,需要外科手术的溃疡患者显著减少。外科治疗主要用于溃疡穿孔、溃疡出血、瘢痕性幽门梗阻、药物治疗无效及恶变的患者。

(一)病因与发病机制

胃十二指肠溃疡病因复杂,是多种因素综合作用的结果。其中最为重要的是幽门螺杆菌感染、胃酸分泌异常和黏膜防御机制的破坏,某些药物的作用及其他因素也参与溃疡病的发病。

1.幽门螺杆菌感染

幽门螺杆菌(helieobacter pylori,Hp)感染与消化性溃疡的发病密切相关。90%以上的十二指肠溃疡患者与近70%的胃溃疡患者中检出Hp感染,Hp感染者发展为消化性溃疡的累计危险率为15%～20%;Hp可分泌多种酶,部分Hp还可产生毒素,使细胞发生变性反应,损伤组织细胞。Hp感染破坏胃黏膜细胞与胃黏膜屏障功能,损害胃酸分泌调节机制,引起胃酸分泌增加,最终导致胃十二指肠溃疡。幽门螺杆菌被清除后,胃十二指肠溃疡易被治愈且复发率低。

2.胃酸分泌过多

溃疡只发生在经常与胃酸相接触的黏膜。胃酸过多的情况下,激活胃蛋白酶,可使胃十二指肠黏膜发生自身消化。十二指肠溃疡可能与迷走神经张力及兴奋性过度增高有关,也可能与壁细胞数量的增加及壁细胞对胃泌素、组胺、迷走神经刺激敏感性增高有关。

3.黏膜屏障损害

非甾体消炎药、肾上腺皮质激素、胆汁酸盐、乙醇等均可破坏胃黏膜屏障,造成H^+逆流入黏膜上皮细胞,引起胃黏膜水肿、出血、糜烂,甚至溃疡。长期使用NSAID者胃溃疡的发生率显著增加。

4.其他因素

包括遗传、吸烟、心理压力和咖啡因等。遗传因素在十二指肠溃疡的发病中起一定作用。O型血者患十二指肠溃疡的概率比其他血型者显著增高。

正常情况下,酸性胃液对胃黏膜的侵蚀作用和胃黏膜的防御机制处于相对平衡状态。如平衡受到破坏,侵害因子的作用增强、胃黏膜屏障等防御因子的作用削弱,胃酸、胃蛋白酶分泌增加,最终导致消化性溃疡的形成。

(二)临床表现

1.症状

(1)十二指肠溃疡:主要表现为上腹部或剑突下的疼痛,有明显的节律性,与进食密切相关,常表现为餐后延迟痛(餐后3～4小时发作),进食后腹痛能暂时缓解,服制酸药物能止痛。饥饿痛和夜间痛是十二指肠溃疡的特征性症状,与胃酸分泌过多有关,疼痛多为烧灼痛或钝痛,程度不一。腹痛具有周期性发作的特点,好发于秋冬季。十二指肠溃疡每次发作时,症状持续数周后缓解,间歇1～2个月再发。若间歇期缩短,发作期延长,腹痛程度加重,则提示溃疡病变加重。

(2)胃溃疡:腹痛是胃溃疡的主要症状,多于餐后0.5～1小时开始疼痛,持续1～2小时,进餐后疼痛不能缓解,有时反而加重,服用抗酸药物疗效不明显。疼痛部位在中上腹偏左,但腹痛的节律性不如十二指肠溃疡明显。胃溃疡经抗酸治疗后常容易复发,除易引起大出血、急性穿孔等严重并发症外,约有5%胃溃疡可发生恶变;其他症状:反酸、嗳气、恶心、呕吐、食欲减退,病程迁延可致消瘦、贫血、失眠、心悸及头晕等症状。

2.体征

溃疡活动期剑突下或偏右有一固定的局限性压痛,十二指肠溃疡压痛点在脐部偏右上方,胃溃疡压痛点位于剑突与脐的正中线或略偏左。缓解期无明显体征。

(三)实验室及其他检查

1.内镜检查

胃镜检查是诊断胃十二指肠溃疡的首选检查方法,可明确溃疡部位,并可经活检做病理学检查及幽门螺杆菌检测。

2.X线钡餐检查

可在胃十二指肠部位显示一周围光滑、整齐的龛影或见十二指肠壶腹部变形。上消化道大出血时不宜行钡餐检查。

(四)治疗要点

无严重并发症的胃十二指肠溃疡一般均采取内科治疗,外科手术治疗主要针对胃十二指肠溃疡的严重并发症进行治疗。

1.非手术治疗

(1)一般治疗:包括养成生活规律、定时进餐的良好习惯,避免过度劳累及精神紧张等。

(2)药物治疗:包括根除幽门螺杆菌、抑制胃酸分泌和保护胃黏膜的药物。

2.手术治疗

(1)适应证包括十二指肠溃疡手术适应证和胃溃疡手术适应证。①十二指肠溃疡外科手术治疗的主要适应证:十二指肠溃疡急性穿孔、内科无法控制的急性大出血、瘢痕性幽门梗阻及经内科正规治疗无效的十二指肠溃疡,即顽固性溃疡。②胃溃疡外科手术治疗的适应证:包括抗幽门螺杆菌措施在内的严格内科治疗8～12周,溃疡不愈合或短期内复发者;发生胃溃疡急性大出血、溃疡穿孔及溃疡穿透至胃壁外者;溃疡巨大(直径>2.5 cm)或高位溃疡者;胃十二指肠复合型溃疡者;溃疡不能除外恶变或已经恶变者。

(2)手术方式包括胃大部切除术和迷走神经切断术。

1)胃大部切除术:这是治疗胃十二指肠溃疡的首选术式。胃大部切除术治疗溃疡的原理:①切除胃窦部,减少G细胞分泌的胃泌素所引起的体液性胃酸分泌。②切除大部分胃体,减少了分泌胃酸、胃蛋白酶的壁细胞和主细胞数量。③切除了溃疡本身及溃疡的好发部位。胃大部切除的范围是胃远侧2/3～3/4,包括部分胃体、胃窦部、幽门和十二指肠壶腹部的近胃部分。

毕(Billrorh)Ⅰ式胃大部切除术:即在胃大部切除后将残胃与十二指肠吻合(图6-2),多适用于胃溃疡。其优点是重建后的胃肠道接近正常解剖生理状态,胆汁、胰液反流入残胃较少,术后因胃肠功能紊乱而引起的并发症亦较少;缺点是有时为避免残胃与十二指肠吻合口的张力过大致切除胃的范围不够,增加了术后溃疡的复发机会。

毕(Billrorh)Ⅱ式胃大部切除术,即切除远端胃后,缝合关闭十二指肠残端,将残胃与空肠行断端侧吻合(图6-3)。适用于各种胃及十二指肠溃疡,特别是十二指肠溃疡。十二指肠溃疡切除困难时,可行溃疡旷置。优点是即使胃切除较多,胃空肠吻合口张力也不致过大,术后溃疡复发率低;缺点是吻合方式改变了正常的解剖生理关系,术后发生胃肠道功能紊乱的可能性较毕Ⅰ式大。

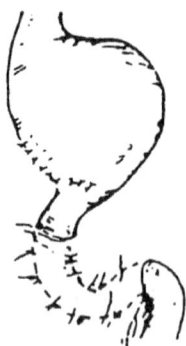

图6-2　毕Ⅰ式胃大部切除术

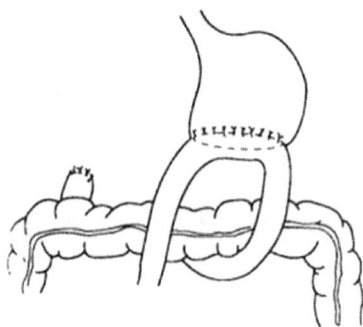

图6-3　毕Ⅱ式胃大部切除术

胃大部切除后胃空肠Roux-en-Y吻合术:即胃大部切除后关闭十二指肠残端,在距十二指肠悬韧带10~15 cm处切断空肠,将残胃和远端空肠吻合,据此吻合口以下45~60 cm处将空肠与空肠近侧断端吻合。此法临床应用较少,但有防止术后胆汁、胰液进入残胃的优点。

2)胃迷走神经切断术:此手术方式临床已较少使用。迷走神经切断术治疗溃疡的原理:阻断迷走神经对壁细胞的刺激,消除神经性胃酸分泌。阻断迷走神经引起的促胃泌素的分泌,减少体液性胃酸分泌。可分为三种类型:①迷走神经干切断术;②选择性迷走神经切断术;③高选择性迷走神经切断术。

(五)常见护理诊断/问题

1.焦虑、恐惧

焦虑、恐惧与对疾病缺乏了解,担心治疗效果及预后有关。

2.疼痛

疼痛与胃十二指肠黏膜受侵蚀及手术后创伤有关。

3.潜在并发症

出血、感染、十二指肠残端破裂、吻合口瘘、胃排空障碍、消化道梗阻、倾倒综合征等。

(六)护理措施

1.术前护理

(1)心理护理:关心、了解患者的心理和想法,告知有关疾病治疗和手术的知识,手术前和手术后的配合,耐心解答患者的各种疑问,消除患者的不良心理,使其能积极配合疾病的治疗和护理。

(2)饮食护理:一般择期手术患者饮食宜少食多餐,给予高蛋白、高热量、高维生素等易消化的食物,忌酸辣、生冷、油炸、浓茶、烟酒等刺激性食品。患者营养状况较差或不能进食者常伴有贫血、低蛋白血症,术前应给予静脉输液,补充足够的热量,必要时补充血浆或全血,以改善患者的营养状况,提高其对手术的耐受力。术前1天进流质饮食,术前12小时禁食水。

(3)协助患者做好各种检查及手术前常规准备,做好健康教育,如教会患者深呼吸、有效咳嗽、床上翻身及肢体活动方法等。

(4)术日晨留置胃管,必要时遵医嘱留置胃肠营养管,并铺好麻醉床,备好吸氧装置,综合心电监护仪等。

2.术后护理

(1)病情观察:术后严密观察患者生命体征的变化,每30分钟测量1次,直至血压平稳,如病情较重仍需每1~2小时测量1次,或根据医嘱给予心电监护。同时观察患者神志、体温、尿量、伤口渗血、渗液情况。并且注意有无内出血、腹膜刺激征、腹腔脓肿等迹象,发现异常及时通知医师给予处理。

(2)体位:麻患者去枕平卧头后仰偏向一侧,麻醉清醒、血压平稳后改半卧位,以保持腹部松弛,减少切口缝合处张力,减轻疼痛和不适,以利腹腔引流,也有利于呼吸和循环。

(3)引流管护理:十二指肠溃疡术后患者常留有胃管、尿管及腹腔引流管等。护理时应注意:①妥善固定各种引流管,防止松动和脱出,并做好标识,一旦脱出后不可自行插回。②保持引流通畅、持续有效,防止引流管受压、扭曲及折叠等,可经常挤捏引流管以防堵塞。如若堵塞,可在医师指导下用生理盐水冲洗引流管。③密切观察并记录引流液的性质、颜色和量,发现异常及时通知医师,协助处理。

留置胃管可减轻胃肠道张力,促进吻合口愈合。护理时还应注意:胃大部切除术后24小时内可由胃管内引流出少量血液或咖啡样液体,若引流液有较多鲜血,应警惕吻合口出血,需及时与医师联系并处理;术后胃肠减压量减少,腹胀减轻或消失,肠蠕动功能恢复,肛门排气后可拔除胃管。

(4)疼痛护理:术后切口疼痛的患者,可遵医嘱给予镇痛药物或应用自控止痛泵,应用自控止痛泵的患者应注意预防并处理可能发生的并发症,如尿潴留、恶心、呕吐等。

(5)禁食及静脉补液:禁食期间应静脉补充液体。因胃肠减压期间,引流出大量含有各种电解质的胃肠液,加之患者禁食水,易造成水、电解质及酸碱失调和营养缺乏。因此,术后需及时补充患者所需的各种营养物质,包括糖、脂肪、氨基酸、维生素及电解质等,必要时输血、血浆或清蛋白,以改善患者的营养状况,促进切口的愈合。同时详细记录24小时液体出入量,为合理补液提供依据。

(6)早期肠内营养支持的护理:术前或术中放置空肠喂养管的患者,术后早期(术后24小时)

可经喂养管输注肠内营养制剂,对改善患者的全身营养状况、维持胃肠道屏障结构和功能、促进肠功能恢复等均有益处。护理时应注意:①妥善固定喂养管,避免过度牵拉,防止滑脱、移动、扭曲和受压;保持喂养管的通畅,每次输注前后及输注中间每隔4～6小时用温开水或温生理盐水冲洗管道,防止营养液残留堵塞管腔。②肠内营养支持早期,应遵循从少到多、由慢至快和由稀到浓的原则,使肠道能更好地适应。③营养液的温度以37 ℃左右为宜,温度偏低会刺激肠道引起肠痉挛,导致腹痛、腹泻;温度过高则可灼伤肠道黏膜,甚至可引起溃疡或出血。同时观察患者有无恶心、呕吐、腹痛、腹胀、腹泻和水电解质紊乱等并发症的发生。

(7)饮食护理:功能恢复、肛门排气后可拔除胃管,拔除胃管后当天可给少量饮水或米汤;如无不适,第2天进半量流食,每次50～80 mL;第3天进全量流食,每次100～150 mL;进食后若无不适,第4天可进半流食,以温、软、易于消化的食物为好;术后第10～14天可进软食,忌生、冷、硬和刺激性食物。要少食多餐,开始每天5～6餐,以后逐渐减少进餐次数并增加每餐进食量,逐步过渡到正常饮食。术后早期禁食牛奶及甜品,以免引起腹胀及胃酸。

(8)鼓励患者早期活动:围床期间,鼓励并协助患者翻身,病情允许时,鼓励并协助患者早期下床活动。如无禁忌,术日可活动四肢,术后第1天床上翻身或坐起做轻微活动,第2～3天视情况协助患者床边活动,第4天可在室内活动。患者活动量应根据个体差异而定,以不感到劳累为宜。

(9)胃大部切除术后并发症的观察及护理。

术后出血:包括胃和腹腔内出血。胃大部切除术后24小时内可由胃管内引流出少量血液或咖啡样液体,一般24小时内不超过300 mL,且逐渐减少、颜色逐渐变浅变清,出血自行停止;若术后短期内从胃管不断引流出新鲜血液,24小时后仍未停止,则为术后出血。发生在术后24小时以内的出血,多属术中止血不确切;术后4～6天发生的出血,常为吻合口黏膜坏死脱落所致;术后10～20天发生的出血,与吻合口缝线处感染或黏膜下脓肿腐蚀血管有关。术后要严密观察患者的生命体征变化,包括血压、脉搏、心率、呼吸、神志和体温的变化;加强对胃肠减压及腹腔引流的护理,观察和记录胃液及腹腔引流液的量、颜色和性质,若短期内从胃管引流出大量新鲜血液,持续不止,应警惕有术后胃出血;若术后持续从腹腔引流管引出大量新鲜血性液体,应怀疑腹腔内出血,须立即通知医师协助处理。遵医嘱采用静脉给予止血药物、输血等措施,或用冰生理盐水洗胃,一般可控制。若非手术疗法不能有效止血或出血量大于每小时500 mL时,需再次手术止血,应积极完善术前准备,并做好相应的术后护理。

十二指肠残端破裂:一般多发生在术后24～48小时,是毕Ⅱ式胃大部切除术后早期的严重并发症,原因与十二指肠残端处理不当及胃空肠吻合口输入袢梗阻引起的十二指肠腔内压力升高有关。临床表现为突发性上腹部剧痛、发热和出现腹膜刺激征及白细胞计数增加,腹腔穿刺可有胆汁样液体。一旦确诊,应立即进行手术治疗。

胃肠吻合口破裂或吻合口瘘:是胃大部切除术后早期并发症,常发生在术后1周左右。原因与术中缝合技术不当、吻合口张力过大、组织供血不足有关,表现为高热、脉速等全身中毒症状、上腹部疼痛及腹膜炎的表现。如发生较晚,多形成局部脓肿或外瘘。临床工作中应注意观察患者生命体征和腹腔引流情况,一般情况下,患者术后体温逐渐趋于正常,腹腔引流液逐日减少和变清。若术后腹腔引流量仍不减、伴有黄绿色胆汁或呈脓性、带臭味,伴腹痛,体温再次升高,应警惕吻合口瘘的可能,须及时通知医师,协助处理。处理措施:①出现吻合口破裂伴有弥漫性腹膜炎的患者须立即手术治疗,做好急症手术准备。②症状较轻无弥漫性腹膜炎的患者,可先行禁食、胃肠减压、充分引流,合理应用抗生素并给予肠外营养支持,纠正水、电解质紊乱和酸碱平衡失调。③保护瘘口周围皮肤,应及时清洁瘘口周围皮肤并保持干燥,局部可涂以氧化锌软膏或使用皮肤保护膜加以保护,以免皮肤破溃继发感染。经上述处理后多数患者吻合口瘘可在4~6周自愈;若经久不愈,须再次手术。

胃排空障碍:也称胃瘫,常发生在术后4~10天,发病机制尚不完全明了。临床表现为拔除胃管后,患者出现上腹饱胀、钝痛和呕吐,呕吐物含食物和胆汁,消化道X线造影检查可见残胃扩张、无张力、蠕动波少而弱,且通过胃肠吻合口不畅。处理措施:①禁食、胃肠减压,减少胃肠道积气、积液,降低胃肠道张力,使胃肠道得到充分休息,并记录24小时出入量。②输液及肠外营养支持,纠正低蛋白血症,维持水、电解质和酸碱平衡。③应用胃动力促进剂如甲氧氯普安、多潘立酮,促进胃肠功能恢复,也可用3%温盐水洗胃。一般经上述治疗均可痊愈。

术后梗阻:根据梗阻部位可分为输入袢梗阻、输出袢梗阻和吻合口梗阻。①输入袢梗阻:可分为急、慢性两类。急性完全性输入袢梗阻,多发生于毕Ⅱ式结肠前输入段对胃小弯的吻合术式。临床表现为上腹部剧烈疼痛,频繁呕吐,呕吐量少、多不含胆汁,呕吐后症状不缓解,且上腹部有压痛性肿块。是输出袢系膜悬吊过紧压迫输入袢,或是输入袢过长穿入输出袢与横结肠的间隙孔形成内疝所致,属闭袢性肠梗阻,易发生肠绞窄,应紧急手术治疗。慢性不完全性输入袢梗阻患者,表现为进食后出现右上腹胀痛或绞痛,呈喷射状呕吐大量不含食物的胆汁,呕吐后症状缓解。多由于输入袢过长扭曲或输入袢过短在吻合口处形成锐角,使输入袢内胆汁、胰液和十二指肠液排空不畅而滞留。由于消化液潴留在输入袢内,进食后消化液分泌明显增加,输入袢内压力增高,刺激肠管发生强烈的收缩,引起喷射样呕吐,也称输入袢综合征。②输出袢梗阻:多因粘连、大网膜水肿或坏死、炎性肿块压迫所致。临床表现为上腹饱胀,呕吐食物和胆汁。如果非手术治疗无效,应手术解除梗阻。③吻合口梗阻:因吻合口过小或是吻合时胃肠壁组织内翻过多而引起,也可因术后吻合口炎性水肿出现暂时性梗阻。患者表现为进食后出现上腹部饱胀感和溢出性呕吐等,呕吐物含或不含胆汁。应即刻禁食,给予胃肠减压和静脉补液等保守治疗。若保守治疗无效,可手术解除梗阻。

倾倒综合征:由于胃大部切除术后,胃失去幽门窦、幽门括约肌、十二指肠壶腹部等结构对胃排空的控制,导致胃排空过速所产生的一系列综合征。可分为早期倾倒综合征和晚期倾倒综合征。

早期倾倒综合征:多发生在进食后半小时内,患者以循环系统症状和胃肠道症状为主要表现。患者可出现心悸、乏力、出汗、面色苍白等一过性血容量不足表现,并有恶心、呕吐、腹部绞痛、腹泻等消化道症状。处理:主要采用饮食调整,嘱患者少食多餐,饭后平卧20~30分钟,避免过甜食物、减少液体摄入量并降低食物渗透浓度,多数可在术后半年或一年内逐渐自愈。极少数症状严重而持久的患者需手术治疗。

晚期倾倒综合征:主要因进食后,胃排空过快,高渗性食物迅速进入小肠被过快吸收而使血糖急剧升高,刺激胰岛素大量释放,而当血糖下降后,胰岛素并未相应减少,继而发生低血糖,故又称低血糖综合征。表现为餐后2~4小时,患者出现心慌、无力、眩晕、出汗、手颤、嗜睡以至虚脱。消化道症状不明显,可有饥饿感,出现症状时稍进饮食即可缓解。饮食中减少糖类含量,增加蛋白质比例,少食多餐可防止其发生。

(七)健康指导

(1)向患者及家属讲解有关胃十二指肠溃疡的知识,使之能更好地配合治疗和护理。

（2）指导患者学会自我情绪调整，保持乐观进取的精神风貌，注意劳逸结合，减少溃疡病的客观因素。

（3）指导患者饮食应定时定量，少食多餐，营养丰富，以后可逐步过渡至正常人饮食。少食腌、熏食品，避免进食过冷、过烫、过辣及油煎炸食物，切勿酗酒、吸烟。

（4）告知患者及家属有关手术后期可能出现的并发症的表现和预防措施。

（5）定期随访，如有不适及时就诊。

二、胃十二指肠溃疡急性穿孔

胃十二指肠溃疡急性穿孔是胃十二指肠溃疡的严重并发症，为常见的外科急腹症。起病急，变化快，病情严重，需要紧急处理，若诊治不当可危及生命。其发生率呈逐年上升趋势，发病年龄逐渐趋于老龄化。十二指肠溃疡穿孔男性患者较多，胃溃疡穿孔则多见于老年妇女。

（一）病因及发病机制

溃疡穿孔是活动期胃十二指肠溃疡向深部侵蚀、穿破浆膜的结果。胃溃疡穿孔60%发生在近幽门的胃小弯，而90%的十二指肠溃疡穿孔发生在壶腹部前壁偏小弯侧。急性穿孔后，具有强烈刺激性的胃酸、胆汁、胰液等消化液和食物进入腹腔，引起化学性腹膜炎和腹腔内大量液体渗出，6～8小时后细菌开始繁殖并逐渐转变为化脓性腹膜炎。病原菌以大肠埃希菌、链球菌多见。因剧烈的腹痛、强烈的化学刺激、细胞外液的丢失及细菌毒素吸收等因素，患者可出现休克。

（二）临床表现

1.症状

穿孔多突然发生于夜间空腹或饱食后，主要表现为突发性上腹部刀割样剧痛，很快波及全腹，但仍以上腹为重。患者疼痛难忍，常伴恶心、呕吐、面色苍白、出冷汗、脉搏细速、血压下降、四肢厥冷等表现。其后由于大量腹腔渗出液的稀释，腹痛略有减轻，继发细菌感染后，腹痛可再次加重；当胃内容物沿右结肠旁沟向下流注时，可出现右下腹痛。溃疡穿孔后病情的严重程度与患者的年龄、全身情况、穿孔部位、穿孔大小和时间及是否空腹穿孔密切相关。

2.体征

体检时患者呈急性病容，表情痛苦，蜷屈位、不愿移动；腹式呼吸减弱或消失；全腹有明显的压痛、反跳痛，腹肌紧张呈"木板样"强直，以右上腹部最为明显，肝浊音界缩小或消失、可有移动性浊音，肠鸣音减弱或消失。

（三）实验室及其他检查

1.X线检查

大约80%的患者行站立位腹部X线检查时，可见膈下新月形游离气体影。

2.实验室检查

提示血白细胞计数及中性粒细胞比例增高。

3.诊断性腹腔穿刺

临床表现不典型的患者可行诊断性腹腔穿刺，穿刺抽出液可含胆汁或食物残渣。

（四）治疗要点

根据病情选用非手术或手术治疗。

1.非手术治疗

（1）适应证：一般情况良好，症状及体征较轻的空腹状态下穿孔者；穿孔超过24小时，腹膜炎症已局限者;胃十二指肠造影证实穿孔已封闭者;无出血、幽门梗阻及恶变等并发症者。

(2)治疗措施:①禁欲食、持续胃肠减压,减少胃肠内容物继续外漏,以利于穿孔的闭合和腹膜炎症消退。②输液和营养支持治疗,以维持机体水、电解质平衡及营养需求。③全身应用抗生素,以控制感染。④应用抑酸药物,如给予 H_2 受体阻滞剂或质子泵拮抗剂等制酸药物。

2.手术治疗

(1)适应证:上述非手术治疗措施 6～8 小时,症状无减轻,而且逐渐加重者要改手术治疗。②饱食后穿孔,顽固性溃疡穿孔和伴有幽门梗阻、大出血、恶变等并发症者,应及早进行手术治疗。

(2)手术方式。①单纯缝合修补术:即缝合穿孔处并加大网膜覆盖。此方法操作简单,手术时间短,安全性高。适用于穿孔时间超过 8 小时,腹腔内感染及炎症水肿严重者;以往无溃疡病史或有溃疡病史但未经内科正规治疗,无出血、梗阻并发症者;有其他系统器质性疾病不能耐受急诊彻底性溃疡切除手术者。②彻底的溃疡切除手术(连同溃疡一起切除的胃大部切除术):手术方式包括胃大部切除术,对十二指肠溃疡穿孔行迷走神经切断加胃窦切除术,或缝合穿孔后行迷走神经切断加胃空肠吻合术,或行高选择性迷走神经切断术。

(五)常见护理诊断/问题

1.疼痛

疼痛与胃十二指肠溃疡穿孔后消化液对腹膜的强烈刺激及手术后切口有关。

2.体液不足

体液不足与溃疡穿孔后消化液的大量丢失有关。

(六)护理措施

1.术前护理/非手术治疗的护理

(1)禁食、胃肠减压:溃疡穿孔患者要禁食禁水,有效地胃肠减压,以减少胃肠内容物继续流入腹腔。做好引流期间的护理,保持引流通畅和有效负压,注意观察和记录胃液的颜色、性质和量。

(2)体位:休克者取休克体位(头和躯干抬高 20°～30°、下肢抬高 15°～20°),以增加回心血量;无休克者或休克改善后取半卧位,以利于漏出的消化液积聚于盆腔最低位和便于引流,减少毒素的吸收,同时也可降低腹壁张力和减轻疼痛。

(3)静脉输液,维持体液平衡。观察和记录 24 小时液体出入量,为合理补液提供依据。给予静脉输液,根据出入量和医嘱,合理安排输液的种类和速度,以维持水、电解质及酸碱平衡;同时给予营养支持和相应护理。

(4)预防和控制感染:遵医嘱合理应用抗菌药。

(5)做好病情观察:密切观察患者生命体征、腹痛、腹膜刺激征及肠鸣音变化等。若经非手术治疗6～8 小时病情不见好转,症状、体征反而加重者,应积极做好急诊手术准备。

2.术后护理

加强术后护理,促进患者早日康复。

三、胃十二指肠溃疡大出血

胃十二指肠溃疡出血是上消化道大出血中最常见的原因,占 50％以上。其中 5％～10％需要手术治疗。

(一)病因与病理

因溃疡基底的血管壁被侵蚀而导致破裂出血,患者过去多有典型溃疡病史,近期可有服用非甾体抗炎药物、疲劳、饮食不规律等诱因。胃溃疡大出血多发生在胃小弯,出血源自胃左、右动脉及其分支或肝胃韧带内较大的血管。十二指肠溃疡大出血通常位于壶腹部后壁,出血多来自胃十二指肠动脉或胰十二指肠上动脉及其分支;溃疡基底部的血管侧壁破裂出血不易自行停止,可引发致命的动脉性出血。大出血后,因血容量减少、血压下降、血流变慢,可在血管破裂处形成血凝块而暂时止血。由于胃酸、胃肠蠕动和胃十二指肠内容物与溃疡病灶的接触,部分病例可发生再次出血。

(二)临床表现

1.症状

患者的主要表现是呕血和黑便,多数患者只有黑便而无呕血,迅猛的出血则表现为大量呕血和排紫黑色血便。呕血前患者常有恶心,便血前多突然有便意,呕血或便血前后患者常有心悸、目眩、无力甚至昏厥。如出血速度缓慢则血压、脉搏改变不明显。如果短期内失血量超过400 mL时,患者可出现面色苍白、口渴、脉搏快速有力,血压正常或略偏高的循环系统代偿表现;当失血量超过800 mL时,可出现休克症状:患者烦躁不安、出冷汗、脉搏细速、血压下降、呼吸急促、四肢厥冷等。

2.体征

腹稍胀,上腹部可有轻度压痛,肠鸣音亢进。

(三)实验室及其他检查

1.内镜检查

胃十二指肠纤维镜检查可明确出血原因和部位,出血24小时内阳性率可为70%～80%,超过24小时则阳性率下降。

2.血管造影

选择性腹腔动脉或肠系膜上动脉造影可明确病因与出血部位,并可采取栓塞治疗或动脉注射垂体升压素等介入性止血措施。

3.实验室检查

大量出血早期,由于血液浓缩,血常规变化不大;以后红细胞计数、血红蛋白、血细胞比容均呈进行性下降。

(四)治疗要点

胃十二指肠溃疡出血的治疗原则:补充血容量防止失血性休克,尽快明确出血部位并采取有效止血措施。

1.非手术治疗

(1)补充血容量:迅速建立静脉通路,快速静脉输液、输血。失血量达全身总血量的20%时,应输注右旋糖酐、羟乙基淀粉或其他血浆代用品,出血量较大时可输注浓缩红细胞,必要时可输全血,保持血细胞比容不低于30%。

(2)禁食、留置胃管:用生理盐水冲洗胃腔,清除血凝块,直至胃液变清。还可经胃管注入200 mL含8 mg去甲肾上腺素的生理盐水溶液,每4～6小时1次。

(3)应用止血、制酸等药物:经静脉或肌内注射巴曲酶等止血药物;静脉给予 H_2 受体拮抗剂(西咪替丁等)、质子泵抑制剂(奥美拉唑)或生长抑素等。

（4）胃镜下止血：急诊胃镜检查明确出血部位后同时实施电凝、激光灼凝、注射或喷洒药物、钛夹夹闭血管等局部止血措施。

2.手术治疗

（1）适应证：①重大出血，短期内出现休克，或短时间内（6～8小时）需输入大量血液（＞800 mL）方能维持血压和血细胞比容者。②正在进行药物治疗的胃十二指肠溃疡患者发生大出血，说明溃疡侵蚀性大，非手术治疗难于止血，或暂时血止后又复发。③60岁以上伴血管硬化症者自行止血机会较小，应及早手术。④近期发生过类似的大出血或合并溃疡穿孔或幽门梗阻。⑤胃镜检查发现动脉搏动性出血或溃疡底部血管显露、再出血危险性大者。

（2）手术方式：胃大部切除术，适用于大多数溃疡出血的患者。②贯穿缝扎术，在病情危急，不能耐受胃大部切除手术时，可采用单纯贯穿缝扎止血法。③在贯穿缝扎处理溃疡出血后，可行迷走神经干切断加胃窦切除或幽门成形术。

（五）常见护理诊断/问题

1.焦虑、恐惧

焦虑、恐惧与突发胃十二指肠溃疡大出血及担心预后有关。

2.体液不足

体液不足与胃十二指肠溃疡出血致血容量不足有关。

（六）护理措施

1.非手术治疗的护理（包括术前护理）

（1）缓解焦虑和恐惧：关心和安慰患者，给予心理支持，减轻患者的焦虑和恐惧。及时为患者清理呕吐物。情绪紧张者，可遵医嘱适当给予镇静剂。

（2）体位：取平卧位，卧床休息。有呕血者，头偏向一侧。

（3）补充血容量：迅速建立多条畅通的静脉通路，快速输液、输血，必要时可行深静脉穿刺输液。开始输液时速度宜快，待休克纠正后减慢滴速。

（4）采取止血措施：遵医嘱应用止血药物或冰盐水洗胃，以控制出血。

（5）做好病情观察：严密观察患者生命体征的变化，判断、观察和记录呕血、便血情况，观察患者有无口渴、肢端湿冷、尿量减少等循环血量不足的表现。必要时测量中心静脉压并做好记录。观察有无鲜红色血性胃液从胃管流出，以判断有无活动性出血和止血效果。若出血仍在继续，短时间内（6～8小时）需大量输血（＞800 mL）才能维持血压和血细胞比容，或停止输液、输血后，病情又恶化者，应及时报告医师，并配合做好急症手术的准备。

（6）饮食：出血时暂禁食，出血停止后，可进流质或无渣半流质饮食。

2.术后护理

加强术后护理，促进患者早日康复。

四、胃十二指肠溃疡瘢痕性幽门梗阻

胃十二指肠溃疡患者因幽门管、幽门溃疡或十二指肠壶腹部溃疡反复发作形成瘢痕狭窄、幽门痉挛水肿而造成幽门梗阻。

（一）病因与病理

瘢痕性幽门梗阻常见于十二指肠壶腹部溃疡和位于幽门的胃溃疡。溃疡引起幽门梗阻的机制有幽门痉挛、炎性水肿和瘢痕三种，前两种情况是暂时的和可逆的，在炎症消退、痉挛缓解后梗阻解除,无须外科手术;而瘢痕性幽门梗阻属于永久性,需要手术方能解除梗阻。梗阻初期,为克服幽门狭窄,胃蠕动增强,胃壁肌肉代偿性增厚。后期,胃代偿功能减退,失去张力,胃高度扩大,蠕动减弱甚至消失。由于胃内容物潴留引起呕吐而致水、电解质的丢失,导致脱水、低钾低氯性碱中毒;长期慢性不全性幽门梗阻者由于摄入减少,消化吸收不良,患者可出现贫血与营养障碍。

(二)临床表现

1.症状

患者表现为进食后上腹饱胀不适并出现阵发性胃痉挛性疼痛,伴恶心、嗳气与呕吐。呕吐多发生在下午或晚间,呕吐量大,一次达 1 000～2 000 mL,呕吐物内含大量宿食,有腐败酸臭味,但不含胆汁。呕吐后自觉胃部舒适,故患者常自行诱发呕吐以缓解症状。常有少尿、便秘、贫血等慢性消耗表现。体检时可见患者常有消瘦、皮肤干燥、皮肤弹性消失等营养不良的表现。

2.体征

上腹部可见胃型和胃蠕动波,用手轻拍上腹部可闻及振水声。

(三)实验室及其他检查

1.内镜检查

可见胃内有大量潴留的胃液和食物残渣。

2.X 线钡餐检查

可见胃高度扩张,24 小时后仍有钡剂存留(正常 24 小时排空)。已明确幽门梗阻者避免做此检查。

(四)治疗要点

瘢痕性幽门梗阻以手术治疗为主。最常用的术式是胃大部切除术,但年龄较大、身体状况极差或合并其他严重内科疾病者,可行胃空肠吻合加迷走神经切断术。

(五)常见护理诊断/问题

1.体液不足

体液不足与大量呕吐、胃肠减压引起水、电解质的丢失有关。

2.营养失调:低于机体需要量

营养失调:低于机体需要量与幽门梗阻致摄入不足、禁食和消耗、丢失体液有关。

(六)护理措施

1.术前护理

(1)静脉输液:根据医嘱和电解质检测结果合理安排输液种类和速度,以纠正脱水及低钾、低氯性碱中毒。密切观察及准确记录 24 小时出入量,为静脉补液提供依据。

(2)饮食与营养支持:非完全梗阻者可给予无渣半流质饮食,完全梗阻者术前应禁食水,以减少胃内容物潴留。根据医嘱于手术前给予肠外营养,必要时输血或其他血液制品,以纠正营养不良、贫血和低蛋白血症,提高患者对手术的耐受力。

(3)采取有效措施,减轻疼痛,增进舒适。①禁食,胃肠减压:完全幽门梗阻患者,给予禁食,保持有效胃肠减压,减少胃内积气、积液,减轻胃内张力。必要时遵医嘱给予解痉药物,以减轻疼痛,增加患者的舒适度。②体位:取半卧位,卧床休息。呕吐时,头偏向一侧。呕吐后及时为患者清理呕吐物。情绪紧张者,可遵医嘱给予镇静剂。

(4)洗胃:完全幽门梗阻者,除持续胃肠减压排空胃内潴留物外,须做术前胃的准备,即术前3 天每晚用 300～500 mL 温盐水洗胃,以减轻胃黏膜水肿和炎症,有利于术后吻合口愈合。

2.术后护理

加强术后护理,促进患者早日康复。

（刘春梅）

第六节　小肠破裂

一、概述

小肠是消化管中最长的一段肌性管道,也是消化与吸收营养物质的重要场所。人类小肠全长 3～9 m,平均 5～7 m,个体差异很大。其分为十二指肠、空肠和回肠三部分,十二指肠属上消化道,空肠及其以下肠段属下消化道。

各种外力的作用所致的小肠穿孔称为小肠破裂。小肠破裂在战时和平时均较常见,多见于交通事故、工矿事故、生活事故如坠落、挤压、刀伤和火器伤。小肠可因穿透性与闭合性损伤造成肠管破裂或肠系膜撕裂。小肠占满整个腹部,又无骨骼保护,因此易于受到损伤。由于小肠壁厚,血运丰富,故无论是穿孔修补或肠段切除吻合术,其成功率均较高,发生肠瘘的机会少。

二、护理评估

(一)健康史

了解患者腹部损伤的时间、地点及致伤源、伤情、就诊前的急救措施、受伤至就诊之间的病情变化,如果患者神志不清,应询问目击人员。

(二)临床表现

小肠破裂后在早期即产生明显的腹膜炎的体征,这是因为肠管破裂肠内容物溢出至腹腔所致。症状以腹痛为主,程度轻重不同,可伴有恶心及呕吐,腹部检查肠鸣音消失,腹膜刺激征明显。

小肠损伤初期一般均有轻重不等的休克症状,休克的深度除与损伤程度有关外,主要取决于内出血的多少,表现为面色苍白、烦躁不安、脉搏细速、血压下降、皮肤发冷等。若为多发性小肠损伤或肠系膜撕裂大出血,可迅速发生休克并进行性恶化。

(三)辅助检查

1.实验室检查

白细胞计数升高说明腹腔炎症;血红蛋白含量取决于内出血的程度,内出血少时变化不大。

2.X 线检查

X 线透视或摄片,检查有无气腹与肠麻痹的征象,因为一般情况下小肠内气体很少,且损伤后伤口很快被封闭,不但膈下游离气体少见,且使一部分患者早期症状隐匿。因此,阳性气腹有诊断价值,但阴性结果也不能排除小肠破裂。

3.腹部 B 超检查

腹部 B 超检查对小肠及肠系膜血肿、腹水均有重要的诊断价值。

4.CT 或磁共振检查

CT 或磁共振检查对小肠损伤有一定诊断价值,而且可对其他脏器进行检查,有时可能发现一些未曾预料的损伤,有助于减少漏诊。

5.腹腔穿刺

有浑浊的液体或胆汁色的液体,说明肠破裂,穿刺液中白细胞、淀粉酶含量均升高。

(四)治疗原则

小肠破裂一旦确诊,应立即进行手术治疗。手术方式以简单修补为主。肠管损伤严重时,则应做部分小肠切除吻合术。

(五)心理、社会因素

小肠损伤大多在意外情况下突然发生,加之伤口、出血及内脏脱出的视觉刺激和对预后的担忧,患者多表现为紧张、焦虑、恐惧。应了解其患病后的心理反应,对本病的认知程度和心理承受能力,家属及亲友对其支持情况、经济承受能力等。

三、护理问题

(一)有体液不足的危险

体液不足与创伤致腹腔内出血、体液过量丢失、渗出及呕吐有关。

(二)焦虑、恐惧

焦虑、恐惧与意外创伤的刺激、疼痛、出血、内脏脱出的视觉刺激及担心疾病的预后等有关。

(三)体温过高

体温过高与腹腔内感染毒素吸收和伤口感染等因素有关。

(四)疼痛

疼痛与小肠破裂或手术有关。

(五)潜在并发症

腹腔感染、肠瘘、失血性休克。

(六)营养失调,低于机体需要量

与消化道的吸收面积减少有关。

四、护理目标

(1)患者体液平衡得到维持,生命体征稳定。

(2)患者情绪稳定,焦虑或恐惧减轻,主动配合医护工作。

(3)患者体温维持正常。

(4)患者主诉疼痛有所缓解。

(5)护士密切观察病情变化,如发现异常,及时报告医师,并配合处理。

(6)患者体重不下降。

五、护理措施

(一)一般护理

1.伤口处理

对开放性腹部损伤者,妥善处理伤口,及时止血和包扎固定。若有肠管脱出,可用消毒或清洁器皿覆盖保护后再包扎,以免肠管受压、缺血而坏死。

2.病情观察

密切观察生命体征的变化,每15分钟测定脉搏、呼吸、血压1次。重视患者的主诉,若主诉心慌、脉快、出冷汗等,及时报告医师。不注射止痛药(诊断明确者除外),以免掩盖伤情。不随意搬动伤者,以免加重病情。

3.腹部检查

每30分钟检查1次腹部体征,注意腹膜刺激征的程度和范围变化。

4.禁食和灌肠

禁食和灌肠可避免肠内容物进一步溢出,造成腹腔感染或加重病情。

5.补充液体和营养

注意纠正水、电解质及酸碱平衡失调,保证输液通畅,对伴有休克或重症腹膜炎的患者可进行中心静脉补液,这不仅可以保证及时大量的液体输入,而且有利于中心静脉压的监测,根据患者具体情况,适量补给全血、血浆或人血清蛋白,尽可能补给足够的热量和蛋白质、氨基酸及维生素等。

(二)心理护理

关心患者,加强交流,讲解相关病情、治疗方式及预后,使患者了解自己的病情,消除患者的焦虑和恐惧,保持良好的心理状态,并与其一起制订合适的应对机制,鼓励患者,增加治疗的信心。

(三)术后护理

1.妥善安置患者

麻醉清醒后取半卧位,有利于腹腔炎症的局限,改善呼吸状态。了解手术的过程,查看手术的部位,对引流管、输液管、胃管及氧气管等进行妥善固定,做好护理记录。

2.监测病情

观察患者血压、脉搏、呼吸、体温的变化。注意腹部体征的变化。适当应用止痛药,减轻患者的不适。若切口疼痛明显,应检查切口,排除感染。

3.引流管的护理

腹腔引流管保持通畅,准确记录引流液的性状及量。腹腔引流液应为少量血性液,若为绿色或褐色渣样物,应警惕腹腔内感染或肠瘘的发生。

4.饮食

继续禁食、胃肠减压,待肠功能逐渐恢复、肛门排气后,方可拔除胃肠减压管。拔除胃管当天可进清流质饮食,第2天进流质饮食,第3天进半流质饮食,逐渐过渡到普通饮食。

5.营养支持

维持水、电解质和酸碱平衡,增加营养。维生素主要是在小肠被吸收,小肠部分切除后,要及时补充维生素C、维生素D、维生素K和复合维生素B等维生素和微量元素钙、镁等,可经静脉注射、肌内注射或口服进行补充,预防贫血,促进伤口愈合。

(四)健康教育

(1)注意饮食卫生,避免暴饮暴食,进易消化食物,少食刺激性食物,避免腹部受凉和饭后剧烈活动,保持排便通畅。

(2)注意适当休息,加强锻炼,增加营养,特别是回肠切除的患者要长期定时补充维生素 B_{12}

等营养素。

(3)加强社会宣传,增进劳动保护、安全生产、安全行车、遵守交通规则等知识,避免损伤等意外的发生。

(4)普及各种急救知识,在发生意外损伤时,能进行简单的自救或急救。

(5)无论腹部损伤的轻重,都应经专业医务人员检查,以免贻误诊治。

(刘春梅)

第七节 肠 梗 阻

一、概述

肠梗阻指肠内容物在肠道中通过受阻,为常见急腹症,可因多种因素引起。起病初梗阻肠段先有解剖和功能性改变,继则发生体液和电解质的丢失、肠壁循环障碍坏死和继发感染,最后可致毒血症休克死亡。当然如能及时诊断积极治疗大多能逆转病情的发展以至治愈。

二、病因

(一)机械性肠梗阻

1.肠外原因

(1)粘连与粘连带压迫:粘连可引起肠折叠扭转而造成梗阻。先天性粘连带较多见于小儿;腹部手术或腹内炎症产生的粘连是成人肠梗阻最常见的原因,但少数病例可无腹部手术及炎症史。

(2)嵌顿性外疝或内疝。

(3)肠扭转常由于粘连所致。

(4)肠外肿瘤或腹块压迫。

2.肠管本身的原因

(1)先天性狭窄和闭孔畸形。

(2)炎症肿瘤吻合手术及其他因素所致的狭窄。例如,炎症性肠病肠结核放射性损伤肠肿瘤(尤其是结肠瘤)肠吻合等。

(3)肠套叠在成人较少见,多因息肉或其他肠管病变引起。

3.肠腔内原因

由于成团蛔虫异物或粪块等引起肠梗阻已不常见。巨大胆石通过胆囊或胆总管-指肠瘘管进入肠腔,产生胆石性肠梗阻的病例时有报道。

(二)动力性肠梗阻

1.麻痹性

腹部大手术后腹膜炎、腹部外伤、腹膜后出血、某些药物肺炎、脓胸脓毒血症、低钾血症或其他全身性代谢紊乱均可并发麻痹性肠梗阻。

2.痉挛性

肠道炎症及神经系统功能紊乱均可引起肠管暂时性痉挛。

(三)血管性肠梗阻

肠系膜动脉栓塞或血栓形成和肠系膜静脉血栓形成为主要病因。各种病因引起肠梗阻的频率随年代地区、民族医疗卫生条件等不同而有所不同。例如,年前嵌顿疝所致的机械性肠梗阻的发生率最高,随着医疗水平的提高、预防性疝修补术得到普及,现已明显减少。而粘连所致的肠梗阻的发生率明显上升。

三、病理改变

单纯性完全机械性肠梗阻发生后,梗阻部位以上的肠腔扩张,肠壁变薄,黏膜易有糜烂和溃疡发生,浆膜可被撕裂,整个肠壁可因血供障碍而坏死穿孔,梗阻以下部分肠管多呈空虚坍陷。

麻痹性肠梗阻时肠管扩张肠壁变薄。

在绞窄性肠梗阻的早期,由于静脉回流受阻,小静脉和毛细血管可发生淤血、通透性增加、甚至破裂而渗出血浆或血液,此时肠管内因充血和水肿而呈紫色,继而出现动脉血流受阻、血栓形成,肠壁因缺血而坏死,肠内细菌和毒素可通过损伤的肠壁进入腹腔,坏死的肠管呈紫黑色最后可自行破裂。

四、病理生理

肠梗阻的主要病理生理改变为膨胀体液和电解质的丢失,以及感染和毒血症。这些改变的严重程度视梗阻部位的高低、梗阻时间的长短及肠壁有无血液供应障碍而不同。

(一)肠膨胀

机械性肠梗阻时,梗阻以上的肠腔因积液积气而膨胀,肠段对梗阻的最先反应是增强蠕动,而强烈的蠕动引起肠绞痛。此时食管上端括约肌发生反射性松弛,患者在吸气时不自觉地将大量空气吞入胃肠,因此肠腔积气的 70% 是咽下的空气,其中大部分是氮气,不易被胃肠吸收,其余 30% 的积气是肠内酸碱中和与细菌发酵作用产生的,或自备注弥散至肠腔的 CO_2、H_2、CH_4 等气体。正常成人每天消化道分泌的唾液、胃液、胆液、胰液和肠液的总量约 8 L,绝大部分被小肠黏膜吸收,以保持体液平衡。肠梗阻时大量液体和气体聚积在梗阻近端引起肠膨胀,而膨胀能抑制肠壁黏膜吸收水分,以后又刺激其增加分泌,如此肠腔内液体越积越多,使肠膨胀进行性加重。在单纯性肠梗阻,肠管内压力一般较低,初是常低于 0.8 kPa(8 cmH_2O)。

但随着梗阻时间的延长,肠管内压力甚至可达到 1.8 kPa(18 cmH_2O)。结肠梗阻止肠腔内压力平均多在 2.5 kPa(25 cmH_2O)。结肠梗阻时肠腔内压力平均多在 2.5 kPa(25 cmH_2O)以上,甚至有高到 5.2 kPa(52 cmH_2O)水柱。肠管内压力的增高可使肠壁静脉回流障碍,引起肠壁充血水肿,通透性增加。肠管内压力继续增高可使肠壁血流阻断使单纯性肠梗阻变为绞窄性肠梗阻。严重的肠膨胀甚至可使横膈抬高,影响患者的呼吸和循环功能。

(二)体液和电解质的丢失

肠梗阻时肠膨胀可引起反射性呕吐。高位小肠梗阻时呕吐频繁,大量水分和电解质被排出体外。如梗阻位于幽门或十二指肠上段,呕出过多胃酸,则易产生脱水和低氯低钾性碱中毒。如梗阻位于十二指肠下段或空肠上段,则重碳酸盐的丢失严重。低位肠梗阻,呕吐虽远不如高位者少见,但因肠黏膜吸收功能降低而分泌液量增多,梗阻以上肠腔中积留大量液体,有时多达 5～

10 L,内含大量碳酸氢钠。这些液体虽未被排出体外,但封闭在肠腔内不能进入血液,等于体液的丢失。此外,过度的肠膨胀影响静脉回流,导致肠壁水肿和血浆外渗,在绞窄性肠梗阻时,血和血浆的丢失尤其严重。因此,患者多发生脱水伴少尿、氮质血症和酸中毒。如脱水持续,血液进一步浓缩,则导致低血压和低血容量休克。失钾和不进饮食所致的血钾过低可引起肠麻痹,进而加重肠梗阻的发展。

(三)感染和毒血症

正常人的肠蠕动使肠内容物经常向前流动和更新,因此小肠内是无菌的,或只有极少数细菌。单纯性机械性小肠梗阻时,肠内纵有细菌和毒素也不能通过正常的肠黏膜屏障,因而危害不大。若梗阻转变为绞窄性,开始时静脉血流被阻断,受累的肠壁渗出大量血液和血浆,使血容量进一步减少,继而动脉血流被阻断而加速肠壁的缺血性坏死。绞窄段肠腔中的液体含大量细菌(如梭状芽孢杆菌、链球菌、大肠埃希菌等)、血液和坏死组织,细菌的毒素及血液和坏死组织的分解产物均具有极强的毒性。这种液体通过破损或穿孔的肠壁进入腹腔后,可引起强烈的腹膜刺激和感染,被腹膜吸收后,则引起脓毒血症。严重的腹膜炎和毒血症是导致肠梗阻患者死亡的主要原因。

除上述三项主要的病理生理改变之外,如发生绞窄性肠梗阻往往还伴有肠壁、腹腔和肠腔内的渗血,绞窄的肠袢越长,失血量越大,亦是导致肠梗阻患者死亡的原因之一。

五、临床表现

症状和体征典型的肠梗阻是不难诊断的,但缺乏典型表现者诊断较困难。X线腹部透视或摄片检查对证实临床诊断、确定肠梗阻的部位很有帮助。正常人腹部X线平片上只能在胃和结肠内见到少量气体。如小肠内有气体和液平面,表明肠内容物通过障碍,提示肠梗阻的存在。急性小肠梗阻通常要经过6小时肠内才会积聚足够的液体和气体,形成明显的液平面经过12小时,肠扩张的程度肯定达到诊断水平。结肠梗阻发展到X线征象出现的时间就更长。充气的小肠特别是空肠可从横绕肠管的环状襞加以辨认,并可与具有结肠袋影的结肠相区别。此外,典型的小肠肠型多在腹中央部分,而结肠影在腹周围或在盆腔。根据患者体力情况可采用立或卧式,从正位或侧位摄片,必要时进行系列摄片。

肠梗阻的诊断确定后,应进步鉴别梗阻的类型。因于治疗及预后方面差异很大,如机械性肠梗阻多需手术解除,动力性肠梗阻则可用保守疗法治愈,绞窄性肠梗阻应尽早进行手术,而单纯性机械性肠梗阻可先试行保守治疗。应鉴别之点如下。

(一)鉴别机械性肠梗阻和动力性肠梗阻

首先要从病史上分析有无机械梗阻因素。动力性肠梗阻包括常见的麻痹性和少见的痉挛性肠梗阻。机械性肠梗阻的特征是阵发性肠绞痛、肠鸣音亢进和非对称性腹胀;而麻痹性肠梗阻的特征为无绞痛、肠鸣音消失和全腹均匀膨胀;痉挛性肠梗阻可有剧烈腹痛突然发作和消失,间歇期不规则,肠鸣音减弱而不消失,但无腹胀。X线腹部平片有助于两者的鉴别:机械性梗阻的肠胀气局限于梗阻部位以上的肠段;麻痹性肠梗阻时,全部胃、小肠和结肠均有胀气,程度大致相同;痉挛性梗阻时,肠无明显胀气和扩张。每隔分钟拍摄正、侧位腹部平片以观察小肠有无运动,常可鉴别机械性与麻痹性肠梗阻。

(二)鉴别单纯性肠梗阻和绞窄性肠梗阻

绞窄性肠梗阻可发生于单纯性机械性肠梗阻的基础上,单纯性肠梗阻因治疗不善而转变为绞窄性肠梗阻的占 15%～43%，一般认为出现下列征象应疑有绞窄性肠梗阻。

（1）急骤发生的剧烈腹痛持续不减，或由阵发性绞痛转变为持续性腹痛，疼痛的部位较为固定。若腹痛涉及背部提示肠系膜受到牵拉，更提示为绞窄性肠梗阻。

（2）腹部有压痛、反跳痛和腹肌强直，腹胀与肠鸣音亢进则不明显。

（3）呕吐物、胃肠减压引流物、腹腔穿刺液含有血液，亦可有便血。

（4）全身情况急剧恶化，毒血症表现明显，可出现休克。

（5）X 线平片检查可见梗阻部位以上肠段扩张并充满液体，状若肿瘤或呈"C"形面被称为"咖啡豆征"，在扩张的肠管间常可见有腹水。

（三）鉴别小肠梗阻和结肠梗阻

高位小肠梗阻呕吐频繁而腹胀较轻，低位小肠梗阻则反之。结肠梗阻的临床表现与低位小肠梗阻相似。但 X 线腹部平片检查则可区别。小肠梗阻是充气之肠袢遍及全腹，液平较多，而结肠则不显示。若为结肠梗阻则在腹部周围可见扩张的结肠和袋形，小肠内积气则不明显。

（四）鉴别完全性肠梗阻和不完全性肠梗阻

完全性肠梗阻多为急性发作而且症状明显，不完全性肠梗阻则多为慢性梗阻，症状不明显，往往为间歇性发作。X 线平片检查完全性肠梗阻者肠袢充气扩张明显，不完全性肠梗阻则反之。

（五）肠梗阻病因的鉴别诊断

判断病因可从年龄、病史、体检、X 线检查等方面的分析着手。例如，以往有过腹部手术、创伤、感染的病史，应考虑肠粘连或粘连带所致的梗阻；如患者有肺结核，应想到肠结核或腹膜结核引起肠梗阻的可能。遇风湿性心瓣膜病伴心房颤动、动脉粥样硬化或闭塞性动脉内膜炎的患者，应考虑肠系膜动脉栓塞；而门静脉高压和门静脉炎可致门静脉栓塞。这些动静脉血流受阻是血管性肠梗阻的常见原因。在儿童中，蛔虫引起肠堵塞偶可见到；3 岁以下婴幼儿中原发性肠套叠多见；青、中年患者的常见病因是肠粘连、嵌顿性外疝和肠扭转；老年人的常见病因是结肠癌、乙状结肠扭转和粪块堵塞，而结肠梗阻病例的 90% 为癌性梗阻。成人中肠套叠少见，多继发于 Meckel 憩室、肠息肉和肿瘤。在腹部检查时，要特别注意腹部手术切口瘢痕和隐蔽的外疝。

腹痛、呕吐、腹胀、便秘和停止排气是肠梗阻的典型症状但在各类肠梗阻中轻重并不一致。

1.腹痛

肠梗阻的患者大多有腹痛。在急性完全性机械性小肠梗阻患者中，腹痛表现为阵发性绞痛。是由梗阻部位以上的肠管强烈蠕动所引起，多位于腹中部，常突然发作，逐步加剧至高峰，持续数分钟后缓解。间隙期可以完全无痛，但过段时间后可以再发，绞痛的程度和间隙期的长短则视梗阻部位的高低和病情的缓急而异，一般而言，十二指肠、上段空肠梗阻时呕吐可起减压作用，患者绞痛较轻。而低位回肠梗阻则可因肠胀气抑制肠蠕动，故绞痛亦轻。唯急性空肠梗阻时绞痛较剧烈，一般每 2～5 分钟即发作一次。不完全性肠梗阻腹痛较轻，在一阵肠鸣或排气后可见缓解。慢性肠梗阻亦然，且间隙期亦长。急性机械性结肠梗阻时腹痛多在下腹部，一般较小肠梗阻为轻。结肠梗阻时若回盲瓣功能正常，结肠内容物不能逆流到小肠，肠腔因而逐渐扩大，压力增高，因之除阵发性绞痛外可有持续性钝痛。此种情况的出现应注意有闭袢性肠梗阻的可能性。发作间隙期的持续性钝痛亦是绞窄性肠梗阻的早期表现。如若肠壁已发生缺血坏死则呈持续性剧烈腹痛。至于麻痹性肠梗阻，由于肠肌已无蠕动能力，故无肠绞痛发作，可由高度肠管膨胀而引起腹部持续性胀痛。

2.呕吐

肠梗阻患者几乎都有呕吐,早期为反射性呕吐,吐出物多为胃内容物。后期则为反流性呕吐,因梗阻部位高低而不同,部位越高,呕吐越频越剧烈。低位小肠梗阻时呕吐较轻亦较疏。结肠梗阻时,由于回盲瓣可以阻止反流故早期可无呕吐,但后期回盲瓣因肠腔过度充盈而关闭不全时亦有较剧烈的呕吐,吐出物可含粪汁。

3.腹胀

腹胀是较迟出现的症状,其程度与梗阻部位有关。高位小肠梗阻由于频繁呕吐多无明显腹胀;低位小肠梗阻或结肠梗阻的晚期常有显著的全腹膨胀。闭袢性梗阻的肠段膨胀很突出,常呈不对称的局部膨胀。麻痹性肠梗阻时,全部肠管均膨胀扩大,故腹胀显著。

4.便秘和停止排气

完全性肠梗阻时,患者排便和排气现象消失。但在高位小肠梗阻的最初2～3天,如梗阻以下肠腔内积存了粪便和气体,则仍有排便和排气现象,不能因此否定完全性梗阻的存在。同样,在绞窄性肠梗阻如肠扭转、肠套叠及结肠癌所致的肠梗阻等都仍可有血便或脓血便排出。

5.全身症状

单纯性肠梗阻患者一般无明显的全身症状,但呕吐频繁和腹胀严重者必有脱水,血钾过低者有疲软、嗜睡、乏力和心律失常等症状。绞窄性肠梗阻患者的全身症状最显著,早期即有虚脱,很快进入休克状态。伴有腹腔感染者,腹痛持续并扩散至全腹,同时有畏寒、发热、白细胞数增多等感染和毒血症表现。

六、治疗措施

肠梗阻的治疗方法取决于梗阻的原因、性质、部位、病情和患者的全身情况。但不论采取何种治疗方法,纠正肠梗阻所引起的水、电解质和酸碱平衡的失调,做胃肠减压以改善梗阻部位以上肠段的血液循环及控制感染等皆属必要。

(一)纠正脱水、电解质丢失和酸碱平衡失调

脱水与电解质的丢失与病情与病类有关。应根据临床经验与血化验结果予以估计。一般成人症状较轻的约需补液1 500 mL,有明显呕吐的则需补3 000 mL,而伴周围循环虚脱和低血压时则需补液4 000 mL以上。若病情一时不能缓解则尚需补给从胃肠减压及尿中排泄的量,以及正常的每天需要量。当尿量排泄正常时,尚需补给钾盐。低位肠梗阻多因碱性肠液丢失易有酸中毒,而高位肠梗阻则因胃液和钾的丢失易发生碱中毒,皆应予相应的纠正。在绞窄性肠梗阻和机械性肠梗阻的晚期,可有血浆和全血的丢失,产生血液浓缩或血容量的不足,故尚应补给全血或血浆、白蛋白等方能有效地纠正循环障碍。

在制订或修改此项计划时,必须根据患者的呕吐情况、脱水体征,每小时尿量和尿比重,血钠离子、钾离子、氯离子、二氧化碳结合力、血肌酐及血细胞压积、中心静脉压的测定结果加以调整。由于酸中毒、血浓缩、钾离子从细胞内逸出,血钾测定有时不能真实地反映细胞缺钾情况。而应进行心电图检查作为补充。补充体液和电解质、纠正酸碱平衡失调的目的在于维持机体内环境的相对稳定,保持机体的抗病能力,使患者在肠梗阻解除之前渡过难关,能在有利的条件下经受外科手术治疗。

(二)胃肠减压

通过胃肠插管减压可引出吞入的气体和滞留的液体,解除肠膨胀,避免吸入性肺炎,减轻呕

吐,改善由于腹胀引起的循环和呼吸窘迫症状,在一定程度上能改善梗阻以上肠管的淤血、水肿和血液循环。少数轻型单纯性肠梗阻经有效的减压后肠腔可恢复通畅。胃肠减压可减少手术操作困难,增加手术的安全性。

减压管般有两种:较短的一种(Levin 管)可放置在胃或十二指肠内,操作方便,对高位小肠梗阻减压有效;另一种减压管长数米(Miller-Abbott 管),适用于较低位小肠梗阻和麻痹性肠梗阻的减压,但操作费时,放置时需要 X 线透视以确定管端的位置。结肠梗阻发生肠膨胀时,插管减压无效,常需手术减压。

(三)控制感染和毒血症

肠梗阻时间过长或发生绞窄时,肠壁和腹膜常有多种细菌感染(如大肠埃希菌、梭形芽孢杆菌、链球菌等),积极地采用以抗革兰阴性杆菌为重点的广谱抗生素静脉滴注治疗十分重要,动物实验和临床实践都证实应用抗生素可以显著降低肠梗阻的死亡率。

(四)解除梗阻恢复肠道功能

对单纯性机械性肠梗阻,尤其是早期不完全性肠梗阻,如由蛔虫、粪块堵塞或炎症粘连所致的肠梗阻等可做非手术治疗。早期肠套叠、肠扭转引起的肠梗阻亦可在严密的观察下先行非手术治疗。动力性肠梗阻除非伴有外科情况,不需手术治疗。

非手术治疗除前述各项治疗外尚可加用下列措施。

(1)油类:可用液状石蜡、生豆油或菜油 200～300 mL 分次口服或由胃肠减压管注入。适用于病情较重,体质较弱者。

(2)麻痹性肠梗阻如无外科情况可用新斯的明注射、腹部芒硝热敷等治疗。

(3)针刺足三里、中脘、天枢、内关、合谷、内庭等穴位可作为辅助治疗。

绝大多数机械性肠梗阻需做外科手术治疗,缺血性肠梗阻和绞窄性肠梗阻更宜及时手术处理。

外科手术的主要内容:①松解粘连或嵌顿性疝,整复扭转或套叠的肠管等,以消除梗阻的局部原因。②切除坏死的或有肿瘤的肠段,引流脓肿等,以清除局部病变。③肠造瘘术可解除肠膨胀,便利肠段切除,肠吻合术可绕过病变肠段,恢复肠道的通畅。

七、急救护理

急性肠梗阻护理要点是围绕矫正因肠梗阻引起的全身性生理紊乱和解除梗阻而采取的相应措施,即胃肠减压,纠正水、电解质紊乱和酸碱失衡,防治感染和中毒。采用非手术疗法过程中,需严密观察病情变化。如病情不见好转或继续恶化,应及时为医师提供信息,修改治疗方案。有适应证者积极完善术前准备,尽早手术解除梗阻,加强围术期护理。

(一)护理目标

(1)严密观察病情变化,使患者迅速进入诊断、治疗程序。

(2)维持有效的胃肠减压。

(3)减轻症状:如疼痛、腹胀、呼吸困难等。

(4)加强基础护理,增加患者的舒适感。

(5)做好水分、电解质管理。

(6)预防各种并发症,提高救治成功率。

(7)加强心理护理,增强患者战胜疾病的信心。

(8)帮助患者及家属掌握自护知识,为患者回归正常生活做准备。

(二)护理措施

1.密切观察病情变化

(1)意识表情变化能够反映中枢神经系统血液灌注情况。意识由清醒变模糊或昏迷提示病情加重。

(2)监测患者血压、脉搏、呼吸、体温,每15~30分钟1次,记录尿量,观察腹痛、腹胀、呕吐、肛门排气排便情况。如果患者有口渴、尿量减少、脉率增快、脉压缩小、烦躁不安、面色苍白等表现,为早期休克征象,应加快输液速度,配合医师进行抢救。早期单纯性肠梗阻患者,全身情况无明显变化,后因呕吐,水、电解质紊乱,可出现脉搏细速、血压下降、面色苍白、眼球凹陷、皮肤弹性减退,四肢发凉等中毒性休克征象,尤以绞窄性肠梗阻更为严重。

(3)注意有无突发的剧烈腹痛、腹胀明显加重等异常情况。若出现持续剧烈的腹痛,频繁的呕吐,非手术治疗疗效不明显,有明显的腹膜炎表现及呕血、便血等症状为绞窄性肠梗阻表现,应尽早配合医师行手术治疗。

(4)术后密切观察患者术后一般情况,应30~60分钟测血压、脉搏1次,平稳后可根据医嘱延长测定时间。对重症患者进行心电监护,预防中毒性休克。如发现异常情况要及时通知医师,做好抢救工作。

(5)保持各引流管通畅,妥善固定,防止挤压扭曲,同时密切观察引流液的性状,如量、颜色、气味等。

2.胃肠减压的护理

(1)肠梗阻的急性期须禁食,并保持有效的胃肠减压。胃肠减压可吸出肠道内气体和液体,减轻腹胀,降低肠腔内压力,改善肠壁血液循环,有利于改善局部病变及全身情况。关心安慰患者,讲解胃肠减压的作用及重要性,使患者重视胃肠减压的作用。

(2)妥善固定胃管,每2小时抽吸1次,避免折曲或脱出,保持引流通畅,若引流不畅时可用等渗盐水冲洗胃管,观察引出物的色、质、量并记录。

(3)避免胃内存留大量的液体和气体影响药物的保存和吸收。注药操作时,动作要轻柔,避免牵拉胃管引起患者不适,注射完毕,一定要夹紧胃管2~3小时,以利于药物吸收及进入肠道。

(4)动态观察胃肠吸出物的颜色及量。若吸出物减少及变清,肠鸣音恢复,表示梗阻正在缓解;若吸出物的量较多,有粪臭味或呈血性,表示肠梗阻未解除,促使细菌繁殖或者引起肠管血液循环障碍,应及早通知医师,采取合理手术治疗。

(5)术后更应加强胃肠减压的护理。每天记录胃液量,便于医师参考补液治疗。注意胃液性质,发现有大量血性液体引出时,应及时报告医师处理。

3.体位和活动的护理

(1)非手术患者卧床休息。在血压稳定的情况下,可采取半卧位,以减轻腹痛、腹胀,并有利于呼吸。

(2)术后待生命体征平稳后采用半卧位,以利于腹腔内渗出液流向盆腔而利于吸收(盆腔内腹膜吸收能力较强),使感染局限化,减少膈下感染,减轻腹部张力,减轻切口疼痛,有利于切口愈合。有造瘘口者应向造瘘口侧侧卧,以防肠内大便或肠液流出污染腹部切口或从造瘘口基底部刀口流入肠腔而致感染。护理人员应经常协助患者维持好半卧位。

(3)指导和协助患者活动。术后6小时血压平稳后可在床上翻身,动作宜小且轻缓,术后第一天可协助坐起并拍背促进排痰。同时鼓励患者早期下床活动,有利于肠蠕动恢复,防止肠粘连,促进生理功能和体力的恢复,防止肺不张。

(4)被动、主动活动双下肢,防止下肢静脉血栓形成。瘦、弱、年老的患者同时要特别注意骶尾部的皮肤护理,防止因受压过久发生压疮。

4.腹痛的护理

(1)患者主诉疼痛时应立即采取相应的处理措施,如给予舒适的体位、同情安慰患者、让患者做深呼吸。但在明确诊断前禁用强镇痛药物。

(2)禁食,保持有效的胃肠减压。

(3)观察腹疼的部位、性质、程度、进展情况。单纯性机械性肠梗阻一般为阵发性剧烈绞痛;绞窄性肠梗阻腹痛往往为持续性腹痛伴有阵发性加重,疼痛也较剧烈;麻痹性肠梗阻腹痛往往不明显,阵发性绞痛尤为少见;结肠梗阻一般为胀痛。要观察生命体征变化,判断有无绞窄性肠梗阻及休克的发生,为治疗时机选择提供依据。

5.呕吐的观察及护理

(1)呕吐时,协助患者坐起或使其头侧向一边,及时清理呕吐物,防止窒息和引起吸入性肺炎。

(2)呕吐后用温开水漱口,保持口腔清洁,清洁颜面部,并观察记录呕吐时间、次数、性质、量等。维持口腔清洁卫生,口腔护理每天2次,防止口腔感染。

(3)若留置胃肠减压后仍出现呕吐者,应考虑是否存在引流不畅,检查胃管的深度是否移位或脱出,管道是否打折、扭曲,管腔是否堵塞,应及时给予相应的处理。

6.腹部体征的观察及护理

(1)评估、记录腹胀的程度,观察病情变化。观察腹部外形,每小时听诊肠鸣音1次,腹胀伴有阵发性腹绞痛,肠鸣音亢进,甚至有气过水声或金属音,应严密观察。麻痹性肠梗阻时全腹膨胀显著,但不伴有肠型;闭袢性肠梗阻可以出现局部膨胀;结肠梗阻因回盲瓣关闭可以显示腹部高度膨胀,而且往往不对称。

(2)动态观察是否有肛门排气、排便。

(3)减轻腹胀的措施有胃管引流,保持有效负压吸引。热敷或按摩腹部。如无绞窄性肠梗阻,可从胃管注入液状石蜡,每次20~30 mL,促进排气、排便。

7.加强水、电解质管理

(1)准确记录24小时液体出入量、每小时尿量,作为调整输液量的参考指标。

(2)遵医嘱尽快补充水和电解质的丢失。护士应科学、合理地安排补液顺序。危及生命的电解质紊乱,如低钾,要优先补给。

(3)维持有效的静脉通道,必要时建立中心静脉通道。加强局部护理。

8.预防感染的护理

(1)为患者执行各项治疗、操作时严格遵守无菌技术原则。接触患者前后均用流水洗手,防止交叉感染。

(2)有引流管者,应每天更换引流袋,保持引流通畅。

(3)禁食和胃肠减压期间应用生理盐水或漱口液口腔护理,每天3次,防止口腔炎的发生。

(4)留置导尿管者应用0.1%苯扎溴铵消毒尿道口或抹洗外阴,每天3次。

(5)加强皮肤护理,及时擦干汗液、清理呕吐物、更换衣被。每2小时变换体位1次,按摩骨突部位,防止压疮的发生。

9.引流管的护理

(1)术后因病情需要放置腹腔引流管,护士应明确引流管的放置位置及作用,注意引流管是否固定牢固,有无扭曲、阻塞等。

(2)术后每 30 分钟挤压 1 次引流管,以避免管腔被血块堵塞,保持引流管通畅。

(3)注意观察引流液的量及性质,及时准确地向医师报告病情。

(4)在操作过程中注意无菌操作,防止逆行感染。

10.饮食护理

待胃肠功能恢复,肛门排气后给患者少量流质饮食。肠切除者,应在肛门排气后 1～2 天后才能开始进食流质饮食。进食后如无不适,逐渐过渡至半流、软质、普通饮食。给予无刺激、易消化、营养丰富及富含纤维素的食物。有造瘘口者避免进食产气、产酸和刺激性食物如蛋、洋葱、芹菜、蒜或含糖高的食物,以免产生臭气。随着病情恢复,造瘘口功能的健全,2 周左右可进容易消化的少渣普通食物及含纤维素高的食物,不但可使粪便成形,便于护理,而且起到扩张造瘘口的作用。

(刘春梅)

第八节　门静脉高压症

门静脉的正常压力是 1.3～2.4 kPa(13～24 cmH$_2$O),当门静脉血流受阻、血液淤滞时,压力 2.4 kPa(24 cmH$_2$O)时,称为门静脉高压症,临床上常有脾大及脾功能亢进、食管胃底静脉曲张破裂出血、腹水等一系列表现。

门静脉主干由肠系膜上、下静脉和脾静脉汇合而成。门静脉系统位于两个毛细血管网之间,一端是胃、肠、脾、胰的毛细血管网,另一端连接肝小叶内的肝窦。门静脉流经肝脏的血液约占肝血流量的 75%,肝动脉供血约占 25%,由此可见肝脏的双重供血以门静脉供血为主。门静脉内的血含氧量较体循环的静脉血高,故门静脉对肝的供氧几乎和肝动脉相等。此外门静脉系统内无控制血流方向的静脉瓣,与腔静脉之间存在 4 个交通支:①胃底、食管下段交通支。②直肠下段、肛管交通支。③前腹壁交通支。④腹膜后交通支。这些交通支中,最主要的是胃底、食管下段交通支,上述交通支在正常情况下都很细小,血流量很少。

门静脉血液淤滞或血流阻力增加均可导致门脉高压,但以门静脉血流阻力增加更为常见。按阻力增加的部位,可将门静脉高压症分为肝前、肝内和肝后三型。在我国肝内型多见,其中肝炎后肝硬化是引起门静脉高压症的常见病因;但在西方国家,酒精性肝硬化是门脉高压最常见的原因。由于增生的纤维束和再生的肝细胞结节挤压肝小叶内的肝窦,使其变窄或闭塞,导致门静脉血流受阻,其次由于位于肝小叶间汇管区的肝动脉小分支和门静脉小分支之间的许多动静脉交通支大量开放,引起门静脉压力增高。肝前型门静脉高压症的常见病因是肝外门静脉血栓形成(脐炎、腹腔内感染、胰腺炎、创伤等)、先天畸形(闭锁、狭窄或海绵样变等)和外在压迫。肝前型门静脉高压症患者肝功能多正常或轻度损害,预后较好。肝后型门静脉高压症常见病因包括Budd-Chiari 综合征、缩窄性心包炎、严重右心衰竭等。

一、护理评估

(一)健康史

应注意询问患者有无肝炎病史、酗酒、血吸虫病病史。既往有无出现肝性脑病、上消化道出血的病史,以及诱发的原因,对于原发病是否进行治疗。

(二)身体状况

1.脾大、脾功能亢进

脾大程度不一,早期质软、活动,左肋缘下可扪及;晚期脾内纤维组织增生而变硬,活动度减少,左上腹甚至左下腹可扪及肿大的脾脏并能出现左上腹不适及隐痛、胀满,常伴有血白细胞、血小板数量减少,称脾功能亢进。

2.侧支循环建立与开放

门静脉与体静脉之间有广泛的交通支,在门静脉高压时,为了使淤滞在门静脉系统的血液回流,这些交通支大量开放,经扩张或曲张的静脉与体循环的静脉发生吻合而建立侧支循环。主要表现:①食管下段与胃底静脉曲张最常见,出现早,一旦曲张的静脉破裂可引起上消化道大出血,表现为呕血和黑便,是门静脉高压症最危险的并发症。由于肝功能损害引起凝血功能障碍,加之脾功能亢进引起的血小板减少,因此出血不易自止。②脐周围的上腹部皮下静脉曲张。③直肠下、肛管静脉曲张形成痔。

3.腹水

腹水是由于门静脉压力增高,使门静脉系统毛细血管床滤过压增高;同时肝硬化引起的低蛋白血症,造成血浆胶体渗透压下降;以及淋巴液生成增加,使液体从肝表面、肠浆膜面漏入腹腔形成腹水。此外,由于中心血流量减少,刺激醛固酮分泌过多,导致水、钠潴留而加剧腹水形成。

4.肝性脑病

门静脉高压症时由于门静脉血流绕过肝细胞或肝实质细胞功能严重受损,导致有毒物质(如氨、硫醇、γ-氨基丁酸)不能代谢与解毒而直接进入体循环,从而对脑产生毒性作用并出现精神综合征,称为肝性脑病,是门静脉高压的并发症之一。肝性脑病常因胃肠道出血、感染、大量摄入蛋白质、镇静药物、利尿剂而诱发。

5.其他

可伴有肝大、黄疸、蜘蛛病、肝掌、男性乳房发育、睾丸萎缩等。

(三)心理-社会状况

患者因反复发作、病情逐渐加重、面临手术、担心出现严重并发症和手术后的效果而有恐惧心理。另外由于治疗费用过高,长期反复住院治疗,以及生活工作严重受限产生长期的焦虑情绪。

(四)辅助检查

1.血常规

脾功能亢进时,血细胞计数减少,以白细胞计数降至 $3×10^9/L$ 以下和血小板计数至$(70～80)×10^9/L$ 以下最为明显。出血、营养不良、溶血、骨髓抑制都可引起贫血。

2.肝功能检查

常有血浆清蛋白降低,球蛋白增高,白、球比例倒置;凝血酶原时间延长;还应做乙型肝炎病原学和甲胎蛋白检查。

3.食管吞钡 X 线检查

在食管为钡剂充盈时,曲张的静脉使食管及胃底呈虫蚀样改变,曲张的静脉表现为蚯蚓样或串珠状负影。

4.腹部超声检查

腹部超声检查可显示腹水、肝密度及质地异常、门静脉扩张。

5.腹腔动脉造影的静脉相或直接肝静脉造影

可以使门静脉系统和肝静脉显影,确定静脉受阻部位及侧支回流情况,还可以为手术提供参考资料。

(五)治疗要点

外科治疗门静脉高压症主要是预防和控制食管胃底曲张静脉破裂出血。

(1)食管胃底曲张静脉破裂出血的治疗主要包括非手术治疗和手术治疗。

非手术治疗:①常规处理。绝对卧床休息,立即建立静脉通道,输液、输血扩充血容量;维持呼吸道通畅,防止呕吐物引起窒息或吸入性肺炎。②药物止血。应用内脏血管收缩药,常用药物有垂体后叶素、三甘氨酰酸加压素和生长抑素。③内镜治疗。经纤维内镜将硬化剂直接注入曲张静脉,使之闭塞及黏膜下组织硬化,达到止血和预防再出血目的。④三腔管压迫止血。利用充气的气囊分别压迫胃底和食管下段的曲张静脉,达到止血目的。⑤经颈静脉肝内门体分流术。采用介入放射方法,经颈静脉途径在肝内静脉与门静脉主要分支间建立通道,置入支架以实现门体分流。主要适用于药物和内镜治疗无效、肝功能差不宜急诊手术的患者,或等待肝移植的患者。

手术治疗:上述治疗无效时,应采用手术治疗,多主张行门-奇静脉断流术,目前多采用脾切除加贲门周围血管离断术;若患者一般情况好,肝功能较好的可行急诊分流术。血吸虫性肝硬化并食管胃底静脉曲张且门脉压力较高的,主张行分流术。常用术式有门静脉-下腔静脉分流术,脾-肾静脉分流术。

(2)严重脾大,合并明显的脾功能亢进:多见于晚期血吸虫病,也见于脾静脉栓塞引起的左侧门静脉高压症。这类患者单纯脾切除术效果良好。

(3)肝硬化引起的顽固性腹水:有效的治疗方法是肝移植。其他方法包括 TIPS 和腹腔-上腔静脉转流术。

(4)肝移植:已成为外科治疗终末期肝病的有效方法,但供肝短缺,终身服用免疫抑制药的危险,手术风险,以及费用昂贵,限制了肝移植的推广。

二、护理诊断及合作性问题

(1)焦虑或恐惧与担心自身疾病的愈后不良,环境改变,对手术效果有疑虑,害怕检查、治疗有关。

(2)窒息与呕吐、咯血和置管有关。

(3)体液不足与呕吐、咯血、胃肠减压、不能进食有关。

(4)营养失调:低于机体需要量与摄入低于人体需要量有关。

(5)潜在并发症:上消化道大出血、肝性脑病。

三、护理目标

患者无焦虑和恐惧心情,无窒息发生,能得到及时的营养补充,肝功能及全身营养状况得到改善,体液平衡得到维持,无上消化道出血、肝昏迷等并发症发生。

四、护理措施

(一)非手术治疗及术前护理

1.心理护理

通过谈话、观察等方法,及时了解患者心理状态,医护人员要针对性地做好解释及思想工作,多给予安慰和鼓励,使之增强信心、积极配合,以保证治疗和护理计划顺利实施。对急性上消化道大出血患者,要专人看护,关心体贴。工作中要冷静沉着,抢救操作应娴熟,使患者消除精神紧张和顾虑。

2.注意休息

术前保证充分休息,必要时卧床休息。可减轻代谢方面的负担,能增进肝血流量,有利于保护肝功能。

3.加强营养,采取保肝措施

(1)宜给低脂、高糖、高维生素饮食,一般应限制蛋白质饮食量,但肝功尚好者可给予富含蛋白质饮食。

(2)营养不良、低蛋白血症者静脉输给支链氨基酸、人血清蛋白或血浆等。

(3)贫血及凝血机制障碍者可输给鲜血,肌内注射或静脉滴注维生素 K。

(4)适当使用肌苷、辅酶 A、葡栓内酯等保肝药物,补充 B 族维生素、维生素 C、维生素 E,避免使用巴比妥类、盐酸氯丙嗪、红霉素等有害肝功能的药物。

(5)手术前 3～5 天静脉滴注 GIK 溶液(即每天补给葡萄糖 200～250 g,并加入胰岛素及氯化钾),以促进肝细胞营养储备。

(6)在出血性休克及合并较重感染的情况下应及时吸氧。

4.防止食管胃底曲张静脉破裂出血

避免劳累及恶心、呕吐、便秘、咳嗽等使腹内压增高的因素,避免干硬食物或刺激性食物(辛辣食物或酒类),饮食不宜过热,口服药片应研成粉末冲服。手术前一般不放置胃管,必要时选细软胃管充分涂以液状石蜡,以轻巧手法协助患者徐徐吞入。

5.预防感染

手术前 2 天使用广谱抗生素。护理操作要遵守无菌原则。

6.分流手术前准备

除以上护理措施外,手术前 2～3 天口服新霉素或链霉素等肠道杀菌剂及甲硝唑,减少肠道氨的产生,防止手术后肝性脑病;手术前 1 天晚清洁灌肠,避免手术后肠胀气压迫血管吻合口;脾-肾静脉分流术前要检查明确肾功能正常。

7.食管胃底静脉曲张大出血三腔管压迫止血的护理

(1)准备:置管前先检查三腔管有无老化、漏气,向患者解释放置三腔管止血的目的、意义、方法和注意事项,以取得患者的配合;将食管气囊和胃气囊分别注气约 150 mL 和 200 mL 后,观察气囊是否膨胀均匀、弹性是否良好,有无漏气,然后抽空气囊,并分别做好标记备用。

（2）插管方法：管壁涂液体石蜡，经患者一侧鼻孔或口腔轻轻插入，边插边嘱患者做吞咽动作，直至插入 50～60 cm；用注射器从胃管内抽得胃液后，向胃气囊注入 150～200 mL 空气，用止血钳夹闭管口，将三腔管向外提拉，感到不再被拉出并有轻度弹力时，利用滑车在置管端悬以 0.5 kg 重物做牵引压迫。然后抽取胃液观察止血效果，若仍有出血，再向食管气囊注入 100～150 mL 空气以压迫食管下端。置管后，胃管接胃肠减压器或用生理盐水反复灌洗，观察胃内有无新鲜血液吸出。若无出血，同时脉搏、血压渐趋稳定，说明出血已得到控制；反之，表明三腔管压迫止血失败。

（3）置管后护理：①患者半卧位或头偏向一侧，及时清除口腔、鼻咽腔分泌物，防止吸入性肺炎。②保持鼻腔黏膜湿润，观察调整牵引绳松紧度，防止鼻黏膜或口腔黏膜长期受压发生糜烂、坏死；三腔管压迫期间应每 12 小时放气 10～20 分钟，使胃黏膜局部血液循环暂时恢复，避免黏膜因长期受压而糜烂、坏死。③观察、记录胃肠减压引流液的量、颜色，判断出血是否停止，以决定是否需要紧急手术；若气囊压迫 48 小时后，胃管内仍有新鲜血液抽出，表明压迫止血无效，应紧急手术止血。④床旁备剪刀，若气囊上移阻塞呼吸道，可引起呼吸困难甚至窒息，应立即剪断三腔管。⑤拔管：三腔管放置时间不宜超过 3 天，以免食管、胃底黏膜长时间受压而缺血、坏死。气囊压迫 24 小时如出血停止，可考虑拔管。放松牵引，先抽空食管气囊、再抽空胃气囊，继续观察 12～24 小时，若无出血，让患者口服液体石蜡 30～50 mL，缓慢拔出三腔管；若再次出血，可继续行三腔管压迫止血或手术。

（二）术后护理

（1）观察病情变化：密切注视有无手术后各种并发症的发生。

（2）防止分流术后血管吻合口破裂出血，48 小时内平卧位或 15°低半卧位；翻身动作宜轻柔；一般手术后卧床 1 周，做好相应生活护理；保持排尿排便通畅；分流术后短期内发生下肢肿胀，可予适当抬高。

（3）防止脾切除术后静脉血栓形成，手术后 2 周内定期或必要时隔天复查 1 次血小板计数，如超过 $600×10^9/mm^3$ 时，考虑给抗凝处理，并注意用药前后凝血时间的变化。脾切除术后不再使用维生素 K 及其他止血药物。

（4）饮食护理，分流术后应限制蛋白质饮食，以免诱发肝性脑病。

（5）加强护肝，警惕肝性脑病：遵医嘱使用高糖、高维生素、能量合剂，禁用有损肝功能的药物。对分流术后患者，特别注意神志的变化，如发现有嗜睡、烦躁、谵妄等表现，警惕是肝性脑病发生，及时报告医师。

（三）健康指导

指导患者保持心情乐观愉快，保证足够的休息，避免劳累和较重体力劳动；禁忌烟酒、过热、刺激性强的食物；按医嘱使用护肝药物，定期来医院复查。

五、护理评价

患者有无焦虑和恐惧心情，有无窒息发生，能否得到及时的营养补充，肝功能及全身营养状况是否得到改善，体液平衡是否得到维持，有无上消化道大出血、肝性脑病等并发症发生。

（刘春梅）

第九节　肝　脓　肿

一、细菌性肝脓肿患者的护理

当全身性细菌感染,特别是腹腔内感染时,细菌侵入肝脏,如果患者抵抗力弱,可发生细菌性肝脓肿。细菌可以从下列途径进入肝脏。①胆道:细菌沿着胆管上行,是引起细菌性肝脓肿的主要原因。包括胆石、胆囊炎、胆道蛔虫、其他原因所致胆管狭窄与阻塞等。②肝动脉:体内任何部位的化脓性病变,细菌可经肝动脉进入肝脏。如败血症、化脓性骨髓炎、痈、疖等。③门静脉:已较少见,如坏疽性阑尾炎、细菌性痢疾等,细菌可经门静脉入肝。④肝开放性损伤:细菌可直接经伤口进入肝,引起感染而形成脓肿。细菌性肝脓肿的致病菌多为大肠埃希菌、金黄色葡萄球菌、厌氧链球菌等。肝脓肿可以是单个脓肿,也可以是多个小脓肿,数个小脓肿可以融合成为一个大脓肿。

(一)护理评估

1.健康史

注意询问有无胆道感染和胆道疾病、全身其他部位的化脓性感染特别是肠道的化脓性感染、肝脏外伤病史,是否有肝脓肿病史,是否进行过系统治疗。

2.身体状况

本病通常继发于某种感染性先驱疾病,起病急,主要症状为骤起寒战、高热、肝区疼痛和肝大。体温可高达39～40 ℃,多表现为弛张热,伴有大汗、恶心、呕吐、食欲缺乏。肝区疼痛多为持续性钝痛或胀痛,有时可伴有右肩牵涉痛,右下胸及肝区叩击痛,增大的肝有压痛。肝前下缘比较表浅的脓肿,可有右上腹肌紧张和局部明显触痛。巨大的肝脓肿可使右季肋区呈饱满状态,甚至可见局限性隆起,局部皮肤可出现凹陷性水肿。严重时或并发胆道梗阻者,可出现黄疸。

3.心理-社会状况

细菌性肝脓肿起病急剧,症状重,如果治疗不彻底容易反复发作转为慢性,并且细菌性肝脓肿极易引起严重的全身性感染,导致感染性休克,患者产生焦虑。

4.辅助检查

(1)血液检查:化验检查白细胞计数及中性粒细胞增多,有时出现贫血。肝功能检查可出现不同程度的损害和低蛋白血症。

(2)X线胸腹部检查:右叶脓肿可见右膈肌升高,运动受限;肝影增大或局限性隆起;有时伴有反应性胸膜炎或胸腔积液。

(3)B超检查:在肝内可显示液平段,可明确其部位和大小,阳性诊断率在96%以上,为首选的检查方法。必要时可做CT检查。

(4)诊断性穿刺:抽出脓液即可证实本病。

(5)细菌培养:脓液细菌培养有助于明确致病菌,选择敏感的抗生素,并与阿米巴性肝脓肿相鉴别。

5.治疗要点

(1)全身支持疗法:给予充分营养,纠正水和电解质及酸碱平衡失调,必要时少量多次输血和血浆以纠正低蛋白血症,增强机体抵抗力。

(2)抗生素治疗:应使用大剂量抗生素。由于肝脓肿的致病菌以大肠埃希菌、金黄色葡萄球菌和厌氧性细菌最为常见,在未确定病原菌之前,可首选对此类细菌有效的抗生素,然后根据细菌培养和抗生素敏感试验结果选用有效的抗生素。

(3)经皮肝穿刺脓肿置管引流术:适用于单个较大的脓肿。在 B 超引导下进行穿刺。

(4)手术治疗:对于较大的单个脓肿,估计有穿破可能,或已经穿破胸腹腔;胆源性肝脓肿;位于肝左外叶脓肿,穿刺易污染腹腔;慢性肝脓肿,应施行经腹切开引流。病程长的慢性局限性厚壁脓肿,也可行肝叶切除或部分肝切除术。多发性小脓肿不宜行手术治疗,但对其中较大的脓肿,也可行切开引流。

(二)护理诊断及合作性问题

1.营养失调

低于机体需要量,与高代谢消耗或慢性消耗病程有关。

2.体温过高

体温过高与感染有关。

3.急性疼痛

急性疼痛与感染及脓肿内压力过高有关。

4.潜在并发症

急性腹膜炎、上消化道出血、感染性休克。

(三)护理目标

患者能维持适当营养,维持体温正常,疼痛减轻,无急性腹膜炎休克等并发症发生。

(四)护理措施

1.术前护理

(1)病情观察,配合抢救中毒性休克。

(2)高热护理:保持病室空气新鲜、通风、温湿度合适,物理降温。衣着适量,及时更换汗湿衣。

(3)维持适当营养:对于非手术治疗和术前的患者,给予高蛋白、高热量饮食,纠正水、电解质平衡失调和低蛋白血症。

(4)遵医嘱正确应用抗生素。

2.术后护理

(1)经皮肝穿刺脓肿置管引流术术后护理:术前做术区皮肤准备,协助医师进行穿刺部位的准确定位。术后向医师询问术中情况及术后有无特殊观察和护理要求。患者返回病房后,观察引流管固定是否牢固,引流液性状,引流管道是否密闭。术后第二天或数天开始进行脓腔冲洗,冲洗液选用等渗盐水(或遵医嘱加用抗生素)。冲洗时速度缓慢,压力不宜过高,估算注入液与引出液的量。每次冲洗结束后,可遵医嘱向脓腔内注入抗生素。待到引流出或冲洗出的液体变清澈,B超检查脓腔直径<2 cm即可拔管。

(2)切开引流术术后护理:切开引流术术后护理遵循腹部手术术后护理的一般要求。除此之外,每天用生理盐水冲洗脓腔,记录引流液量,<10 mL 或脓腔容积<15 mL,即考虑拔除引流

管,改凡士林纱布引流,致脓腔闭合。

3.健康指导

为了预防肝脓肿疾病的发生,应教育人们积极预防和治疗胆道疾病,及时处理身体其他部位的化脓性感染。告知患者应用抗生素和放置引流管的目的和注意事项,取得患者的信任和配合。术后患者应加强营养和提高抵抗力,定期复查。

(五)护理评价

患者是否能维持适当营养,体温是否正常,疼痛是否减轻,有无急性腹膜炎、上消化道出血、感染性休克等并发症发生。

二、阿米巴性肝脓肿患者的护理

阿米巴性肝脓肿是阿米巴肠病的并发症,阿米巴原虫从结肠溃疡处经门静脉血液或淋巴管侵入肝内并发脓肿,常见于肝右叶顶部,多数为单发性。原虫产生溶组织酶,导致肝细胞坏死、液化组织和血液、渗液组成脓肿。

(一)护理评估

1.健康史

注意询问有无阿米巴痢疾病史。

2.身体状况

阿米巴性肝脓肿有着跟细菌性肝脓肿相似的表现,两者的区别详见表6-1。

表 6-1　细菌性肝脓肿与阿米巴性肝脓肿的鉴别

鉴别要点	细菌性肝脓肿	阿米巴性肝脓肿
病史	继发于胆道感染或其他化脓性疾病	继发于阿米巴痢疾后
症状	病情急骤严重,全身中毒症状明显,有寒战、高热	起病较缓慢,病程较长,可有高热,或不规则发热、盗汗
血液化验	白细胞计数及中性粒细胞可明显增加。血液细菌培养可阳性	白细胞计数可增加,如无继发细菌感染血液细菌培养阴性。血清学阿米巴抗体检查阳性
粪便检查	无特殊表现	部分患者可找到阿米巴滋养体或结肠溃面(乙状结肠镜检)黏液或刮取涂片可找阿米巴滋养体或包囊
脓液	多为黄白色脓液,涂片和培养可发现细菌	大多为棕褐色脓液,无臭味,镜检有时可到阿米巴滋养体。若无混合感染,涂片和培养无细菌
诊断性治疗	抗阿米巴药物治疗无效	抗阿米巴药物治疗有好转
脓肿	较小,常为多发性	较大,多为单发,多见于肝右叶

3.心理-社会状况

由于病程长,忍受较重的痛苦,担忧预后或经济拮据等原因,患者常有焦虑、悲伤或恐惧反应。

4.辅助检查

基本同细菌性肝脓肿。

5.治疗要点

阿米巴性肝脓肿以非手术治疗为主。应用抗阿米巴药物,加强支持疗法纠正低蛋白、贫血等,无效者穿刺置管闭式引流或手术切开引流,多可获得良好的疗效。

(二)护理诊断及合作性问题

1.营养失调

低于机体需要量,与高代谢消耗或慢性消耗病程有关。

2.急性疼痛

与脓肿内压力过高有关。

3.潜在并发症

合并细菌感染。

(三)护理措施

1.非手术疗法和术前护理

(1)加强支持疗法:给予高蛋白、高热量和高维生素饮食,必要时少量多次输新鲜血、补充丙种球蛋白,增强抵抗力。

(2)正确使用抗阿米巴药物,注意观察药物的不良反应。

2.术后护理

除继续做好非手术疗法护理外,重点做好引流的护理。宜用无菌水封瓶闭式引流,每天更换消毒瓶,接口处保持无菌,防止继发细菌感染。如继发细菌感染需使用抗生素。

(刘春梅)

第十节 胆 囊 炎

一、疾病概述

(一)概念

胆囊炎是指发生在胆囊的细菌性和/或化学性炎症。根据发病的缓急和病程的长短分为急性胆囊炎、慢性胆囊炎和慢性胆囊炎急性发作三类。约95%的急性胆囊炎患者合并胆囊结石,称为急性胆石性胆囊炎;未合并胆囊结石者,称为急性非结石性胆囊炎。胆囊炎的发病率很高,仅次于阑尾炎。年龄多见于35岁以后,以40~60岁为高峰。女性发病率约为男性的4倍,肥胖者多于其他体型者。

(二)病因

1.急性胆囊炎

急性胆囊炎是外科常见急腹症,其发病率居于炎性急腹症的第二位,仅次于急性阑尾炎,女性居多。急性胆囊炎的病因复杂,胆囊结石和细菌感染是引发急性胆囊炎的两大重要因素,主要包括:

(1)胆道阻塞:由于结石阻塞或嵌顿于胆囊管或胆囊颈,导致胆汁排出受阻,胆汁潴留,其中水分吸收而胆汁浓缩,胆汁中的胆汁酸刺激胆囊黏膜而引起水肿、炎症,甚至坏死。90%~95%的急性胆囊炎与胆石有关,在少数情况下,胰液从胰管和胆总管共同的腔道中反流,也可进入胆囊产生化学性刺激。结石亦可直接损伤受压部位的胆囊黏膜引起炎症。此外,胆囊颈或胆囊管腔的狭窄,或受到管外肿块的压迫也可以导致阻塞。胆管和胆囊颈结石嵌塞是引起急性胆囊炎重要的诱因。

（2）细菌入侵：急性胆囊炎时胆囊胆汁的细菌培养阳性率可高达80％～90％，包括需氧菌与厌氧菌感染，其中大肠埃希菌最为常见。细菌多来源于胃肠道，致病菌通过胆道逆行、直接蔓延或经血液循环和淋巴途径入侵胆囊。结石压迫局部囊壁的静脉，使静脉回流受阻而淤血、出血，以至坏死而引起炎症。

（3）化学性刺激：胆汁酸、逆流的胰液和溶血卵磷脂，对细胞膜有毒性作用和损伤作用。

（4）病毒感染：乙肝病毒可以侵犯许多组织和器官，可以在胆管上皮中复制，对胆道系统有直接的侵害作用。

（5）胆囊的血流灌注量不足：如休克和动脉硬化等，可引起胆囊黏膜的局灶性坏死。

（6）其他：严重创伤、烧伤后、严重过敏、长期禁食或与胆囊无关的大手术等导致的内脏神经功能紊乱时发生急性胆囊炎。

2.慢性胆囊炎

大多继发于急性胆囊炎，是急性胆囊炎反复发作的结果。有较多的病例直接由化学刺激引起。胆囊结石或有阻塞常伴有慢性胆囊炎，这些原因不去除，浓缩胆汁长期刺激可造成慢性炎症。结石和慢性胆囊炎的关系尤为密切，约95％的慢性胆囊炎有胆石存在和反复急性发作的病史。

（三）病理生理

1.急性胆囊炎

（1）急性结石性胆囊炎：当结石致胆囊管梗阻时，胆汁淤积，胆囊内压力升高，胆囊肿大、黏膜充血、水肿，渗出增多；镜下可见血管扩张和炎性细胞浸润，称为急性单纯性胆囊炎。若梗阻未解除或炎症未控制，病情继续发展，病变可累及胆囊壁的全层，胆囊壁充血、水肿加重，出现瘀斑或脓苔，部分黏膜坏死脱落，甚至浆膜液有纤维素和脓性渗出物；镜下可见组织中有广泛的中性粒细胞浸润，黏膜上皮脱落，即为急性化脓性胆囊炎；还可引起胆囊积脓。若梗阻仍未解除，胆囊内压力继续升高，胆囊壁张力增高，导致血液循环障碍时，胆囊组织除上述炎性改变外，整个胆囊呈片状缺血坏死；镜下见胆囊黏膜结构消失，血管内外充满红细胞，即为急性坏疽性胆囊炎。若胆囊炎症继续加重，积脓增多，胆囊内压力增高，在胆囊壁的缺血、坏死或溃疡处极易造成穿孔，会引起胆汁性腹膜炎，穿孔部位常在颈部和底部，如胆囊坏疽穿孔发生过程较慢，周围粘连包裹，则形成胆囊周围脓肿。

（2）急性非结石性胆囊炎：病理过程与急性结石性胆囊炎基本相同，但急性非结石性胆囊炎更容易发生胆囊坏疽和穿孔，约75％的患者发生胆囊坏疽，15％的患者出现胆囊穿孔。

2.慢性胆囊炎

慢性胆囊炎是胆囊炎症和结石的反复刺激，胆囊壁炎性细胞浸润和纤维组织增生，胆囊壁增厚，可与周围组织粘连，甚至出现胆囊萎缩，失去收缩和浓缩胆汁的功能。可分为慢性结石性胆囊炎和慢性非结石性胆囊炎两大类，前者占本病的70％～80％，后者占20％～30％。

（四）临床表现

1.急性胆囊炎

（1）症状：①腹痛，多数患者有上腹部疼痛史，表现为右上腹阵发性绞痛，常在饱餐、进食油腻食物后或夜间发作，疼痛可放射至右肩及右肩胛下；②消化道症状，患者腹痛发作时常伴恶心、呕吐、厌食等消化道症状；③发热或中毒症状，根据胆囊炎症反应程度的不同，患者可出现不同程度的体温升高和脉搏加速。

(2)体征：①腹部压痛，早期可有右上腹压痛或叩痛。胆囊化脓坏疽时可扪及肿大的胆囊，可有不同程度和不同范围的右上腹压痛，或右季肋部叩痛，墨菲征常为阳性，伴有不同程度的肌紧张，如胆囊张力大时更加明显。腹式呼吸可因疼痛而减弱，常显吸气性抑制。②黄疸，10%～25%的患者可出现轻度黄疸，多见于胆囊炎症反复发作合并 Mirizzi 综合征的患者。

2.慢性胆囊炎

临床症状常不典型，主要表现为上腹部饱胀不适、厌食油腻和嗳气等消化不良的症状以及右上腹和肩背部隐痛。多数患者曾有典型的胆绞痛病史。体检可发现右上腹胆囊区压痛或不适感，墨菲征可呈弱阳性，如胆囊肿大，右上腹肋下可及光滑圆形肿块。在并发胆道急性感染时可有寒战、发热等。

(五)辅助检查

1.急性胆囊炎

(1)实验室检查：血常规检查可见血白细胞计数和中性粒细胞比例升高；部分患者可有血清胆红素、转氨酶、碱性磷酸酶和淀粉酶升高。

(2)影像学检查：B超检查可显示胆囊肿大，胆囊壁增厚，大部分患者可见胆囊内有结石光团。^{99m}Tc-EHIDA 检查，急性胆囊炎时胆囊常不显影，但不作为常规检查。

2.慢性胆囊炎

B超检查是慢性胆囊炎首选的辅助检查方法，可显示胆囊增大，胆囊壁增厚，胆囊腔缩小或萎缩，排空功能减退或消失，并可探知有无结石。此外，CT、MRI、口服胆囊造影、腹部 X 线平片等也是重要的检查手段。

(六)主要处理原则

主要为手术治疗，手术时机和手术方式取决于患者的病情。

1.非手术治疗

(1)适应证：诊断明确、病情较轻的急性胆囊炎患者；老年人或伴有严重心血管疾病不能耐受手术的患者。在非手术治疗的基础上积极治疗各种并发症，待患者一般情况好转后再考虑择期手术治疗。作为手术前准备的一部分。

(2)常用的非手术治疗措施：主要包括禁饮食和/或胃肠减压、纠正水电解质和酸碱平衡紊乱、控制感染、使用消炎利胆及解痉止痛药物、全身支持、对症处理，还可以使用中药、针刺疗法等。在非手术治疗期间，若病情加重或出现胆囊坏疽、穿孔等并发症应及时进行手术治疗。

2.手术治疗

(1)急诊手术适应证。①发病在 48～72 小时者；②经非手术治疗无效且病情加重者；③合并胆囊穿孔、弥漫性腹膜炎、急性梗阻性化脓性胆管炎、急性坏死性胰腺炎等严重并发症者；④其余患者可根据具体情况择期手术。

(2)手术方式。

胆囊切除术：根据病情选择开腹或腹腔镜行胆囊切除术。手术过程中遇到下列情况应同时作胆总管切开探查加 T 管引流术。①患者有黄疸史；②胆总管内扪及结石或术前 B 超提示肝总管、胆总管结石；③胆总管扩张，直径大于 1 cm 者；④胆总管内抽出脓性胆汁或有胆色素沉淀者；⑤患者合并有慢性复发性胰腺炎者。

胆囊造口术：目的是减压和引流胆汁。主要用于年老体弱，合并严重心、肺、肾等内脏器官功能障碍不能耐受手术的患者,或局部炎症水肿、粘连严重导致局部解剖不清者。待病情稳定、局部炎症消退后再根据患者情况决定是否行择期手术治疗。

二、护理评估

(一)术前评估

1.健康史及相关因素

(1)一般情况:患者的年龄、性别、职业、居住地及饮食习惯等。

(2)发病的病因和诱因:腹痛的病因和诱因,腹痛发生的时间,是否与饱餐、进食油腻食物及夜间睡眠改变体位有关。

(3)腹痛的性质:是否为突发性腹痛,疼痛的性质是绞痛、隐痛、阵发性或持续性疼痛,有无放射至右肩背部或右肩胛下等。

(4)既往史:有无胆石症、胆囊炎、胆道蛔虫病史;有无胆道手术史;有无消化性溃疡及类似疼痛发作史;有无用药史、过敏史及腹部手术史。

2.身体评估

(1)全身:患者有无寒战、发热、恶心、呕吐;有无面色苍白等贫血现象;有无黏膜和皮肤黄染等;有无体重减轻;有无意识及神经系统的其他改变等。

(2)局部:腹痛的部位是位于右上腹还是剑突下,有无全腹疼痛;有无压痛、肌紧张及反跳痛;能否触及胆囊及胆囊肿大的程度,墨菲征是否阳性等。

(3)辅助检查:血常规检查中白细胞计数及中性粒细胞比例是否升高;血清胆红素、转氨酶、碱性磷酸酶及淀粉酶有无升高;B超是否观察到胆囊增大或结石影;^{99m}Tc-EHIDA 检查胆囊是否显影;心、肺、肾等器官功能有无异常。

3.心理-社会评估

了解患者及其家属在疾病治疗过程中的心理反应与需求,家庭及社会支持情况,心理承受程度及对治疗的期望等,引导患者正确配合疾病的治疗与护理。

(二)术后评估

1.手术中情况

了解手术的方式和手术范围,如是胆囊切除还是胆囊造口术,是开腹还是腹腔镜;术中有无行胆总管探查,术中出血量及输血、补液情况;有无留置引流管及其位置和目的。

2.术后病情

术后生命体征及手术切口愈合情况;T 管及其他引流管引流情况,包括引流液的量、颜色、性质等;对老年患者尤其要评估其呼吸及循环功能等状况。

3.心理-社会评估

患者及其家属对术后和术后康复的认知和期望。

三、主要护理诊断/问题

(一)疼痛

与胆囊结石突然嵌顿、胆汁排空受阻致胆囊强烈收缩或继发胆囊感染、术后伤口疼痛有关。

(二)有体液不足的危险

与恶心、呕吐、不能进食和手术前后需要禁食有关。

(三)潜在并发症

胆囊穿孔、感染等。

四、主要护理措施

(一)减轻或控制疼痛

根据疼痛的程度,采取非药物或药物方法止痛。

1.卧床休息

协助患者采取舒适体位,指导其有节律的深呼吸,达到放松和减轻疼痛的效果。

2.合理饮食

病情较轻且决定采取非手术治疗的急性胆囊炎患者,指导其清淡饮食,忌食油腻食物;病情严重需急诊手术的患者予以禁食和胃肠减压,以减轻腹胀和腹痛。

3.药物止痛

对诊断明确的剧烈疼痛者,可遵医嘱通过口服、注射等方式给予消炎利胆、解痉或止痛药,以缓解疼痛。

4.控制感染

遵医嘱及时合理应用抗生素。通过控制胆囊炎症,减轻胆囊肿胀和胆囊压力达到减轻疼痛的效果。

(二)维持体液平衡

对于禁食患者,根据医嘱经静脉补充足够的热量、氨基酸、维生素、水、电解质等,以维持水、电解质及酸碱平衡。对能进食、进食量不足者,指导和鼓励其进食高蛋白、高碳水化合物、高维生素和低脂饮食,以保持良好的营养状态。

(三)并发症的预防和护理

1.加强观察

严密观察患者的生命体征变化,了解腹痛的程度、性质、发作的时间、诱因及缓解的相关因素和腹部体征的变化。若腹痛进行性加重,且范围扩大,出现压痛、反跳痛、肌紧张等,同时伴有寒战、高热的症状,提示胆囊穿孔或病情加重。

2.减轻胆囊内压力

遵医嘱应用敏感抗菌药,以有效控制感染,减轻炎性渗出,达到减少胆囊内压力、预防胆囊穿孔的目的。

3.及时处理胆囊穿孔

一旦发生胆囊穿孔,应及时报告医师,并配合做好紧急手术的准备。

五、护理效果评估

(1)患者腹痛得到缓解,能叙述自我缓解疼痛的方法。

(2)患者在禁食期间得到相应的体液补充。

(3)患者没有发生胆囊穿孔或能及时发现和处理已发生的胆囊穿孔。

(4)疾病愈合良好,无并发症发生。

(5)患者对疾病的心理压力得到及时的调适与干预。依从性较好,并对疾病的治疗和预防有一定的了解。

(刘春梅)

第十一节　胆 囊 结 石

一、概述

胆囊结石是指原发于胆囊的结石,是胆石症中最多的一种疾病。近年来随着卫生条件的改善及饮食结构的变化,胆囊结石的发病率呈升高趋势,已高于胆管结石。胆囊结石以女性多见,男女之比为 1:(3~4);其以胆固醇结石或以胆固醇为主要成分的混合性结石为主。少数结石可经胆囊管排入胆总管,大多数存留于胆囊内,且结石越聚越大,可呈多颗小米粒状,在胆囊内可存在数百粒小结石,也可呈单个巨大结石;有些终身无症状而在尸检中发现(静止性胆囊结石),大多数反复发作腹痛症状,一般小结石容易嵌入胆囊管发生阻塞引起胆绞痛症状,发生急性胆囊炎。

二、诊断

(一)症状

1.胆绞痛

胆绞痛是胆囊结石并发急性胆囊炎时的典型表现,多在进油腻食物后胆囊收缩,结合移位并嵌顿于胆囊颈部,胆囊压力升高后强力收缩而发生绞痛。小结石通过胆囊管或胆总管时可发生典型的胆绞痛,疼痛位于右上腹,呈阵发性,可向右肩背部放射,伴恶心、呕吐,呕吐物为胃内容物,吐后症状并不减轻。存留在胆囊内的大结石堵塞胆囊腔时并不引起典型的胆绞痛,故胆绞痛常反映结石在胆管内的移动。急性发作特别是坏疽性胆囊炎时还可出现高热、畏寒等显著的感染症状,严重病例由于炎性渗出或胆囊穿孔可引起局限性腹膜炎,从而出现腹膜刺激症状。胆囊结石一般无黄疸,但 30% 的患者因伴有胆管炎或肿大的胆囊压迫胆管,肝细胞损害时也可有一过性黄疸。

2.胃肠道症状

大多数慢性胆囊炎患者有不同程度的胃肠道功能紊乱,表现为右上腹隐痛不适、厌油、进食后上腹饱胀感,常被误认为"胃病"。有近半数的患者早期无症状,称为静止性胆囊结石,此类患者在长期随访中仍有部分出现腹痛等症状。

(二)体征

1.一般情况

无症状期间患者大多一般情况良好,少数急性胆囊炎患者在发作期可有黄疸,症状重时可有感染中毒症状。

2.腹部情况

如无急性发作,患者腹部常无明显异常体征,部分患者右上腹可有深压痛;急性胆囊炎患者可有右上腹饱满、呼吸运动受限、右上腹触痛及肌紧张等局限性腹膜炎体征,Murphy 征阳性。有 1/3~1/2 的急性胆囊炎患者,在右上腹可扪及肿大的胆囊或由胆囊与大网膜粘连形成的炎性肿块。

(三)检查

1.化验检查

胆囊结石合并急性胆囊炎有血液白细胞升高,少数患者谷丙转氨酶也升高。

2.B超检查

B超检查简单易行,价格低廉,且不受胆囊大小、功能、胆管梗阻或结石含钙多少的影响,诊断正确率可达96%以上,是首选的检查手段。典型声像特征是胆囊腔内有强回声光团并伴声影,改变体位时光团可移动。

3.胆囊造影

能显示胆囊的大小及形态并了解胆囊收缩功能,但易受胃肠道功能、肝功能及胆囊管梗阻的影响,应用很少。

4.X线检查

腹部X线检查对胆囊结石的显示率为10%～15%。

5.十二指肠引流

有无胆汁可确定是否有胆囊管梗阻,胆汁中出现胆固醇结晶提示结石存在,但此项检查目前已很少用。

6.CT、MRI、ERCP、PTC检查

在B超不能确诊或者怀疑有肝内胆管、肝外胆管结石或胆囊结石术后多年复发又疑有胆管结石者,可酌情选用其中某一项或几项诊断方法。

(四)诊断要点

1.症状

20%～40%的胆囊结石可终生无症状,称"静止性胆囊结石"。有症状的胆囊结石的主要临床表现:进食后,特别是进油腻食物后,出现上腹部或右上腹部隐痛不适、饱胀,伴嗳气、呃逆等。

2.胆绞痛

胆囊结石的典型表现,疼痛位于上腹部或右上腹部,呈阵发性,可向肩胛部和背部放射,多伴恶心、呕吐。

3.Mirizzi综合征

持续嵌顿和压迫胆囊壶腹部和颈部的较大结石,可引起肝总管狭窄或胆囊管瘘,及反复发作的胆囊炎、胆管炎及梗阻性黄疸,称"Mirizzi综合征"。

4.Murphy征

右上腹部局限性压痛、肌紧张,阳性。

5.B超检查

胆囊暗区有一个或多个强回声光团,并伴声影。

(五)鉴别诊断

1.肾绞痛

胆绞痛需与肾绞痛相鉴别,后者疼痛部位在腰部,疼痛向外生殖器放射,伴有血尿,可有尿路刺激症状。

2.胆囊非结石性疾病

胆囊良、恶性肿瘤、胆囊息肉样病变等,B超、CT等影像学检查可提供鉴别线索。

3.胆总管结石

可表现为高热、黄疸、腹痛,超声等影像学检查可以鉴别,但有时胆囊结石可与胆总管结石并存。

4.消化性溃疡性穿孔

多有溃疡病史,腹痛发作突然并很快波及全腹,腹壁呈板状强直,腹部 X 线检查可见膈下游离气体。较小的十二指肠穿孔,或穿孔后很快被网膜包裹,形成一个局限性炎性病灶时,易与急性胆囊炎混淆。

5.内科疾病

一些内科疾病如肾盂肾炎、右侧胸膜炎、肺炎等,亦可发生右上腹疼痛症状,若注意分析不难获得正确的诊断。

三、治疗

(一)一般治疗

饮食宜清淡,防止急性发作,对无症状的胆囊结石应定期 B 超随诊;伴急性炎症者宜进食,注意维持水、电解质平衡,并静脉应用抗生素。

(二)药物治疗

溶石疗法服用鹅去氧胆酸或熊去氧胆酸对胆固醇结石有一定溶解效果,主要用于胆固醇结石。但此种药物有肝毒性,服药时间长,反应大,价格贵,停药后结石易复发。其适应证:胆囊结石直径在 2 cm 以下;结石为含钙少的 X 线能够透过的结石;胆囊管通畅;患者的肝脏功能正常,无明显的慢性腹泻史。目前多主张采取熊去氧胆酸单用或与鹅去氧胆酸合用,不主张单用鹅去氧胆酸。鹅去氧胆酸总量为 15 mg/(kg·d),分次口服。熊去氧胆酸为 8～10 mg/(kg·d),分餐后或晚餐后 2 次口服。疗程 1～2 年。

(三)手术治疗

对于无症状的静止胆囊结石,一般认为无须施行手术切除胆囊。但有下列情况时,应进行手术治疗:①胆囊造影胆囊不显影;②结石直径超过 3 cm;③并发糖尿病且在糖尿病已控制时;④老年人或有心肺功能障碍者。

腹腔镜胆囊切除术适于无上腹创伤及手术史者,无急性胆管炎、胰腺炎和腹膜炎及腹腔脓肿的患者。对并发胆总管结石的患者应同时行胆总管探查术。

1.术前准备

择期胆囊切除术后引起死亡的最常见原因是心血管疾病。这强调了详细询问病史发现心绞痛和仔细进行心电图检查注意有无心肌缺血或以往心肌梗死证据的重要性。此外还应寻找脑血管疾病特别是一过性缺血发作的症状。若病史阳性或有问题时应做非侵入性颈动脉血流检查。此时对择期胆囊切除术应当延期,按照指征在冠状动脉架桥或颈动脉重新恢复血管流通后施行。除心血管病外,引起择期胆囊切除术后第 2 位的死亡原因是肝胆疾病,主要是肝硬化。除术中出血外,还可发生肝功能衰竭和败血症。自从在特别挑选的患者中应用预防性措施以来,择期胆囊切除术后感染中毒性并发症的发生率已有显著下降。慢性胆囊炎患者胆汁内的细菌滋生率占10%～15%;而在急性胆囊炎消退期患者中则高达 50%。细菌菌种为肠道菌如大肠埃希菌、产气克雷伯杆菌和粪链球菌,其次也可见到产气荚膜杆菌、类杆菌和变形杆菌等。胆管内细菌的发生率随年龄而增长,故主张年龄在 60 岁以上、曾有过急性胆囊炎发作刚恢复的患者,术前应预防性使用抗生素。

2.手术治疗

对有症状胆石症已成定论的治疗是腹腔镜胆囊切除术。虽然此技术的常规应用时间尚短，但是其结果十分突出，以致仅在不能施行腹腔镜手术或手术不安全时，才选用开腹胆囊切除术，包括无法安全地进入腹腔完成气腹，或者由于腹内粘连，或者解剖异常不能安全地暴露胆囊等。外科医师在遇到胆囊和胆管解剖不清及遇到止血或胆汁渗漏而不能满意地控制时，应当及时中转开腹。目前，中转开腹率在5%以下。

(四)其他治疗

体外震波碎石适用于胆囊内胆固醇结石，直径不超过3 cm，且胆囊具收缩功能。治疗后部分患者可发生急性胆囊炎或结石碎片进入胆总管而引起胆绞痛和急性胆管炎，此外碎石后仍不能防止结石的复发。因并发症多，疗效差，现已基本不用。

四、护理

(一)术前护理

1.饮食

指导患者选用低脂肪、高蛋白质、高糖饮食。因为脂肪饮食可促进胆囊收缩排出胆汁，加剧疼痛。

2.术前用药

严重的胆石症发作性疼痛可使用镇痛剂和解痉剂，但应避免使用吗啡，因吗啡有收缩胆总管的作用，可加重病情。

3.病情观察

应注意观察胆石症急性发作患者的体温、脉搏、呼吸、血压、尿量及腹痛情况，及时发现有无感染性休克征兆。注意患者皮肤有无黄染及粪便颜色变化，以确定有无胆管梗阻。

(二)术后护理

1.症状观察及护理

定时监测患者生命体征的变化，注意有无血压下降、体温升高及尿量减少等全身中毒症状，及时补充液体，保持出入量平衡。

2."T"形管护理

胆总管切开放置"T"形管的目的是为了引流胆汁，使胆管减压：①"T"形管应妥善固定，防止扭曲、脱落；②保持"T"形管无菌，每天更换引流袋，下地活动时引流袋应低于胆囊水平，避免胆汁回流；③观察并记录每天胆汁引流量、颜色及性质，防止胆汁淤积引起感染；④拔管：如果"T"形管引流通畅，胆汁色淡黄、清澄、无沉渣且无腹痛无发热等症状，术后10~14天可夹闭管道。开始每天夹闭2~3小时，无不适可逐渐延长时间，直至全日夹管。在此过程中要观察患者有无体温增高、腹痛、恶心、呕吐及黄疸等。经"T"形管造影显示胆管通畅后，再引流2~3天，及时排出造影剂。经观察无特殊反应，可拔除"T"形管。

(三)健康指导

(1)进少油腻、高维生素、低脂饮食。烹调方式以蒸煮为宜，少吃油炸类的食物。

(2)适当体育锻炼，提高机体抵抗力。

(刘春梅)

第十二节　胆道感染

胆道感染是指胆囊和/或胆囊壁受到细菌的侵袭而发生炎症反应,胆汁中有细菌生长。胆道感染与胆石症互为因果关系。胆石症可引起胆道梗阻,梗阻可造成胆汁淤滞、细菌繁殖而致胆道感染;胆道反复感染又是胆石形成的致病因素和促发因素。胆道感染为常见疾病,按发病部位可分为胆囊炎和胆管炎。

一、胆囊炎

(一)疾病概述

1.概念

胆囊炎是指发生在胆囊的细菌性和/或化学性炎症。根据发病的缓急和病程的长短分为急性胆囊炎、慢性胆囊炎和慢性胆囊炎急性发作。约95%的急性胆囊炎患者合并胆囊结石,称为急性胆石性胆囊炎;未合并胆囊结石者,称为急性非结石性胆囊炎。胆囊炎的发病率很高,仅次于阑尾炎。年龄多见于35岁以后,以40~60岁为高峰。女性发病率约为男性的4倍,肥胖者多于其他体型者。

2.病因

(1)急性胆囊炎是外科常见急腹症,其发病率居于炎性急腹症的第二位,仅次于急性阑尾炎,女性居多。急性胆囊炎的病因复杂,胆囊结石和细菌感染是引发急性胆囊炎的两大重要因素,主要包括以下几点。①胆道阻塞:由于结石阻塞或嵌顿于胆囊管或胆囊颈,导致胆汁排出受阻,胆汁潴留,其中水分吸收而胆汁浓缩,胆汁中的胆汁酸刺激胆囊黏膜而引起水肿、炎症,甚至坏死。90%~95%的急性胆囊炎与胆石有关,在少数情况下,胰液从胰管和胆总管共同的腔道中反流,也可进入胆囊产生化学性刺激。结石亦可直接损伤受压部位的胆囊黏膜引起炎症。此外,胆囊颈或胆囊管腔的狭窄,或受到管外肿块的压迫也可以导致阻塞。胆管和胆囊颈结石嵌塞是引起急性胆囊炎重要的诱因。②细菌入侵:急性胆囊炎时胆囊胆汁的细菌培养阳性率可高达80%~90%,包括需氧菌与厌氧菌感染,其中大肠埃希菌最为常见。细菌多来源于胃肠道,致病菌通过胆道逆行、直接蔓延或经血液循环和淋巴途径入侵胆囊。结石压迫局部囊壁的静脉,使静脉回流受阻而淤血、出血,以至坏死而引起炎症。③化学性刺激:胆汁酸、逆流的胰液和溶血卵磷脂,对细胞膜有毒性作用和损伤作用。④病毒感染:乙肝病毒可以侵犯许多组织和器官,可以在胆管上皮中复制,对胆道系统有直接的侵害作用。⑤胆囊的血流灌注量不足:如休克和动脉硬化等,可引起胆囊黏膜的局灶性坏死。⑥其他:严重创伤、烧伤后、严重过敏、长期禁食或与胆囊无关的大手术等导致的内脏神经功能紊乱时发生急性胆囊炎。

(2)慢性胆囊炎:大多继发于急性胆囊炎,是急性胆囊炎反复发作的结果。有较多的病例直接由化学刺激引起。胆囊结石或有阻塞常伴有慢性胆囊炎,这些原因不去除,浓缩胆汁长期刺激可造成慢性炎症。结石和慢性胆囊炎的关系尤为密切,约95%的慢性胆囊炎有胆石存在和反复急性发作的病史。

3.病理生理

(1)急性胆囊炎。①急性结石性胆囊炎:当结石致胆囊管梗阻时,胆汁淤积,胆囊内压力升高,胆囊肿大、黏膜充血、水肿,渗出增多;镜下可见血管扩张和炎性细胞浸润,称为急性单纯性胆囊炎。若梗阻未解除或炎症未控制,病情继续发展,病变可累及胆囊壁的全层,胆囊壁充血、水肿加重,出现瘀斑或脓苔,部分黏膜坏死脱落,甚至浆膜液有纤维素和脓性渗出物;镜下可见组织中有广泛的中性粒细胞浸润,黏膜上皮脱落,即为急性化脓性胆囊炎;还可引起胆囊积脓。若梗阻仍未解除,胆囊内压力继续升高,胆囊壁张力增高,导致血液循环障碍时,胆囊组织除上述炎性改变外,整个胆囊呈片状缺血坏死;镜下见胆囊黏膜结构消失,血管内外充满红细胞,即为急性坏疽性胆囊炎。若胆囊炎症继续加重,积脓增多,胆囊内压力增高,在胆囊壁的缺血、坏死或溃疡处极易造成穿孔,会引起胆汁性腹膜炎,穿孔部位常在颈部和底部,如胆囊坏疽穿孔发生过程较慢,周围粘连包裹,则形成胆囊周围脓肿。②急性非结石性胆囊炎:病理过程与急性结石性胆囊炎基本相同,但急性非结石性胆囊炎更容易发生胆囊坏疽和穿孔,约75%的患者发生胆囊坏疽,15%的患者出现胆囊穿孔。

(2)慢性胆囊炎:胆囊炎症和结石的反复刺激,胆囊壁炎性细胞浸润和纤维组织增生,胆囊壁增厚,可与周围组织粘连,甚至出现胆囊萎缩,失去收缩和浓缩胆汁的功能。本病可分为慢性结石性胆囊炎和慢性非结石性胆囊炎两大类,前者占本病的70%~80%,后者占20%~30%。

4.临床表现

(1)急性胆囊炎的临床表现有以下几点。

症状:①腹痛。多数患者有上腹部疼痛史,表现为右上腹阵发性绞痛,常在饱餐、进食油腻食物后或夜间发作,疼痛可放射至右肩及右肩胛下。②消化道症状。患者腹痛发作时常伴恶心、呕吐、厌食等消化道症状。③发热或中毒症状:根据胆囊炎症反应程度的不同,患者可出现不同程度的体温升高和脉搏加速。

体征:①腹部压痛。早期可有右上腹压痛或叩痛。胆囊化脓坏疽时可扪及肿大的胆囊,可有不同程度和不同范围的右上腹压痛,或右季肋部叩痛,墨菲(Murphy)征常为阳性,伴不同程度的肌紧张,如胆囊张力大时更加明显。腹式呼吸可因疼痛而减弱,常显吸气性抑制。②黄疸。10%~25%的患者可出现轻度黄疸,多见于胆囊炎症反复发作合并 Mirizzi 综合征的患者。

(2)慢性胆囊炎:临床症状常不典型,主要表现为上腹部饱胀不适、厌食油腻和嗳气等消化不良的症状,以及右上腹和肩背部隐痛。多数患者曾有典型的胆绞痛病史。体检可发现右上腹胆囊区压痛或不适感,Murphy 征可呈弱阳性,如胆囊肿大,右上腹肋下可及光滑圆性肿块。在并发胆道急性感染时可有寒战、发热等。

5.辅助检查

(1)急性胆囊炎:①血常规检查可见血白细胞计数和中性粒细胞比例升高,部分患者可有血清胆红素、转氨酶、碱性磷酸酶和淀粉酶升高。②B超检查可显示胆囊肿大,胆囊壁增厚,大部分患者可见胆囊内有结石光团。^{99m}Tc-EHIDA 检查,急性胆囊炎时胆囊常不显影,但不作为常规检查。

(2)慢性胆囊炎:B超检查是慢性胆囊炎首选的辅助检查方法,可显示胆囊增大,胆囊壁增厚,胆囊腔缩小或萎缩,排空功能减退或消失,并可探知有无结石。此外,CT、MRI、口服胆囊造影、腹部 X 线平片等也是重要的检查手段。

6.主要处理原则

主要为手术治疗,手术时机和手术方式取决于患者的病情。

(1)非手术治疗,如下所述。①适应证:诊断明确、病情较轻的急性胆囊炎患者;老年人或伴有严重心血管疾病不能耐受手术的患者。在非手术治疗的基础上积极治疗各种并发症,待患者一般情况好转后再考虑择期手术治疗。作为手术前准备的一部分。②常用的非手术治疗措施主要包括禁饮食和/或胃肠减压、纠正水、电解质和酸碱平衡紊乱、控制感染、使用消炎利胆及解痉止痛药物、全身支持、对症处理,还可以使用中药、针刺疗法等。在非手术治疗期间,若病情加重或出现胆囊坏疽、穿孔等并发症应及时进行手术治疗。

(2)手术治疗,如下所述。

急诊手术适应证:①发病在 48～72 小时以内者。②经非手术治疗无效且病情加重者。③合并胆囊穿孔、弥漫性腹膜炎、急性梗阻性化脓性胆管炎、急性坏死性胰腺炎等严重并发症者。④其余患者可根据具体情况择期手术。

手术方式。①胆囊切除术:根据病情选择开腹或腹腔镜行胆囊切除术。手术过程中遇到下列情况应同时做胆总管切开探查＋T 管引流术。患者有黄疸史;胆总管内扪及结石或术前 B 超提示肝总管、胆总管结石;胆总管扩张,直径＞1 cm 者;胆总管内抽出脓性胆汁或有胆色素沉淀者;患者合并有慢性复发性胰腺炎者。②胆囊造口术:目的是减压和引流胆汁。主要用于年老体弱,合并严重心、肺、肾等内脏器官功能障碍不能耐受手术的患者,或局部炎症水肿、粘连严重导致局部解剖不清者。待病情稳定、局部炎症消退后再根据患者情况决定是否行择期手术治疗。

(二)护理评估

1.术前评估

(1)健康史及相关因素。①一般情况:患者的年龄、性别、职业、居住地及饮食习惯等。②发病的病因和诱因:腹痛的病因和诱因,腹痛发生的时间,是否与饱餐、进食油腻食物及夜间睡眠改变体位有关。③腹痛的性质:是否为突发性腹痛,疼痛的性质是绞痛、隐痛、阵发性或持续性疼痛,有无放射至右肩背部或右肩胛下等。④既往史:有无胆石症、胆囊炎、胆道蛔虫病史;有无胆道手术史;有无消化性溃疡及类似疼痛发作史;有无用药史、过敏史及腹部手术史。

(2)身体评估。①全身:患者有无寒战、发热、恶心、呕吐,有无面色苍白等贫血现象;有无黏膜和皮肤黄染等,有无体重减轻,有无意识及神经系统的其他改变等。②局部:腹痛的部位是位于右上腹还是剑突下,有无全腹疼痛;有无压痛、肌紧张及反跳痛;能否触及胆囊及胆囊肿大的程度,Murphy 征是否阳性等。③辅助检查:血常规检查中白细胞计数及中性粒细胞比例是否升高,血清胆红素、转氨酶、碱性磷酸酶及淀粉酶有无升高,B 超是否观察到胆囊增大或结石影,^{99m}Tc-EHIDA检查胆囊是否显影,心、肺、肾等器官功能有无异常。

(3)心理-社会评估:了解患者及其家属在疾病治疗过程中的心理反应与需求,家庭及社会支持情况,心理承受程度及对治疗的期望等,引导患者正确配合疾病的治疗与护理。

2.术后评估

(1)手术中情况:了解手术的方式和手术范围,如是胆囊切除还是胆囊造口术,是开腹还是腹腔镜;术中有无行胆总管探查,术中出血量及输血、补液情况;有无留置引流管及其位置和目的。

(2)术后病情:术后生命体征及手术切口愈合情况;T 管及其他引流管引流情况,包括引流液的量、颜色、性质等;对老年患者尤其要评估其呼吸及循环功能等状况。

(3)心理-社会评估:患者及其家属对术后和术后康复的认知和期望。

(三)主要护理诊断(问题)

1.疼痛

与胆囊结石突然嵌顿、胆汁排空受阻致胆囊强烈收缩或继发胆囊感染、术后伤口疼痛有关。

2.有体液不足的危险

与恶心、呕吐、不能进食和手术前后需要禁食有关。

3.潜在并发症

胆囊穿孔、感染等。

(四)护理措施

1.减轻或控制疼痛

根据疼痛的程度,采取非药物或药物方法止痛。

(1)卧床休息:协助患者采取舒适体位,指导其有节律的深呼吸,达到放松和减轻疼痛的效果。

(2)合理饮食:病情较轻且决定采取非手术治疗的急性胆囊炎患者,指导其清淡饮食,忌食油腻食物;病情严重需急诊手术的患者予以禁食和胃肠减压,以减轻腹胀和腹痛。

(3)药物止痛:对诊断明确的剧烈疼痛者,可遵医嘱通过口服、注射等方式给予消炎利胆、解痉或止痛药,以缓解疼痛。

(4)控制感染:遵医嘱及时合理应用抗生素。通过控制胆囊炎症,减轻胆囊肿胀和胆囊压力达到减轻疼痛的效果。

2.维持体液平衡

对于禁食患者,根据医嘱经静脉补充足够的热量、氨基酸、维生素、水、电解质等,以维持水、电解质及酸碱平衡。对能进食、进食量不足者,指导和鼓励其进食高蛋白、高碳水化合物、高维生素和低脂饮食,以保持良好的营养状态。

3.并发症的预防和护理

(1)加强观察:严密观察患者的生命体征变化,了解腹痛的程度、性质、发作的时间、诱因及缓解的相关因素和腹部体征的变化。若腹痛进行性加重,且范围扩大,出现压痛、反跳痛、肌紧张等,同时伴有寒战、高热的症状,提示胆囊穿孔或病情加重。

(2)减轻胆囊内压力:遵医嘱应用敏感抗菌药,以有效控制感染,减轻炎性渗出,达到减少胆囊内压力、预防胆囊穿孔的目的。

(3)及时处理胆囊穿孔:一旦发生胆囊穿孔,应及时报告医师,并配合做好紧急手术的准备。

(五)护理评价

(1)患者腹痛得到缓解,能叙述自我缓解疼痛的方法。

(2)患者在禁食期间得到相应的体液补充。

(3)患者没有发生胆囊穿孔或能及时发现和处理已发生的胆囊穿孔。

(4)疾病愈合良好,无并发症发生。

(5)患者对疾病的心理压力得到及时的调适与干预。依从性较好,并对疾病的治疗和预防有一定的了解。

二、急性梗阻性化脓性胆管炎

(一)疾病概述

1.概念

急性梗阻性化脓性胆管炎又称急性重症胆管炎,是在胆道梗阻基础上并发的急性化脓性细菌感染,急性胆管炎和急性梗阻性化脓性胆管炎是同一疾病的不同发展阶段。

2.病因

(1)胆道梗阻:最常见的原因为胆道结石性梗阻。此外,胆道蛔虫、胆管狭窄、吻合口狭窄、胆管及壶腹部肿瘤等亦可引起胆道梗阻而导致急性化脓性炎症。胆道发生梗阻时,胆盐不能进入肠道,易造成细菌移位。

(2)细菌感染:胆道内细菌多来源于胃肠道,其感染途径可经十二指肠逆行进入胆道,或小肠炎症时,细菌经门静脉系统入肝到达胆道引起感染。可以是单一菌种感染,也可是两种以上的菌种感染。以大肠埃希菌、变形杆菌、克雷伯杆菌、铜绿假单胞菌等革兰阴性杆菌多见。近年来,厌氧菌及革兰阳性球菌在胆道感染中的比例有增高的趋势。

3.病理生理

急性梗阻性化脓性胆管炎的基本病理改变是胆管梗阻、肝实质及胆道系统胆汁淤滞和胆管内化脓性感染。胆管梗阻及随之而来的胆道感染造成梗阻以上胆管扩张、胆管壁黏膜肿胀,使梗阻进一步加重并趋向完全性;胆管内压力升高,胆管壁充血、水肿、炎性细胞浸润及溃疡形成,管腔内逐渐充满脓性胆汁或脓液,使胆管内压力继续升高,当胆管内压力超过4.0 kPa(40 cmH$_2$O)时,肝细胞停止分泌胆汁,胆管内脓性胆汁及细菌逆流,引起肝内胆管及肝细胞化脓性感染;若感染进一步加重,可使肝细胞发生大片坏死;胆小管破溃后形成胆小管与肝动脉或门静脉瘘,可在肝内形成多发性脓肿及胆道出血;大量细菌和毒素还可经肝静脉进入人体循环引起全身化脓性感染和多器官功能损害,甚至引起全身脓毒血症或感染性休克,严重者可导致多器官功能障碍综合征或多器官功能衰竭。

4.临床表现

多数患者有胆道疾病史,部分患者有胆道手术史。本病发病急骤,病情进展迅速,除了具有急性胆管炎的 Charcot 三联症(腹痛、寒战高热、黄疸)外,还有休克及中枢神经系统受抑制的表现,即 Reynolds 五联征。

(1)症状:①腹痛。患者常表现为突发的剑突下或右上腹持续性疼痛,可阵发性加重,并向右肩胛下及腰背部放射。腹痛及其程度可因梗阻的部位不同而有差异。肝内梗阻者疼痛较轻,肝外梗阻时症状明显。②寒战、高热。体温持续升高达 39～40 ℃或更高,呈弛张热热型。③胃肠道症状。多数患者伴恶心、呕吐,黄疸。

(2)体征:①腹部压痛或腹膜刺激征。剑突下或右上腹部可有不同程度和不同范围的压痛或腹膜刺激征,可有肝大及肝区叩痛,可扪及肿大的胆囊。②黄疸。多数患者可出现不同程度的黄疸,若仅为一侧胆管梗阻可不出现黄疸。③神志改变。主要表现为神志淡漠、烦躁、谵妄或嗜睡、神志不清,甚至昏迷,病情严重者可在短期内出现感染性休克表现。④休克。呼吸急促、出冷汗、脉搏细速,可达 120 次/分以上,血压在短时间内迅速下降,可出现全身发绀或皮下瘀斑。

5.辅助检查

(1)实验室检查:血常规检查可见白细胞计数升高,可超过 $20×10^9$/L;中性粒细胞比例明显升高;细胞质内可出现中毒颗粒;凝血酶原时间延长;血生化检查可见肝功能损害、电解质紊乱和尿素氮增高等;血气分析检查可提示血氧分压降低和代谢性酸中毒的表现。尿常规检查可发现蛋白及颗粒管型。寒战时做血培养,多有细菌生长。

（2）影像学检查：B超是主要的辅助检查方法。B超检查可显示肝和胆囊肿大,胆囊壁增厚。肝、内外胆管扩张及胆管内结石光团伴声影。必要时可行 CT、ERCP、MRCP、PTC 等检查,以了解梗阻部位、程度、结石大小和数量等。

6.主要处理原则

紧急手术解除胆道梗阻并引流,尽早而有效降低胆管内压力,积极控制感染和抢救患者生命。

（1）非手术治疗：既是治疗手段又是手术前准备。在严密观察下进行,若非手术治疗期间症状不能缓解或病情进一步加重,则应紧急手术治疗。主要措施：①禁食、持续胃肠减压及解痉止痛。②抗休克治疗：建立通畅的静脉输液通道,加快补液扩容,恢复有效循环血量;及时应用肾上腺皮质激素,必要时使用血管活性药物;纠正水、电解质酸碱平衡紊乱。③抗感染治疗：联合应用足量、有效、广谱、并对肝、肾毒性小的抗菌药物。④其他：包括吸氧、降温、支持治疗等,以保护重要内脏器官功能。⑤引流：非手术方法进行胆管减压引流,如 PTCD、经内镜鼻胆管引流术等。

（2）手术治疗：主要目的是解除梗阻、胆道减压,挽救患者生命。手术力求简单而有效。多采用胆总管切开减压加 T 管引流术。术中注意肝内胆管是否引流通畅,以防形成多发性肝脓肿。若病情无改善,应及时手术治疗。

（二）护理评估

1.术前评估

（1）健康史及相关因素。①发病情况：是否为突然发病,有无表现为起病急、症状重、进展快的特点。②发病的病因和诱因：此次发病与饮食、活动的关系,有无肝内、外胆管结石或胆囊炎反复发作史,有无类似疼痛史等。③病情及其程度：是否表现为急性病容,有无神经精神症状,是否为短期内即出现感染性休克的表现。④既往史：有无胆道手术史;有无用药史、过敏史及腹部手术史。

（2）身体状况。①全身及生命体征（T、P、R、BP）：患者是否在发病初期即出现畏寒发热,体温持续升高至39～40 ℃或更高;有无伴呼吸急促、出冷汗、脉搏细速及血压在短时间内迅速下降等;患者有无巩膜及皮肤黄染及黄染的程度;有无神志改变的表现,如神志淡漠、谵妄或嗜睡、神志不清甚至昏迷等;有无感染、中毒的表现,如全身皮肤湿冷、发绀和皮下瘀斑等。②局部：腹痛的部位、性质、程度及有无放射痛等;肝区有无压痛、叩击痛;腹膜刺激征是否为阳性;腹部有无不对称性肿大等。③辅助检查：血常规检查白细胞计数升高及中性粒细胞比例是否明显升高;细胞质内是否出现中毒颗粒;尿常规检查有无异常;凝血酶原时间有无延长;血生化检查是否提示肝功能损害、电解质紊乱、代谢性酸中毒及尿素氮增高等;血气分析检查是否提示血氧分压降低。B超及其他影像学检查是否提示肝和胆囊肿大,肝、内外胆管扩张和结石。心、肺、肾等器官功能有无异常。

（3）心理和社会支持状况：了解患者和家属对疾病的认知、家庭经济状况、心理承受程度及对治疗的期望。

2.术后评估

（1）手术中情况：了解术中胆总管探查及解除梗阻、胆道减压、胆汁引流情况;术中患者生命体征是否平稳;肝内、外胆管结石清除及引流情况;有无多发性肝脓肿及处理情况;各种引流管放置位置和目的等。

(2)术后病情:术后生命体征及手术切口愈合情况,T管及其他引流管引流情况等。

(3)心理-社会评估:患者及其家属对术后康复的认知和期望程度。

(三)主要护理诊断(问题)

1.疼痛

与胆道梗阻、胆管扩张及手术后伤口疼痛有关。

2.体液不足

与呕吐、禁食、胃肠减压及感染性休克有关。

3.体温过高

与胆道梗阻并继发感染有关。

4.低效性呼吸困难

与感染中毒有关。

5.潜在并发症

胆道出血、胆瘘、多器官功能障碍或衰竭。

(四)护理措施

1.减轻或控制疼痛

根据疼痛的程度,采取非药物或药物方法止痛。

(1)卧床休息:协助患者采取舒适体位,指导其有节律的深呼吸,达到放松和减轻疼痛的效果。

(2)合理饮食:病情较轻且决定采取非手术治疗的急性胆囊炎患者,指导其清淡饮食,忌食油腻食物;病情严重需急诊手术的患者予以禁食和胃肠减压,以减轻腹胀和腹痛。

(3)解痉镇痛:对诊断明确的剧烈疼痛者,可遵医嘱通过口服、注射等方式给予消炎利胆、解痉或止痛药,以缓解疼痛。

(4)控制感染:遵医嘱及时合理应用抗生素。通过控制胆囊炎症,减轻胆囊肿胀和胆囊压力达到减轻疼痛的效果。

2.维持体液平衡

(1)加强观察:严密观察患者的生命体征和循环功能,如脉搏、血压、CVP和每小时尿量等,及时准确记录液体出入量,为补液提供可靠依据。

(2)补液扩容:对于休克患者应迅速建立静脉输液通路,补液扩容,尽快恢复血容量。遵医嘱及时给予肾上腺皮质激素,必要时应用血管活性药物,以改善和保证组织器官的血流灌注及供氧。

(3)纠正水、电解质、酸碱平衡紊乱:根据病情、CVP、胃肠减压及每小时尿量等情况,确定补液的种类和输液量,合理安排输液的顺序和速度,维持水、电解质及酸碱平衡。

3.降低体温

(1)物理降温:温水擦浴、冰敷等物理方法。

(2)药物降温:在物理降温的基础上,根据病情遵医嘱通过口服、注射或其他途径给予药物降温。

(3)控制感染:遵医嘱联合应用足量有效的广谱抗生素,以有效控制感染,使体温恢复正常。

4.维持有效呼吸

(1)加强观察:密切观察患者的呼吸频率、节律和深浅度;动态监测血氧饱和度的变化,定期进行动脉血气分析检查,以了解患者的呼吸功能状况。若患者呼吸急促、血氧饱和度下降、氧分压降低,提示患者呼吸功能受损。

(2)采取合适体位:协助患者卧床休息,减少耗氧量。非休克患者取半卧位,使腹肌放松、膈肌下降,有助于改善呼吸和减轻疼痛。半卧位还可促使腹腔内炎性渗出物局限于盆腔,减轻中毒症状。休克患者应取头低足高位。

(3)禁食和胃肠减压:禁食可减少消化液的分泌,减轻腹部胀痛。通过胃肠减压,可吸出胃内容物,减少胃内积气和积液,从而达到减轻腹胀、避免膈肌抬高和改善呼吸功能的效果。

(4)解痉镇痛:对诊断明确的剧烈疼痛患者,可遵医嘱给予消炎利胆、解痉或止痛药,以缓解疼痛,利于平稳呼吸,尤其是腹式呼吸。

(5)吸入氧气:根据患者呼吸的频率、节律、深浅度及血气分析情况选择给氧的方式和确定氧气流量和浓度,如可通过鼻导管、面罩、呼吸机辅助等方法给氧,以维持患者正常的血氧饱和度及动脉血氧分压,改善缺氧症状,保证组织器官的氧气供给。

5.营养支持

(1)术前:不能进食或禁食及胃肠减压的患者,可从静脉补充能量、氨基酸、维生素、水、电解质等,以维持和改善营养状况。对凝血机制障碍的患者,遵医嘱给予维生素 K_1 肌内注射。

(2)术后:在患者恢复进食前或进食量不足时,仍需从胃肠外途径补充营养素;当患者恢复进食后,应鼓励患者从清流饮食逐步转为进食高蛋白、高碳水化合物、高维生素和低脂饮食。

6.并发症的预防和护理

(1)加强观察:包括神志、生命体征、每小时尿量、腹部体征及引流液的量、颜色、性质,同时注意血常规、电解质、血气分析和心电图等检查结果的变化。若 T 管引流液呈血性,伴腹痛、发热等症状,应考虑胆道出血;若腹腔引流液呈黄绿色胆汁样,应警惕胆瘘的可能;若患者出现神志淡漠,黄疸加深,每小时尿量减少或无尿,肝、肾功能异常,血氧分压降低或代谢性酸中毒及凝血酶原时间延长等,提示多器官功能障碍或衰竭,应及时报告医师,并协助处理。

(2)加强腹壁切口、引流管和 T 管护理。

(3)加强支持治疗:患者发生胆瘘时,在观察并准确记录引流液的量、颜色的基础上,遵医嘱补充水、电解质及维生素,以维持水、电解质平衡;鼓励患者进食高蛋白、高碳水化合物、高维生素和低脂易消化饮食,防止因胆汁丢失影响消化吸收而造成营养障碍。

(4)维护器官功能:一旦出现多器官功能障碍或衰竭的征象,应立即与医师联系,并配合医师采取相应的急救措施。

(五)护理评价

(1)患者及时得到补液,体液代谢维持平衡。

(2)患者感染得到有效控制,体温恢复正常。

(3)患者能维持有效呼吸,没有发生低氧血症或发生后得到及时发现和纠正。

(4)患者的营养状况得到改善或维持。

(5)患者没有发生胆道出血、胆瘘及多器官功能障碍或衰竭等并发症,或发生后得到及时发现和处理。

(曲　璐)

第十三节 急性胰腺炎

一、病因

(一)梗阻因素

梗阻是最常见原因。常见于胆总管结石、胆管蛔虫症、Oddi 括约肌水肿和痉挛等引起的胆管梗阻及胰管结石、肿瘤导致的胰管梗阻。

(二)乙醇中毒

乙醇引起 Oddi 括约肌痉挛，使胰管引流不畅、压力升高。同时乙醇刺激胃酸分泌，胃酸又刺激促胰液素和缩胆囊素分泌增多，促使胰腺外分泌增加。

(三)暴饮暴食

尤其是高蛋白、高脂肪食物、过量饮酒可刺激胰腺大量分泌，胃肠道功能紊乱，或因剧烈呕吐导致十二指肠内压骤增，十二指肠液反流，共同通道受阻。

(四)感染因素

腮腺炎病毒、肝炎病毒、伤寒杆菌等经血流、淋巴进入胰腺所致。

(五)损伤或手术

胃胆管手术或胰腺外伤、内镜逆行胰管造影等因素可直接或间接损伤胰腺，导致胰腺缺血、Oddi 括约肌痉挛或刺激迷走神经，使胃酸、胰液分泌增加亦可导致发病。

(六)其他因素

内分泌或代谢性疾病，如高脂血症、高钙血症等，某些药物如利尿剂、吲哚美辛、硫唑嘌呤等均可损害胰腺。

二、病理生理

根据病理改变可分为水肿性胰腺炎和出血坏死性胰腺炎两种。基本病理改变是水肿、出血和坏死，严重者可并发休克、化脓性感染及多脏器衰竭。

三、临床表现

(一)腹痛

大多为突然发作，常在饱餐后或饮酒后发病。多为全上腹持续剧烈疼痛伴有阵发性加重，向腰背部放射，疼痛与病变部位有关。胰头部以右上腹痛为主，向右肩部放射；胰尾部以左上腹为主，向左肩放射；累及全胰则呈束带状腰背疼痛。重型患者腹痛延续时间较长，由于渗出液扩散，腹痛可弥散至全腹，并有麻痹性肠梗阻现象。

(二)恶心、呕吐

早期为反射性频繁呕吐，多为胃十二指肠内容物，后期因肠麻痹或肠梗阻可呕吐小肠内容物。呕吐后腹胀不缓解为其特点。

(三)发热

发热与病变程度相一致。重型胰腺炎继发感染或合并胆管感染时可持续高热,如持续高热不退则提示合并感染或并发胰周脓肿。

(四)腹胀

腹胀是重型胰腺炎的重要体征之一,其原因是腹膜炎造成麻痹性肠梗阻所致。

(五)黄疸

黄疸多在胆源性胰腺炎时发生,严重者可合并肝细胞性黄疸。

(六)腹膜炎体征

水肿性胰腺炎时,压痛只局限于上腹部,常无明显肌紧张;出血性坏死性胰腺炎压痛明显,并有肌紧张和反跳痛,范围较广泛或波及全腹。

(七)休克

严重患者出现休克,表现为脉细速、血压降低、四肢厥冷、面色苍白等。有的患者以突然休克为主要表现,称为暴发性急性胰腺炎。

(八)皮下瘀斑

少数患者因胰酶及坏死组织液穿过筋膜与基层渗入腹壁下,可在季肋及腹部形成蓝棕色斑(Grey-turner 征)或脐周皮肤青紫(Cullen 征)。

四、辅助检查

(一)胰酶测定

1.血清淀粉酶

90%以上的患者血清淀粉酶升高,通常在发病后 3~4 小时后开始升高,12~24 小时达到高峰,3~5 天恢复正常。

2.尿淀粉酶测定

通常在发病后 12 小时开始升高,24~48 小时达高峰,持续 5~7 天开始下降。

3.血清脂肪酶测定

在发病 24 小时升高至 1.5 康氏单位(正常值 0.5~1.0 U)。

(二)腹腔穿刺

穿刺液为血性浑浊液体,可见脂肪小滴,腹水淀粉酶较血清淀粉酶值高 3~8 倍。并发感染时呈脓性。

(三)B 超检查

B 超检查可见胰腺弥漫性均匀肿大,界限清晰,内有光点反射,但较稀少,若炎症消退,上述变化持续 1~2 周即可恢复正常。

(四)CT 检查

CT 扫描显示胰腺弥漫肿大,边缘不光滑,当胰腺出现坏死时可见胰腺上有低密度、不规则的透亮区。

五、临床分型

(一)水肿性胰腺炎(轻型)

患者主要表现为腹痛、恶心、呕吐、腹膜炎体征、血和尿淀粉酶增高,经治疗后短期内可好转,病死率低。

(二)出血坏死性胰腺炎(重型)

除上述症状、体征继续加重外,高热持续不退,黄疸加深,神志模糊和谵妄,高度腹胀,血性或脓性腹水,两侧腰部或脐下出现青紫瘀斑,胃肠出血、休克等。实验室检查:白细胞计数增多($>16\times10^9/L$),红细胞和血细胞比容降低,血糖升高($>11.1\ mmol/L$),血钙降低($<2.0\ mmol/L$),$PaO_2<8.0\ kPa(60\ mmHg)$,血尿素氮或肌酐增高,酸中毒等。甚至出现急性肾衰竭、DIC、ARDS等,病死率较高。

六、治疗原则

(一)非手术治疗

急性胰腺炎大多采用非手术治疗:①严密观察病情;②减少胰液分泌,应用抑制或减少胰液分泌的药物;③解痉镇痛;④有效抗生素防治感染;⑤抗休克,纠正水电解质平衡失调;⑥抗胰酶疗法;⑦腹腔灌洗;⑧激素和中医中药治疗。

(二)手术治疗

1.目的

清除含有胰酶、毒性物质的坏死组织。

2.指征

采用非手术疗法无效者;诊断未明确而疑有腹腔脏器穿孔或肠坏死者;合并胆管疾病者;并发胰腺感染者。应考虑手术探查。

3.手术方式

有灌洗引流、坏死组织清除和规则性胰腺切除术、胆管探查,T形管引流和胃造瘘、空肠造瘘术等。

七、护理措施

(一)非手术期间的护理

1.病情观察

严密观察神志,监测生命体征和腹部体征的变化,监测血气、凝血功能、血电解质变化,及早发现坏死性胰腺炎、休克和多器官衰竭。

2.维持正常呼吸功能

给予高浓度氧气吸入,必要时给予呼吸机辅助呼吸。

3.维护肾功能

详细记录每小时尿量、尿比重、液体出入量。

4.控制饮食、抑制胰腺分泌

对病情较轻者,可进少量清淡流质或半流质饮食,限制蛋白质摄入量,禁食脂肪。对病情较重或频繁呕吐者要禁食,行胃肠减压,遵医嘱给予抑制胰腺分泌的药物。

5.预防感染

对病情重或胆源性胰腺炎患者给予抗生素,为预防真菌感染,应加用抗真菌药物。

6.防治休克

维持水、电解质平衡,应早期迅速补充水、电解质,输血浆、全血。还应预防低钾血症,低钙血症,在疾病早期应注意观察,及时矫正。

7.心理护理

指导患者减轻疼痛的方法,解释各项治疗措施的意义。

(二)术后护理

1.术后各种引流管的护理

(1)熟练掌握各种管道的作用,将导管贴上标签后与引流装置正确连接,妥善固定,防止导管滑脱。

(2)分别观察记录各引流管的引流液性状、颜色、量。

(3)严格遵循无菌操作规程,定期更换引流装置。

(4)保持引流通畅,防止导管扭曲。重型患者常有血块、坏死组织脱落,容易造成引流管阻塞。如有阻塞可用无菌温生理盐水冲洗,帮患者经常更换体位,以利引流。

(5)冲洗液、灌洗液现用现配。

(6)拔管护理:当患者体温正常并稳定 10 天左右,白细胞计数正常,腹腔引流液少于 5 mL,每天引流液淀粉酶测定正常后可考虑拔管。拔管后要注意拔管处伤口有无渗漏,如有渗液应及时更换敷料。拔管处伤口可在 1 周左右愈合。

2.伤口护理

观察有无渗液、有无裂开,按时换药,并发胰外瘘时,要注意保持负压引流通畅,并用氧化锌糊剂保护瘘口周围皮肤。

3.营养支持治疗与护理

根据患者营养评定状况,计算需要量,制订计划。第一阶段,术前和术后早期,需抑制分泌功能,使胰腺处于休息状态,同时因胃肠道功能障碍,此时需完全胃肠外营养(TPN)2～3 周。第二阶段,术后 3 周左右,病情稳定,肠道功能基本恢复,可通过空肠造瘘提供营养 3～4 周,称为肠道营养(TEN)。第三阶段,逐渐恢复经口进食,称为胃肠内营养(EN)。

4.并发症的观察与护理

(1)胰腺脓肿及腹腔脓肿:术后 2 周的患者出现高热、腹部肿块,应考虑其可能。一般均为腹腔引流不畅,胰腺坏死组织及渗出液局部积聚感染所致。非手术疗法无效时应手术引流。

(2)胰瘘:如观察到腹腔引流有无色透明腹腔液经常外漏,其中淀粉酶含量高,为胰液外漏所致,合并感染时引流液可显脓性。多数可逐渐自行愈合。

(3)肠瘘:主要表现为明显的腹膜刺激征,引流液中伴有粪渣。瘘管形成后用营养支持治疗。长期不愈者,应考虑手术治疗。

(4)假性胰腺囊肿:多数需手术行囊肿切除或内引流手术,少数患者经非手术治疗 6 个月可自行吸收。

(5)糖尿病:胰腺部分切除后,可引起内、外分泌缺失。注意观察血糖、尿糖的变化,根据化验报告补充胰岛素。

5.心理护理

由于病情重,术后引流管多,恢复时间长,患者易产生悲观急躁情绪,因此应关心体贴鼓励患者,帮助患者树立战胜疾病的信心,积极配合治疗。

八、健康教育

(1)饮食应少量多餐,注意食用富有营养易消化食物,避免暴饮暴食及酗酒。

(2)有胆管疾病、病毒感染者应积极治疗。

(3)告知会引发胰腺炎的药物种类,不得随意服药。

(4)有高糖血症,应遵医嘱口服降糖药或注射胰岛素,定时查血糖、尿糖,将血糖控制在稳定水平,防治各种并发症。

(5)出院4~6周,避免过度疲劳。

(6)门诊应定期随访。

(曲　璐)

第十四节　急性阑尾炎

急性阑尾炎是腹部外科最常见的疾病之一,是外科急腹症中最常见的疾病,其发病率约为1∶1 000。各年龄段(不满1岁至90岁,甚至90岁以上)的人均可发病,但以青年最为多见。阑尾切除术也是外科最常施行的一种手术。急性阑尾炎临床表现变化较多,需要与许多腹腔内外疾病相鉴别。早期明确诊断,及时治疗,可使患者在短期内恢复健康。若延误诊治,则可能出现严重后果。因此对本病的处理须予以重视。

一、病因

阑尾管腔较细且系膜短,常使阑尾扭曲,内容物排出不畅,阑尾管腔内本来就有许多微生物,远侧又是盲端,很容易发生感染。一般认为急性阑尾炎是由下列几种因素综合而发生的。

(一)梗阻

梗阻为急性阑尾炎发病最常见的基本因素,常见的梗阻原因:①粪石和粪块等。②寄生虫,如蛔虫堵塞。③阑尾系膜过短,造成阑尾扭曲,引起部分梗阻。④阑尾壁的改变,以往发生过急性阑尾炎后,肠壁可以纤维化,使阑尾腔变小,亦可减弱阑尾的蠕动功能。

(二)细菌感染

阑尾炎的发生也可能是细菌直接感染的结果。细菌可通过直接侵入、经由血运或邻接感染等方式侵入阑尾壁,从而形成阑尾的感染和炎症。

(三)其他

与急性阑尾炎发病有关的因素还有饮食习惯、遗传因素和胃肠道功能障碍等。阑尾先天性畸形,如阑尾过长、过度扭曲、管腔细小、血供不佳等都是易于发生急性炎症的条件。胃肠道功能障碍(如腹泻、便秘等)引起内脏神经反射,导致阑尾肌肉和血管痉挛,当超过正常强度时,可致阑尾管腔狭窄、血供障碍、黏膜受损,细菌入侵而致急性炎症。

二、病理

根据急性阑尾炎的临床过程和病理解剖学变化,可将其分为四种病理类型,这些不同类型可以是急性阑尾炎在其病变发展过程中不同阶段的表现,也可能是不同的病因和发病原理所产生的直接结果。

(一)急性单纯性阑尾炎

阑尾轻度肿胀,浆膜表面充血。阑尾壁各层组织间均有炎性细胞浸润,以黏膜和黏膜下层为最著;黏膜上可能出现小的溃疡和出血点,阑尾腔内可能有少量渗出液,临床症状和全身反应也较轻,如能及时处理,其感染可以消退、炎症完全吸收,阑尾也可恢复正常。

(二)急性化脓性阑尾炎

阑尾明显肿胀,壁内有大量炎性细胞浸润,可形成大量大小不一的微小脓肿;浆膜高度充血并有较多脓性渗出物,作为肌体炎症防御、局限化的一种表现,常有大网膜下移、包绕部分或全部阑尾。此类阑尾炎的阑尾已有不同程度的组织破坏,即使经保守治疗恢复,阑尾壁仍可留有瘢痕挛缩,致阑尾腔狭窄,因此,日后炎症可反复发作。

(三)坏疽性及穿孔性阑尾炎

坏疽性及穿孔性阑尾炎是一种重型的阑尾炎。根据阑尾血运阻断的部位,坏死范围可仅限于阑尾的一部分或累及整个阑尾。阑尾管壁坏死或部分坏死,呈暗紫色或黑色。阑尾腔内积脓,且压力升高,阑尾壁血液循环障碍。穿孔部位多存阑尾根部和尖端。穿孔如未被包裹,感染继续扩散,则可引起急性弥漫性腹膜炎。

(四)阑尾周围脓肿

急性阑尾炎化脓坏疽或穿孔,如果此过程进展较慢,大网膜可移至右下腹部,将阑尾包裹并形成粘连,形成炎性肿块或阑尾周围脓肿。

阑尾穿孔并发弥漫性腹膜炎最为严重,常见于坏疽穿孔性阑尾炎,婴幼儿大网膜过短、妊娠期的子宫妨碍大网膜下移,故易于在阑尾穿孔后出现弥漫性腹膜炎。由于阑尾炎症严重,进展迅速,局部大网膜或肠祥粘连尚不足以局限之,故一旦穿孔,感染很快蔓及全腹腔。患者有全身性感染、中毒和脱水等现象,有全腹性的腹壁强直和触痛,并有肠麻痹的腹胀、呕吐等症状。若不经适当治疗,病死率很高;即使经过积极治疗后全身性感染获得控制,也常因发生盆腔脓肿、膈下脓肿或多发性腹腔脓肿等并发症而需多次手术引流,甚至遗下腹腔窦道、肠瘘、粘连性肠梗阻等并发症而使病情复杂、病期迁延。

三、临床表现

急性阑尾炎不论其病因如何,亦不论其病理变化为单纯性、化脓性或坏疽性,在阑尾未穿孔、坏死或并有局部脓肿以前,临床表现大致相似。多数急性阑尾炎都有较典型的症状和体征。

(一)症状

一般表现在3个方面。

1.腹痛不适

腹痛不适是急性阑尾炎最常见的症状,约有98%急性阑尾炎患者以此为首发症状。典型的急性阑尾炎腹痛开始时多在上腹部或脐周围,有时为阵发性,并常有轻度恶心或呕吐;一般持续6～36小时(通常约12小时)。当阑尾炎症涉及壁腹膜时,腹痛变为持续性并转移至右下腹部,疼痛加剧,不少患者伴有呕吐、发热等全身症状。此种转移性右下腹痛是急性阑尾炎的典型症状,70%以上的患者具有此症状。该症状在临床诊断上有重要意义。但也应该指出不少患者其腹痛可能开始时即在右下腹,不一定有转移性腹痛,这可能与阑尾炎病理过程不同有关。没有明显管腔梗阻而直接发生的阑尾感染,腹痛可能一开始就是右下腹炎性持续性疼痛。异位阑尾炎在临床上虽同样也可有初期梗阻性、后期炎症性腹痛,但其最后腹痛所在部位因阑尾部位不同而异。

腹痛的轻重程度与阑尾炎的严重性之间并无直接关系。虽然腹痛的突然减轻一般显示阑尾腔的梗阻已解除或炎症在消退,但有时因阑尾腔内压过大或组织缺血坏死,神经末梢失去感受和传导能力,腹痛也可减轻;有时阑尾穿孔以后,由于腔内压随之减低,自觉的腹痛也可突然消失。故腹痛减轻,必须伴有体征消失,方可视为是病情好转的证据。

2.胃肠道症状

恶心、呕吐、便秘、腹泻等胃肠道症状是急性阑尾炎患者所常有的。呕吐是急性阑尾炎常见的症状,当阑尾管腔梗阻及炎症程度较重时更为突出。呕吐与发病前有无进食有关。阑尾炎发生于空腹时,往往仅有恶心;饱食后发生者多有呕吐;偶然于病程晚期亦见有恶心、呕吐者,则多由腹膜炎所致。食欲缺乏,不思饮食,则更为患者常见的现象。

当阑尾感染扩散至全腹时,恶心、呕吐可加重。其他胃肠道症状如食欲缺乏、便秘、腹泻等也偶可出现,腹泻多由于阑尾炎症扩散至盆腔内形成脓肿,刺激直肠而引起肠功能亢进,此时患者常有排便不畅、便次增多、里急后重及便中带黏液等症状。

3.全身反应

急性阑尾炎患者的全身症状一般并不显著。当阑尾化脓坏疽并有扩散性腹腔内感染时,可以出现明显的全身症状,如寒战、高热、反应迟钝或烦躁不安;当弥漫性腹膜炎严重时,可同时出现血容量不足与脓毒症表现,甚至有心、肺、肝、肾等生命器官功能障碍。

(二)体征

急性阑尾炎的体征在诊断上较自觉症状更具重要性。它的表现决定于阑尾的部位、位置的深浅和炎症的程度,常见的体征有下列几类。

1.患者体位

不少患者来诊时常见弯腰行走,且往往以双手按在右下腹部。在床上平卧时其右髋关节常呈屈曲位。

2.压痛和反跳痛

最主要和典型的是右下腹压痛,是诊断阑尾炎的重要依据,典型的压痛较局限,位于麦氏点(阑尾点)或其附近。无并发症的阑尾炎其压痛点比较局限,有时可以用一个手指在腹壁找到最明显压痛点;待出现腹膜炎时,压痛范围可变大,甚至全腹压痛,但压痛最剧点仍在阑尾部位。压痛点具有重大诊断价值,即使患者自觉腹痛尚在上腹部或脐周围,体检时往往已能发现在右下腹有明显的压痛点,常借此可获得早期诊断。

年老体弱、反应差的患者炎症有时即使很重,但压痛可能比较轻微,或必须深压才痛。压痛表明阑尾炎症的存在和其所在的部位,较转移性腹痛更具诊断意义。

反跳痛具有重要的诊断意义,体检时将压在局部的手突然松开,患者感到剧烈疼痛,更重于压痛。这是腹膜受到刺激的反应,可以更肯定局部炎症的存在。阑尾部位压痛与反跳痛的同时存在对诊断阑尾炎比单个存在更有价值。

3.右下腹肌紧张和强直

肌紧张是腹壁对炎症刺激的反应性痉挛,强直则是一种持续性不由自主地保护性腹肌收缩,都见于阑尾炎症已超出浆膜并侵及周围脏器或组织时。检查腹肌有无紧张和强直要求动作轻柔,患者情绪平静,以避免引起腹肌过度反应或痉挛,导致不正确结论。

4.疼痛试验

有些急性阑尾炎患者以下几种疼痛试验可能呈阳性,其主要原理是处于深部但有炎症的阑尾黏附于腰大肌或闭孔肌,在行以下各种试验时,局部受到明显刺激而出现疼痛。①结肠充气试验(Rovsing征):深压患者左下腹部降结肠处,患者感到阑尾部位疼痛。②腰大肌试验:患者左侧卧,右腿伸直并过度后伸时阑尾部位出现疼痛。③闭孔内肌试验:患者屈右髋右膝并内旋时感到阑尾部位疼痛。④直肠内触痛:直肠指检时按压右前壁患者有疼痛感。

(三)化验

急性阑尾炎患者的血常规、尿常规检查有一定重要性。90%的患者常有白细胞计数增多,是临床诊断的重要依据,一般为$(10\sim15)\times10^9/L$。随着炎症加重,白细胞可以增加,甚至可为$20\times10^9/L$以上。但年老体弱或免疫功能受抑制的患者,白细胞数不一定增多,甚至反而下降。白细胞数增多常伴有核左移。急性阑尾炎患者的尿液检查一般无特殊改变,但对排除类似阑尾炎症状的泌尿系统疾病,如输尿管结石,常规检查尿液仍有必要。

四、诊断

多数急性阑尾炎的诊断以转移性右下腹痛或右下腹痛、阑尾部位压痛和白细胞升高三者为决定性依据。典型的急性阑尾炎(约占80%)均有上述症状、体征,易于据此作出诊断。对于临床表现不典型的患者,尚需考虑借助其他一些诊断手段,以作进一步肯定。

五、鉴别诊断

典型的急性阑尾炎一般诊断并不困难,但在另一部分病例,由于临床表现并不典型,诊断相当困难,有时甚至诊断错误,以致采用错误的治疗方法或延误治疗,产生严重并发症,甚至死亡。要与急性阑尾炎相鉴别的疾病很多,常见的为以下3类。

(一)内科疾病

临床上,不少内科病具有急腹症的临床表现,常被误诊为急性阑尾炎而施行不必要的手术探查,将无病变的阑尾切除,甚至危及患者生命,故诊断时必须慎重。常见的需要与急性阑尾炎鉴别的内科疾病有以下几种。

1.急性胃肠炎

一般急性胃肠炎患者发病前常有饮食不慎或食物不洁史。症状虽亦以腹痛、呕吐、腹泻三者为主,但通常以呕吐或腹泻较为突出,有时在腹痛之前即已有吐泻。急性阑尾炎患者即使有吐泻,一般也不严重,且多发生在腹痛以后。

急性胃肠炎的腹痛有时虽很剧烈,但其范围较广,部位较不固定,更无转移至右下腹的特点。

2.急性肠系膜淋巴结炎

本病多见于儿童,往往发生于上呼吸道感染之后。患者过去大多有同样腹痛史,且常在上呼吸道感染后发作。起病初期于腹痛开始前后往往即有高热,此与一般急性阑尾炎不同;腹痛初起时即位于右下腹,而无急性阑尾炎之典型腹痛转移史。其腹部触痛的范围亦较急性阑尾炎为广,部位亦较阑尾的位置高,并较靠近内侧。腹壁强直不甚明显,反跳痛亦不显著。Rovsing征和肛门指检都是阴性。

3.Meckel 憩室炎

Meckel 憩室炎往往无转移性腹痛，局部压痛点也在阑尾点之内侧，多见于儿童，由于1/3Meckel憩室中有胃黏膜存在，患者可有黑便史。Meckel 憩室炎穿孔时成为外科疾病。临床上如诊断为急性阑尾炎而手术中发现阑尾正常者，应即检查末段回肠至少 100 cm，以视有无Meckel 憩室炎，免致遗漏而造成严重后果。

4.局限性回肠炎

典型局限性回肠炎不难与急性阑尾炎相区别。但不典型急性发作时，右下腹痛、压痛及白细胞升高与急性阑尾炎相似，必须通过细致临床观察，发现局限性回肠炎所致的部分肠梗阻的症状与体征(如阵发绞痛和可触及条状肿胀肠袢)，方能鉴别。

5.心胸疾病

如右侧胸膜炎、右下肺炎和心包炎等均可有反射性右侧腹痛，甚至右侧腹肌反射性紧张等，但这些疾病以呼吸、循环系统功能改变为主，一般没有典型急性阑尾炎的转移性右下腹痛和压痛。

6.其他

如过敏性紫癜、铅中毒等，均可有腹痛，但腹软无压痛。详细的病史、体检和辅助检查可予以鉴别。

(二)外科疾病

1.胃十二指肠溃疡急性穿孔

本病为常见急腹症，发病突然，临床表现可与急性阑尾炎相似。溃疡病穿孔患者多数有慢性溃疡史，穿孔大多发生在溃疡病的急性发作期。溃疡穿孔所引起的腹痛，虽亦起于上腹部并可累及右下腹，但一般均迅速累及全腹，不像急性阑尾炎有局限于右下腹的趋势。腹痛发作极为突然，程度也颇剧烈，常可引致患者休克。体检时右下腹虽也有明显压痛，但上腹部溃疡穿孔部位一般仍为压痛最显著地方；腹肌的强直现象也特别显著，常呈"板样"强直。腹内因有游离气体存在，肝浊音界多有缩小或消失现象；X 线透视如能确定膈下有积气，有助于诊断。

2.急性胆囊炎

总体上急性胆囊炎的症状与体征均以右上腹为主，常可扪及肿大和有压痛的胆囊，Murphy征阳性，辅以 B 超不难鉴别。

3.右侧输尿管结石

本病有时表现与阑尾炎相似。但输尿管结石以腰部酸痛或绞痛为主，可有向会阴部放射痛，右肾区叩击痛(＋)，肉眼或镜检尿液有大量红细胞，B 超检查和肾、输尿管、膀胱 X 线片(KUB)可确诊。

(三)妇科疾病

1.右侧异位妊娠破裂

这是育龄妇女最易与急性阑尾炎相混淆的疾病，尤其是未婚怀孕女性，诊断时更要细致。异位妊娠患者常有月经过期或近期不规则史，在腹痛发生前，可有阴道不规则的出血史。其腹痛的发作极为突然，开始即在下腹部，并常伴有会阴部垂痛感觉。全身无炎症反应，但有不同程度的出血性休克症状。妇科检查常能发现阴道内有血液，子宫颈柔软而有明显触痛，一侧附件有肿大且具压痛；如阴道后穹隆或腹腔穿刺抽出新鲜不凝固血液，同时妊娠试验阳性可以确诊。

2.右侧卵巢囊肿扭转

本病可突然出现右下腹痛,囊肿绞窄坏死可刺激腹膜而致局部压痛,与急性阑尾炎相似。但急性扭转时疼痛剧烈而突然,坏死囊肿引起的局部压痛位置偏低,有时可扪到肿大的囊肿,都与阑尾炎不同,妇科双合诊或B超检查等可明确诊断。

3.其他

如急性盆腔炎、右侧附件炎、右侧卵巢滤泡或黄体破裂等,可通过病史、月经史、妇科检查、B超检查、后穹隆或腹腔穿刺等作出正确诊断。

六、治疗

手术切除是治疗急性阑尾炎的主要方法,但阑尾炎症的病理变化比较复杂,非手术治疗仍有其价值。

(一)非手术治疗

1.适应证

(1)患者一般情况差或因客观条件不允许,如合并严重心、肺功能障碍时,也可先行非手术治疗,但应密切观察病情变化。

(2)急性单纯性阑尾炎早期,药物治疗多有效,其炎症可吸收消退,阑尾能恢复正常,也可不再复发。

(3)当急性阑尾炎已被延误诊断超过48小时,病变局限,已形成炎性肿块,也应采用非手术治疗,待炎症消退,肿块吸收后,再考虑择期切除阑尾。当炎性肿块转成脓肿时,应先行脓肿切开引流,以后再进行择期阑尾切除术。

(4)急性阑尾炎诊断尚未明确,临床观察期间可采用非手术治疗。

2.方法

非手术治疗的内容和方法有卧床、禁食、静脉补充水、电解质和热量,同时应用有效抗生素及对症处理(如镇静、止痛、止吐等)。

(二)手术治疗

绝大多数急性阑尾炎诊断明确后均应采用手术治疗,以去除病灶、促进患者迅速恢复。但是急性阑尾炎的病理变化和患者条件常有不同,因此也要根据具体情况,对不同时期、不同阶段的患者采用不同的手术方式分别处理。

七、急救护理

(一)护理目标

(1)患者焦虑情绪明显好转配合治疗及护理。

(2)患者主诉疼痛明显缓解或消失。

(3)术后未发生相关并发症或并发症发生后能得到及时治疗与处理。

(二)护理措施

1.非手术治疗

(1)体位:取半卧位休息,以减轻疼痛。

(2)饮食:轻者可进流质,重症应禁食以减少肠蠕动,利于炎症局限。

(3)加强病情观察:定时测量生命体征,密切观察患者的腹部症状和体征,尤其注意腹痛的变化;观察期间禁用镇静止痛剂,如吗啡等,以免掩盖病情。

(4)避免增加肠内压力:禁服泻药及灌肠,以免肠蠕动加快,增高肠内压力,导致阑尾穿孔或炎症扩散。

(5)使用有效的抗生素控制感染。

(6)心理护理:耐心做好患者及家属的解释工作,减轻其焦虑和紧张情绪;向患者和家属介绍疾病相关知识,使之积极配合治疗和护理。

2.术后护理

(1)体位:患者全麻术后清醒或硬膜外麻醉平卧6小时后,血压平稳,采用半卧位,以减少腹壁张力,减轻切口疼痛,有利于呼吸和引流。

(2)饮食护理:患者术后禁食,禁食期间给予静脉补液。待肛门排气,肠蠕动恢复后,进流质饮食,逐渐向半流质和普食过渡。

(3)合理使用抗生素:术后遵医嘱及时正确使用抗生素,控制感染,防止并发症发生。

(4)早期活动:鼓励患者术后在床上活动,待麻醉反应消失后可起床活动,以促进肠蠕动恢复,防止肠粘连,增进血液循环,促进伤口愈合。

(5)切口的护理:①及时更换污染敷料,保持切口清洁、干燥。②密切观察切口愈合情况,及时发现出血及感染征象。

(6)引流管的护理:①妥善固定引流管和引流袋,防止引流管折叠、受压或牵拉而脱出,并减少牵拉引起的疼痛。②保持引流通畅,经常从近端至远端挤压引流管,防止血块或脓液堵塞。若发现引流液突然减少,应检查引流管有无脱落和堵塞。③观察并记录引流液的颜色、性状及量,准确记录24小时的引流量。当引流液量逐渐减少、颜色逐渐变淡至浆液性,患者体温及血常规正常,可考虑拔管。④每周更换引流袋2~3次。更换引流袋和敷料时,严格执行无菌操作,防止污染和避免引起逆行感染。

(7)术后并发症的观察及护理。①切口感染:阑尾切除术后最常见的并发症,多见于化脓性或穿孔性阑尾炎。切口感染可通过术中有效保护切口、彻底止血、消灭无效腔等措施得到预防。一般临床表现为术后2~3天体温升高,切口处出现红、肿、痛。治疗原则为先试穿刺抽脓液,一经确诊立即充分敞开引流。排出脓液,放置引流,定期换药,短期内可愈合。②粘连性肠梗阻:与局部炎性渗出、手术损伤和术后长期卧床等因素有关。早期手术、术后早期下床活动可以有效预防该并发症,完全性肠梗阻者应手术治疗。③腹腔内出血:常发生在术后24~48小时内,多因阑尾系膜结扎线松脱或止血不彻底而引起。临床表现为腹痛、腹胀和失血性休克等。一旦发生出血,应立即输血、补液,紧急手术止血。④腹腔感染或脓肿:多发生于化脓性或坏疽性阑尾炎术后,尤其阑尾穿孔伴腹膜炎的患者。患者表现为体温升高,腹痛、腹胀、腹部压痛及全身中毒症状。按腹膜炎治疗和护理原则处理。⑤阑尾残株炎:阑尾残端保留过长超过1cm时,术后残株易复发炎症,仍表现为阑尾炎的症状。X线钡剂检查可明确诊断。症状较重者,应手术切除阑尾残株。⑥粪瘘:很少见。残端结扎线脱落、盲肠原有结核或肿瘤等病变、手术时误伤盲肠等因素均是发生粪瘘的原因。临床表现类似阑尾周围脓肿,经非手术治疗后,粪瘘多可自行闭合。少数需手术治疗。

(三)健康教育

(1)术前向患者解释禁食的目的和意义,指导患者采取正确的卧位。

(2)指导患者术后早期下床活动,促进肠蠕动恢复,避免肠粘连。

（3）术后鼓励患者进食营养丰富的食物，以利于伤口愈合。

（4）出院指导：若出现腹痛、腹胀等症状，应及时就诊。

（曲　璐）

第十五节　急性腹膜炎

一、概念

急性腹膜炎是指由细菌，包括需氧菌和厌氧菌或两者混合所引起的腹膜腔急性感染。急性化脓性腹膜炎累及整个腹腔称为急性弥漫性腹膜炎，腹膜腔炎症仅局限于病灶局部称为局限性腹膜炎。根据腹腔内有无病变又分为原发性腹膜炎和继发性腹膜炎。腹腔内无原发病灶，而是血源性引起的，称为原发性腹膜炎，占 2％。继发于腹腔内空腔脏器穿孔、损伤破裂、炎症扩散和手术污染等所引起的腹膜炎，称为继发性腹膜炎，是急性腹膜炎中最常见的一种占 98％。

二、临床表现

（一）腹痛

腹痛是最主要的症状，一般都很剧烈，不能忍受，且呈持续性，当患者深呼吸、咳嗽、转动体位时加重，故患者多不愿意改变体位。疼痛先以原发病灶处最明显，随炎症扩散可波及全腹。

（二）恶心、呕吐

恶心、呕吐为早期出现胃肠道症状。腹膜受到刺激，引起反射性恶心、呕吐，呕吐物为胃内容物。当出现麻痹性肠梗阻时，可吐出黄绿色胆汁，甚至粪质样内容物。

（三）全身症状

随着炎症发展，患者出现高热、大汗、口干、脉速、呼吸浅快等全身中毒症状，后期出现眼窝凹陷、四肢发冷、呼吸急促、脉搏细弱、血压下降、严重缺水、代谢性酸中毒及感染性休克的表现。但年老体衰或病情晚期者体温不一定升高，如脉搏加快，体温反而下降，提示病情恶化。

（四）腹部体征

腹胀明显，腹式呼吸减弱或消失。腹部有压痛、反跳痛、肌紧张，是腹膜炎的重要体征，称为腹膜刺激征。腹肌呈"木板样"多为胃十二指肠穿孔的临床表现，而老年人、幼儿或极度虚弱的患者腹肌紧张可不明显，易被忽视。胃十二指肠穿孔时，腹腔可有游离气体，叩诊肝浊音界缩小或消失。腹腔内有较多积液时，移动性浊音呈阳性。

三、辅助检查

（一）血液检查

白细胞总数及中性粒细胞升高，可出现中毒性颗粒。病情危重或机体反应低下时，白细胞计数可不增高。

（二）腹部 X 线检查

立位平片，可见膈下游离气体；卧位片，在腹膜炎有肠麻痹时可见肠袢普遍胀气，肠间隙增宽及腹膜外脂肪线模糊以至消失。

（三）直肠指检

有无直肠前壁触痛、饱满，可判断有无盆腔感染或盆腔脓肿形成。

（四）B超检查

B超检查可帮助判断腹腔病变部位。

（五）腹腔穿刺

可根据抽出液性状、气味、浑浊度做细菌培养、涂片，及淀粉酶测定来帮助诊断及确定病变部位和性质。

四、护理措施

急性腹膜炎的治疗分为非手术和手术两种方法。非手术疗法主要适用于原发性腹膜炎；急性腹膜炎原因不明，病情不重，全身情况较好；炎症已有局限化趋势，症状有所好转。手术疗法主要适用于腹腔内病变严重；腹膜炎重或腹膜炎原因不明，无局限趋势；患者一般情况差，腹水多，肠麻痹重或中毒症状明显，甚至出现休克者；经短期（一般不超过8小时）非手术治疗症状及体征不缓解反而加重者。其治疗原则是处理原发病灶，消除引起腹膜炎的病因，清理或引流腹腔，促使腹腔脓性渗出液尽早局限、吸收。

（一）术前护理

（1）病情观察：定时监测体温、脉搏、呼吸、血压，准确记录24小时液体出入量。观察腹部体征变化，对休克患者应监测中心静脉压及血气分析数值。

（2）禁食：尤其是胃肠道穿孔者，可减少胃肠道内容物继续溢入腹腔。

（3）胃肠减压：可减轻胃肠道内积气、积液，减少胃肠内容物继续溢入腹腔，有利或减轻腹膜的疼痛刺激，减少毒素吸收，降低肠壁张力，改善肠壁血液供给，利于炎症局限，并促进胃肠道蠕动恢复。

（4）保持水、电解质平衡：腹膜炎时，腹腔内有大量液体渗出，加之呕吐，患者不仅丧失水、电解质，也丧失了大量的血浆，应根据患者的临床表现和血生化测定、中心静脉压等监测，输入适量的晶体液和胶体液，纠正水、电解质和酸碱失衡，保持尿量每小时30 mL以上。

（5）抗感染：继发性腹膜炎常为混合感染，因此需针对性地、大剂量联合应用抗生素。

（6）对诊断不明确者，应严禁使用止痛剂，以免掩盖病情，贻误诊断和治疗。

（7）积极做好手术准备，做好患者及家属的工作，解除思想顾虑，积极配合治疗。

（二）术后护理

（1）定时监测体温、脉搏、呼吸、血压及尿量的变化。

（2）患者血压平稳后，应取半卧位，以利于腹腔引流，减轻腹胀，改善呼吸。

（3）补液与营养：由于术前大量体液丧失，患者术后又需禁食，故要注意水、电解质平衡，酸碱平衡和营养的补充。

（4）继续胃肠减压：腹膜炎患者虽经手术治疗，但腹膜的炎症尚未清除，肠蠕动尚未恢复，故应禁食，同时采用有效的胃肠减压，直至肠蠕动恢复，肛门排气后，方可拔除胃管，开始进食。

（5）引流的护理：妥善固定引流管，避免受压、扭曲，保持通畅，观察并记录引流量、颜色、气味等。如需用负压吸引者应注意负压大小，如用双套管引流者，常需用生素盐水冲洗，冲洗时应注意无菌操作，记录冲洗量、引流量及性状。冲洗时注意保持床铺的干燥。

(6)应用抗生素以减轻和防治腹腔残余感染。

(7)为了减少患者的不适,酌情使用止痛剂。

(8)鼓励患者早期活动,防止肠粘连。

(9)观察有无腹腔残余脓肿,如患者体温持续不退或下降后又有升高,白细胞计数升高,全身有中毒症状,及腹部局部体征的变化,大便次数增多等提示有残余脓肿,应及时报告医师处理。

(三)健康教育

(1)术后肠功能恢复后的饮食要根据不同疾病具体计划,先吃流质饮食,再过渡到半流饮食。应指导和鼓励患者吃易消化、高蛋白、高热量、高维生素的食物。

(2)向患者解释术后半卧位的意义。在病情允许的情况下,应鼓励患者尽早下床活动。

(3)出院后如突然出现腹痛加重,应及时到医院就诊。

（曲　璐）

第七章

骨科护理

第一节 肱骨髁上骨折

一、疾病概述

(一)概念

肱骨髁上骨折是指肱骨干与肱骨髁交接处发生的骨折。在肱骨干中下 1/3 段后外侧有桡神经沟,此处骨折最容易发生桡神经损伤。肱骨髁上骨折多发生于 10 岁以下儿童,占小儿肘部骨折的 30%～40%。

(二)相关病理生理

在肱骨髁内、前方有肱动脉和正中神经,肱骨髁的内侧和外侧分别有尺神经和桡神经,骨折断端向前移位或侧方移位可损伤相应神经血管。在儿童期,肱骨下端有骨骺,若骨折线穿过骺板,有可能影响骨骺发育,导致肘内翻或外翻畸形。

骨筋膜室综合征:骨筋膜室是由骨、骨间膜、肌间膜和深筋膜形成的密闭腔隙。骨折时,骨折部位骨筋膜室内的压力增高,导致肌肉和神经因急性缺血而产生一系列早期综合征,主要表现为5P 征:疼痛、苍白、感觉异常、麻痹及脉搏消失。

(三)病因和诱因

肱骨髁上骨折多为间接暴力引起。根据暴力类型和骨折移位方向,可分为屈曲型和伸直型。

(四)临床表现

1.症状

受伤后肘部出现疼痛、肿胀和功能障碍,肘后凸起,患肢处于半屈曲位,可有皮下瘀斑。

2.体征

局部明显压痛和肿胀,有骨擦音及反常活动,肘部可扪到骨折断端,肘后三角关系正常。

(五)辅助检查

肘部正、侧位 X 线拍片能够确定骨折的存在以及骨折移位情况。

(六)治疗原则

1.手法复位外固定

对受伤时间短,局部肿胀轻,没有血液循环障碍者,可进行手法复位外固定。复位后用后侧石膏托在屈肘位固定4~5周,屈肘角度以能清晰地扪到桡动脉搏动,无感觉运动障碍为宜。伤后时间较长,局部组织损伤严重,出现骨折部严重肿胀时,应卧床休息,抬高患肢,或用尺骨鹰嘴悬吊牵引,牵引重量1~2 kg,同时加强手指活动,待3~5天肿胀消退后进行手法复位。

2.切开复位内固定

手法复位失败或有神经血管损伤者,在切开直视下复位后内固定。

二、护理评估

(一)一般评估

1.健康史

(1)一般情况:了解患者的年龄、运动爱好、日常饮食结构等。

(2)受伤情况:了解患者受伤的原因、部位和时间,受伤时的体位和环境,外力作用的方式、方向与性质,骨折轻重程度及有无合并神经血管损伤,急救处理的过程等。

(3)既往史:重点了解与骨折愈合有关的因素,如患者有无骨折史,有无药物过敏史,有无手术史等。

2.生命体征(T、P、R、BP)

按护理常规监测生命体征。

3.患者主诉

受伤的原因、时间、外力方式与性质,骨折轻重程度及有无合并桡神经损伤、受伤时的体位和环境、急救处理的过程等。

4.相关记录

外伤情况及既往史;X线检查及实验室检查等结果记录。

(二)身体评估

1.术前评估

(1)视诊:受伤后肘部出现肿胀和功能障碍,患肢处于半屈曲位,可有皮下瘀斑。若肱动脉挫伤或受压,可因前臂缺血而表现为局部肿胀、剧痛、皮肤苍白、发凉、麻木。

(2)触诊:患肢有触痛、骨摩擦音,肘部可扪到骨折断端,肘后关系正常。若合并正中神经、尺神经或桡神经损伤,可有手臂感觉异常。

(3)动诊:可见反常活动,若合并正中神经、尺神经或桡神经损伤,可有运动障碍。

(4)量诊:患肢有无短缩、双侧上肢周径大小、关节活动度。

2.术后评估

(1)视诊:受伤后肘部肿胀、皮下瘀斑减轻或消退;外固定清洁、干燥,保持有效固定。若肱动脉挫伤或受压者,前臂缺血改善,局部肿胀减轻或消退、皮肤的颜色、温度、感觉正常。

(2)触诊:患侧触痛减轻或消退;骨摩擦音消失;肘部可不能扪到骨折断端。若合并正中神经、尺神经或桡神经损伤者,手臂感觉恢复正常。

(3)动诊:反常活动消失。若合并正中神经、尺神经或桡神经损伤者,运动正常。

(4)量诊:患肢无短缩,双侧上肢周径大小相等、关节活动度无差异。

(三)心理-社会评估

患者突然受伤骨折,患侧肢体活动障碍,生活自理能力下降,疼痛刺激及外固定的使用,易产生焦虑、紧张及自身形象紊乱等心理变化。

(四)辅助检查阳性结果评估

肘部正、侧位 X 线检查结果确定骨折类型、移位方向。

(五)治疗效果的评估

(1)局部无压痛及纵向叩击痛。

(2)局部无反常活动。

(3)X 线检查显示骨折处有连续骨痂通过,骨折线已模糊。

(4)拆除外固定后,成人上肢能胸前平举 1 kg 重物持续达 1 分钟。

(5)连续观察 2 周骨折处不变形。

三、主要护理诊断(问题)

(一)疼痛

疼痛与骨折、软组织损伤、肌痉挛和水肿有关。

(二)外周神经血管功能障碍的危险

外周神经血管功能障碍的危险与骨和软组织损伤、外固定不当有关。

(三)不依从行为

不依从行为与患儿年龄小、缺乏对健康的正确认识有关。

四、主要护理措施

(一)病情观察与体位护理

1.疼痛护理

及时评估患者疼痛程度,遵医嘱给予止痛药物。

2.体位

用吊带或三角巾将患肢托起,以促进静脉回流,减轻肢体肿胀疼痛。

3.患肢缺血护理

观察石膏绷带或夹板固定的松紧度,必要时及时调整,以免神经、血管受压,影响有效组织灌注。观察前臂肿胀程度及手的感觉运动功能,如出现高张力肿胀、手指发凉、感觉异常、手指主动活动障碍、被动伸直剧痛、桡动脉搏动减弱或消失,即可确定骨筋膜室高压存在,须立即通知医师,并做好手术准备。如已出现 5P 征,及时手术也难以避免缺血性肌挛缩,从而遗留爪形手畸形。

(二)饮食护理

指导患者进食高蛋白、高维生素、高热量、高钙和高铁的食物。

(三)生活护理

指导患者进行力所能及的活动,必要时为其帮助。

(四)心理护理

向患者和家属解释骨折的愈合是一个循序渐进的过程,充分固定能为骨折断端连接提供良好的条件。正确的功能锻炼可以促进断端生长愈合和患肢功能恢复。

（五）健康教育

1.指导功能锻炼

复位固定后尽早开始手指及腕关节屈伸活动，并进行上臂肌肉的主动舒缩运动，有利于减轻水肿。4～6周后外固定解除，开始肘关节屈伸活动。手术切开复位且内固定稳定的患者，术后2周即可开始肘关节活动。若患者为小儿，应耐心向患儿及家属解释功能锻炼的重要性，指导锻炼的方法，使家属能协助进行功能锻炼。

2.复查

告知患者及家属若骨折远端肢体肿胀或疼痛明显加重，肢体感觉麻木、肢端发凉，夹板或外固定松动，应立即到医院复查并评估功能恢复情况。

3.安全指导

指导患者及家属评估家庭环境的安全性，妥善放置可能影响患者活动的障碍物。

五、护理效果评估

（1）患者是否主诉骨折部位疼痛减轻或消失，感觉舒适。

（2）患侧肢端能否维持正常的组织灌注，皮肤温度和颜色正常，外周动脉搏动有力。

（3）能否避免因缺血性肌挛缩导致爪形手畸形的发生。一旦发生骨筋膜室综合征，能否及时发现和处理。

（4）患者在指导下能否按计划进行有效的功能锻炼，患肢功能恢复情况及有无活动障碍。

（陈丽红）

第二节 骨盆骨折

一、疾病概述

（一）概念

骨盆骨折多由直接暴力挤压骨盆所致，多伴有合并症和多发伤。

（二）相关病理生理

骨盆的血管及静脉丛丰富，内有重要脏器和血管，骨折常合并静脉丛、动脉出血及盆腔内脏器损伤并导致相应的病理生理变化。

（三）病因

常见原因有交通事故、意外摔倒或高处坠落等。年轻人骨盆骨折主要是由于交通事故和高处坠落引起。老年人骨盆骨折最常见的原因是摔倒。

（四）分类

目前国际上常用的骨盆骨折分类为 Young & Burgess 分类，共4种类型。

1.分离型（APC）

由前后挤压伤所致，常见耻骨联合分离，严重时造成骶髂前后韧带损伤；根据骨折严重程度不同又分为Ⅰ、Ⅱ、Ⅲ 3个亚型。

2.压缩型(LC)

由侧方挤压伤所致,常造成骶骨骨折(侧后方挤压)及半侧骨盆内旋(侧前方挤压);也根据骨折严重程度不同又分为Ⅰ、Ⅱ、Ⅲ 3个亚型。

3.垂直型(VS)

剪切外力损伤,由垂直或斜行外力所致,常导致垂直或旋转方向不稳定。

4.混合外力(CM)

侧方挤压伤及剪切外力损伤,导致骨盆前环及前后韧带的损伤占骨盆骨折的14%。

该分类的优点是有助于损伤程度的判断及对合并损伤的估计可以指导抢救判断预后,根据文献统计,分离型骨折合并损伤最严重,死亡率也最高,压缩型次之,垂直型较低;而在出血量上的排序依次是分离型、垂直型、混合型、压缩型。

Tiles/AO分类分为以下类型。

A型:稳定,轻度移位。

B型:纵向稳定,旋转不稳定,后方及盆底结构完整。

B_1:前后挤压伤,外旋,耻骨联合>2.5 cm,骶髂前韧带和骶棘韧带损伤。

B_2:侧方挤压伤,内旋。

$B_{2.1}$:侧方挤压伤,同侧型。

$B_{2.2}$:侧方挤压伤,对侧型。

B_3:双侧B型损伤。

C型:旋转及纵向均不稳定(纵向剪力伤)。

C_1:单侧骨盆。

$C_{1.1}$:髂骨骨折。

$C_{1.2}$:骶髂关节脱位。

$C_{1.3}$:骶骨骨折。

C_2:双侧骨盆。

C_3:合并髋臼骨折。

(五)临床表现

1.症状

患者髋部肿胀、疼痛,不敢坐起或站立。有畸形、疼痛、肿胀、瘀斑、活动障碍、休克、后腹膜后血肿、直肠肛管及女性生殖道损伤、尿道膀胱损伤、神经损伤、脏器损伤。

2.体征

(1)骨盆分离试验与挤压试验阳性:检查者双手交叉撑开患者的两髂嵴,使两骶髂关节的关节面更紧贴,而骨折的骨盆前环产生分离,如出现疼痛即为骨盆分离试验阳性。双手挤压患者的两髂嵴,伤处仍出现疼痛为骨盆挤压试验阳性。

(2)肢体长度不对称:用皮尺测量胸骨剑突与两髂前上棘之间的距离,骨盆骨折向上移位的一侧长度较短。也可测量脐孔与两侧内踝尖端的距离。

(3)会阴部瘀斑:是耻骨和坐骨骨折的特有体征。

(六)辅助检查

X线和CT检查能直接反映是否存在骨盆骨折及其类型。

1.X 线检查

(1)骨盆正位片:常规、必需的基本检查,90％的骨盆骨折可经正位片检查发现。

(2)骨盆入口位片:拍摄时球管向头端倾斜 40°,可以更好地观察骶骨翼骨折、骶髂关节脱位、骨盆前后及旋转移位、耻骨支骨折、耻骨联合分离等。

(3)骨盆出口位片:拍摄时球管向尾端倾斜 40°,可以观察骶骨、骶孔是否有骨折,骨盆是否有垂直移位。

2.CT 是对于骨盆骨折最准确的检查方法

一旦患者的病情平稳,应尽早行 CT 检查。对于骨盆后方的损伤尤其是骶骨骨折及骶髂关节损伤,CT 检查更为准确,伴有髋臼骨折时也应行 CT 检查,CT 三维重建可以更真实的显示骨盆的解剖结构及骨折之间的位置关系,形成清晰逼真的三维立体图像,对于判断骨盆骨折的类型和决定治疗方案均有较高价值。CT 还可以同时显示腹膜后及腹腔内出血的情况。

(七)治疗原则

首先处理休克和各种危及生命的合并症,再处理骨折。

1.非手术治疗

(1)卧床休息:骨盆边缘性骨折、骶尾骨骨折应根据损伤程度卧硬板床休息 3～4 周,以保持骨盆的稳定。髂前上棘骨折患者置于屈髋位;坐骨结节骨折置于伸髋位。

(2)复位与固定:不稳定骨折可用骨盆兜带悬吊牵引、髋人字石膏、骨牵引等方法达到复位与固定的目的。

2.手术治疗

(1)骨外固定架固定术:适用于骨盆环双处骨折患者。

(2)切开复位钢板内固定术:适用于骨盆环两处以上骨折患者,以保持骨盆的稳定。

二、护理评估

(一)一般评估

1.健康史

(1)一般情况:了解患者的年龄、职业特点、运动爱好、日常饮食结构、有无酗酒等。

(2)受伤情况:了解患者受伤的原因、部位和时间,受伤时的体位和环境,外力作用的方式、方向与性质等。

(3)既往史:有无药物滥用、服用特殊药物及药物过敏史,有无手术史等。

2.生命体征(T、P、R、BP)

每 1 小时监测体温、脉搏、呼吸、血压 1 次,详细记录,特别是血压情况,以防发生低血容量休克,为抢救提供有力的依据。

3.患者主诉

有无疼痛、排尿、排便等情况。

4.相关记录

皮肤完整性、排尿及排便情况、双下肢感觉、运动、末梢血运、肿胀、畸形等情况。

(二)身体评估

1.术前评估

(1)视诊:有无活动受限,会阴部、腹股沟、臀部有无瘀血、瘀斑,有无骨盆变形、肢体不等长等现象。

（2）触诊:有无按压痛,有无异常活动及骨擦音等。

（3）叩诊:有无叩击痛。

（4）动诊:骨盆分离试验与挤压试验。

（5）量诊:肢体长度是否对称。用皮尺测量胸骨剑突与两髂前上棘之间的距离。向上移位的一侧长度较短。也可测量脐孔与两侧内踝尖端之间的距离。

2.术后评估

（1）视诊:观察患者神志,局部伤口有无红肿热痛、有无渗血、渗液情况,引流液的颜色、量、性质。

（2）触诊:足背及股动脉搏动情况、肢端皮温、颜色、毛细血管充盈情况。

（3）动诊:进行相应的感觉运动检查,有无麻木异样感、部位、程度;观察踝关节及足趾的活动情况。

（4）量诊:肢体长度是否对称。

（三）心理-社会评估

患者在疾病治疗过程中的心理反应与需求,家庭及社会支持情况,引导患者正确配合疾病的治疗与护理。

（四）辅助检查阳性结果评估

（1）骨盆 X 线检查、CT 等可显示骨折的损伤机制。

（2）血常规检验提示有无血容量不足、肝肾功能、电解质等。

（五）治疗效果的评估

1.非手术治疗评估要点

复位固定好,疼痛减轻,骨折端愈合良好。

2.手术治疗评估要点

对旋转不稳定骨折提供足够的稳定,以促使骨折愈合,并为早期负重提供所需的稳定。

三、护理诊断(问题)

（一）组织灌注量不足

这与骨盆损伤、出血等有关。

（三）排尿和排便形态异常

这与膀胱、尿道、腹内脏器或直肠损伤有关。

（三）有皮肤完整性受损的危险

这与骨盆骨折和活动障碍有关。

（四）躯体活动障碍

这与骨盆骨折有关。

（五）疼痛

这与骨折、软组织创伤等有关。

（六）潜在并发症

（1）术后感染:与损伤机制及手术有关。

（2）深静脉血栓:与盆腔静脉的损伤及制动有关。

(3)神经损伤:与骶髂关节脱位时的骶神经受牵拉和骶骨骨折时嵌压损伤有关。

(4)肺部感染:与长期卧床、无法改变体位有关。

(5)泌尿系统感染:与长期卧床、泌尿系统损伤有关。

四、主要护理措施

(一)术前护理

1.急救护理

有危及生命时应先抢救生命,对休克患者进行抗休克治疗,然后处理骨折。

(1)观察生命体征:骨盆骨折常合并静脉丛及动脉出血,出现低血容量休克。应注意观察患者的意识、脉搏、血压和尿量,及时发现和处理血容量不足。

(2)建立静脉输液通路:及时按医嘱输血和补液,纠正血容量不足。

(3)及时止血和处理腹腔内脏器官损伤:若经抗休克治疗和护理仍不能维持血压,应及时通知医师,并协助做好手术准备。

2.维持排尿、排便通畅

(1)观察:患者有无排尿困难、尿量及色泽;有无腹胀和便秘。

(2)导尿护理:对于尿道损伤致排尿困难者,予以导尿或留置导尿,并加强尿道口和导尿管的护理;保持导尿管通畅。

3.饮食护理

术前加强饮食营养,宜高蛋白、高维生素、高钙、高铁、粗纤维食物,以补充失血过多导致的营养失调。食物应易消化,且根据受伤程度决定膳食种类,若合并直肠损伤或有腹胀腹痛,则应酌情禁食。必要时静脉高营养治疗。

4.卧位

不影响骨盆环完整的骨折,可取仰卧与侧卧交替,侧卧时健侧在下,严禁坐立,伤后应平卧硬板床,且应减少搬动。必须搬动时则由多人平托,以免引起疼痛,增加出血。

(二)术后护理

1.病情观察

(1)生命体征:术后严密观察生命体征及神志,与麻醉科医师交班,了解患者术中情况,心电监护;留置导尿管,准确记录尿量。

(2)切口护理:观察切口敷料情况及切口愈合情况,有无红肿热痛、渗液。若切口感染者,协助做好分泌物培养,加强换药。

(3)切口引流管护理:妥善固定,变换体位时注意牵拉,保持通畅;观察引流液的量、色、性质。及时记录。

(4)导尿管的护理:观察尿液的量、色、性状。如无膀胱尿道损伤应间歇夹尿管,训练膀胱功能,尽早停尿管。如有膀胱尿道损伤,术后需持续开放尿管,根据医嘱停尿管。留置导尿管者一天2次会阴护理,鼓励患者每天饮水1 500 mL以上。

2.皮肤护理

(1)保持个人卫生清洁:注意卧床患者的皮肤护理,保持皮肤清洁、健康和床单平整干燥;按时按摩受压部位;防止发生压疮。

(2)体位:协助患者更换体位,绝对卧床,根据医嘱决定是否可以抬高床头或下床。可适当翻身,骨折愈合后方可向患侧卧位。

3.协助指导患者合理活动

根据骨折的稳定性和治疗方案,与患者一起制订适宜的锻炼计划并指导其实施。部分患者在手术后几天内即可完全负重,行牵引的患者需 12 周以后才能负重。长时间卧床的患者须练习深呼吸、进行肢体肌的等长舒缩;每天多次,每次 5～20 分钟。允许下床后,可使用助行器或拐杖,以使上下肢共同分担体重。

4.疼痛护理

(1)有效控制疼痛,保证足够的睡眠。

(2)宣教疼痛的评分方法,疼痛引起的原因及减轻疼痛的方法,如正确翻身、放松疗法、转移注意力、药物控制,提高患者疼痛阈值,减轻心理负担。

(3)疼痛＞5 分,分析疼痛原因,针对疼痛引起的原因,给予相应的处理。如调整体位,解除局部皮肤卡压。

(4)疼痛原因明确按医嘱尽早给予止痛药,30 分钟后观察止痛效果。

5.饮食护理

术后 6 小时可进食,多饮水、多吃水果、蔬菜;高蛋白饮食,保持大便通畅。

6.功能锻炼

(1)不影响骨盆环完整的骨折:①单纯一处骨折,无合并伤,又不需复位者,卧床休息,仰卧与侧卧交替(健侧在下)。早期在床上做上肢伸展运动、下肢肌肉收缩以及足踝活动。②伤后 1 周后半卧及坐位练习,并作髋关节、膝关节的伸屈运动。③伤后 2～3 周,如全身情况尚好,可下床站立并缓慢行走,逐渐加大活动量。④伤后 3～4 周,不限制活动,练习正常行走及下蹲。

(2)影响骨盆环完整的骨折:①伤后无合并症者,卧硬板床休息,并进行上肢活动。②伤后第 2 周开始半坐位,进行下肢肌肉收缩锻炼,如股四头肌收缩、踝关节背伸和跖屈、足趾伸屈等活动。③伤后第 3 周在床上进行髋、膝关节的活动,先被动,后主动。④伤后第 6～8 周(即骨折临床愈合),拆除牵引固定,扶拐行走。⑤伤后第 12 周逐渐锻炼,并弃拐负重步行。

(三)术后并发症的观察及护理

1.神经损伤

了解有无神经损伤,并观察各神经支配的感觉运动的进展情况。骶骨管骨折脱位可损伤支配括约肌及会阴部的马尾神经。骶骨孔部骨折可损伤坐骨神经根,骶 1 侧翼骨折可损伤腰 5 神经,坐骨大切迹部或坐骨骨折可伤及坐骨神经,耻骨支骨折偶可损伤闭孔神经或股神经。髂前上棘撕脱骨折可伤及骨外皮神经。

2.感染

观察生命体征、血常规,观察创面有无红肿热痛、渗液,有局部引流时,观察引流液的量、色、性状,保持局部引流通畅。及早发现处理合并伤,合理适用抗生素。直肠肛管损伤常是盆腔感染的主要来源,可形成化脓性骨髓炎、骨盆周围脓肿、包括髋关节在内的一侧骨盆、臀部、腹股沟的严重化脓感染;阴道破裂与骨折相同,可引起深部感染。

3.肺栓塞

观察神志、生命体征、氧饱和度、胸闷、胸痛情况。其典型表现为咳嗽、胸痛、呼吸困难、低氧血症、意识改变。但大部分患者缺乏典型症状或以一种症状为主或无症状,不注意时易被忽略。小心搬运,患肢抬高放置,预防感染和防治休克,纠正酸中毒,给氧。如有严重骨折创伤、明显低血氧,又不能用其他原因解释者,有明显的诊断次要指标(如贫血、血小板计数减少等)可以初步诊断,应及时通知医师,密切观察,立即展开治疗。

4.下肢深静脉血栓形成

观察下肢有无疼痛、肿胀、静脉扩张、腓肠肌压痛等。加强小腿肌肉静态收缩和踝关节的活动、理疗、预防性抗凝治疗。血栓形成后,避免患肢活动,忌做按摩、理疗等,按医嘱予抗凝溶栓治疗,注意观察抗凝药的不良反应。

5.肌肉萎缩、关节僵硬

早期进行肌肉收缩锻炼。根据患者的活动能力,尽早进行股四头肌收缩和踝关节伸屈等活动。

6.压疮

观察患者疼痛的部位,皮牵引或石膏支具对皮肤的卡压情况,注意牵引部位或边缘皮肤有无破损或出现水疱。注意尾骶部皮肤情况。卧床患者定时翻身、抬臀,及时调整皮牵引,皮牵引时可在足跟部预防性贴水胶体敷料。

7.便秘

评估患者的饮食结构、排便习惯、目前的排便情况、活动情况。很多患者不习惯床上排便,怕造成别人麻烦,应消除患者的心理顾虑,宣教便秘及便秘防治的相关知识,宣教保持大便通畅的重要性;多吃含粗纤维多的蔬菜、水果,多饮水;予手法按摩腹部;必要时给予药物治疗。

(四)心理护理

(1)术前了解患者家庭支持情况,心理、社会、精神状况;患者对疾病的认知程度;患者伤势较重,易产生恐惧心理。应以娴熟的抢救技术控制病情发展,减少患者的恐惧。病情稳定后,可让患者和家属与同种手术成功的患者交谈,从心理上认清接受手术治疗的必要性,对手术要达到的目的及可能发生的并发症与意外事项,有一定的心理准备。

(2)术后心理支持,鼓励患者保持良好的心态,正确对待疾病。

(五)健康教育

(1)体位与活动:卧床,按医嘱循序渐进功能锻炼。不同部位的骨折,愈合时间不同,须严格按医嘱,不能自行过早负重。

(2)饮食:鼓励进高热量、高蛋白、富含维生素易消化的饮食。

(3)心理支持:鼓励患者保持良好精神状态。

(4)劝导戒烟。

(5)介绍药物的名称、剂量、用法、作用和不良反应。

(6)出院后继续功能锻炼。

(7)指导患者定时门诊复查,并说明复查的重要性。如出现病情变化,及时来医院就诊。

五、护理效果评估

(1)生命体征平稳,疼痛缓解。

(2)牵引复位或手术固定有效。

(3)合并腹膜后血肿和腹内脏器损伤得到有效处理,无相关并发症出现。

(4)根据指导适当有效的功能锻炼。

(陈丽红)

第三节　股骨颈骨折

一、疾病概述

(一)概念

股骨颈骨折多发生在中老年人,以女性多见。常出现骨折不愈合(占 15%)和股骨头缺血性坏死(占 20%～30%)。

(二)相关病理生理

股骨颈骨折的发生常与骨质疏松导致骨质量下降有关,使患者在遭受轻微扭转暴力时即发生骨折。

(三)病因与分类

患者多在走路时滑倒,身体发生扭转倒地,间接暴力传导致股骨颈发生骨折。青少年股骨颈骨折较少见,常需较大暴力才会引起,且多为不稳定型。

(1)**按骨折线部位分类**:股骨头下骨折、经股骨颈骨折和股骨颈基底骨折。

(2)**按 X 线表现分类**:内收骨折、外展骨折。

(3)**按移位程度分类**:常采用 Garden 分型,可分为不完全骨折、完全骨折但不移位、完全骨折部分移位且股骨头与股骨颈有接触、完全移位的骨折。

(四)临床表现

1.症状

中老年人有摔倒受伤史,伤后感髋部疼痛,下肢活动受限,不能站立和行走。嵌插骨折患者受伤后仍能行走,但是数天后髋部疼痛逐渐加强,活动后更痛,甚至完全不能行走,提示可能由受伤时的稳定骨折发展为不稳定骨折。

2.体征

患肢缩短,出现外旋畸形,一般在 45°～60°。患侧大转子突出,局部压痛和轴向叩击痛。患者较少出现髋部肿胀和瘀斑。

(五)辅助检查

髋部正侧位 X 线检查可见明确骨折的部位、类型、移位情况,是选择治疗方法的重要依据。

(六)治疗原则

1.非手术治疗

无明显移位的骨折、外展型或嵌插型等稳定性骨折者,年龄过大、全身情况差。或合并有严重心、肺、肾、肝等功能障碍者,可选择非手术治疗。患者可穿防旋鞋,下肢 30°外展中立位皮肤牵引,卧床 6～8 周。对全身情况很差的高龄患者应以挽救生命和治疗并发症为主,骨折可不进行特殊治疗。尽管可能发生骨折不愈合,但患者仍能扶拐行走。

2.手术治疗

对内收型骨折和有移位的骨折,65 岁以上老年人的股骨头下型骨折、青少年股骨颈骨折、股骨陈旧骨折不愈合及影响功能的畸形愈合等,应采用手术治疗。

（1）闭合复位内固定：对所有类型股骨颈骨折患者均可进行闭合复位内固定术。闭合复位成功后，在股骨外侧打入多根空心加压螺钉内固定或动力髋钉板固定。

（2）切开复位内固定：对闭合复位困难或复位失败者可行切开复位内固定术。经切口在直视下复位，用加压螺钉。

（3）人工关节置换术：对全身情况尚好的高龄患者股骨头下骨折，已合并骨关节炎或股骨头坏死者，可选择单纯人工股骨头置换术或全髋关节置换术。

二、护理评估

(一)一般评估

1.健康史

（1）一般情况：了解患者的年龄、职业特点、运动爱好、日常饮食结构、有无酗酒等。

（2）受伤史：有摔倒受伤后感髋部疼痛，下肢活动受限，不能站立和行走。

（3）既往史：重点了解与骨折愈合有关的因素，如患者有无骨折史，有无药物滥用、服用特殊药物及药物过敏史，有无手术史等。

2.生命体征(T、P、R、BP)

根据病情定时监测生命体征。

3.患者主诉

受伤的原因、时间、外力方式与性质，骨折轻重程度及有无合并桡神经损伤、受伤时的体位和环境、急救处理的过程等。

4.相关记录

外伤情况及既往史；X线检查及实验室检查等结果记录。

(二)身体评估

1.术前评估

（1）视诊：患肢出现外旋畸形，股骨大转子突出。

（2）触诊：患肢局部压痛。

（3）叩诊：患肢局部纵向压痛。

（4）动诊：患肢活动受限。

（5）量诊：患肢有无短缩、双侧下肢周径大小、关节活动度。

2.术后评估

（1）视诊：患肢保持外展中立位；外固定清洁、干燥，保持有效固定。

（2）触诊：患肢局部压痛减轻或消退。

（3）叩诊：患肢局部纵向压痛减轻或消退。

（4）动诊：患肢根据愈合情况进行相应活动。

（5）量诊：患肢无短缩，双侧下肢周径大小相等、关节活动度无差异。

(三)心理-社会评估

患者受伤骨折，患侧肢体活动障碍，生活自理能力下降，疼痛刺激及外固定的使用，易产生焦虑、紧张及自身形象紊乱等心理变化。

(四)辅助检查阳性结果评估

髋部正侧位 X 线检查结果确定骨折的部位、类型、移位方向。

(五)治疗效果的评估

(1)局部无压痛及叩击痛。

(2)局部无反常活动。

(3)内固定治疗者,X线检查显示骨折处有连续骨痂通过,骨折线已模糊。

(4)X线检查证实骨折愈合后可正常行走或负重行走。

三、主要护理诊断(问题)

(一)躯体活动障碍
躯体活动障碍与骨折、牵引或石膏固定有关。

(二)失用综合征的危险
失用综合征的危险与骨折、软组织损伤或长期卧床有关。

(三)潜在并发症
下肢深静脉血栓、肺部感染、压疮、股骨头缺血坏死、骨折不愈合、关节脱位、关节感染等。

四、主要护理措施

(一)病情观察与并发症预防

1.搬运与移动

尽量避免搬运和移动患者。搬运时将髋关节与患肢整体托起,防止关节脱位或骨折断端移位造成新的损伤。在病情允许的情况下,指导患者借助吊架或床栏更换体位、坐起、转移到轮椅上以及使用助行器、拐杖行走的方法。

2.疼痛护理

及时评估患者疼痛程度,遵医嘱给予止痛药物。人工关节置换术后患者有中度至重度疼痛,术后用患者自控性止痛治疗、静脉或硬膜外止痛治疗可以控制疼痛。疼痛将逐渐减轻,到术后第3天,口服止痛药就可以充分缓解疼痛。口服止痛药在运动或体位改变前1.5小时服用为宜。

3.下肢深静脉血栓的预防

指导患者卧床时多做踝关节运动,鼓励患者术后早期运动和行走。人工关节置换术后患者要穿抗血栓长袜或充气压力长袜,术后第1天鼓励患者下床取坐位。

4.压疮的预防

保持床单的清洁、干燥,定时翻身并按摩受压的骨突部位,避免剪切力、摩擦力等损伤。

5.肺部感染的预防

鼓励患者进行主动咳嗽,可指导患者使用刺激性肺活量测定器(一种显示一次呼吸气量多少的塑料装置)来逐步增加患者的呼吸深度,调节深呼吸和咳嗽过程,防止肺炎。

6.关节感染的预防

保持关节腔内有效的负压吸引,引流管留置不应超过72小时,24小时引流量少于20 mL后才可拔管。若手术后关节持续肿胀疼痛、伤口有异常体液溢出、皮肤发红、局部皮温较高,应警惕是否为关节感染。关节感染虽然少见,但是最严重的并发症。

(二)饮食护理

指导患者进食高蛋白、高维生素、高热量、高钙和高铁的食物。对于手术或进食困难者,予以静脉营养支持。

(三)生活护理

指导患者进行力所能及的活动,必要时为其帮助,如协助进食、进水、排便和翻身等。

(四)心理护理

向患者和家属解释骨折的愈合是一个循序渐进的过程,充分固定能为骨折断端连接提供良好的条件。正确的功能锻炼可以促进断端生长愈合和患肢功能恢复。对可能遗留残疾的患者,应鼓励其表达自己的思想,减轻患者及其家属的心理负担。

(五)健康教育

1.非手术治疗

卧床期间保持患肢外展中立位,即平卧时两腿分开30°,腿间放枕头,脚尖向上或穿丁字鞋。不可使患肢内收或外旋,坐起时不能交叉盘腿,以免发生骨折移位。翻身过程应由护士或家属协助,使患肢在上且始终保持外展中立位,然后在两大腿之间放1个枕头以防内收。指导患肢股四头肌等长收缩、踝关节和足趾屈伸旋转运动,在非睡眠状态下每小时练习1次,每次5～20分钟,以防止下肢深静脉血栓、肌萎缩和关节僵硬。在锻炼患肢的同时,指导患者进行双上肢及健侧下肢全范围关节活动和功能锻炼。

一般8周后复查X线线检查,若无异常可去除牵引后在床上坐起;3个月后骨折基本愈合,可先双扶拐患肢不负重活动,后逐渐单拐部分负重活动;6个月后复查X线检查显示骨折愈合牢固后,可完全负重行走。

2.内固定治疗

卧床期间不可使患肢内收,坐起不能交叉盘腿。若骨折复位良好,术后早期即可扶双拐下床活动,逐渐增加负重重量,X线检查证实骨折愈合后可齐拐负重行走。

3.人工关节置换术

卧床期间两腿间垫枕,保持患肢外展中立位,同时进行患肢股四头肌等长收缩、踝关节和足趾屈伸旋转运动。骨水泥型假体置换术后第1天后,即可遵医嘱进行床旁坐、站及扶双拐行走练习。生物型假体置换者一般于术后1周开始逐步进行行走练习。根据患者个体情况不同,制订具体康复计划,如果活动后感觉到关节持续疼痛和肿胀,说明练习强度过大。

在术后3个月内,关节周围软组织没有充分愈合,为避免关节脱位,应尽量避免屈髋大于90°和下肢内收超过身体中线。因此,避免下蹲、坐矮凳、坐沙发、跪姿、盘腿、过度内收或外旋、交叉腿站立、跷二郎腿或过度弯腰拾物等动作;侧卧时应健侧在下,患肢在上,两腿间夹枕头;排便时使用坐便器。可以坐高椅、散步、骑车、跳舞和游泳等,上楼时健肢先上,下楼时患肢先下。另外,嘱患者尽量不做或少做有损人工关节的活动,如爬山、爬楼梯和跑步等;避免在负重状态下反复做髋关节屈伸运动,或做剧烈跳跃和急转急停运动。肥胖患者应控制体重,预防骨质疏松,避免过多负重。

警惕术后关节感染的发生。人工关节置换多年后关节松动或磨损,可在活动时出现关节疼痛、跛行、髋关节功能减退。患者摔倒或髋关节扭伤后髋部不能活动,伴有疼痛,双下肢不等长,可能出现了关节脱位。嘱患者出现以上情况应尽快就诊。

严格定期随诊,术后1个、2个、3个、6个、12个月及以后每年,以便指导锻炼和了解康复情况。

4.安全指导

指导患者及家属评估家庭环境的安全性,妥善放置可能影响患者活动的障碍物。指导患者安全使用步行辅助器械或轮椅。行走练习时需有人陪伴,以防摔倒。

五、护理效果评估

(1)患者是否主诉骨折部位疼痛减轻或消失,感觉舒适。

(2)患侧肢端能否维持正常的组织灌注,皮肤温度和颜色正常,末梢动脉搏动有力。

(3)能否避免下肢深静脉血栓、肺部感染、压疮、股骨头缺血坏死、骨折不愈合、关节脱位、关节感染等并发症的发生。一旦发生,能否及时发现和处理。

(4)患者在指导下能否按计划进行有效的功能锻炼,患肢功能恢复情况及有无活动障碍。

(陈丽红)

第四节　髋关节脱位

一、疾病概述

(一)概念

髋关节由股骨头和髋臼构成,是杵臼关节。髋臼为半球形,深而大,周围有坚韧带与肌群,结构相当稳定,故往往只有强大暴力才能导致髋关节脱位;约50%的髋关节脱位同时合并有骨折。

(二)相关病理生理

创伤性关节脱位后,主要表现为构成关节的骨端移位,关节囊破裂,关节腔周围积血。血肿机化后,形成肉芽组织,继而发展成为纤维组织,与关节周围组织粘连。脱位可伴关节附近韧带、肌和肌腱损伤,也可伴撕脱性骨折及周围血管、神经损伤。

(三)病因和分类

髋关节脱位根据股骨头的位置可分为以下3种脱位。

1.髋关节后脱位

髋关节于屈曲、内收位时,股骨头顶在髋臼后上缘,若暴力由前向后冲击膝部,并经股骨干纵轴传递到股骨头,使股骨头冲破关节囊后上部分而发生脱位。如撞车、高处坠落或弯腰姿势时重物打击于腰背部时。

2.髋关节前脱位

髋关节处于过度外展外旋位时,遭到外展暴力使大转子顶端与髋臼上缘相撞击,使股骨头冲破前方关节囊而脱出到闭孔或耻骨处,也称闭孔部脱位或耻骨部脱位。

3.髋关节中心脱位

当暴力作用于大转子外侧时,使股骨头冲击髋臼底部,引起髋臼底部骨折,如外力继续作用,股骨头连同髋臼骨折片一齐向盆腔内移位时,为中心脱位。

后脱位最常见,占全部髋关节脱位的85%～90%。脱位时常造成关节囊撕裂、髋臼后缘或股骨头骨折。有时合并坐骨神经挫伤或牵拉伤。

(四)临床表现

1.症状

患侧髋关节疼痛,主动活动功能丧失,被动活动时引起剧烈疼痛。

2.体征

(1)髋关节后脱位时,患肢呈屈曲、内收、内旋或缩短畸形。臀部可触及脱出的股骨头,大粗隆上移。髋部疼痛、关节功能障碍明显,肿胀不明显;可合并坐骨神经损伤,大多为挫伤,主要原因为股骨头压迫。表现为大腿后侧、小腿后侧及外侧和足部全部感觉消失,膝关节的屈肌,小腿和足部全部肌瘫痪,足部出现神经营养性改变。

(2)髋关节前脱位时,患肢呈轻度屈髋、过度外展、外旋畸形。耻骨脱位时患肢极度外旋 90°畸形,髋外侧较平,患肢屈髋 15°～20°外展畸形,腹股沟区可触及股骨头;会阴部脱位时在会阴部可触及股骨头。

(3)髋关节中心脱位时,如股骨头移位不多者只有局部疼痛、肿胀及活动障碍,无特殊体位畸形;股骨头移位严重者患肢有轻度缩短畸形,大转子因内移而不易摸到。

(五)辅助检查

X 线检查可了解脱位的类型及有无合并髋臼或股骨头骨折。

(六)治疗原则

1.非手术治疗

(1)手法复位,髋关节脱位后宜尽早复位,最好在 24 小时内,超过 24 小时后再复位,十分困难。髋关节前脱位,常用的复位方法为提拉法。

(2)固定,复位后,用持续皮牵引或穿丁字鞋固定患肢,保持患肢于伸直、外展位,防止髋关节屈曲、内收、内旋,禁止患者坐起。一般固定 2～3 周。

(3)功能锻炼,固定期间患者可进行股四头股收缩锻炼,患肢距小腿关节的活动及其余未固定关节的活动;3 周后开始活动关节;4 周后,去除皮牵引,指导患者扶双拐下地活动;3 个月内,患肢不负重,以免发生股骨头缺血性坏死或因受压而变形;3 个月后,经 X 线检查证实股骨头血液供应良好者,可尝试去拐步行,进行步态训练。

2.手术治疗

对手法复位失败者或髋臼后上缘有大块骨片复位不良或不稳者,应选择早期髋关节切开复位内固定术。

二、护理评估

(一)一般评估

1.健康史

评估患者受伤的原因、时间;受伤的姿势;外力的方式、性质;脱位的轻重程度;评估患者受伤时的身体状况及病情发展情况;了解伤后急救处理措施。

2.生命体征(T、P、R、BP)

评估意识等,观察有无休克。

3.患者主诉

外伤史及脱位的原因、时间;疼痛的程度。

4.相关记录

疼痛评分、全身皮肤及其他部位外伤情况。

（二）身体评估

1.术前评估

（1）视诊：患者有无被迫性体位；患肢有无短缩、屈曲、内收内旋或外展外旋畸形；脱位关节有无肿胀、皮下瘀斑；有无血管及神经受压的表现、皮肤有无受损。

（2）触诊：有无压痛、是否触及脱出的关节头；患肢足背动脉搏动的情况、有无感觉异常。

（3）叩诊：患肢神经反射是否正常。

（4）动诊：脱位关节活动能力，患肢肌力。

（5）量诊：患肢有无短缩、双侧肢体周径大小、关节活动度。术前准备评估：术前实验室检查结果评估：血常规及血生化、胸片、心电图等；术区皮肤、饮食、肠道、用药准备；评估患者对手术过程的了解程度，有无过度焦虑或者担忧；对预后的期望值等。

2.术后评估

了解麻醉和手术方法、手术经过是否顺利、术中出血情况；了解术后生命体征、切口及引流情况等；观察有无并发血管神经损伤。

（1）视诊：手术切口有无红肿；术区敷料有无渗血、渗液；患肢的颜色及有无肿胀。

（2）触诊：患肢动脉搏动是否可扪及；患肢感觉有无异常。

（3）动诊：观察患肢关节主动活动及被动活动情况，有无关节僵硬。

（4）量诊：使用疼痛评分尺进行疼痛评分；使用皮尺及量角器分别测量患肢肿胀度及关节活动度。

（三）心理-社会评估

评估患者的心理状况，了解患者及家属对疾病、治疗及预后的认知程度，家庭的经济承受能力，对患者的支持态度及其他社会支持系统情况。

（四）辅助检查阳性结果评估

X线检查结果，确定脱位类型及骨折情况，并与股骨颈骨折鉴别。

（五）治疗效果评估

1.非手术治疗效果评估要点

（1）评估外固定是否有效，松紧度是否适宜，患髋是否固定于关节功能位，有无相关并发症，如皮肤压疮、下肢深静脉血栓形成等。

（2）评估患肢血运感觉，患肢动脉搏动是否可扪及；肢端活动是否正常；皮温是否正常；有无异常感觉，如麻木、感觉消退等。

（3）评估患者功能锻炼情况，如肌力、关节活动范围等，锻炼进程有无按计划进行。

2.手术治疗效果评估要点

（1）生命体征的评估：是否能维持生命体征的平稳，有无发生出血性休克等。

（2）体位评估：是否采取正确的体位，以保持关节功能位及舒适为标准。

（3）手术切口评估：敷料是否干洁固定，弹性绷带包扎松紧是否适宜。

（4）术肢血运评估：术肢桡动脉搏动是否可扪及；足趾活动是否正常；术肢有无肿胀，皮温是否正常；有无异常感觉，如麻木、感觉消退等。

（5）功能锻炼程度评估：患者是否按计划进行康复训练，效果如何。

(6)相关并发症评估:便秘、压疮、下肢深静脉血栓形成、坠积性肺炎等。

三、护理诊断(问题)

(一)疼痛
疼痛与关节脱位引起局部组织损伤及神经受压有关。

(二)身体活动障碍
身体活动障碍与关节脱位、疼痛、制动有关。

(三)知识缺乏
知识缺乏与缺乏有关复位后继续治疗及正确功能锻炼的知识有关。

(四)焦虑
焦虑与担忧预后有关。

(五)潜在并发症
便秘、压疮、下肢深静脉血栓形成、坠积性肺炎、血管神经受损。

四、主要护理措施

(一)术前护理
1.体位

髋关节后脱位患者固定于轻度外展,前脱位固定于内收、内旋、伸直位,中心脱位固定于外展位。抬高患肢并保持患肢于关节功能位,以利静脉回流,减轻肿胀。

2.缓解疼痛

(1)局部冷热敷,受伤24小时内局部冷敷,达到消肿止痛的目的;受伤24小时后,局部热敷以减轻肌肉痉挛引起的疼痛。

(2)避免加重疼痛的因素,进行护理操作或移动患者时,托住患肢,动作轻柔,避免不适活动加重疼痛。

(3)镇痛,应用心理暗示、转移注意力或松弛疗法等非药物镇痛方法缓解疼痛,必要时遵医嘱应用镇痛剂。

3.外固定护理

使用石膏固定或牵引的患者,密切观察固定是否有效,固定物压迫处皮肤有无受损;患肢血运感觉情况。

4.皮肤护理

髋关节脱位固定后需长期卧床的患者,鼓励其经常更换体位,保持床单整洁,预防压疮产生。对于皮肤感觉功能障碍的肢体,防止烫伤和冻伤。

(二)术后护理
1.生命体征的测量

术后24小时内,密切观察生命体征的变化,进行床边心电监护,30分钟至1小时记录1次,观察有无因术中出血、麻醉等引起血压下降。

2.体位的护理

全身麻醉术后应去枕平卧6小时,6小时后可予适当摇高床头或取半卧位,保持患肢外展中立位。

3.切口的观察

保持切口敷料清洁干燥,一旦被血液渗透应及时更换,以防止切口感染。

4.患肢肢端血液循环的观察:密切观察患肢足背动脉搏动及足趾的感觉活动情况,注意有无血管神经的损伤,出现异常时及时通知医师处理。

(三)术后并发症护理

1.便秘

重建正常排便形态;定时排便,注意便意,食用促进排泄的食物,如粗粮、蔬菜、水果、豆类及其他粗糙食物;摄取充足水分,进行力所能及的活动等;必要时使用甘油栓、开塞露等塞肛或进行灌肠。

2.压疮

(1)预防压疮:原则是防止组织长时间受压,改善营养及血液循环情况;重视局部护理;加强观察,对发生压疮危险度高的患者进行预防。

(2)护理措施:采用 Braden 评分法来评估发生压疮的危险程度,评分值越小,说明器官功能越差,发生压疮的危险性越高;间歇性解除压迫,卧床患者每 2~3 小时翻身 1 次,有条件者可使用减压贴、气垫床等;保持皮肤清洁和完整;加强营养,补充丰富蛋白质、足量热量、维生素 C 和维生素 A 及矿物质。

(3)发生压疮后,评估压疮分期,进行对应处理。

3.下肢深静脉血栓

(1)评估危险因素:手术种类、创伤程度、手术时间及术后卧床时间;年龄,年龄越大,发病率明显升高;制动时间,固定姿势;既往史,既往有静脉血栓形成史者的发病率为无既往史者的 5 倍;恶性肿瘤;其他,如肥胖、血管内插管等。

(2)预防措施:活动,卧床者每 2~3 小时翻身 1 次;手术患者术后抬高患肢高于心脏水平,利于静脉回流;鼓励尽早床上行踝泵运动、股四头肌舒缩运动等;鼓励早期下床活动;穿弹力长袜或弹性绷带包扎,可减少静脉瘀滞和增加回流,降低末端腓肠静脉血栓;使用间歇外部回压装置,增加血流速度;尽量避免下肢血管穿刺;遵医嘱使用抗凝药物,如低分子肝素钙、利伐沙班片等。

(3)下肢深静脉血栓形成后处理:绝对卧床休息,抬高患肢 20°~30°;床上活动时避免动作过大,禁止患肢按摩,避免用力排便,以防血栓脱落而致肺栓塞;观察患肢肿胀程度、外周循环等变化;遵医嘱使用抗凝、溶栓药物,并观察有无出血倾向,监测凝血功能;警惕肺栓塞的形成,临床无症状肺栓塞多见,一般在血栓形成 1~2 周内发生,且多发生在久卧开始活动时,当下肢深静脉血栓患者出现气促、咳嗽、呼吸困难、咯血样泡沫痰等症状时应及时处理。

4.坠积性肺炎

鼓励患者有效咳嗽及咳痰;翻身叩击背部每 2 小时 1 次;痰液黏稠不易咯出时行雾化吸入,以稀释痰液,利于引流;指导行深呼吸训练等。

(四)心理护理

关节脱位多由意外事故造成,患者常焦虑、恐惧及自信心不足等,在生活上给予帮助,加强沟通,耐心开导,使之心情舒畅,从而愉快地接受配合治疗及康复。

(五)健康教育

向患者及家属讲解髋关节脱位治疗和康复的知识。说明复位后固定的目的、方法、重要意义及注意事项,使其充分了解固定的重要性、必要性及复位后必须固定的时限。讲述功能锻炼的重要性和必要性,并指导其进行康复锻炼,使患者能自觉按计划实施。固定期间进行肌肉舒缩活动及邻近关节主动活动,切忌被动运动;固定拆除后,逐步进行肢体的全范围功能锻炼,防止关节粘连和肌萎缩。

(五)护理效果评价

(1)患者疼痛是否得到有效控制,疼痛主诉减少。

(2)患者是否掌握关节功能康复训练相关知识,关节功能恢复程度,能否满足日常活动需要。

(3)患者有无发生血管神经损伤,能否得到及时发现及处理。

(4)手术切口能否保持清洁干燥,有无感染的发生。

(5)无发生相关并发症。

(陈丽红)

第五节　腰椎间盘突出症

一、概述

急性腰扭伤是腰部肌肉、筋膜、韧带、椎间小关节及腰骶关节的急性损伤,多是突然遭受间接外力所致。俗称"闪腰""岔气",损伤可使腰部肌肉、筋膜、韧带、关节囊等组织,受到过度牵拉、扭转,甚至撕裂。急性腰扭伤临床常见于急性腰肌筋膜损伤、急性腰部韧带损伤和急性腰椎后关节紊乱等。其临床表现为受伤后腰部立即出现剧烈疼痛,疼痛为持续性,休息后可减轻但不能消除,咳嗽、喷嚏、用力大便时可使疼痛加剧,腰部不能挺直,行走不便;严重者卧床不起,辗转困难,压痛明显,压痛最明显的部位即多为损伤之处。

二、治疗原则

(一)其他治疗

手法治疗、针灸治疗、局部注射治疗。

(二)物理治疗

磁疗、TDP照射、中药离子导入。

(三)药物治疗

活血化瘀、理气止痛、醋治疗、消炎止痛。

(四)康复治疗

加强腰背肌功能锻炼。

三、护理措施

(一)心理护理

协助患者做好各项生活所需,介绍本病的有关知识、治疗方法及康复的过程,解除思想顾虑,增加患者战胜疾病的信心。

(二)休息

绝对卧硬板床休息1～2周,以减轻疼痛,缓解肌肉痉挛,防止继续损伤。

(三)疼痛

观察患者疼痛的性质、部位、发作时间、发作规律,伴随症状及诱发因素评估疼痛程度,及时正确应用药物,观察用药的反应,消除患者疼痛。

(四)预防感染

局部封闭时,保持针眼处干燥清洁,防止感染。

(五)健康教育

患者掌握正确的劳动姿势,如扛、抬重物时,要尽量让胸部挺直,提重物时,应取半蹲位,使物体尽量贴近身体,在做扛、抬、搬、提等体力劳动时,应佩戴腰围。

(六)加强腰背肌功能锻炼

治疗2周后指导患者做功能锻炼。

1.燕飞式

取俯卧位两手后伸把上身和两腿同时后伸抬起,膝部不能弯曲,尽量在一种姿势下维持一段时间约半分钟,每天2次,每次5～10分钟,不疲劳为度。

2.拱桥式

取仰卧位,以头、双肘、双足为着力点,用力将躯干和下肢离开床面做过伸锻炼,维持1分钟,每天2～3次,每次5～10分钟。

四、出院指导

(1)掌握日常生活中扛、抬、搬、提的正确姿势,保护腰部,减少慢性腰部损伤的发生。

(2)佩戴腰围1个月。

(3)继续腰背肌锻炼。

(4)加强营养,增强机体抵抗力,根据患者不同体质进行饮食调护。一般患者可食核桃、山芋肉、黑芝麻等补肾之品;阳虚者嘱其多食温补之品,如羊肉、狗肉、鳝鱼、桂圆等;肝肾阴虚者可嘱其多食滋补肝肾之品,如山药、鸭肉、牛肉、百合、枸杞等。

(陈丽红)

第八章

手术室护理

第一节　手术室护理工作范畴与特点

　　手术室是患者外科手术诊疗和抢救的重要场所,也是医院重要技术及仪器装备部门。随着现代临床医学科学的快速发展及医学模式的转变,综合性大型医院手术室已经逐渐形成集临床、教学、科研为一体的具有专科特色的手术室护理。

一、手术室护理工作范畴

　　手术室的护理工作范畴也越来越广,包括临床(围术期护理、专科手术配合、感染控制)、教学、科研和管理等方面。

(一)具体内容

　　手术室基础护理技术、手术室感染与控制、患者的围术期护理、手术室物品供应与管理、手术室质量管理、手术室安全管理、手术室应急处理预案、手术室各专科手术的配合与护理、手术室人力资源分层培训与管理、手术室职业防护等。

(二)专业条件

　　手术室护士不仅应具有业务面广、技术性高、无菌操作严格的专业素质,更要具有灵敏、主动、娴熟、稳重、谦和的心理素质,以及健康的身体,才能保证手术的顺利进行。

二、手术室护理工作特点

　　手术室是通过外科手术进行疾病诊断、治疗的重要场所,手术室护理是手术室工作的重要组成部分。手术室护士不但要为患者服务,而且还要与手术医师、麻醉医师默契协作,共同完成高质量的手术,可谓身兼数职。手术室护理工作具有以下几个方面的特点。

(一)被动性

　　手术室护理工作性质被动、没有时间性、不能正常上下班。

(二)紧张性

　　手术室急诊患者、危重患者、疑难患者多,各种高危操作相对集中。护理工作紧张且繁忙、经常加班加点。

（三）风险性

手术室护理工作为高风险职业,具体表现在医疗护理差错、事故高风险、职业暴露高风险。

（四）慎独性

慎独是道德修养的一种较高境界,指人在独处时,仍能坚持自己的道德信念,自觉地遵循道德准则,小心谨慎,严格要求自己,使自己的言行符合医疗道德的要求。手术室护理人员应具有高度的责任心和"慎独"精神。

（五）奉献性

手术室护士的别名为奉献,它是一种爱,是对患者不求回报的爱和全身心的付出。

（六）知识性

手术室护士不仅要具备本专业知识,还必须具备广博的生理、心理、社会学、人文科学等方面的知识,"德、才、体、识、学"缺一不可。护士必须在工作岗位以饱满的工作热情、十足的干劲,迎接每一台手术。

（七）技能性

外科手术的实施是手术团队人员共同完成的,每个成员各自承担着一定的角色,并执行不同技能的任务,手术室护理操作技能专科性强,内容广泛。

（八）创新性

手术室新业务不断开展,新仪器不断改进,要求手术室护士具有创新性的进取精神,以不断提高护理质量。

（九）无菌性

患者术后感染与否是手术成败的关键,手术室护士必须具备很强的无菌观念,同时也是无菌操作的监督和管理者。

（十）协作性

手术专科分工越来越细致,需要一个团队的团结协作精神,每一个手术的完成都需要每位手术室护士的协作和配合。

（赵俊梅）

第二节　手术室护理人员素质与人力资源配置

一、手术室护理人员素质

所谓护士素质,主要是指护士这一主体在先天的生理基础上通过环境、教育与主体交互作用而形成的比较稳定的身心特质,包括思想道德素质、业务素质、身体素质、心理素质、法律素质5个方面。手术室的护理目标是确保患者得到手术全期的优质护理服务,手术室护士应具备特殊的职业素质。

（一）思想素质

（1）手术室护士要具备热爱护理专业的思想和献身手术室护理事业的敬业精神,有实事求是、勇于钻研的科学精神和较高的科学理论水平与技术水平,处处培养自己举止文雅、端庄大方、文明礼貌,在工作中杜绝粗心大意、不拘小节的态度,给患者以信任感。

(2)应具备良好的医德和奉献精神,有自尊、自爱、自强的思想品质。在工作中必须做到忠于职守,任劳任怨,遵章守纪,严格执行无菌操作。良好的专业态度决定护士能在日常工作中严格自律、坚守岗位、勤奋工作。

(二)业务素质

应具有刻苦学习、不断进取、勇于实践、锐意改革的思想。由于外科领域手术学发展迅速,新技术、新仪器、新设备不断出现,所以要求手术室护士掌握各种物理、化学消毒、灭菌技术,及各化学消毒剂的配制和使用;掌握快速消毒锅和卡式消毒锅的使用和保养及注意事项;掌握无菌器械的保管和使用;掌握无菌操作技术和特殊感染的消毒隔离技术;熟练配合各种重大手术及新业务、新技术;熟练准备各种手术所用器械,不断更新专业知识;掌握患者在手术前、手术中和手术后的心理状态、情绪变化,满足患者的需求,为患者的手术及术后康复提供最优质的服务;掌握无菌操作技能;熟悉各种抢救技术、各种仪器设备的应用;精通各种手术的准备和配合操作技能,操作中做到稳、准、轻、快,医护配合默契,能高质量地协助完成手术治疗任务。

(三)身体素质

作为一名长期在临床一线工作的手术室护士,作息时间与一般正常人很不相同,生物钟相对紊乱。经常值夜班,对身体必然会产生许多不良影响,比如易患失眠、神经衰弱、胃病等。一个护士如果身体不健康,就难以适应繁忙复杂细致的手术室护理工作。如果身体状态不佳,遇上一些耗时很长的大手术,往往难以坚持到手术结束,有时甚至发生晕台的现象,严重者还易发生医疗事故。所以,手术室护士必须具有良好的身体素质。

(四)心理素质

心理素质是指在先天与后天共同作用下形成的人的心理倾向和心理发展水平。人的心理素质的类型按照它在心理活动中的不同作用,可分为智力性心理素质和非智力性心理素质。智力性心理素质是指个体在认识、改造客观事物过程中所形成的认识方面的稳定的心理特征和认识能力,主要包括观察力、注意力、记忆力、想象力、思维力;非智力性心理素质是指个体的认识和改造客观世界的过程中所形成的情意方面的稳定的心理特征,以及在意向活动中表现出来的能力,如兴趣、动机、情绪、意志、社会适应能力等要素。手术室护士应具有反应敏捷、灵活主动、适应能力和耐受能力强的心理素质。因为手术室工作任务性质特殊,护理人员在手术配合中需要精力高度集中,保持头脑灵活,忙而不乱的工作状态,对随时出现的意外情况,沉着稳定,有较强的控制和应变能力。另外,手术室的工作繁忙,常因各种急诊手术而打乱正常工作秩序,而且急诊手术患者病情千变万化,所以手术室护士必须有充分的组织能力和应激能力。要头脑清醒,沉着冷静,忙而不乱。良好的应激能力取决于勤观察、勤思考,并具有丰富的科学知识和丰富的实际经验,这样才能进行正确的分析和准确的科学判断。

手术室应建立良好的人际关系及和谐的工作氛围,使医师信赖,让患者放心。要求护士平时加强个性训练和心理素质的训练,以增强其适应能力和耐受能力,自觉克服职业性心理紧张,工作之余充分休息,适当参加必要的娱乐活动,及时调整好身体和心态,保持健康的心理素质,以适应和胜任长期紧张的工作。

(五)法律素质

法律素质是指人们知法、守法、用法、护法的素养和能力。掌握必备的法律知识,树立必需的法律观念,拥有必要的用法、护法能力,构成了法律素质的基本要素,是预防护理纠纷的重要保证。良好的法律素质对保证人们合法地实施行为,依法维护各种正当的权益、形成依法办事的社会风尚,推进社会主义法治国家建设,具有重要的意义。在临床护理实践过程中,事实上也存在一个法律问题,有些护士往往忽视这个问题,如有关患者的隐私问题事实上就是一个涉及法律的问题。作为护士要认识到保护患者隐私既是职业道德要求,又是法律的要求和应尽的义务。在为患者手术前消毒铺巾时,注意遮盖患者的隐私部位,手术完毕,为患者穿上衣裤。其目的就是为患者提供一个相对封闭的空间来更好地保护好其隐私部位,从而使患者的人格尊严受到尊重,让患者不尴尬。在患者接受各种护理操作前,也要向患者充分说明护理的目的、注意事项、危险性、可选择的方法,以及拒绝治疗护理可能对生命和健康造成的危险等情况。这既有利于建立和谐的护患关系,又能减少护患纠纷的发生。

(六)实事求是工作态度

消毒、灭菌、无菌技术是手术的关键,护士应有高度的责任心,都要标准规范实施每项操作。在工作中要实事求是,严格把关,一丝不苟,坚持原则。

(七)奉献精神

手术室的护士职责是协助手术医师顺利完成手术,是无影灯下默默奉献者,手术室护士应有甘当配角的无名英雄。

(八)其他

手术室护士长必须具备良好的组织能力、管理能力和协调沟通能力。

二、手术室人力资源配置

手术是智慧和劳动的集中体现,参与手术人员必须有明确的分工和职责,但又需要有团结协作和配合才能安全顺利地完成手术,形成手术团队的理念。配备包括手术医师、麻醉师、护士和其他技术工勤人员。

人力资源的配置,必须是选择"按需设岗、按岗定人"的用人最佳方案,使工作效率、潜能挖掘和个人满意度均达到最大值的管理过程。其目的是优化劳动力的结构,讲究成本效益,在保证医护质量的前提下,降低用人成本。手术室人力资源配置可分为4个组成部分。

(一)护士

护士主要负责手术室运营与安全管理,协助外科医师完成患者手术。根据工作职能不同分为巡回护士和器械护士。根据卫计委(现卫健委)三级综合医院评审标准中规定:手术室护士人力资源配置与开放手术床之比3:1,教学医院手术室护士与开放手术床之比3.5:1.0,不包括技术工勤人员。在此基础上,根据手术台利用率和手术间使用时间长度可适当调高人员比例。

(二)助理护士

助理护士主要负责手术患者的接送、手术患者送血取血、手术中标本快速送检、敷料折叠、清洗器械、管理门口、接传电话、物品配送等工作。人员配置较多,与开放手术床比可在(0.8~1.0):1。

(三)保洁人员

保洁人员主要负责手术部清洁、医疗垃圾、生活区清洁、生活垃圾、手术室拖鞋清洗等工作,人员配置可根据工作量大小定,至少每天配置2个班次人员。

(四)技术人员

技术人员主要负责手术室大型设备、大型仪器、网络系统等管理维护工作,如层流手术部技术参数监测和维护,显微镜、一体化手术间、电止血系统等管理维护工作,人员配置可根据承担的工作量而定。

（赵俊梅）

第三节　手术室常见手术体位安置原则

一、手术体位概述

(一)手术体位的概念

1.定义

手术体位是指术中患者的体位状态,由患者的姿势、体位垫的应用及手术床的操作三部分组成。标准手术体位是由手术医师、麻醉医师、手术室护士共同确认和执行,根据生理学和解学知识,选择正确的体位设备和用品,充分显露手术野,确保患者安全与舒适。标准手术体位包括仰卧位、侧卧位、俯卧位,其他手术体位都在标准体位基础上演变而来。

2.体位设备

(1)手术床是一种在手术室或操作室内使用的、带有相关附属配件、可根据手术需要调节患者体位,以适应各种手术操作的床。

(2)手术床配件包括各种固定设备、支撑设备及安全带等,如托手板、腿架、各式固定挡板、肩托、头托及上下肢约束带等。

3.辅助用品

体位垫是用于保护压力点的一系列不同尺寸、外形的衬垫,如头枕、膝枕、肩垫、胸垫、足跟垫等。

(二)手术体位常见并发症

1.手术体位造成的皮肤损伤

手术中最常见的皮肤损伤是压疮。体位摆放不当是引起压疮等压迫性皮肤损伤的主要原因之一。由于麻醉药物作用和肌肉松弛造成动脉血压低于外界压力(体重),血液循环遭受强大干扰,以致造成严重的组织损伤。压疮的发生机制如下。

(1)压力:局部组织受到持续的垂直压力,当压力超过局部毛细血管压时血流阻断,引起组织缺氧。浅表组织的血液供应不足,持续时间过长时,就会引发组织破坏和压力性溃疡。

(2)压强:是作用力与受力面积的比值,作用力相同,受力面积越小,压强越大。如果毛细血管的内部压强小于体表压强就会阻断毛细血管内的血液流畅运行。

(3)剪切力:两层相邻组织间的滑行,产生进行性相对移位而产生的力。这种力会对组织造成损伤,是压疮的原因之一。

(4)内因:患者的年龄、体重、营养状况、感染及代谢性疾病。

2.手术体位造成的周围神经损伤

(1)因手术体位造成的周围神经损伤常发生于臂丛神经、尺神经、腓神经等。①臂丛神经:当肩关节外展时,臂丛神经的牵拉负荷也越大,长时间保持90°的外展状态,是导致臂丛神经损伤的直接原因。②尺神经:俯卧位时,当肘关节处于过度屈曲时,尺神经容易受到牵拉负荷,同时由于尺神经内侧的骨性突起,也容易受到压迫,因此,摆放手臂时需依照远端关节低于近端关节的原则,即手比肘低,肘比肩低。③腓神经:在摆放膀胱截石位时,托腿架位置不当容易压迫腘窝或者腓骨小头导致腓总神经受损。

(2)手术体位造成的周围神经损伤的5个主要原因为牵位、压迫、缺血、机体代谢功能紊乱及外科手术损伤。

3.手术体位造成的组织器官损伤

(1)生殖器官压伤:摆放体位时,女性的乳房、男性外生殖器容易因受到挤压导致器官损伤。

(2)颈椎损伤:由于在全麻下颈部肌肉张力丧失,搬运患者时过度扭动头部,可导致颈椎脱位及颈椎损伤。

(3)组织挤压伤:多见于骨突出部位,如髋部、骶髂部、足跟等,因长时间受挤压而致皮肤及皮下组织损伤。在年老体弱、手术时间长、约束带过紧、手术床垫过硬时更易发生。

(4)眼部损伤:俯卧位头圈、头托位置不当或大小不合适均可导致眼球受压或擦伤角膜,严重者可造成失明。

(5)腰背痛:多发生于椎管内麻醉术后,由于腰背部肌肉松弛,腰椎生理前凸暂时消失,引起棘间肌和韧带长时间受牵拉所致。

(6)血管受压:约束带过度压迫及过紧可造成血液循环障碍。

(7)急性肺水肿、顽固性低血压:心肺功能低下的患者,术中过度抬高或快速放平双下肢时,可造成急性肺水肿和顽固性低血压。

4.骨筋膜室综合征

骨筋膜室综合征是因动脉受压,继而血供进行性减少而导致的一种病理状态。临床表现为肿胀、运动受限、血管损伤和严重疼痛、感觉丧失。

5.仰卧位低血压综合征

仰卧位低血压综合征是由于妊娠晚期孕妇在仰卧位时,增大的子宫压迫下腔静脉及腹主动脉,下腔静脉受压后导致全身静脉血回流不畅,回心血量减少,心排血量也随之减少,而出现头晕、恶心、呕吐、胸闷、面色苍白、出冷汗、心跳加快及不同程度血压下降,当改变卧姿(左侧卧位)时,患者腹腔大血管受压减轻,回心血量增加,上述症状即减轻或消失的一组综合症状。

6.甲状腺手术体位综合征

在颈部极度后仰的情况下,使椎间孔周围韧带变形、内凸而压迫颈神经根及椎动脉,而引起的一系列临床症状,表现为术中不适、烦躁不安,甚至呼吸困难,术后头痛、头晕、恶心、呕吐等症状。

(三)手术体位安置原则

在减少对患者生理功能影响的前提下,充分显露手术视野,保护患者隐私。

1.总则

(1)保持人体正常的生理弯曲及生理轴线,维持各肢体、关节的生理功能体位,防止过度牵拉、扭曲及血管神经损伤。

(2)保持呼吸道通畅、循环稳定。

(3)注意分散压力,防止局部长时间受压,保护患者皮肤完整性。

(4)正确约束患者,松紧度适宜(以能容纳一指为宜),维持体位稳定,防止术中移位、坠床。

2.建议

(1)根据手术类型、手术需求、产品更新的情况,选择适宜的体位设备和用品。

(2)选择手术床时注意手术床承载的人体重量参数,床垫宜具有防压疮功能。

(3)体位用品材料宜耐用、防潮、阻燃、透气性好,便于清洁、消毒。

(4)定期对体位设备和用品进行检查、维修、保养、清洁和消毒,使其保持在正常功能状态。

(5)根据患者和手术准备合适的手术体位设备和用品。

(6)在安置体位时,应当做好保暖,确保手术体位安置正确,各类管路安全,防止坠床。

(7)安置体位时,避免患者身体任何部位直接接触手术床金属部分,以免发生电灼伤。

(8)术中应尽量避免手术设备、器械和手术人员对患者造成的外部压力。压疮高风险的患者,对非手术部位,在不影响手术的情况下,至少应当每隔 2 小时调整受压部位一次。

(9)对于高凝状态的患者,遵医嘱使用防血栓设备(如弹力袜、弹力绷带或间歇充气设备等)。

二、仰卧位摆放规范

仰卧位是最基本也是最广泛应用于临床的手术体位,是将患者头部放于枕上,两臂置于身体两侧或自然伸开,两腿自然伸直的一种体位。根据手术部位及手术方式的不同摆放各种特殊的仰卧位,包括头(颈)仰卧位、头高脚低仰卧位、头低脚高仰卧位、人字分腿仰卧位等。特殊仰卧位都是在标准仰卧位的基础上演变而来。

(一)适用手术

头颈部、颜面部、胸腹部、四肢等手术。

(二)用物准备

头枕、上下肢约束带。根据评估情况另备肩垫、膝枕、足跟垫等。

(三)摆放方法

(1)头部置头枕并处于中立位置,头枕高度适宜。头和颈椎处于水平中立位置。

(2)上肢掌心朝向身体两侧,肘部微屈用布单固定。远端关节略高于近端关节,有利于上肢肌肉韧带放松和静脉回流。肩关节外展不超过 90°,以免损伤臂丛神经。

(3)膝下宜垫膝枕,足下宜垫足跟垫。

(4)距离膝关节上或下 5 cm 处用约束带固定,松紧适宜,以能容下一指为宜,防腓总神经损伤。

(四)注意事项

(1)根据需要在骨突处(枕后、肩胛、骶尾、肘部、足跟等)垫保护垫,以防局部组织受压。

(2)上肢固定不宜过紧,预防骨筋膜室综合征。

(3)防止颈部过度扭曲,牵拉臂丛神经引起损伤。

(4)妊娠晚期孕妇在仰卧位时需适当左侧卧,以预防仰卧位低血压综合征的发生。

(五)特殊仰卧位

1.头(颈)后仰卧位。

(1)适合手术:口腔、颈前入路等手术。

(2)用物准备:肩垫、颈垫、头枕。

(3)摆放方法:肩下置肩垫,按需抬高肩部。颈下置颈垫,使头后仰,保持头颈中立位,充分显露手术部位。

（4）注意事项：防止颈部过伸，引起甲状腺手术体位综合征；注意保护眼睛；有颈椎病的患者，应在患者能承受的限度之内摆放体位。

2.头高脚低仰卧位

（1）适用手术：上腹部手术。

（2）用物准备：另加脚挡。

（3）摆放方法：根据手术部位调节手术床至适宜的倾斜角度，保持手术部位处于高位。

（4）注意事项：妥善固定患者，防止坠床；手术床头高脚低不宜超过 30°，防止下肢深静脉血栓的形成。

3.头低脚高仰卧位

（1）适用手术：下腹部手术。

（2）用物准备：另加肩挡。

（3）摆放方法：肩部可用肩挡固定，防止躯体下滑。根据手术部位调节手术床至适宜的倾斜角度。一般头低脚高（15°～30°），头板调高约 15°；左倾或右倾（15°～20°）。

（4）注意事项：评估患者术前视力和心脏功能情况；手术床头低脚高一般不超过 30°，防止眼部水肿、眼压过高，以及影响呼吸、循环功能。

4.人字分腿仰卧位

（1）适用手术：如开腹 Dixon 手术；腹腔镜下结直肠手术，胃、肝脏、脾、胰等器官手术。

（2）用物准备：另加床挡或脚挡。

（3）摆放方法：麻醉前让患者移至合适位置，使骶尾部超出手术床背板与腿板折叠处合适位置。调节腿板，使双下肢分开。根据手术部位调节手术床至头低脚高或头高脚低位。

（4）注意事项：评估双侧髋关节功能状态，是否实施过髋关节手术。防止腿板折叠处夹伤患者。两腿分开不宜超过 60°，以站立一人为宜，避免会阴部组织过度牵拉。

三、侧卧位规范摆放

侧卧位是将患者向一侧自然侧卧，头部侧向健侧方向，双下肢自然屈曲，前后分开放置。双臂自然向前伸展，患者脊柱处于水平线上，保持生理弯曲的一种手术体位。再在此基础上，根据手术部位及手术方式的不同，摆放各种特殊侧卧位。

（一）适用手术

颞部、肺、食管、侧胸壁、髋关节等部位的手术。

（二）用物准备

头枕、胸垫、固定挡板、下肢支撑垫、托手板及可调节托手架、上下肢约束带。

（三）摆放方法

取健侧卧位，头下置头枕，高度平下侧肩高，使颈椎处于水平位置。腋下距肩峰 10 cm 处垫胸垫。术侧上肢屈曲呈抱球状置于可调节托手架上，远端关节稍低于近端关节；下侧上肢外展于托手板上，远端关节高于近端关节，共同维持胸廓自然舒展。肩关节外展或上举不超过 90°；两肩连线与手术台呈 90°。腹侧用固定挡板支持耻骨联合，背侧用挡板固定骶尾部或肩胛区，共同维持患者 90°侧卧位。双下肢约 45°自然屈曲，前后分开放置，保持两腿呈跑步时姿态屈曲位。两腿间用支撑垫承托上侧下肢。小腿及双上肢用约束带固定。

(四)注意事项

(1)注意对患者心肺功能保护。

(2)注意保护骨突部(肩部、健侧胸部、髋部、膝外侧及髁部等),根据病情及手术时间建议使用抗压软垫及防压疮敷料,预防手术压疮。

(3)标准侧卧位安置后,评估患者脊椎是否在一条水平线上,脊椎生理弯曲是否变形,下侧肢体及腋窝处是否悬空。颅脑手术侧卧位时肩部肌肉牵拉是否过紧。肩带部位应用软垫保护,防止压疮。

(4)防止健侧眼睛、耳郭及男性患者外生殖器受压。避免固定挡板压迫腹股沟,导致下肢缺血或深静脉血栓的形成。

(5)下肢固定带需避开膝外侧,距膝关节上方或下方5 cm处,防止损伤腓总神经。

(6)术中调节手术床时需密切观察,防止体位移位,导致重要器官受压。

(7)髋部手术侧卧位,评估患者胸部及下侧髋部固定的稳定性,避免手术中体位移动,影响术后两侧肢体长度对比。

(8)体位安置完毕及拆除挡板时妥善固定患者,防止坠床。

(9)安置肾脏、输尿管等腰部手术侧卧位时,手术部位对准手术床背板与腿板折叠处,腰下置腰垫,调节手术床呈"∧"形,使患者凹陷的腰区逐渐变平,腰部肌肉拉伸,肾区显露充分。双下肢屈曲约45°错开放置,下侧在前,上侧在后,两腿间垫一大软枕,约束带固定肢体。缝合切口前及时将腰桥复位。

(10)安置45°侧卧位时,患者仰卧,手术部位下沿手术床纵轴平行垫胸垫,使术侧胸部垫高约45°;健侧手臂外展置于托手板上,术侧手臂用棉垫保护后屈肘呈功能位固定于麻醉头架上;患侧下肢用大软枕支撑,健侧大腿上端用挡板固定。注意患侧上肢必须包好,避免肢体直接接触麻醉头架,导致电烧伤;手指外露以观察血运;保持前臂稍微抬高,避免肘关节过度屈曲或上举,防止损伤桡、尺神经。

四、俯卧位摆放规范

俯卧位是患者俯卧于床面、面部朝下、背部朝上、保证胸腹部最大范围不受压、双下肢自然屈曲的手术体位。

(一)适用手术

头颈部、背部、脊柱后路、盆腔后路、四肢背侧等部位的手术。

(二)用物准备

根据手术部位、种类以及患者情况准备不同类型和形状的体位用具。如俯卧位支架或弓形体位架或俯卧位体位垫、外科头托、头架、托手架、腿架、会阴保护垫、约束带、各种贴膜等。

(三)摆放方法

(1)根据手术方式和患者体型,选择适宜的体位支撑用物,并置于手术床上相应位置。

(2)麻醉成功,各项准备工作完成后,由医护人员共同配合,采用轴线翻身法将患者安置于俯卧位支撑用物上,妥善约束,避免坠床。

(3)检查头面部,根据患者脸型调整头部支撑物的宽度,将头部置于头托上,保持颈椎呈中立位,维持人体正常的生理弯曲;选择前额、两颊及下颌作为支撑点,避免压迫眼部眶上神经、眶上动脉、眼球、颧骨、鼻及口唇等。

(4)将前胸、肋骨两侧、髂前上棘、耻骨联合作为支撑点,胸腹部悬空,避免受压,避开腋窝。保护男性患者会阴部及女性患者乳房部。

(5)将双腿置于腿架或软枕上,保持功能位,避免双膝部悬空,给予体位垫保护,双下肢略分开,足踝部垫软枕,踝关节自然弯曲,足尖自然下垂,约束带置于膝关节上5 cm。

(6)将双上肢沿关节生理旋转方向,自然向前放于头部两侧或置于托手架上,高度适中,避免指端下垂,用约束带固定。肘关节处垫放压疮体位垫,避免尺神经损伤;或根据手术需要双上肢自然紧靠身体两侧,掌心向内,用布巾包裹固定。

(四)注意事项

(1)轴线翻身时需要至少4名医护人员配合完成,步调一致。麻醉医师位于患者头部,负责保护头颈部及气管导管;一名手术医师位于患者转运床一侧,负责翻转患者;另一名手术医师位于患者手术床一侧,负责接住被翻转患者;巡回护士位于患者足部,负责翻转患者双下肢。

(2)眼部保护时应确保双眼眼睑闭合,避免角膜损伤,受压部位避开眼眶、眼球。

(3)患者头部摆放合适后,应处于中立位,避免颈部过伸或过屈;下颌部支撑应避开口唇部,并防止舌外伸后造成舌损伤,头面部支撑应避开两侧颧骨。

(4)摆放双上肢时,应遵循远端关节低于近端关节的原则;约束腿部时应避开腘窝部。

(5)妥善固定各类管道,粘贴心电监护极片的位置应避开俯卧时的受压部位。

(6)摆放体位后,应逐一检查各受压部位及各重要器官,尽量分散各部位承受的压力,并妥善固定。

(7)术中应定时检查患者眼睛、面部等受压部位情况,检查气管插管的位置,各管道是否通畅。

(8)若术中唤醒或体位发生变化时,应检查体位有无改变,支撑物有无移动,并按上述要求重新检查患者体位保护及受压情况。

(9)肛门、直肠手术时,双腿分别置于左右腿板上,腿下垫体位垫,双腿分开,中间以可站一人为宜,角度<90°。

(10)枕部入路手术、后颅凹手术可选用专用头架固定头部,各关节固定牢靠,避免松动。

五、截石位摆放规范

截石位是患者仰卧,双腿放置于腿架上,将臀部移至手术床边,最大限度地暴露会阴,多用于肛肠手术、妇科手术。

(一)适用手术

会阴部及腹会阴联合手术。

(二)用物准备

体位垫,约束带,截石位腿架,托手板等。

(三)摆放方法

(1)患者取仰卧位,在近髋关节平面放置截石位腿架。

(2)如果手臂需外展,同时仰卧。用约束带固定下肢。

(3)放下手术床腿板,必要时,臀部下方垫体位垫,以减轻局部压迫,同时臀部也得到相应抬高,便于手术操作。双下肢外展<90°,大腿前屈的角度应根据手术需要而改变。

(4)当需要头低脚高位时,可加用肩托,以防止患者向头端滑动。

(四)注意事项

(1)腿架托住小腿及膝部,必要时腘窝处垫体位垫,防止损伤腘窝血管、神经及腓肠肌。

(2)手术中防止重力压迫膝部。

(3)手术结束复位时,双下肢应单独、慢慢放下,并通知麻醉师,防止因回心血量减少,引起低血压。

(赵俊梅)

第四节　手术室护理安全防范措施

作为对患者实施手术治疗、诊断并担负抢救工作的重要场所,手术室应将保证手术患者的安全放在首位,因此在建立手术室安全管理制度的基础上,面对手术室护理工作中最易发生且后果严重的护理差错事故及护理缺陷,手术室还应建立具体的护理安全防范措施,进行有效安全管理。

一、防止开错手术部位

(一)实施术前访视,有效防止开错手术部位

术前访视不仅是手术室护士的职能和义务之一,更是手术团队防止开错手术部位所进行的第一次核对。一次正确、有效的术前访视应该包括以下内容。

1.术前知情同意书及手术医嘱

正确核对术前知情同意书及手术医嘱,术前知情同意书和手术医嘱必须是填写完整、正确、字迹清晰并且附有相关责任人签字。

2.诊断报告和影像学资料

正确核对诊断报告和影像学资料,诊断报告和影像学资料必须附有患者姓名、年龄、住院号等正确信息。影像学资料必须有可辨认左右的标识。

3.与手术患者进行核对

开放式地询问患者姓名、年龄等基本信息,与身份识别腕带、病历核对;开放式地询问患者手术部位和手术方式,与病历核对。

4.核对身份识别腕带

正确核对患者的身份识别腕带,身份识别腕带应该完整填写姓名、性别、年龄、病区、住院号、血型、药物过敏史。

5.核对手术标识

手术标识应标记在手术操作部位或切口处或附近,除非有其他必需的治疗要求,非手术部位严禁进行相关手术标识。手术标识必须保持不褪色,在消毒和铺巾后标记仍清晰可见。

(二)手术患者入手术室后的核对

手术患者进入手术室后,巡回护士应开放性提问手术患者的姓名、年龄、手术部位、手术方式,药物过敏史等基本信息,与身份识别腕带及病历、术前知情同意书一同核对,并检查手术患者的手术标识是否完成。

(三)严格执行"Time-out",防止开错手术部位

"Time-out"是防止开错手术的关键程序,手术团队中所有成员必须遵循和执行。手术医师、麻醉师、手术室护士及相关手术团队成员,应在麻醉实施前、手术划皮前和手术患者离开手术室前三次进行核对。在执行"Time-out"的过程中,核心的核对内容包括患者身份、手术部位、手术方式、术前知情同意书、手术体位等。核对过程中,所有人员必须暂停工作,用互动式的问答完成"Time-out"。执行"Time-out"过程中,如果任何成员对核对内容有任何疑问或任何成员的回答不一致时,均应立即暂停,手术团队共同解决疑问。同时手术团队应使用手术安全核查表,促进"Time-out"的有效进行,并进行记录。

二、防止异物遗留在体腔或切口内

(一)解读"两人四遍清点法"的概念

凡可能发生异物遗留在体腔或切口内的手术,手术室护士必须严格执行"两人四遍清点法",防止异物遗留,杜绝对手术患者造成的伤害。

1.两人

"两人"指的是巡回护士和洗手护士,当有些手术无须洗手护士时,则由巡回护士和手术医师共同完成清点。当手术过程中,洗手护士或巡回护士由另一人接替,不再负责该例手术时必须清点手术用物,进行有效交接。

2.四遍

"四遍"指的是手术开始前、关闭腔隙前、关闭腔隙后、缝合皮肤后。其中腔隙指常见的腹腔、盆腔、胸腔、后腹腔、椎管、颅内、肛门、阴道及创面较大的切口。当存在两个或两个以上切口时,每个切口关闭前必须执行规范清点。

3.清点

清点须满足基本三要素,即"视",两名负责清点的人员必须清楚看到清点的物品、数量和总数。"读",在清点过程中,洗手护士必须说出物品的名称、数量和总数,巡回护士清点记录后唱读,与洗手护士再次核对。"记录",巡回护士必须将清点过的物品数清晰地记录于护理记录单,并且清点一项记录一项。

(二)正确实施护理干预措施,防止异物遗留

(1)建立标准化手术物品包:每一个敷料包、器械包及零包内物品种类、数量恒定,并配有器械清点单。

(2)防止手术用纱布遗留体腔或切口内。①正确清点纱布:严格遵循"两人四遍清点法"制度。每一块纱布清点时必须完全展开,防止纱布叠加粘连夹带其他物品。清点手术用纱布时,应该按照顺序进行清点,遵循从大到小,从近到远原则。所有手术用纱布必须有显影条,一旦遗留在体内,能在X线下显影。②维持纱布完整性:手术室护士应确保所有手术用纱布都是完整的,术中禁止任何人员破坏纱布原始形状的行为。③术中纱布添加处理:手术过程中若须添加额外的手术用纱布,须及时清点并记录。由于心脏科手术出血较多,巡回护士应准备充足的手术用纱布,以备随时添加,额外添加的纱布则应第一时间与洗手护士清点数量并记录。④术后纱布处理:所有清点过的手术用纱布不得带出手术间。手术过程中清点过的手术用纱布术后不得用于伤口的包扎或其他用途。心脏搭桥手术往往剥取大隐静脉作为心脏的桥血管,剥取大隐静脉后腿上的伤口不得用术中清点过的纱布加压包扎。手术结束之后,所有的手术用纱布都应从手术

房间内清除,防止与接台手术用纱布混淆,造成清点不清。

(3)防止手术器械遗留体腔或切口内。①正确清点器械:清点手术器械时,按照既定顺序进行清点。巡回护士必须将清点过的物品数清晰地记录于护理记录单,并且清点一项记录一项。一些有独立部件或有可活动部件的手术器械,必须分开清点部件的数量。心脏外科器械里,吸引头、胸腔自动拉钩等都必须清点可活动的螺丝。②术中器械添加处理:术中若添加额外的手术器械,须及时清点并记录。除心脏外科常规器械外,搭桥器械零包中所有器械同样需要进行名称和数量的清点。③术中器械掉落处理:术中发生清点过的器械掉落出无菌区域,巡回护士应及时找到,予洗手护士确认,放在手术间指定位置。

(4)防止缝针遗留在体腔或切口内:清点缝针的名称、数量、完整性。检查针尖和针尾,是否存在裂缝和断裂。清点带线缝针时,不得用针板板数或外包装数目来取代缝针清点,仔细规范清点每一枚缝针。术中洗手护士可以利用磁性吸针计数板妥善放置无菌区域内所有缝针,避免缝针散落在无菌区内。术中掉落的缝针,巡回护士应及时搜寻到,予洗手护士确认。放在手术房间指定位置。

(5)原则上,凡可能发生异物遗留在体腔或切口内的手术,无菌区内的所有手术用物都应该进行清点。

(三)正确填写手术用物清点单

如实记录清点物品的名称、数量、清点的结果、参与清点的人员姓名、手术医师姓名、植入物名称等信息。

(四)发生术中用物清点数量前后不符

及时将情况汇报手术主刀医师,启动紧急应对预案。如果手术患者情况允许,先暂停手术操作,随后洗手护士和手术医师共同在手术区域进行搜寻,包括体腔切口、无菌区以及视力可及范围。巡回护士在手术区域外围进行搜寻,包括地面、纱布桶、一次性物品丢弃桶、生活垃圾桶等。遗失的物品找到后,手术室护士和手术医师必须重新清点确认,数量正确后手术方能继续进行。如遗失的物品未能找到,巡回护士应汇报护士长,同时请放射科执行术中摄片显影,专业放射学医师读片,确认手术患者体腔切口内无异物遗留后,手术医师签名认可。并在手术清点单上记录手术团队所采取的应急措施及结果。手术结束后记录事件经过,根据相关制度规定上报有关部门。

(五)引起物品清点错误的高危情况

(1)急诊手术往往由于手术患者病情危急,导致手术室护士没有充足的时间进行术前清点,易造成术后清点错误。

(2)术中手术方式意外改变,如腹腔镜手术更改为开放性手术,阴式子宫切除更改为腹式子宫切除,非体外循环辅助手术更改为体外循环辅助手术等,导致清点手术物品的时间紧急。

(3)大型手术术中参与手术的人员交替进餐,手术人员频繁上下手术台。

(4)手术室护士在执行物品清点时,还同时执行其他的操作。

(5)术中添加的物品未及时记录等特殊情况都是引起物品清点错误的高危情况。

三、防止未经灭菌的器械上手术台

(一)正确实施各环节的有效灭菌监测

1.清洗质量监测

器械护士进行器械包装前,应目测或借助带光源放大镜检查器械清洗质量,如发现器械上存在血渍、污渍、水垢或锈斑等残留物质,则判定清洗无效不能进行灭菌,防止清洗不彻底造成消毒灭菌的失败。

2.术前一天监测

器械护士发放次日手术器械、敷料包等高压蒸汽灭菌物品时,应仔细检查无菌包上灭菌有效期、器械追溯带及包外化学指示胶带变色情况,同时检查外层包装的完整、干燥、清洁。值班护士必须再次核对次日手术器械、敷料包等高压蒸汽灭菌物品,发现错误及时更正。

3.手术当天监测

手术当天巡回护士在启用无菌手术器械包和敷料包等高压蒸汽灭菌物品前,必须严格核对包上灭菌有效期及包外化学指示胶带变色情况,同时检查外层包装的完整性,外层包装是否干燥和清洁。开启无菌手术器械包和敷料包等高压蒸汽灭菌物品后,必须检查包内化学指示卡的变色情况。

4.纸塑材料包装物品的监测

当遇到经环氧乙烷或过氧化氢等离子灭菌的纸塑材料包装物品时,除了检查外包装上的灭菌有效期和外包装完整性外,还应在上述相应环节对其包外化学指示胶带和包内化学指示卡进行监测,观察颜色变化,判定其是否达到灭菌合格要求。

(二)严格监控无菌物品储存有效期

当环境温度低于 24 ℃,相对湿度低于 70％,换气次数达到 4～10 次/小时,使用纺织品材料包装的无菌物品有效期宜为 14 天;未达到环境标准时,有效期宜为 7 天。使用一次性医用皱纹纸、医用无纺布包装的无菌物品,有效期宜为 6 个月;使用一次性纸塑袋包装的无菌物品,有效期宜为 6 个月;硬质容器包装的无菌物品,有效期宜为 6 个月;快速压力蒸汽灭菌后的器械,有效期为 4 小时;无菌包一经开封,有效期为 24 小时。生理盐水一经打开有效期为 2 小时。

(三)正确判断常用灭菌方法的化学监测结果

1.压力蒸汽灭菌

包外的化学指示胶带白色斜条纹图案全部变成黑色或包外纸塑袋上色块由蓝色变为黑色;包内爬行式化学指示卡由米白色变为黑色且移动条移至标准线及线以上,判断已达到灭菌合格要求。

2.环氧乙烷消毒灭菌

包外纸塑袋上化学指示胶带由粉红色变为橘黄色;包内指示卡由红褐色变为绿色,判断已达到灭菌合格要求。

3.过氧化氢等离子消毒灭菌

包外纸塑袋上化学指示胶带由棕红色变为橘黄色;包内化学指示卡由玫瑰红色变为黄色,且黄色比下方的对比色块淡,判断已达到灭菌合格要求。

(四)规范使用快速压力蒸汽灭菌

快速压力蒸汽灭菌适用于手术过程中因不慎掉落地面的器械、被遗忘消毒灭菌的器械或意料之外所需要使用的器械紧急消毒灭菌。快速压力蒸汽灭菌,不能作为常规灭菌方法,也不应该作为节省时间或操作便捷的替代灭菌方法。

1.快速压力蒸汽灭菌的规范操作

附有可拆卸部件的器械,清洗前必须将所有部件拆除。清洁是进行快速压力蒸汽灭菌的第一个关键步骤,如果器械清洗不彻底,快速压力蒸汽灭菌将无效。必须彻底去除器械上肉眼可见的血渍、污渍、锈迹、脂肪颗粒等其他物质。所有附有管腔的器械,清洗时必须使用高压水枪冲洗管腔。灭菌前必须再次仔细检查清洗质量。器械放入专用灭菌容器内,必须打开器械关节,均匀平铺于容器内的搁架上。

2.快速压力蒸汽灭菌参数的正确选择

依据器械厂商提供的指南以及器械的种类,正确调节合适的灭菌时间、灭菌温度、干燥时间等。

3.其他注意事项

(1)灭菌容器内物品载装量不得超过内容量的90%,同时也不得小于内容量的10%,残留空气过多影响灭菌效果。

(2)快速压力蒸汽灭菌后的器械在运输时注意避免污染。

(3)经快速压力蒸汽灭菌后的器械必须在4小时内使用。

(4)手术室植入物禁止使用快速压力蒸汽灭菌方式进行灭菌。

(五)有效规范手术室植入物的灭菌管理

植入物是指放置于外科操作造成的或生理存在的体腔中,留存时间为≥30天的可植入型物品。美国食品和药物管理机构(FDA)鉴于更严格的公共卫生要求,认为留存时间≤30天的物品也可认为是植入物,按照植入物进行全程管理。大部分植入物由生产厂商通过工业灭菌进行处理,如人工关节、心脏瓣膜等。但是有小部分植入物,主要为骨科的钢板、钢钉需手术室灭菌。植入物作为在手术后植入于体内的异物,不同于在操作中简单接触无菌组织的器械,需要严格规范的灭菌监测手段和体系。

1.植入物的交接与清洗

手术供应室与器械厂商应共同保证植入物提前运送到使用医院,一般推荐手术前一天中午。每件植入物应附有物品的清单和简要描述,包括分拆、清洗、包装、灭菌的书面操作要求。供应室应严格按照厂商指导进行拆卸最小化、彻底清洗,并且严格进行清洗质量检测。

2.植入物的包装

严格按照器械厂商的书面推荐和指导进行包装,常见的有普通包装、硬质容器包装。当遇到大型植入物时,应按说明分别拆卸,多层隔湿,进行多层包装。

3.植入物的灭菌

植入物应首选压力蒸汽灭菌方法,且灭菌和干燥时间应由器械厂商提供。

4.植入物的压力蒸汽灭菌效果监测及判定

进行压力蒸汽灭菌的植入物每批次必须进行生物监测,使用第五类化学指示剂和生物指示剂共同组成的综合性测试包的方法进行灭菌监测。第五类化学指示剂是一种专用于对各灭菌过程中规定范围内的所有参数起作用的指示剂,其设定值需达到灭活值。第五类化学指示剂结果得到是不需要培养的,灭菌循环结束后,打开综合测试包即可看到,这提供了紧急情况下植入物提前放行的快速通道,对于临床的使用和植入物管理都有决定性的作用。

(1)灭菌效果传统监测方法及判定:传统方法是在标准生物监测包经过一个灭菌周期后,在无菌条件下取出标准监测包的指示菌片,投入溴甲酚紫葡萄糖蛋白胨水培养基中,经 56 ℃±1 ℃培养 7 天,观察培养结果。结果判定:阳性对照组培养阳性,阴性对照组培养阴性,试验组培养阴性,判定为灭菌合格;阳性对照组培养阳性,阴性对照组培养阴性,试验组培养阳性,判定为灭菌不合格;同时应进一步鉴定试验组阳性的细菌是否为指示菌或是污染所致。

（2）采用自动阅读器（Attest 290/290G 自动阅读器）判定灭菌效果：Attest 290G 自动阅读器通过专门荧光探测器检查特殊酶的活力，快速判断灭菌结果。当达到指定时间后，阅读器判定对照组生物指示剂为阳性，相应的消毒组生物指示剂为阴性时，判定为灭菌合格。

（3）Attest 290G 自动阅读器操作过程：①首先将快速生物指示剂帽端下压，将其关闭。②在培养器中央指定挤碎孔中，将内含培养液的玻璃细颈瓶压碎。③捏住快速生物指示剂的盖子，在桌面轻敲瓶子底部，直到培养基润湿瓶子底部的菌片。勿在设备上轻敲瓶子。④打开盖子，将快速生物指示剂放入培养阅读器孔中。⑤关闭自动阅读器上的盖子，等待红色或绿色指示灯亮发出信号。

5.植入物的提前放行

当遇到急诊手术时，先根据第 5 类化学指示剂结果作为提前放行的标志，同时快速生物监测 3～4 小时结果出来后立即告知手术医师。

6.植入物灭菌及放行的记录

在进行常规操作时，应记录灭菌日期、植入物的简单描述、放行部门、灭菌时间、灭菌锅号、锅次、生物指示物培养的时间、生物指示物的培养结果、是否为提前放行、放行时间和放行人签名等。在进行提前放行时，除了上述的信息需要记录，还应记录患者的姓名、手术医师的姓名、手术时间、需要进行提前放行的原因等。

四、防止标本遗失

（一）熟悉临床常见须送检标本的手术及标本名称

手术室护士应加强专科知识学习，熟悉必须区分左右侧手术标本的手术，见表 8-1。

表 8-1　常见必须区分左右侧手术标本的手术

手术科室	手术名称
眼耳鼻喉五官科	眼科、耳科手术
妇产科	输卵管、卵巢手术
普外科	乳房、甲状腺手术
泌尿外科	肾及肾上腺手术、输尿管手术
胸外科	肺手术
其他	涉及四肢的手术

（二）准备用于放置或送检标本的合适物品

1.容器

放置或收集标本的容器必须是防渗漏、透明、可密封。手术室内应备有大小不一的容器，用于放置不同大小及类型的标本。如手术需要放置颈部淋巴结，巡回护士应准备小型标本瓶。如果标本需无菌处理，则必须准备无菌的容器。

2.标签

足够大小的标签便于巡回护士有效填写正确的手术患者与标本信息。

3.病理申报单

若手术过程中须进行冰冻检验，巡回护士应于术前检查病理申报单是否已由手术医师填写完整。

4.防腐剂或固定液

10％的甲醛溶液,置于通风情况良好的标本储藏室内。

(三)手术医师与洗手护士之间的标本交接

手术医师取下标本后,洗手护士及时用大小合适、未被污染的容器或纱布接取标本,动作应轻柔以维持标本的完整性,防止标本被压扁、撕裂或破裂。洗手护士与手术医师进行口头确认,核对标本的名称、标本部位及须做何检测。

(四)洗手护士与巡回护士之间的标本交接

1.及时告知

洗手护士接到标本后,立即告知巡回护士标本的名称、部位和检测方法。

2.标签填写

巡回护士用遇水不褪色的圆珠笔完整填写标本标签,标签内容应该包括患者姓名、病室床号、住院号、标本部位、标本名称。巡回护士将完整填写的标签粘贴于适合的容器上。

3.标本交接

标本交接前,洗手护士与巡回护士共同核对标本容器上的标签。确认标本部位和名称后,洗手护士用血管钳将所须送检的标本轻轻夹取,放入透明、贴有标签的容器内,巡回护士唱读手术患者的姓名、标本部位、标本名称和需做何检测。

(五)术中标本的冰冻送检

冰冻又称术中快速冰冻切片,指在手术过程中,手术医师采取患者局部少量组织送病理科,病理医师在低温条件下将组织快速冷却后制成切片通过显微镜观察病变组织,在短时间内(一般为 30～40 分钟)给手术医师提供病理学信息和诊断意见。巡回护士应将术中需做冰冻的标本放于无固定液、大小合适的标本存放容器内,粘贴完整的标签,检查病理申请单是否填写完整正确,并在冰冻标本登记本上记录签名。然后将手术标本、病理申请单和冰冻送检登记本交予标本运送专职人员,送至病理科,由病理科专业人员负责签收、检验。

(六)术后标本的管理

1.标本核对

手术结束后,巡回护士与洗手护士、手术医师,依据手术医师填好的病理申请单,共同核对标本名称和数量,并在病理申请单上签名。所有从手术患者身上取下的组织必须送往病理科,除非有特殊的表单填写说明其是可以被丢弃的。

2.标本放置

巡回护士及时向存放标本的容器内注入适量的 10％的甲醛溶液,使标本全部浸没,加盖、封闭容器,两人共同核对后放入标本柜内并上锁,同时在标本送检登记本上做好登记。值班人员对标本柜内当天未送病理科的手术标本的信息和数量与病理申请单、标本送检登记本进行仔细核对。

五、防止用错药

(一)建立标准术前核对流程

患者入手术室后,巡回护士应至少使用两种身份识别标识对患者进行身份核对,如身份识别腕带、口头询问患者、床头卡。进行婴幼儿患者身份核对时,需核对并要与其家长核对出生日期。规范使用《手术安全核查表》,正确核对患者基本信息、过敏史、抗生素皮试结果等。

(二)有效获取与患者用药有关的各类关键信息

1.过敏史

巡回护士在进行术前访视时应仔细查阅病历中有无过敏史记录,仔细检查病历、患者信息栏及床尾栏有无过敏史标识,检查患者身份识别手腕带上有无过敏史标识,开放性地询问患者及其家属有无过敏史。患者的过敏史应被所有手术团队成员所了解。巡回护士首先应仔细翻阅患者病历,查看有无过敏史,然后应询问患者,若患者回答有,则应追问对哪些药物过敏,若患者回答没有,则可确认患者无特殊过敏史;若患者因疾病无法回答,则巡回护士应寻找患者家属开放式地询问过敏史。

2.体重

许多药物的使用剂量都是通过计算患者的体重得出,术前必须核查患者的体重是否测得正确。

3.评估具有用药高风险的手术患者

评估具有用药高风险的手术患者包括老年人、婴幼儿及孕妇,当遇到上述人群时,手术室护士应与手术医师仔细确认药物名称、剂量、浓度及用法,防止发生药物的不良反应和毒性反应。若患者是孕妇、儿童或老年人,手术室护士必须要再次确认药物信息。

4.药理学知识

手术室护士应掌握常用药物的使用禁忌证和相关药物的配伍禁忌。

(三)正确执行手术过程中的口头医嘱

手术过程中应尽量减少使用口头医嘱或电话医嘱。当必须使用口头医嘱时,巡回护士应正确、完整记录口头医嘱,并且将记录下的口头医嘱复述一遍,由手术医师确认后执行。术中巡回护士执行的口头医嘱应及时记录于护理记录单上,术毕立即督促手术医师及时补全医嘱。

(四)有效管理围术期用药安全

1.有效核对及摆放药物

术前巡回护士应仔细核对手术医嘱,确认带入手术室的药物名称及数量,确认无误后在《手术患者转运单》上签字。药物必须放置于手术房内的指定位置,外包装及读音相似的药物应安全分开放置。

2.正确配制药物

手术用药应尽量做到现配现用,防止药物受污染或错误使用。在进行药物冲配前,巡回护士和洗手护士仔细核对医嘱,执行"三查八对",正确无误后,进行药物冲配。进行冲配药物前,若发现药物标签脱落或字迹不清时严禁继续冲配该药物。冲配好的药物必须贴上标签,标签内容应包括患者姓名、床号、药名、剂量、浓度、用法和两人核对签名。

3.术中用药核对

巡回护士先拆开无菌注射器外包装,让洗手护士拿取包装内的注射器。巡回护士将预先核对过的药瓶标签向上,与洗手护士共同核对药名、剂量、浓度、有效期,然后巡回护士打开药瓶,让洗手护士抽取药液,抽后两人再次核对空药瓶上的药物信息。如果手术台上没有洗手护士,则巡回护士应在传递药物的前后,分别将药瓶给手术医师查看,并与之共同核对药物的名称、剂量、浓度、用法、有效期。巡回护士一次只传递一种药物至无菌区域。当洗手护士将无菌药物传递给手术医师准备使用时,洗手护士必须再次口头与手术医师核对所用药物的名称、剂量、浓度、用法。

4.术中用药标识

在有条件的情况下,传递药物至无菌区的装置如注射器及无菌区内放置药物的容器、注射器等都应贴有无菌的药物信息标识,内容包括药名、剂量、浓度。

5.术中药品交班

当巡回护士、洗手护士替换时,药品也必须进行详细交班。共同核对药物的名称、剂量、浓度、用法、有效期等。

6.原始药瓶保存

药物的原始药瓶和传递药物至无菌区的装置都应保存到手术患者离开手术室,不得随意丢弃,以便一旦发生与药物有关的错误或患者发生药物不良反应时,手术团队能及时找寻原因进行分析。

六、防止手术患者坠床

(一)手术患者发生坠床的危险因素

有效防止围术期患者坠床,应先从术前对手术患者进行易发生坠床的危险因素评估开始。

手术患者易发生坠床的危险因素:有坠床史、长期服用特殊药物(镇静安眠药、降压药、降糖药、利尿药、抗凝药等)、依从性差(吸毒、酗酒、药物滥用)、年龄≥65岁或小儿患者、精神状态异常(精神分裂症、忧郁症、癔症)并发症或慢性病史(直立性低血压、骨质疏松症、近期有癫痫或子痫发作史等)、体质虚弱、定向力障碍、平衡与协调能力障碍、肢体偏瘫、行动或移动受限、感觉障碍或退化(尤其是视力退化)、意识障碍、记忆丧失、智力低下、沟通障碍(语言障碍)、相关实验室指标异常(如贫血、低蛋白血症、肌酐值升高、出血时间或凝血时间延长等)。

术前访视时,若发现手术患者具有多项坠床危险因素,属坠床的高危人群,访视后须特别向手术室值班护士交班,值班护士合理安排手术患者入手术间的时间,避免该患者独处手术间内,入手术室后必须由手术间护士陪伴看护;当患者躺于患者推车上,必须使用安全带约束并带有一名医师护送。

(二)护理干预措施预防坠床发生

1.患者推车管理

手术患者推车必须定期上油保养。每天接送手术患者前,专职工勤人员进行车辆的安全检查,并在患者推车登记本上记录。如发现问题立即禁止使用,及时送检维修。公司定期进行检修。

2.转运管理

患者推车与手术床转运手术患者时,必须使患者推车和手术床处于轮锁状态,高度降至最低,床与车呈同一高度。进行转运时需由3~4名医护人员共同协作,确保手术患者转运安全。

3.安全装置使用

手术患者入手术房后,必须使用约束带固定下肢,由手术室护士看护并与手术患者沟通解释使用约束带的意义和重要性,同时告知手术床的宽窄。

4.防止体位变化时发生坠床

术中进行体位变化时,往往是手术患者发生坠床的高危时刻,因此手术室护士遇到下列情况,应格外提高安全意识,保护患者。

(1)放置半身麻醉体位:当患者进行半身麻醉体位放置时,巡回护士应站于患者身前,双手扶住患者肩部及髋部进行保护。

（2）术中更换手术床角度或体位：当手术需要改变体位时，如仰卧位翻转为侧卧位、仰卧位翻转为俯卧位时，巡回护士须参与体位放置并做好防坠床措施。特殊手术术中需较大幅度调节手术床角度时，巡回护士应密切关注，防止因手术床角度调整过大造成患者坠床。

（3）举起或抬高患者的肢体时：若患者行乳腺癌根治术，消毒时须举起患侧手臂，此时手术团队须提高警惕，防止该患者意外坠床的发生。此外当进行大隐静脉剥脱手术前消毒下肢时，须谨防过分抬高下肢引起患者坠床。

5.密切关注手术患者

杜绝手术患者单独留于手术室内情况发生，尤其是手术患者于手术间内等待术中冰冻报告和全麻手术患者在手术间内经历麻醉诱导期和复苏期这两个时间点。该患者在等待术中冰冻报告时，手术室护士和手术医师必须看护，做好相应的心理护理。

6.手术患者发生坠床应急处理流程

手术患者发生坠床应急处理流程见图 8-1。

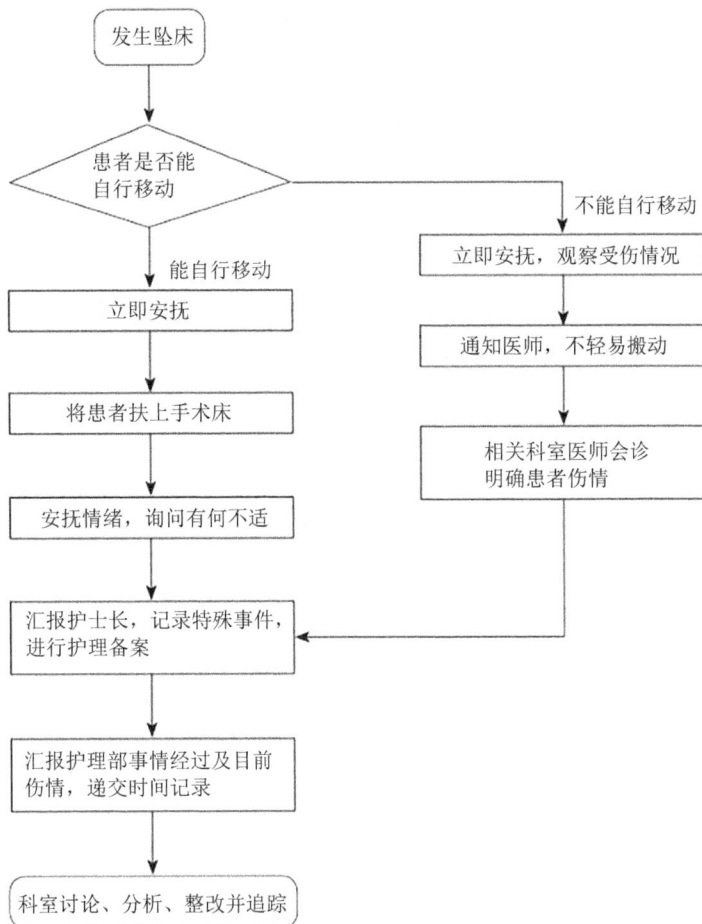

图 8-1　手术患者发生坠床的应急处理流程图

七、防止因器械不足、不良造成意外

(一)手术器械准备

1.术前器械准备

术前一天，手术室护士负责器械的核对工作。器械护士应根据手术通知单认真准备器械，检查其性能是否良好，配件是否齐全，数量是否充足，待器械消毒灭菌后将器械发放至相应手术间备用。手术室值班护士根据手术通知单检查所发放的器械是否与明日手术相符。此外手术室应准备不同种类的急诊手术器械包和常用手术器械零包，以备急用。同时备快速压力蒸汽灭菌装置，专人负责，每天早晨检查锅内排水瓶液面情况并使灭菌锅呈备用状态。

2.术中器械准备

洗手护士应提前洗手上台，确保有充分时间清点器械数量是否正确、适用，检查器械是否完整、性能是否良好。若术中发现配件不足、器械损坏或手术医师评价器械性能不佳，需及时告知巡回护士更换或使用其他代用物品。巡回护士将更换下来的器械，做好标记送供应室处理。洗手护士如发现术中手术医师使用器械不正确应及时指出纠正。例如，不同类型的持针器应夹持不同型号的缝针、超声刀使用过程中不可接触金属器械等。

3.术后器械保养

术后洗手护士须及时进行器械预清洗并送供应室。特殊器械或贵重器械，洗手护士应与供应室器械护士进行当面仔细交接检查。供应室根据手术器械性能和制造商说明，选择正确合适的消毒灭菌方式。供应室定期进行器械大保养及检修。

(二)更新专业知识，建立专科手术配合手册

手术室应定期邀请手术医师为手术室护士进行最新手术技术与操作的介绍。手术室各专科建立专科手术配合手册，内容包括各科手术名称、用物准备、手术步骤和护理配合步骤等，配合手册由各科组长管理，及时更新添加内容。手术室建立手术医师档案，档案内包括各手术医师偏好的手术器械和仪器及手术操作的特殊习惯等，档案由护士长管理，各科组长及时更新添加内容。

(三)重视术前医护沟通

实施重大特殊手术或新手术时，洗手护士与巡回护士有责任在术前访视过程中，主动与手术医师联系沟通，请手术者亲自到手术室挑选所需特殊器械并检查手术物品是否齐备和适用。

八、防止电灼伤手术患者和手术人员

(一)评估手术患者的皮肤状况

在使用电刀前后，手术室护士必须评估并记录手术患者的皮肤状况。及时发现患者皮肤的特殊状况，能够及时预防和及时发现围术期电灼伤的发生。该手术患者的特殊皮肤状况包括体毛较浓密和存在瘢痕组织。

1.评估术前皮肤特殊状况

是否存在瘢痕组织、皮肤破损、体毛较多、湿疹、文身及指状或蒂状等生长物。

2.评估术后皮肤特殊状况

是否存在烧伤、电灼伤、撕脱伤等现象。

(二)术前检查电外科设备装置

接通电源，打开机器自检开关，机器通过自检方能使用。

(三)正确放置电极板,避免电灼伤发生

1.选择合适的电极板

手术室护士根据手术患者年龄选择不同尺寸大小的电极板,包括新生儿电极板、婴儿电极板、儿童电极板、成人电极板。该手术患者为成人,体型无特殊,故可选用一次性的成人电极板。术前选用的一次性电极板不应发生过折叠或裁剪。

2.电极板放置的合适、正确部位

电极板应紧贴手术患者干燥、清洁、肌肉丰富的部位,且靠近手术部位,通常选择的有大腿、臀部和小腿。该手术患者最合适放置电极板的位置应为近电刀主机一侧的大腿。

3.避开放置电极板

当遇到下列特殊状况时,应避开放置电极板,选择身体其他部位放置。包括术前皮肤存在特殊状况、骨隆突处、可能产生压力点的部位、金属饰品含身体穿孔处、含金属植入物的身体部位、含有假体的身体部位、使用止血带的肢体。

4.再次检查电极板放置情况

当遇到下列情况时,巡回护士应再次检查电极板放置情况。手术患者在最终体位放置完毕后,必须检查电极板;任何外力作用于电极板后,必须检查电极板;重新放置手术体位后,必须检查电极板。再次检查电极板时,检查内容应包括电极板的完整性、电极板是否依然和手术患者皮肤完全接触以及电极板和电刀车主机的连接情况。手术患者在放置好截石位,手术医师准备消毒前,巡回护士必须再次检查电极板是否与手术患者的大腿皮肤完全接触。

(四)正确实施护理干预措施,预防电灼伤发生

1.术前访视

直肠手术术前必须确认已做好充分的肠道准备,因为人体内产生的气体也有助燃的危险,切忌使用甘露醇灌肠,以免爆炸。

2.环境安全准备

勿在易燃气体(氢气、甲烷)、液体(乙醇擦拭后未干)或氧浓度高的环境中使用电刀,防止引起燃烧或爆炸而导致灼伤。

3.手术患者身体部位的隔离保护

头发用帽子全部包裹,防止头发接触金属手术台及头架。肢体不能接触金属物如床沿、头架、截石位脚架、体位架、器械台、安全固定装置等。放置截石位完毕后,巡回护士必须检查该患者的大腿侧面是否与截石位脚架相接触。确认患者身体各部位皮肤不要互相接触,可用手术无菌巾或棉垫隔开,防止因各部位电位不同而发生自我短路导致灼伤。

4.维持手术全程术野干燥

手术开始前彻底擦干患者躯体,尤其是凹陷部位,如阴道、脐孔处的积液,因为其中可能含有助燃成分。围术期术中保持手术床单干燥、手术无菌巾及布垫平整、干燥。术中对直肠、胃等空腔脏器进行消毒后,必须待其完全干燥才能再次使用电刀。当手术医师打开肠腔进行消毒时,洗手护士应避免其使用含消毒液成分过多的消毒棉球或纱布。

5.正确进行电刀的基本操作

使用电刀前,必须检查电刀连接线和电刀头是否存在损坏(如绝缘层破损)。术中确认电刀连接线不存在扭曲、打结等异常情况。当术中不接触目标组织时,避免使用电刀,不应使电刀处于持续输出状态。术中暂时不用电刀时,应将其置于清洁、干燥、绝缘的保护套内。术中靠近电刀的纱布必须是浸湿的,电刀不应该用干燥的纱布进行清洁。及时使用湿纱布清洁电刀头上的有机物焦痂。

6.正确调节电刀功率

手术过程中如出现电刀输出功率不够,无法正常工作时,应先检查电刀、电极连线、电极板等是否有问题,不可盲目加大功率。当选择电刀功率不能确定大小时,应由小到大逐渐调试。术中更换电刀头时,应先将电刀功率调至最小,待更换好电刀头后再调节功率至适当状态。当手术医师要求更换长电刀头时,巡回护士应先将电刀的频率调至最小功率后,洗手护士拆下电刀头,装配长电刀头,随后巡回护士重新调节电刀功率至适合状态。

九、防止压疮

(一)压疮的定义及分期

美国国家压疮专家组(NPUAP)给予压疮的新定义是皮肤或皮下组织由于压力,或复合有剪切力或摩擦力作用而发生在骨隆突处的局限性损伤,同时对压疮进行了重新的分期,具体为可疑的深部组织损伤、Ⅰ期、Ⅱ期、Ⅲ期、Ⅳ期和不明确分期。

(1)可疑的深部组织损伤是指由于压力或剪切力造成皮下软组织损伤引起的局部颜色的改变(如变红、变紫),但皮肤完整。

(2)压疮Ⅰ期是指皮肤完整、发红,与周围皮肤界限清楚,压之不褪色,常局限于骨凸处。

(3)压疮Ⅱ期是指部分表皮缺损,皮肤表浅溃疡,基底红,无结痂,也可为完整或破溃的血疱。

(4)压疮Ⅲ期是指全层皮肤缺损,但肌肉、肌腱和骨骼尚未暴露,可有结痂、皮下隧道。

(5)压疮Ⅳ期是指全层皮肤缺失伴有肌肉、肌腱和骨骼的暴露,常有结痂和皮下隧道。

(二)对手术患者皮肤状况进行评估

手术室护士应在术前对手术患者的皮肤进行检查和评估。进行术前皮肤评估,不仅能及时发现发生压疮的隐患,及时制订干预措施,而且有助于术后发现皮肤状况的改变,从而第一时间实施护理干预。

1.术前进行皮肤状况评估

手术室护士应在术前访视、手术当天患者入手术室后立即进行术前皮肤状况的评估。

2.皮肤的异常状况包括

与皮肤相关的并发症,如皮疹、软化、皮炎、感染、淋巴水肿、破溃等;各种原因引起的皮肤潮湿,如大小便失禁、出汗等;皮肤容易发生过敏现象,如易发红,发疹等;浅表静脉功能不全,尤指腿部的酸胀、疼痛、抽筋、感觉异常等。

(三)识别、评估围术期过程中容易引起压疮的高危因素

1.术前评估压疮的高危因素

术前评估压疮的高危因素包括老年人;肥胖患者或严重消瘦患者;吸烟;营养不良、低蛋白血症;血细胞比容、血红蛋白指标低于正常值;合并某些慢些疾病,如恶性癌症、心血管疾病、外周静脉功能不全、糖尿病等;服用某些特殊药物,如类固醇类;长期卧床、制动。

2.借助压疮评估量表进行术前压疮的风险评估

术前手术室护士可以借助压疮评估量表评估哪些手术患者已经存在压疮易发的高危因素,从而引起重视并进行护理干预。常用的压疮评估量表包括 Norton 量表和 Braden 量表,当使用 Norton 量表和 Braden 量表进行评估时,评估所得分数越低,患者发生压疮风险可能性越高。

3.术中评估容易引起压疮的高危因素

术中评估容易引起压疮的高危因素包括手术时间,尤其是手术时间大于4小时;全身麻醉;出血量;术中建立体外循环;加温毯的使用;排泄物、血液、汗渍、冲洗液引起的手术区域潮湿;手术特殊体位引起的特殊部位的受压。

(四)正确放置手术体位

合理、正确地放置手术体位对于防止围术期压疮的发生有着至关重要的作用。

1.防压疮体位装置的使用

放置手术体位时,必须在患者的骨隆突处及易受压部位放置防压疮体位装置,常用的有泡沫垫(圈)、气垫(圈)及新型的凝胶垫(圈)。

2.防止放置体位过程中产生的作用力引起压疮

手术团队在放置手术体位过程中避免拖、拉等动作,防止损伤患者皮肤。巡回护士应确保放置体位后的手术床单及手术巾必须平整、干燥,避免因摩擦力引起压疮,同时避免患者与手术床上的金属附件等异物直接接触,防止监护仪导线、各种导管等压于患者身下。

3.常见手术体位的压疮好发部位

手术体位呈仰卧位时,巡回护士在放置体位时,应使患者整个躯体成一直线,双腿平行。根据患者腰前凸的深度安放不同厚度的软垫,使之保持腰部的正常生理弧度。放置搁手板时,注意外展不能超过90°;在固定手时,腕部应包上纱垫。可在患者的足跟部放置脚圈,减少足跟部受压或放置软垫使足跟部不接触手术床。

(五)实施综合护理干预措施,防止压疮发生

1.采取措施主动缓解手术患者局部受压

(1)仰卧位手术患者:巡回护士可略微抬动患者下肢,使其足跟部完全离开手术床,并轻屈膝盖放松。

(2)侧卧位手术患者:巡回护士可略微抬起患者头部,缓解脸部、耳郭、眼睛等局部受压;亦可适度抬高腿部,缓解足部、膝盖、腿部等处的受压。

(3)俯卧位手术患者:巡回护士可略微抬动患者头部,缓解其前额、眼部等局部受压,同时可轻抬腿部或足背,减缓受压处。

2.术中定时检查

对于手术时间较长的患者,巡回护士应每30～60分钟检查患者体位及体位垫的放置情况。术中若需临时改变或调整患者体位,巡回护士应及时观察体位调节对患者的影响,避免局部组织的非正常受压。例如,放置侧卧位手术的过程中出现手术床的调节,巡回护士必须检查头圈的位置是否合适,患者的眼睛、耳郭是否仍处于头圈的空隙之中。

3.术中及术后保持手术区域干燥

手术过程中,洗手护士应及时提醒手术医师吸去无菌区内的积血和积液,保持干燥,防止液体渗入至患者皮肤,造成皮肤潮湿引起压疮发生。手术后巡回护士彻底清理患者切口周围的血迹、污迹,保持干燥。

4.术后压疮管理

手术结束后巡回护士应仔细检查患者全身皮肤,与术前皮肤状况相比较,如发现有红肿、水疱等异常情况,应及时填写压疮预报单,并做好相关记录。若术后患者皮肤出现异常情况或患者合并压疮易发高危因素,巡回护士必须向恢复室护士或病房护士特殊交班,并于患者推车和恢复室床上加用软垫或果冻垫。

十、防止损坏和遗失精密器械

(一)重视精密器械使用培训

随着显微外科、移植外科、心血管外科等专科及亚专科的发展,精密器械的应用领域日趋广泛,主要涉及以下几个领域:①神经系统的显微外科手术;②心脏外科手术;③器官移植手术;④眼科手术;⑤男科手术及小儿泌尿外科手术;⑥吻合小管道的显微外科手术等。

为了充分发挥器械性能,防止器械意外损坏,所有手术室护士必须接受相关器械知识的授课与培训,掌握每一件器械的性能特点、使用方法,以及清洗、保养、包装、灭菌流程后方能参与涉及该件器械的手术。

(二)建立精密器械专人负责制

各科精密器械应由各专科组组长负责管理,护士长督查。专科组组长对专科组组内成员进行精密器械使用、清洗、保养知识的考核。

1.建立精密器械档案

档案内应包括器械种类、品牌、型号、尺寸、数量、图片及放置位置,精密器械按照专科专柜放置,标签醒目。各专科组及供应室各备一份精密器械档案。

2.建立精密器械使用登记本,规范器械使用登记

各专科组及供应室各备一份。使用登记本内容应包括手术日期、患者姓名、住院号、手术名称、器械名称、器械编号、灭菌者、灭菌方法、清洗者、器械护士、巡回护士、手术医师。术前及术后分别核对器械数量,检查器械性能及完整性,及时登记使用情况;专科组组长定期检查登记本记录情况。

(三)规范术中精密器械的正确使用与操作

精密器械必须轻拿轻放,不得投掷,防止器械受损。手术区域内精密器械须妥善放置,避免与其他器械尤其是硬物、尖锐物品相接触。术中须及时收回精密器械,防止器械意外落地造成受损。手术室护士应提醒手术医师合理使用精密器械,防止因操作不当引起损坏,如精细笔式持针器只能夹持与其相对应大小的无损伤缝针;门静脉、下腔静脉、主动脉等各式阻断钳不可夹持其他组织或物品;各类显微剪刀不可用作剪线。

(四)规范精密器械术后的清洁、灭菌管理

手术室精密器械往往材质特殊、构造复杂且精密度较高,给术后器械的处理带来一系列挑战。因此实施规范清洗、消毒、运送管理,不仅能延长精密器械使用年限,而且能有效预防院内感染。

1.分类

手术结束后,洗手护士应将精密器械与普通器械分开进行清洗处理。

2.预处理

用柔软的湿纱布擦拭器械表面血渍、油渍及污物,打开器械各轴节,将器械浸没于多酶溶液中进行预清洗,时间超过2分钟,之后使用流动水或灭菌注射用水将器械冲洗干净。

3.超声清洗

超声清洗前,必须将精密器械分别摆放至专用器械盘内,且锐利器械与其他器械分开放置,防止超声清洗过程中器械之间意外碰撞及遗失;将精密器械置于超声清洗机内进行清洗3～5分钟,并

进行干燥程序。当小型精密器械须超声清洗时,如血管阻断夹,必须将其放于小碗内进行超声清洗,防止遗失。

4.润滑

使用水溶性润滑剂进行保护。

5.检查与核对

精密器械进行清洗前后,器械护士应仔细核对器械的数量与完整性。清洗后,器械护士应在带光源的放大镜下仔细检查器械的清洁度与完整性,如带齿器械的咬合面、剪刀的刀锋等。发现精密器械损坏或遗失,须及时报告手术室护士长及专科主任。及时请专业人员维修或补充,保证手术正常开展。

6.灭菌

精密器械应放置在专用器械盒内以备灭菌,器械之间应有弹性橡胶分割保护;若无弹性橡胶保护,则应套上保护套,以免损伤利刃部分及精细器械的头端。精密器械严格按照供货商提供的器械材料性能与灭菌方法来选择不同的方法进行灭菌。

十一、防止电动空气止血仪使用不当造成损伤

(一)操作之前必须彻底检查电动空气止血仪及其附件

术前检查气囊止血带及连接管道是否与电动空气止血仪型号相匹配。打开仪器,进行仪器自检,检查主机面板的显示屏、功能键、报警键性能是否完好。检查气囊止血袖带及连接管道是否有裂缝或漏气。

(二)使用电动空气止血仪前,对手术患者进行评估

1.评估手术患者是否存在电动止血带使用的禁忌证

使用电动止血带的禁忌证包括感染、开放性骨折、血栓性静脉炎、血管性疼痛、静脉栓塞、镰状细胞贫血、患侧肢体曾做过血管重建和血透治疗、止血袖带远端处有恶性肿瘤。

2.评估皮肤

检查患者放置止血袖带处皮肤是否完整,若存在水肿、压疮、破损等异常情况,则禁用止血带。

3.选择合适的止血袖带

评估手术患者体型及其肢体的最大直径,选择大小尺寸合适的止血袖带。

(1)评估年龄:根据手术患者年龄,选择成人用止血带或儿童用止血带。

(2)评估患者肢体尺寸:根据手术及患者肢体尺寸选择合适的止血袖带。通常止血袖带的宽度应大于患者肢体最大直径的一半,同时止血袖带的长度应考虑环扎肢体后,袖带能够重叠至少超过 7.62 cm 但不超过 15.24 cm。袖带过长引起的重叠可能会增加额外的压力,造成皮下软组织的损伤,而袖带过短可能导致有效充气的减少或袖带意外放松。止血袖带常用规格及适用范围见表 8-2。

表 8-2　止血袖带常用规格及使用范围

规格	长度(mm)	宽度(mm)	适用范围
大号	1100	68	成人下肢
中号	800	68	成人上肢、儿童下肢
小号	500	43	儿童下肢

(3)评估体型:肥胖的手术患者或四肢肌肉特别发达的手术患者适合选择较宽的弧形止血带。

(三)手术过程中,正确使用电动空气止血仪

1.根据手术要求合理选择气囊止血袖带放置部位

通常便于无菌操作,止血袖带应置于手术部位上端且远离手术野至少15 cm处;止血袖带的连接口应朝上方,避免污染手术野。一般不宜选择前臂和小腿,由于四肢主要血管均位于尺-桡骨和胫-腓骨之间,止血袖带较难阻断血管。

(1)上肢袖带放置部位选择:上肢一般选择上臂近心端1/3处,避免在上臂中1/3处,此处可能会压迫桡神经。

(2)下肢袖带放置部位选择:下肢一般选择大腿上1/3处,若选择小腿,应选择腓肠肌周长最大处的近段边缘。

2.正确环扎止血袖带

环扎气囊止血袖带之前,选用合适的棉纸,平整无皱地环形包裹肢体作为衬垫保护皮肤,棉纸宽度应超过袖带2～4 cm。于棉纸上平整地环扎止血袖带,无皱褶,松紧度以插入一指为宜,系好固定带。

3.正确驱除手术肢体血管床的血液

用弹力绷带或抬高肢体来驱除肢体血液。当存在开放性损伤或石膏固定时,橡胶弹力驱血带应慎用,防止血栓的形成及进入循环;当患者发生感染或恶性肿瘤,应禁止驱血,改为单纯抬高肢体驱血。

4.正确调节合适的止血袖带充气压力值

手术过程中,正确调节充气压力值,可减少袖带压力值过高或过低造成的不良反应及并发症。以下为几组常见的止血仪袖带充气压力值选择方式。

(1)美国手术室协会建议充气压力值:充气压力值的选择应依据肢体阻断压(LOP)进行选择。肢体阻断压(LOP)即肢体闭塞压,是指使用特定的止血袖带仪,施加最小的压力阻断肢体动脉血流入肢体末端,该最小压力值即为LOP值。具体操作为用多普勒听诊器置于袖带远端动脉,通常上肢可选择桡动脉,下肢可选择胫后动脉和足背动脉,缓慢增加袖带压直至远端动脉搏动消失,且消失持续伴随心跳数下,记录该袖带压,即是LOP值。

当LOP值<17.3 kPa(130 mmHg)时,LOP值+5.3 kPa(40 mmHg);当LOP值在17.4～25.3 kPa(131～190 mmHg)时,LOP值+8.0 kPa(60 mmHg);当LOP值>25.3 kPa(190 mmHg)时,LOP值+10.7 kPa(80 mmHg);当手术患者为儿童时,普遍推荐LOP值+6.7 kPa(50 mmHg)。

(2)国内常用充气压力值:上肢充气压力值为收缩压×1.5或收缩压+9.3～12.0 kPa(70～90 mmHg),下肢充气压力值为收缩压×2。

(3)国内常用充气压力值:上肢充气压力值为收缩压+10.0 kPa(75 mmHg),下肢充气压力值为收缩压+20.0 kPa(150 mmHg)。

5.严格控制电动空气止血仪的充气时间

止血仪充气过程中,巡回护士必须及时、定时地向手术医师告知充气时间。充气时间应该依照患者的年龄、身体状况和肢体的血管供应而定。美国手术室协会建议电动空气止血仪充气时间见表8-3。

表 8-3　美国手术室协会建议电动空气止血仪充气时间

表 8-3　美国手术室协会建议电动空气止血仪充气时间

人群及部位	充气时间
成人上肢	不超过 60 分钟
成人下肢	不超过 90 分钟
儿童下肢	不超过 75 分钟

此外,当充气止血时间需要延长,则应每隔 1 小时对止血袖带进行放气,重新灌注肢体血流,重新灌注间隔时间为 15 分钟。

6.重视止血袖带充气过程中及放气后的监测与评估

(1)袖带充气中的监测:密切关注手术患者心率和血压上升的变化。神志清醒的手术患者,充气过程中应评估和关注患者可能因止血带压迫引起的疼痛,尤其是充气后的 30～60 分钟。对于儿童患者,充气过程中应密切监测患者的核心体温是否上升过高。

(2)袖带放气后的监测:在止血袖带放气后的 15 分钟内,手术团队应持续监测以下内容。①血压:手术患者的血压由于放气后血液分流向肢体,可能引起血压的下降。②氧饱和度:由于放气后厌氧代谢物质入循环,造成短暂性的混合型酸中毒,可能引起氧饱和度的下降。③肺栓塞:栓塞的释放,当放气后,可能造成患侧肢体内的栓塞释放入循环导致致死性的肺栓塞。

（赵俊梅）

第五节　手术室应急情况处理

一、心搏骤停

心搏骤停是指各种原因(如急性心肌缺血、电击、急性中毒等)所致的心脏突然停止搏动,有效泵血功能消失造成全身循环中断、呼吸停止和意识丧失引起全身严重缺血、缺氧。一旦发生手术患者心搏骤停,手术团队成员应第一时间进行快速判断,并实施心肺复苏术。

(一)术中发生心搏骤停的原因

1.各种心脏病

各种心脏病,如心肌梗死、心肌病、心肌炎、严重心律失常、严重瓣膜疾病。

2.麻醉意外

术中麻醉过深,或大量应用肌松剂,或气管插管引起迷走神经兴奋性增高,使原来有病变的心脏突然停跳。

3.药物中毒或过敏

常见的如局麻药(普鲁卡因胺)中毒,抗生素过敏、术中血液制品过敏等。

4.心脏压塞

心脏外科手术,如术中止血未完全或术中出血未及时引流出心包,易形成血块导致心脏压塞。

5.血压骤降

血压骤降,如快速大量失血、失液,或术中过量使用扩血管药物(如硝普钠),可使手术患者血压骤降至零,心搏骤停。

(二)心肺复苏术的实施

心肺复苏术(CPR)是针对呼吸心跳停止的急症危重患者所采取的抢救关键措施,即胸外按压形成暂时的人工循环并恢复自主搏动,采用人工呼吸代替自主呼吸,快速电除颤转复心室颤动,以及尽早使用血管活性药物重新恢复自主循环的急救技术。若手术患者因心脏压塞引起心脏呼吸骤停应当马上实行手术,清除心包血块。心跳呼吸骤停急救有效的指标:触及大动脉搏动,收缩压 8.0 kPa(60 mmHg)以上;皮肤、口唇、甲床颜色由紫转红;瞳孔缩小,对光反射恢复,睫毛反射恢复;自主呼吸恢复;心电图表现室颤波由细变粗。

1.迅速评估

如果为术中已实施麻醉监护的手术患者,可以通过监护仪实时监测数据和触摸颈动脉搏动,判断脉搏和呼吸;但不可反复观察心电示波,丧失抢救时机;如果为术中未实施麻醉监护的手术患者,则手术室护士或手术医师应迅速判断其意识反应、脉搏和呼吸情况,若手术患者意识丧失,深昏迷,呼之不应,医护人员用 2 个或 3 个手指触摸患者喉结再滑向一侧,于此平面的胸锁乳突肌前缘的凹陷处,触摸颈动脉搏动,检查至少 5 秒,但不要超过 10 秒,如果 10 秒内没有明确地感受到脉搏,应启动心肺复苏应急预案。

2.启动心肺复苏应急预案

如果麻醉师在场,手术室护士应配合麻醉师和手术医师一同进行心肺复苏术;如果为局麻手术患者,手术室巡回护士应当立刻呼叫麻醉师帮助,同时协助手术医师开始心肺复苏术。

3.胸外按压及呼吸复苏

(1)胸部按压:抢救者站于手术患者的一侧,使手术患者仰卧在坚固平坦的手术床上,如果手术患者为特殊体位如俯卧位、侧卧位,手术团队应将其翻转为仰卧位,翻转时应尽量使其头部、颈部和躯干保持在一条直线上。抢救者一手的掌根放在手术患者胸部中央,另一手的掌根置于第一只手上,伸直双臂,使双肩位于双手的正上方。按压时要求用力快速按压,胸骨下陷至少 5 cm,按压频率至少 100 次/分,每次按压后让胸壁完全回弹,尽量减少按压中断。

(2)开放气道,进行呼吸支持:如果手术患者已置气管插管,则应使用呼吸机或简易人工呼吸器进行呼吸支持。如果手术患者未置气管插管,则手术室护士应协助麻醉师或手术医师用仰头提颏法和推举下颌法两种方法开放气道,同时给予简易人工呼吸面罩呼吸支持,同时应尽快实施气管内插管,连接呼吸器或麻醉机。

仰头提颏法是指抢救者一手置于手术患者的前额,用手掌推动,使其头部后仰,另一只手的手指置颏附近的下颌下方,提起下颌,使颏上抬。推举下颌法是指抢救者同时托起手术患者左右下颌,无须仰头,当手术患者存在脊柱损伤可能时,应选择推举下颌法开放气道。

(3)胸内心脏按压:在胸外心脏按压无效的情况下,可实施胸内心脏按压。应用无菌器械,局部消毒,左第 4 肋间前外侧切口进胸,膈神经前纵形剪开心包,正确地施行单手或双手心脏按压术。一般用单手按压时,拇指和大鱼际紧贴右心室的表面,其余 4 指紧贴左心室后面,均匀用力,有节奏地进行按压和放松,60~80 次/分;双手胸内心脏按压,用于心脏扩大、心室肥厚者,术者左手放在右心室面,右手放在左心室面,双手掌向心脏做对合按压,余同单手法。切勿用手指尖按压心脏,以防止心肌和冠状血管损伤。术后彻底止血,置胸腔引流管。

(三)电除颤

部分循环骤停的手术患者实际上是心室颤动,在心脏按压过程中,出现心室颤动者随时进行电击除颤才能恢复窦性节律。

1.胸外除颤

将除颤电极包上盐水纱布或涂上导电膏,一电极放在患者胸部右上方(锁骨正下方),另一电极放在左乳头下(心尖部),成人一般选用200～400 J,儿童选用50～200 J,第一次除颤无效时,可酌情加大能量再次除颤。

2.胸内除颤

术中或开胸抢救时使用胸内除颤电极板,电极板蘸以生理盐水,左右两侧夹紧心脏,成人用10～30 J,放电后立即观察心电监护波形,了解除颤效果。

二、外科休克

休克是一急性的综合征,是指各种强烈致病因素作用于机体,使循环功能急剧减退,组织器官微循环灌流严重不足,导致细胞缺氧和功能障碍,以致重要生命器官功能、代谢严重障碍的全身危重病理过程。休克分为低血容量性、感染性、心源性、神经性和过敏性休克五类。其中低血容量休克是手术患者最常见的休克类型,由于体内或血管内血液、血浆或体液等大量丢失,引起有效血容量急剧减少所致的血压降低和微循环障碍,如肝脾破裂出血、宫外孕出血、四肢外伤、术中大出血等均可造成低血容量性休克。

(一)低血容量性休克的临床表现

早期患者出现精神紧张或烦躁,面色苍白,出冷汗,肢端湿冷,心跳加快,血压稍高,晚期患者出现血压下降,收缩压<10.7 kPa(80 mmHg),脉压<2.7 kPa(20 mmHg),心率增快,脉搏细速,烦躁不安或表情淡漠,严重者出现昏迷;呼吸急促,发绀;尿少,甚至无尿。

(二)低血容量性休克的急救措施

休克的预后取决于病情的轻重程度、抢救是否及时、抢救措施是否得力。所以一旦手术患者发生低血容量性休克,手术室护士应采取以下护理措施,协助手术医师、麻醉师,共同对手术患者进行急救。

1.一般护理措施

休克的手术患者送入手术室后,首先应维持手术患者呼吸道通畅,同时使其仰卧于手术床并给予吸氧;选择留置针,迅速建立静脉通路,保证补液速度;调高手术间温度,为手术患者盖棉被,同时可使用变温毯等主动升温装置,维持手术患者正常体温。

2.补充血容量

低血容量休克治疗的首要措施是迅速补充血容量,短期内快速输入生理盐水、右旋糖酐、全血或血浆、清蛋白以维持有效回心血量。同时正确地评估失液量,失液量的评估可以凭借临床症状、中心静脉压、尿量和术中出血量等进行判断。因此休克患者术前必须常规留置导尿管,以备记录尿量;术中出血量包括引流瓶内血量及血纱布血量的总和,巡回护士应正确评估、计算后告知手术医师;在快速补液时,手术室护士应密切观察手术患者的心肺功能,防止急性心力衰竭;在给手术患者输注库存血前,要适当加温库存血,预防术中低体温的发生。

3.积极处理原发病

(1)术前大量出血引起休克:如术前因肝脾破裂出血、宫外孕出血而引起休克的患者,进入手术室后所有手术团队成员应分秒必争,立即实施手术进行止血。

(2)四肢外伤引起休克:手术室护士事先准备止血带,并协助手术医师及时环扎止血带,并记录使用的起止时间。

(3)术中大出血:洗手护士在无菌区内做好应急配合,密切关注手术野、协助手术医师采取各种止血措施,传递器械、缝针时应确保动作迅速、准确。巡回护士应及时向洗手护士提供各类止血物品和缝针,与麻醉师共同准备并核对血液制品。

(4)剖宫产术中发生大出血:手术医师可以通过按摩子宫、使用缩宫素、缝扎等方式进行止血,巡回护士应及时准备缩宫素等增强子宫收缩的药物。如遇胎盘滞留或胎盘胎膜残留情况,洗手护士应配合手术医师尽快徒手剥离胎盘控制出血,若出血未能有效控制,在输血、抗休克的同时,行子宫次全切除术或全子宫切除术,巡回护士应及时提供洗手护士手术器械、敷料及特殊用物,并准确进行添加器械和纱布的清点记录。

4.及时执行医嘱

在抢救手术患者的紧急情况下,巡回护士可以执行手术医师的口头医嘱,执行前必须复述,得到确认后方可执行。

5.做好病情观察及记录

注意观察手术患者的生命体征,包括出入量(输血、输液量、尿量、出血量、引流量等);记录各类抢救措施、术中用药及病情变化。

三、输血反应

输血是临床抢救患者,治疗疾病的有效措施,在外科手术领域应用较广。一般情况下输血是安全的,但仍有部分患者在输血或输入某些血液制品后出现各种反应,可能由供、受者间血细胞表面同种异型抗原型别不同所致,常见的输血反应为红细胞 ABO 血型不符导致的溶血反应。除了溶血反应还有非溶血性反应即发热反应、变态反应。

(一)溶血反应

溶血反应是最严重的输血反应,死亡率高达 70%。发生溶血反应的患者,临床表现与发病时间、输血量、输血速度、血型、溶血程度密切相关且差异性大。术中全麻患者最早出现的征象是手术野出血、渗血和不明原因的低血压、无尿。

(二)发热反应

发热是最常见的非溶血性输血反应,发生率可达 40%。通常在输血后 1.5～2.0 小时内发生,症状可持续 0.5～2.0 小时,其主要表现为输血过程中手术患者出现发热、寒战。如遇发生发热反应的手术患者,立即终止输血,用解热镇痛药或糖皮质激素处理。造成该不良反应的原因:①血液或血制品中有致热原;②受血者多次受血后产生同种白细胞和/或血小板抗体。

(三)变态反应

变态反应是输血常见的并发症之一,发生在输血过程中或输血后数分钟,临床表现为受血者出现荨麻疹、血管神经性水肿,重者为全身皮疹、喉头水肿、支气管痉挛、血压下降等。造成该不良反应的原因:①所输血液或血制品含变应原;②受血者本身为高过敏体质或因多次受血而致敏。

(四)输血反应急救措施

一旦发生输血反应,应立即停止输血,更换全部输液管路。遵医嘱进行抗过敏等治疗,紧急情况下,口头医嘱必须完整复述得到确认后方可执行。将未输完的血液制品及管道妥善保存送输血科。

四、火灾

手术室发生火灾虽然罕见,但如果手术室工作人员忽视防火安全管理,操作不规范,仍然可能发生。因此手术室人员要充分认识到火灾的危险性,提高手术室火灾防范意识,防止发生火灾,并制订火灾应急预案,一旦发生火灾将损失降至最低。

(一)手术室发生火灾的危险因素

1.火源

(1)手术室内各种仪器设备:如电刀、激光、光纤灯源、无影灯、电脑、消毒器等,当设备及线路老化、破损发生漏电、短路,接头接触不良,使用后忘记关闭电源等情况,均是手术室发生火灾的导火索。

(2)手术室相对封闭的空间:如果通风不良、湿度过低,特别是在秋冬季,物体间相互摩擦极易产生静电,遇可燃物或助燃剂即可能导致火灾。

(3)高危设备的使用不当:如高频电刀在使用时会产生很高的局部温度,输出功率越高,产生温度也越高,遇到高浓度氧和乙醇时就会诱发燃烧。

2.氧气

氧气是最常见的助燃剂,患者在手术过程中一般都需持续供养,故可造成手术室中局部高氧环境,特别在患者头部。而当术中面罩吸氧时,由于密闭不严造成无菌巾下腔隙中的氧达到较高的浓度,可燃物在此环境中很容易燃烧。

3.可燃物

手术室内可燃物种类很多,如乙醇、碘酊、无菌巾、纱布、棉球、胶布等,尤以乙醇燃烧最常见,特别是乙醇挥发和氧气浓度增大可造成一种极易燃烧的混合物,一旦有火源就能燃烧,严重者可引起爆炸。

(二)手术室火灾预防措施

1.加强手术室管理

改进手术室的通风设备,防止氧气和乙醇在空气中积聚浓度过高;定期对仪器设备、线路进行维护和检修;氧气瓶口、压力表上应防油、防火,不可缠绕胶布或存放在高温处,使用完毕立即关好阀门;制订手术室防火安全制度及火灾应急预案,手术室内放置灭火器材,保证消防通道通畅。

2.加强术中管理

使用电刀时严格控制输出功率,严禁超出电刀使用的安全值范围;使用乙醇或碘酊消毒时,不可过湿擦拭,待其挥发完全后再开始使用电刀;使用任何带电的仪器设备前,必须确定不处在高氧环境中,使用完毕后及时关闭电源;对需要面罩吸氧的手术患者,应尽量给予低流量吸氧。

3.加强手术室人员的消防安全意识

树立防患于未然的观念,杜绝火灾隐患,防止发生火灾。组织全体医务人员学习一些基本的防火灭火安全知识,掌握灭火器材的使用方法。灭火器材有干粉、泡沫、二氧化碳,手术室配备的灭火器主要是二氧化碳灭火器,适合扑灭易燃液体、可燃气体、带电物质引起的火灾。

(三)手术室火灾应急预案及处理

1.原则

早发现、早报警、早扑救,及时疏散人员,抢救物资,各方合作,迅速扑灭火灾。

2.现场人员应对火灾四步骤(按照国际通用的灭火程序"RACE")

(1)救援(rescue,R):组织患者及工作人员及时离开火灾现场;对于不能行走的患者,采用抬、背、抱等方式转移。

(2)报警(alarm,A):利用就近电话迅速向医院火灾应急部门及"119"报警,有条件者按响消防报警按钮,迅速向火灾监控中心报警;在向"119"报警时讲清单位、楼层/部门、起火部位、火势大小、燃烧物质和报警人姓名,并通知邻近部门关上门窗、熟悉灭火计划和随时准备接收患者;与此同时,即刻向保卫科、院办、主管副院长汇报,并派人在医院门口接应和引导消防车进入火灾现场。

(3)限制(confine,C):关上火灾区域的门窗、分区防火门,防止火势蔓延。

(4)灭火或疏散(extinguish or evacuate,E):如果火势不大,用灭火器材灭火;如果火势过猛,按疏散计划,及时组织患者和其他人员撤离现场。

3.救助人员灭火、疏散步骤

救助人员接到报警到达后,立即采取以下步骤展开灭火和疏散。

(1)报警通报:立即通知所有相关领导、部门及可能殃及的区域,要求相关人员到位,启动相应流程,做好灭火和疏散准备。

(2)灭火:①明确火场状况,要做到"三查三看"。一查火场有没有人员被困火场,二查具体是什么物质在燃烧,三查通达火场最近的路径;一看火烟,定风向、定火势、定性质,二看建筑,定结构,定通路,三看环境,定重点、定人力、定路线。②扑救过程中,最高负责人总负责,所有参加人员必须严格服从现场,冷静、机智、正确使用灭火器材,应首先控制火情、然后扑灭。③一定要抓住起初灭火有利的时机,集中使用灭火器对存放精密仪器、昂贵物资的部位进行扑灭,力争在初起阶段就将火灾扑灭。④在燃烧过程中部分物品可产生有害有毒气体,应在扑救过程中采取防毒措施,如使用氧气呼吸面罩,用湿毛巾、口罩捂住口鼻等。

(3)疏散:积极抢救受火灾威胁的人员,应根据救人任务的大小和现有的灭火力量,首先组织人员救人,同时部署一定力量扑救火灾,在力量不足的情况下,应将主要力量投入救人工作。

4.疏散的原则和方法

(1)火场疏散先从着火房间开始,再从着火层以上各层开始疏散救人;本着患者优先的原则,医院员工有责任引导患者向安全的地方疏散。即先近后远、先上后下。要做好安抚工作,不要惊慌、随处乱跑,要服从指挥;对于被火围困的人员,应通过内线电话或手机等通信工具,告知其自救办法,引导他们自救脱险。

(2)当烟雾阻塞疏散通道的时候,可以利用湿毛巾、口罩捂住口鼻,尽可能身体贴近地面,匍匐前行,通过消防楼梯实现转移,尽快脱离火场;火灾中如果出现受伤人员,可以利用担架、轮椅,将患者尽快地撤离出危险区域。

(3)电梯严禁使用,因为如果突然停电可导致人员被困电梯。指示方向的哨位必须设立在各个疏散通道口,确保通道畅通。人员必须尽快分流,如果大量人员涌向同一个出口会导致出现拥挤踩踏等造成伤亡。

(4)疏散与保护物资:必须根据现场的具体状况来判断对受火灾威胁物资的处置,尽快决定进行疏散或者就地保护,以使财产的损失降低到最低限度。通常做法是先疏散和保护贵重的、有爆炸和有毒害危险的,以及处于下风方向的物资。不能让疏散出来的物资把通路堵塞,妥善放置在安全地点,由专人看护,避免丢失及毁坏。

五、停电

手术室停电通常可分为由人为原因造成的停电和意外情况引起的停电。如维修线路、错峰用电、拉闸限电或打雷时保护性的关闭电源等人为原因导致的停电,应事先告知手术室,做好停电准备,保证手术安全。若由恶劣天气、火灾、电路短路等意外情况引起的手术室停电,虽无法事先预料,但要提高警惕,完善应急工作。

(一)手术室停电预防措施

1.按手术室建筑标准做好配电规划

医院及手术室系统应建立两套供电系统,当其中一路发生故障时,自动切换至备用系统,保障手术室及其他重要部门的供电。同时,医院及手术室还应备有应急自供电源系统,当两套外供系统全部出现故障时,可紧急启动,维持短时间供电,为抢修赢得时间,为患者的安全提供保障。

2.加强手术室管理

每个手术间配备有足够的电插座,术中用电尽量使用吊塔与墙上的电源插座,少用接线板,避免地面拉线太多;电插座应加盖密封,防止进水,避免电路发生故障;每个手术间有独立的配电箱及带保险管的电源插座,以防一个手术间故障影响整个手术室运作。设备科相关人员必须定期对手术室的电器设备进行检测和维护;手术室严禁私自乱拉乱接电线;如发生断电应马上通知相关人员查明原因,防止再次发生。

3.加强手术室人员的用电安全意识

制订防止术中意外停电制度、停电应急预案,组织学习安全用电知识,术中合理使用电器设备,防止仪器短路。

(二)手术室停电应急预案及处理

1.手术间突发停电

(1)手术室人员立即报告科主任、护士长,电话报告医院相关部门。

(2)巡回护士使用应急灯照明,保证手术进行,清醒的患者做好安抚工作。

(3)断电后麻醉呼吸机、监护仪、微量输液泵等用电设备均停止工作,尽量使用手动装置替代动力装置,如呼吸机改手控呼吸,监护仪蓄电池失灵无法正常工作,应手动测量血压、脉搏和呼吸,以及时判断患者的生命体征,保证手术患者呼吸循环支持。

(4)防止手术野的出血,维持手术患者生命体征稳定,如为单间手术间停电可以先将电刀、超声刀等仪器接手术间外电源;如为整个手术室的停电应立即启动应急电源。

(5)关闭所有用电设备开关(除接房外电源的仪器),由专业人员查明断电原因,排除后恢复供电。

(6)做好停电记录包括时间及过程。

2.手术室内计划停电

(1)医院相关部门提前通知手术室停电时间,做好停电前准备。

(2)停电前相关部门再次与手术科室人员确认,以保证手术的安全。

(3)问题解除后及时恢复供电。

(赵俊梅)

第六节　手术室职业安全与防护

一、职业暴露的概念与防护

职业暴露是指医务人员从事诊疗、护理等工作过程中意外被感染性病原体携带者或患者的血液、体液等污染了皮肤或黏膜,或者被含有感染性病原体的血液、体液污染的针头及其他锐器刺破皮肤有被感染的可能。护理工作目标是促进健康、预防疾病、减轻痛苦和提高生命质量。护士在护理患者的过程中,将健康带给他们的同时,自身却可能暴露于各种各样的危险因素之中。

(一)手术室职业暴露的危险因素

1.生物性或感染性危险因素

手术室是手术患者高度聚集及病原微生物相对集中的地方,医务人员在手术操作过程中直接频繁接触患者的体液、血液、分泌物,发生感染性疾病的风险最高。血液性病原体对护理人员最具危险性,其主要的传播途径为皮肤暴露或黏膜暴露,包括针刺、锐器伤、安瓿割伤等。针刺伤是护理人员最常见的职业事故,据资料统计,在中国98%护理人员发生过针刺伤。

2.化学药物损伤

手术室工作人员每天接触的各种清洁剂、消毒剂、麻醉废气、药品等有着潜在的毒副作用,护士在配制各种术中化疗药物同时,药物颗粒释放到空气中,含有毒性微粒的气溶胶通过呼吸道吸入,药物接触皮肤直接吸收入体内,引起白细胞下降、头晕、咽痛、月经不调、脱发等,对妊娠期可引起自然流产,致畸、致癌等;配制使用各种消毒剂如戊二醛、甲醛等对人体皮的皮肤、眼睛、呼吸系统都有一定程度的损伤。

3.物理性损伤

对手术室工作人员构成职业危害的物理性因素包括放射性、辐射、电磁波、负重等,手术护士长时间站立,体位相对固定,加上精神高度紧张,可引起腰部肌肉劳损,局部血液循环不良而发生腰酸背疼,下肢静脉曲张发病率高于普通人群,目前因高科技技术的应用而产生的电离辐射给医务人员的损伤已受到关注。

4.社会心理因素

手术室护理人员女性居多,因女性特有的生理、心理及工作压力,又经常面对死亡、患者伤痛而引起的痛苦呻吟所引起的负性情绪。护理人员严重缺编,工作紧张,对护理人员产生精神压力及心理危害,长期轮值夜班,生物钟打乱,进食休息没有规律,精神紧张,职业压力大,生活不规律可引起胃肠疾病;有的护士利用业余时间自修学历课程,休息时间减少,体力恢复欠佳易出现内分泌功能紊乱及免疫功能低下等一系列临床表现。

(二)职业暴露防护

1.标准预防的概念

对所有患者的血液、体液、分泌物、排泄物均视为具有传染性,必须进行隔离,不论是否有明显的血迹污染或是否接触不完整的皮肤与黏膜,接触上述物质者,必须采取防护措施,也就是标准预防。其基本特点如下。

（1）既要防止血源性疾病的传播，也要防止非血源性疾病的传播。

（2）强调双向防护，即防止疾病从患者传至医务人员，又防止疾病从医务人员传至患者。

（3）根据疾病的主要传播途径，采取相应的隔离措施，包括接触隔离、空气隔离和微粒隔离。

2.职业暴露防护措施

（1）尽快建立职业防护法：把手术人员的职业防护问题上升到法律的高度，在目前我国不具备将医护人员的职业防护问题立法的环境和条件下，卫生行政主管部门和疾病预防控制部门应尽快制定出医疗机构加强此项工作的强制性措施。

（2）强化手术人员职业安全教育，推广普遍性防护原则：坚持标准预防，认真执行消毒隔离制度，严格遵守操作规程，将职业防护纳入护理常规，建立定期体检，计划免疫制度，锐器伤的报告制度。

（3）加强锐器损伤防护管理：有研究表明，护士是发生针刺伤及感染经血液、体液传播疾病的高危职业群体。所以护士要特别注意预防针刺伤，安全处理针头。禁止双手回套针帽，针头用后及时放入防刺穿的容器内，在处理针头时不要太匆忙，在手持针头或锐器时不要将锐利面对着他人；在为不合作者注射时，应取得其他人的协助；艾滋病患者用过的针头注射器不要分离，整副置于利器盒内；勿徒手处理破碎的玻璃，掰安瓿时用 75％乙醇小纱垫，以免手划伤。

（4）规范洗手：接触每例患者前后均要洗手，掌握正确的洗手方法，即七步洗手法。

（5）消毒剂使用防护：在接触消毒剂时戴上防护手套，注意勿泼翻，勿溅入眼内或吸入其产生的气体。使用戊二醛消毒液时应将戊二醛存放于有盖的容器内，室内通风良好，减少有害气体的接触。

（6）气溶胶污染的防护：护理人员正确掌握药物的效能、毒性、进入人体的途径、配制方法及注意事项，配制化疗药物时戴口罩、帽子、乳胶手套、护目镜，将药液加入输液瓶中一定要回抽尽空气，配制后洗手。化疗用过的所有物品放入专用污物袋内扎口焚烧处理，建立护理人员健康档案，定期体检与检测。

（7）合理正确使用保护用具：清洁或无菌手套，塑胶围裙，防水隔离衣，防护镜，口罩，铅屏风、铅衣等都是防止职业暴露的必需品。

（8）减轻身心疲劳，保持体力和能量：加强手术室人员配置，实行弹性排班，适当调整轮班制，注意缓解护士因工作压力大和精神紧张带来的身心疲劳。教育和传授青年护士学会缓解紧张情绪，注意保持体力和能量，合理设计工作流程，既保证工作安全性也为安排工作提供更宽松、更有利的条件。

二、锐器伤的预防与处理

创建一个安全的手术室环境极为重要，因为外科医师、手术室护士、麻醉医师和手术室其他工作人员在手术过程中相互协作，多个人员在有限的空间里工作容易发生意外损伤。外科医师和手术室工作人员经常会发生被锐利器械刺伤，因此重视锐利器械的操作、分析刺伤原因，减少锐器损伤发生率是手术室中职业防护的一项重要内容。

（一）医务人员职业暴露的现状

1.锐器损伤发生频率

针刺伤和锐器损伤是全球医师和护士的一个重要的职业危险因素。一项研究显示中国护士有 95％在工作期间曾发生过锐器损伤。主刀医师和第一助手发生锐器刺伤的危险最高，器械护士和其他刷手技术人员次之。尽管不同人员发生和暴露于此种危险的概率不同,但该危险永远存在于手术室。

2.锐器损伤发生的原因

锐利器械如剪刀、刀片、缝针、钩等在手术室使用最频繁,在术中传递、术后清洗,循环往复在各个环节中,容易误伤他人或自己。其中有 1/3 的器械在造成手术人员损伤后仍然和患者接触。这意味着不仅存在疾病由患者传递给医务人员的危险,同样也存在疾病由医务人员传递给患者的危险。医务人员发生锐器损伤的常见操作和情形有几种:①调整针头;②开启安瓿;③打开针帽;④寻找物品;⑤清洁器具;⑥针刺破针帽;⑦手术中意外受伤;⑧由患者致伤;⑨由同事致伤。

手术室工作的快节奏、频繁使用锐器、操作间狭小等因素都可能造成工作人员在各项操作中发生针刺伤或锐器伤。

3.发生锐器损伤不报告的原因

锐器损伤在工作场所频繁发生,但是在汇报的过程中常常出现漏报或不报的情况。有研究表明,在一些国家常出现漏报情况。以既往英国的一项研究为例,有 28% 的医师发生了锐器损伤后未上报。另有研究表明,不报率分别高达 85.2% 和 72%。漏报和不报是传染病控制中的一个重要问题。

工作人员发生锐器损伤的原因分析中,缺乏相关知识可能是目前国内医务人员报告率低的一个因素。不报告的常见原因:①我不知道应该上报;②我不知道如何上报;③我的运气不至于这么差而患病;④我很忙,没空报告;⑤患者没有患传染病,没必要上报;⑥我已经接种了 HBV 疫苗;⑦该器械没有使用过。

(二)锐器损伤预防措施

1.手套的应用

(1)单层手套使用:树立标准防护的理念是防止锐器损伤的关键,将每例患者的血液、体液、排泄物等均按传染性的物品对待,预防污染其他物品及感染医务人员。采取的防护措施有:在进行可能接触到患者血液、体液的操作时应戴手套。有研究表明:如果一个被血液污染的针头刺破一层乳胶手套或聚乙烯手套,医务人员接触的血量比未戴手套时可能减少 50% 以上。临床工作中外科医师和器械护士普遍意识到单层手套所提供的屏障仍十分薄弱,有报道指出:胸外科医师和器械护士使用手套的穿破率分别达到 61% 和 40%,并且其中 83% 的破损并未被外科医师发现。

(2)双层手套使用:有研究推荐使用双层手套,使用双层手套能够针对手套破损造成的危险提供较好的保护作用。当外层手套被刺破时,内层手套的隔离保护作用仍然存在,双层手套使工作人员沾染患者的血液危险降低 87%。虽然也有双层手套被刺破的现象,但双层手套同时被刺破则很少。此外,缝合用的实心针在穿过双层手套后其附带的血液量将减少 95%。由于术中手套破损不易被察觉,双层手套能够预防医务人员的手与患者血液的直接接触。双层手套临床应用的弊端是手的舒适性、敏感性和灵活性下降。

2.针头的使用

(1)注射器针头:工作人员在使用注射器操作后习惯回套上针帽,是造成刺伤的重要原因,尤其在忙碌的工作时,仓促地回套针帽,容易发生针刺伤。为避免针刺伤的发生,应要求工作人员养成良好的操作行为,立即并小心地处理使用过的注射器针头。美国疾病控制中心早于 1987 年在全面性防护措施中就提出:禁止用双手回套针帽,主张单手套针操作法。目前国内已有大部分医院执行禁止回套针头的保护措施,规范操作行为是降低针刺伤的重要环节之一。

(2)手术缝针:美国外科医师学会推荐:不要对缝针进行校正,在可能的情况下尽量使用无针系统,条件许可尽量使用高频电刀或钉合器。使用合适的器械拿取缝针。在缝针使用中不可使用手拿式直缝针线,不可用手直接拿取缝针,应使用针持或镊子。

(3)手术钝头缝针:手术中采用弧形缝针进行筋膜缝合时发生的刺伤占缝针刺伤的59%。为了减少工作人员针刺伤的危险,人们提议应用钝头针。钝头针能够显著减少手套穿孔率。并且钝头针能够避免外科医师和手术室护士手部的针刺伤。

3.设立传递锐器的中间区域

所谓中间区域指被预先指定的放置锐器的区域,并且外科医师、器械护士均能十分方便地从中拿取锐器,这样可以减少用手直接传递锐器。使用中间区域传递锐器,也称为无接触传递技术。围术期护理学会 AORN 提出,手术室成员应当在条件允许时尽量使用无接触传递技术代替用手进行针或其他锐器的传递。

4.尖锐物品的处理

(1)尖锐物品处理原则:①将所有使用过的一次性手术刀、缝针、注射器针头等直接丢弃在利器盒里;②避免双手回套针头,如需重盖,应使用专用的针头移除设备或使用单手操作技巧完成;③不要徒手弯曲或掰断针头。

(2)利器盒的要求:①材质坚硬,不能被利器穿刺;②开口大小合适,能轻易容纳利器,避免开口过大,防止溅洒;③利器盒安置在适当并容易看见的高度;④利器盒装满 3/4 后便及时更换并移去。

(三)针刺伤后的处理

1.紧急处理步骤

(1)戴手套者应迅速、敏捷地按常规脱去手套。

(2)立即用健侧手从近心端向远心端挤压,排出血液,相对减少污染的程度;同时用流动水冲洗伤口。

(3)用 1%活力碘或 2.5%碘酊与 75%乙醇对污染伤口进行消毒。

(4)做进一步检查并向相关部门汇报。

锐器损伤仍然是外科医师和手术室护士及其他工作人员健康的一个危险因素。医务人员必须了解这一危险因素并做好相关的防护工作。目前有许多有关该问题的信息资源,如国际锐器刺伤预防协会、国际医务人员安全中心等均可以提供相关防护知识。

2.建立锐器损伤报告管理制度

护士一旦被刺伤,报告医院有关部门,医院应立即评估发生情况,使受伤者得到恰当的治疗及跟踪观察。美国职业安全卫生署早在 1991 年就已经规定,医院必须上报医务人员血液暴露及针刺伤发生的情况。而且采用了弗吉尼亚大学教授 Janise Jagger 等建立的"血液暴露防治通报网络系统",制订了刺伤发生后的处理流程,以达到对职业暴露、职业安全的控制与管理。目前在我国卫生管理部门尚未制定相关制度,但各医院已在逐步建立刺伤发生后的上报制度。

三、血源性疾病职业暴露预防和处理

医务人员因职业关系,接触致病因子的频率高于普通人群。长期以来,医院感染控制主要是针对患者,而对医务人员因职业暴露而感染血源性传染疾病的情况关注甚少。我国目前人口中乙型病毒性肝炎总感染率高达 60％左右,HBV 携带者已有 1.3 亿,艾滋病的流行在我国也已经进入快速增长期,艾滋病患者已出现猛增趋势。国内学者调查发现,临床医务人员 HBV、HCV、HGV 等肝炎总感染率为 33.3％明显高于普通人群(12.3％)。医务人员正面临着严峻的职业暴露的危险,因此,手术室工作人员明确血源性传染病职业暴露的防护与处理程序尤为重要。

(一)医务人员血源性传染病职业暴露的定义

医务人员在从事诊疗、护理、医疗垃圾清运等工作过程中意外被血源性传染病感染者或携带者的血液、体液污染了破损的皮肤或黏膜,或被含有血源性传染病的血液、体液污染了的针头及其他锐器刺破皮肤,还包括被这类患者抓伤、咬伤等,有可能被血源性传染病感染的事件称为血源性传染病职业暴露。

(二)护士感染血源性传播疾病的职业危害

(1)患者血液中会有致病因子,是造成医务人员感染血源性传播疾病的先决条件,医务人员经常接触患者的血液、体液等,职业暴露后感染的概率较常人高。血源性致病因子对医务人员的传染常发生于锐器和针刺损伤皮肤黏膜或破损皮肤接触等方式传播,多发生于护士,其次是检验科人员及医师。

(2)长时间从事采血、急救工作,以及手术科、妇、产科、血液科的操作,接触患者血液、体液的机会大大增加,接触血量越大,时间越长,机体获得致病因子的量越大。医疗、护理活动中一切可能接触血液、体液的操作,包括注射、采血、输血、手术、内镜、透析及患者各类标本的采集、传递、检验及废弃处理过程均可造成职业性感染。综合不同国家或地区的研究资料,医务人员因针刺或损伤、接触受污染的血液,感染乙型病毒性肝炎的危险性为 2％～40％,感染丙型病毒性肝炎的危险性为 3％～10％。护理职业暴露感染 HBV 的危险性明显高于 HCV、HIV。

(三)医务人员血源性传染病职业暴露的防护

(1)防护重点是避免与患者或携带者的血液和体液直接接触。

(2)加强对医务人员防范意识的宣传教育,树立良好的消毒灭菌观念。

(3)医务人员应遵守标准预防的原则,视所有患者的血液、体液及被血液和体液污染的物品为具有传染性的物质,在操作过程中,必须严格执行正确的操作程序,并采取适当的防护措施。

(4)医务人员在接触患者前后必须洗手,接触任何含病原体的物质时,应采取适当的防护措施:①进行有可能接触患者血液、体液的操作时,必须戴手套,操作完毕,脱去手套立即洗手,必要时进行手消毒。②在操作过程中患者的血液、体液可能溅起时,须戴手套、防渗透的口罩、护目镜;在操作时若其血液、体液可能发生大面积飞溅或可能污染医务人员身体时,还必须穿防渗透隔离衣或围裙,以提供有效的保护。③工作人员暴露部位如有伤口、皮炎等应避免参与血源性传染病如艾滋病、乙型病毒性肝炎等感染者的护理工作,也不要接触污染的仪器设备。④医务人员在进行侵袭性操作过程中,应保证充足的光线,注意规范的操作程序,防止发生意外针刺伤事件。

(5)污染的针头和其他一次性锐器用后立即放入耐刺、防渗透的利器盒或进行安全处置。

(6)摒弃将双手回套针帽的操作方法,如需回套,建议单手回套法。禁止用手直接接触使用后的针头、刀片等锐器。禁止拿着污染的锐器在工作场所走动,避免意外刺伤他人或自伤。

(四)应急处理程序

(1)立即在伤口旁轻轻挤压,尽可能挤出损伤处的血液,再用肥皂液和流动水冲洗伤口后用0.5％碘伏进行消毒,如果是黏膜损伤则用流动水和生理盐水冲洗。

(2)当事医务人应认真填写本单位的《医疗锐器伤登记表》,其内容应包括发生的时间、地点,经过、具体部位和损伤的情况等。

（3）医务人员发生意外事件后应在 24～48 小时内完成自身和接触患者血清的 HIV 和 HBsAg 相关检查，血清学随访时间为 1 年，同时根据情况进行相应处理。

（五）HIV 职业暴露防护工作指导原则

1.HIV 职业暴露的概述

HIV 职业暴露指医务人员从事诊疗、护理等工作中意外被 HIV 感染者或艾滋病患者的血液、体液污染了皮肤或者黏膜，或被含有 HIV 的血液、体液污染的针头及其他锐器刺破皮肤，有可能被 HIV 感染的情况。艾滋病又称获得性免疫缺陷综合征（acquired immune deficiency syndrome，AIDS），是 HIV 感染人体引起的一种传染病。人体感染 HIV 后，免疫系统被破坏而引发一系列机会性感染和恶性肿瘤。HIV 感染是指 HIV 进入人体后的带毒状态，个体称为 HIV 感染者。AIDS 有 3 种传播途径，即性接触传播、经血液传播及母婴传播。全国 AIDS 的流行经过散发期、局部流行期已转入广泛流行期。

2.针头刺伤与感染

医务人员在工作中因针刺伤接触 HIV 的频率为 0.19％，其中护士占 67.0％，内、外科医师占 17.5％，其他人员占 15.5％。针刺伤或锐器伤对护士的威胁时刻存在，健康的医务人员患血源性传染病 80％～90％是由针刺伤所致，其中护士占 80％，经常发生在注射或采血时或处理注射器过程中，手术中传递剪刀、手术刀及缝针时，收拾手术污物或器械时，皮肤黏膜受损或血液污染的机会也较多。被针头刺伤后是否会感染 HIV 主要取决于针头是否被 HIV 污染，如果针头已被 HIV 污染了，就有感染的危险。感染可能性大小与针头的特性、刺伤的深度，针头上有无可见血液及血液量的多少、感染源患者的感染阶段及受伤者的遗传特性有关。

空心针头较实心针头感染的可能性大；刺伤越深，针头上污染越多，感染的可能性就越大，反之感染的可能性就小；如作为感染源的患者在被刺 2 个月内因艾滋病死亡，被感染的可能性则更大。

3.HIV 职业暴露分级

（1）一级暴露：①暴露源为体液、血液或者含有体液、血液的医疗器械、物品；②暴露类型为暴露源沾染了有损伤的皮肤或黏膜，暴露量小且暴露时间短。

（2）二级暴露：①暴露源为体液、血液或者含有体液、血液的医疗器械、物品；②暴露类型为暴露源沾染了有损伤的皮肤或黏膜，暴露量大且暴露时间长；或暴露类型为暴露源刺伤或割伤皮肤，但损伤程度较轻，为表皮擦伤或被针刺伤。

（3）三级暴露：①暴露源为体液、血液或者含有体液、血液的医疗器械、物品；②暴露类型为暴露源刺伤或割伤皮肤，但损伤程度较重，为深部伤口或者割伤物有明显可见的血液。

4.HIV 暴露源的病毒载量分级

HIV 暴露源的病毒载量水平分轻度、重度和暴露源不明三种类型。

（1）轻度类型：经检验，暴露源为 HIV 病毒阳性，但滴度低、HIV 病毒感染者无临床症状、CD4 计数正常者。

（2）重度类型：经检验，暴露源为 HIV 病毒阳性，但滴度高、HIV 病毒感染者有临床症状、CD4 计数低者。

（3）暴露源不明：不能确定暴露源是否为 HIV 病毒阳性。

5.HIV 职业暴露后的处理

医务人员预防 HIV 感染的防护措施应当遵照标准预防原则,通过采取一套标准的综合性防护措施不但可以大大减少受感染的机会,更可以避免一些不必要的歧视或误会。其措施包括以下几种情况。

(1)自我防护。①洗手:洗手是预防 HIV 传播最经济、方便、有效的方法。护士在接触患者前后、接触患者的排泄物、伤口分泌物和污染物品后都要洗手。洗手既是任何医疗、护理工作者接触患者前要做的第一件事,也是他们离开患者或隔离区要做的最后一件事。②手的消毒:手的消毒比洗手有更高、更严格的要求。医护人员的手在接触到大量高度致病性的微生物后,为了尽快消除污染到手上的细菌,以保证有关人员不受感染,或防上致病菌在患者和工作人员之间扩散,必须进行严格的手消毒。③戴手套:当护士预计到有可能接触到患者的血液、体液、分泌物、排泄物或其他被污染的物品时,应戴手套。在护理每例患者后要更换手套,防止护士变成传播 HIV 的媒介。手套发生破裂、被针刺破或其他原因破损时应及时更换手套。操作完毕,应尽快脱去受血液或体液污染的手套。脱去手套后,即使手套表面上并无破损,也应马上清洗双手。④戴口罩或防护眼罩:处理血液、分泌物等有可能溅出液体时,应戴口罩和防护眼罩。这样可以减少患者的体液、血液等传染性物质溅到医务人员眼睛、口腔及鼻腔黏膜上。隔离效果较好的防护性口罩是一种由特殊滤纸(过氯乙烯纤维)制成的高效过滤口罩,口罩只能使用一次,湿了就无阻菌效果。口罩应盖住口鼻部,不能挂在颈部。不反复使用。防护眼罩尽量一次性使用,若有困难每次使用后必须严格消毒处理。⑤穿隔离衣:在执行特殊手术或预料到衣服有可能被血液、体液、分泌物或排泄物污染时,应穿上隔离衣。

(2)HIV 患者物品处理。①病理标本的处理:标本容器应用双层包装并标记警示"HIV"字样,放入坚固防漏的密闭容器内以防溅出。②废物的处理:污染的废弃物品,如患者用过的一次性医疗用品及其他各种固体废弃物,应放入双层防水医疗垃圾袋内,密封并贴上"危险"等特殊标记,然后送到指定地点,由专人负责焚烧。没有条件焚烧时,可以先经过消毒后再抛弃。消毒可以用煮沸法,也可用次氯酸钠溶液或 1‰过氧乙酸。排泄物、分泌物等液体废物应倒入专用容器,然后用等量的含氯消毒剂混合均匀搅拌,作用 60 分钟以上,排入污水池。③血液、体液溅出的处理:对溅出的血液和体液的清除方法:戴上手套,用一次性毛巾或其他吸水性能好的物品清除溅出的血液或体液,再用消毒液消毒污染的表面;对大面积的溅出,应先用一次性毛巾盖住,然后用 1‰漂白粉浸泡 10 分钟,再按上述步骤处理;如有血液溅到嘴内,应用水反复冲洗口腔,用消毒溶液反复漱口;对溅在身上的血液,用吸水纸擦拭,再用去污剂洗涤,最后用消毒剂擦拭。④处理针头和其他尖锐物品:对针头、手术刀片和其他尖锐物品应小心处理,避免针头或其他锐器损伤。用过的针头不要重新回套上针帽,不要用手折弯或折断针头,不要从一次性注射器上取下针头。用过的带有针头的注射器手术刀或其他锐器使用后直接放在坚固的利器盒内,转送到处理部门。巡回护士应记录及报告所有血液、体液接触的情况。

6.HIV 暴露后应急处理程序

(1)立即在伤口旁轻轻挤压,尽可能挤出损伤处的血液,再用肥皂液和流动水冲洗伤口后用 0.5%碘伏进行消毒,如果是黏膜损伤则用流动水和生理盐水冲洗。

(2)当事医务人员认真填写本单位的《医疗锐器伤登记表》,其内容应包括:发生的时间、地点,经过、具体部位和损伤的情况等,同时进行相关检查的处理。

(3)医疗机构应当根据暴露级别和暴露源病毒载量水平对发生 HIV 病毒职业暴露的医务人

员实施预防用药方案,预防用药方案分基本用药程序和强化用药程序:①基本用药程序为两种反转录酶制剂,使用常规治疗剂量,连续使用 28 天。②强化用药程序是在基本用药的基础上,同时增加一种蛋白酶抑制剂,使用常规治疗剂量,连续使用 28 天。预防性用药应当发生在 HIV 病毒职业暴露后尽早开始,最好在 4 小时内实施,最迟不得超过 24 小时,即使超过 24 小时,也应当实施预防性用药。

(4)医务人员发生 HIV 病毒职业暴露后,医疗机构应当给予随访和咨询。随访和咨询的内容:在暴露后的第 4 周、第 8 周、第 12 周及 6 个月对 HIV 病毒抗体进行检测,对服用药物的毒性进行监控和处理,观察和记录 HIV 病毒感染的早期症状等。

7.登记和报告

(1)医疗卫生机构应当对 HIV 职业暴露情况进行登记,登记内容:①HIV 病毒职业暴露发生的时间、地点及经过;②暴露方式;③暴露的具体部位及损伤程度;④暴露源种类和含有 HIV 病毒的情况;⑤处理方法和处理经过,是否实施预防性用药、首次用药时间、药物毒副作用及用药的依从性情况;⑥定期检测和随访情况。

(2)医疗卫生机构每 6 个月应当将本单位发生 HIV 职业暴露情况汇总,逐级上报至上级疾病预防控制机构。

(赵俊梅)

第九章

重症医学科护理

第一节　危重患者的评估

　　评估是对危重患者实施有效护理的重要环节,ICU护士应熟悉护理评估内容,掌握护理评估的技能,通过评估了解患者的状况,并依据评估中的问题,有针对地实施护理。本节介绍常用及重要的护理评估指标。

一、身体评估

(一)一般状态评估
　　一般状态评估是对评估对象全身状态的概括性观察。评估方法以视诊为主,配合触诊、听诊和嗅诊完成。评估内容包括:性别、年龄、生命体征、发育与体型、营养状态、意识状态、面容与表情、语调与语态、体位、姿势与步态。

　　以营养状态评估为例,最方便快捷的方法是判断皮下脂肪的充实程度。最方便和最适宜的评估部位是前臂屈侧、上臂背侧下1/3处,此处脂肪分布的个体差异最小;最简单、直接、可靠、重要的指标是测量体重,但应结合内脏功能测定进行分析;体重指数是反映蛋白质、热量、营养不良及肥胖的可靠指标。体重指数(BMI)＝体重(kg)/身高^2(m^2)。

(二)皮肤评估
　　以视诊为主,必要时结合触诊。主要包括对皮肤颜色、湿度、温度、弹性、皮疹、压疮、皮下出血、蜘蛛痣与肝掌、水肿的评估。

　　以水肿的评估为例,评估时,指压后应停留片刻,观察有无凹陷及平复情况。常用评估部位为浅表骨表面(如胫骨前、踝部、足背、腰骶骨及额前等)及眼睑。以手指按压局部组织可出现凹陷者,称凹陷性水肿。而黏液性水肿及象皮肿,尽管肿胀明显,但受压后无组织凹陷,为非凹陷性水肿。

　　根据水肿的程度可分为轻、中、重3度。①轻度:仅见于眼睑、眶下软组织、胫骨前、踝部皮下组织,指压后可见轻度凹陷,平复较快。②中度:全身软组织均可见明显水肿,指压后可见明显凹陷,平复缓慢。③重度:全身组织明显水肿,身体低垂部位皮肤紧张发亮,甚至有液体渗出,胸、腹腔等浆膜腔可有积液,外阴部也可见明显水肿。

(三)全身浅表淋巴结评估

1.评估方法

评估者主要用滑动触诊。

2.评估顺序

耳前、耳后、乳突区、枕骨下区、颈后三角、锁骨上窝、腋窝、滑车上、腹股沟、腘窝等。

3.评估内容

触及肿大的淋巴结时应注意其大小、数目、硬度、压痛、活动度、有无粘连,局部皮肤有无红肿、瘢痕、瘘管等,注意寻找引起淋巴结肿大的原发病灶。

(四)头部及其器官和颈部评估

1.头部

头部的评估包括头发、头皮及头颅。

2.面部及其器官

(1)眼的评估:通常由外向内,遵循眼睑、结膜、巩膜、角膜、眼球、视功能评估、眼底检查的顺序依次进行。

(2)耳的评估:外耳注意耳郭有无畸形、外耳道是否通畅,有无分泌物或异物;乳突及听力。

(3)鼻的评估:鼻外形;有无鼻翼翕动、鼻出血;鼻腔黏膜;鼻腔分泌物;鼻窦。

(4)口的评估:应从口唇、口腔黏膜、牙齿、牙龈、舌、咽部,以及扁桃体、口腔气味、腮腺,沿外向内的顺序依次进行。

3.颈部

包括颈部外形与活动、颈部血管、甲状腺及气管的评估。

(五)胸部评估

评估者嘱评估对象取坐位或仰卧位,按视、触、叩、听顺序,先评估前胸部和侧胸部,再评估背部,对称部位应左右对比。

1.胸部的体表标志

(1)骨骼标志:胸骨角、剑突、腹上角、肋间隙、肩胛骨、脊柱棘突、肋脊角。

(2)自然陷窝:胸骨上窝;锁骨上、下窝;腋窝。

(3)人工画线:前正中线、后正中线、锁骨中线(左右)、腋前线(左右)、腋后线(左右)、腋中线(左右)、肩胛下角线(左右)。

(4)人工分区:肩胛上区、肩胛下区、肩胛间区、肩胛区。

2.胸壁、胸廓及乳房

(1)胸壁评估:静脉、皮下气肿及胸壁压痛。

(2)胸廓评估:是否对称、前后径与左右径的比例。

(3)乳房评估:先视诊,后触诊。除评估乳房外,还应注意引流乳房部位的淋巴结。

3.肺和胸膜

(1)视诊:呼吸运动类型、有无呼吸困难;呼吸频率、呼吸幅度、呼吸节律。

(2)触诊:胸廓扩张度、触觉语颤、胸膜摩擦感。

(3)叩诊:先评估前胸,再评估侧胸及背部,有无异常胸部叩诊音。

(4)听诊:是肺部评估最重要的方法。内容包括正常肺部呼吸音(支气管呼吸音、肺泡呼吸音、支气管肺泡呼吸音);异常肺部呼吸音(异常肺泡呼吸音、异常支气管呼吸音、异常支气管肺泡呼吸音);啰音(干啰音、湿啰音);语言共振;胸膜摩擦音。

(六)心脏评估

(1)视诊包括心前区外形及心尖冲动。

(2)触诊包括心前区搏动,震颤、心包摩擦感。

(3)叩诊主要指叩诊心界。

(4)听诊是评估心脏的重要方法。听诊内容包括心率、心律、心音、额外心音、杂音、心包摩擦音。

(七)血管评估

(1)视诊观察有无肝颈静脉回流征及毛细血管搏动征。

(2)触诊包括脉搏速度改变、节律改变、强弱改变、波形异常。

(3)听诊有无动脉杂音;枪击音及 Duroziez 双重杂音。

(4)血压测量。

(八)腹部评估

1.腹部的体表标志

包括肋弓下缘、脐、髂前上棘、腹直肌外缘、腹中线、肋脊角、耻骨联合。

2.腹部分区

包括四分区法和九分区法。

3.腹部评估方法

(1)视诊:评估者立于评估对象的右侧,自上而下视诊,有时为观察腹部细小隆起或蠕动波,评估者需将视线降低至复平面,从侧面呈切线方向观察。腹部视诊内容包括腹部外形;呼吸运动;腹壁静脉曲张;胃肠型及蠕动波;注意有无皮疹、色素、腹纹、瘢痕、疝等。

(2)听诊:由于触诊和叩诊可能会增加肠蠕动而增加听诊效果,因而腹部听诊常在视诊后进行。听诊内容包括肠鸣音和血管杂音。

(3)叩诊:腹部叩诊主要用于评估某些腹腔脏器的大小、位置、叩痛,胃肠道充气情况,腹腔肿物、积气或积液等。腹部叩诊多采取间接叩诊法。

(4)触诊:要求评估对象排尿后低枕仰卧位,两臂自然放于身体两侧,两腿屈曲稍分开,是腹部放松,作张口缓慢腹式呼吸。评估者立于评估对象右侧,手要温暖,动作要轻柔,一般自左下腹开始逆时针方向评估。原则是先触健侧再触患侧。边触诊边观察评估对象的反应及表情,并与之交谈,可转移其注意力而减少腹肌紧张。浅部触诊法适用于检查腹部紧张度、抵抗感、浅表压痛、包块搏动和腹壁上的肿物等。深部触诊法适用于检查腹腔脏器状况、深部压痛、反跳痛及肿物等。

(九)脊柱与四肢评估

(1)脊柱的评估主要包括脊柱弯曲度、脊柱活动度、脊柱压痛和叩击痛。

(2)四肢评估以视诊和触诊为主。主要从形态和功能两方面评估。

(十)神经系统评估

1.运动功能评估

(1)肌力是评估对象主动运动时肌肉的收缩力。嘱评估对象作肢体伸屈运动,评估者从相反方向给予阻力,评估其对阻力的克服力量。注意两侧肢体的对比,两侧力量显著不等时有重要意义。肌力的记录采用0～5级的6级分级法。①0级:完全瘫痪,无肌肉收缩。②1级:只有肌肉收缩,但无动作。③2级:肢体能在床面水平移动,但不能抬离床面。④3级:肢体能抬离床面,但不能克服阻力。⑤4级:能克服阻力,但较正常稍差。⑥5级:正常肌力。

(2)肌张力。

(3)随意、不随意及共济运动。

2.感觉功能评估

评估时,评估对象必须意识清晰、合作,注意左右、远近对比。

(1)浅感觉:主要有皮肤、黏膜的痛觉、温觉和触觉。

(2)深感觉:包括关节觉、震动觉。

(3)复合感觉:包括皮肤定位觉、两点辨别觉、实物辨别觉和体表图形觉。

3.神经反射评估

(1)生理反射:①浅反射为刺激皮肤或黏膜引起的反射,包括角膜反射、腹部反射、提睾反射、跖反射。②深反射为刺激骨膜、肌腱引起的反射,包括肱二头肌反射、肱三头肌反射、膝腱反射、跟腱反射、Hoffmann征。

(2)病理反射包括巴宾斯基征、奥本海姆征、戈登征、查多克征。

(3)脑膜刺激征为脑膜受激惹的表现,包括颈强直、克尼格征、布鲁津斯基征。

二、常见症状评估

(一)一般情况评估

1.体温的身体变化

如高热环境中体温可稍高;情绪激动可使体温暂时升高等。

2.发热的原因或诱因

有无传染病接触史、预防接种史、手术史等;是否受凉、过度劳累、饮食不洁、损伤、精神刺激等。

3.发热的临床经过

注意发热的时间、体温上升的急缓、发热的高低、持续时间的长短、各病期的主要表现等。

4.发热的程度、热期及热型

定时测量体温,绘制体温曲线,观察发热的程度、热期,注意有无特征性热型。

5.伴随症状

有无寒战、乏力、头痛、肌肉酸痛、咳嗽、咳痰、恶心、呕吐、出血、皮疹、昏迷、抽搐等。

6.身心状况

(1)密切观察生命体征、瞳孔及意识状态、皮肤、口腔黏膜及尿量的改变。

(2)了解高热对机体重要脏器的影响及程度。

(3)体温下降期的患者,注意有无大汗及脱水的表现。

(4)长期发热者注意有无食欲减退及体重下降。

(5)还需注意患者的精神状况、心理反应、睡眠情况等。

7.诊疗及护理经过

(1)做过任何检查、结果怎样。

(2)诊断为何种疾病;其治疗护理措施。

(3)是否进行过物理降温。

（4）是否使用过抗生素、激素、解热药,药物的剂量及疗效。

（二）疼痛的护理评估要点

1.疼痛部位

疼痛部位通常为病变所在部位。

2.疼痛性质

疼痛性质与病变部位及病变性质密切相关。

3.疼痛程度

疼痛与病情严重性有无平行关系。

4.疼痛发生于持续时间

某些疼痛可发生在特定的时间。

5.疼痛的影响因素

包括诱发、加重与缓解的因素。

6.相关病史

疼痛前有无外伤、手术史、有无感染、药物及食物中毒,有无类似发作史及家庭史等。

7.伴随症状及体征

不同病因所致疼痛的伴随症状和体征不同。

8.疼痛的身心反应

密切观察患者的呼吸、心率、脉搏。血压、面色变化,有无恶心、呕吐、食欲缺乏或睡眠不佳、强迫体位、呻吟或哭叫,有无因疼痛而产生的焦虑、愤怒、恐惧等情绪反应,剧烈疼痛者还应观察有无休克的表现。

（三）水肿的护理评估要点

1.水肿部位及程度

水肿首先出现部位。

2.水肿的特点

水肿出现的时间,发生急缓,水肿性质,使水肿加重、减轻的因素,水肿体位变化和活动的关系。

3.营养与饮食

食欲有无改变,每天进食食物的种类、量;营养物质的搭配是否合理,能否满足身体的需要;体重有无明显变化;对有心、肝、肾脏的患者还应该注意钠盐和液体的摄入量。

4.出入液体量

详细记录 24 小时出入液量。对尿量明显减少者应注意观察有无急性肺水肿发生;有无肾功能损害及电解质酸碱平衡紊乱,如氮质血症、高钾血症等。

5.相关病史

有无心、肝、肾、内分泌代谢性疾病病史;有无营养不良、应用激素类药物、甘草制剂等;有无创伤和过敏史;女性患者水肿应注意与月经、妊娠有无关系。

6.水肿的身心反应

观察体重、胸围、腹围、脉搏、呼吸、血压、体位等情况;注意水肿部位皮肤黏膜的弹性、光泽、温湿度;观察长期卧床或严重水肿者的皮肤有无水疱、渗液、破溃或继发感染;注意有无胸腔积液征、腹水征及各种伴随症状;患者是否因水肿引起形象的改变、活动障碍、身体不适而心情烦躁。

7.诊疗及护理经过

水肿发生后就医情况;是否使用过利尿剂,药物种类、剂量、疗效和不良反应;休息、饮食、保护皮肤等护理措施的实施情况。

(四)呼吸困难的护理评估要点

1.呼吸困难的发生和进展特点

呼吸困难的发生和进展特点是突然发生,还是渐进性发展;是持续存在,还是反复间断;呼吸困难发生的诱因、时间及环境;与活动及体位的关系。

2.呼吸困难的严重程度

通常以呼吸困难与日常生活自理能力水平的关系来评估。让患者自我表述呼吸困难对日常活动的影响,如与同龄人行走、登高;劳动时有无气促;是否需要停下喘气、休息;洗脸、穿衣或休息时有无呼吸困难。

3.呼吸困难的类型及表现

呼吸困难的类型及表现是吸气性、呼气性还是混合性;是劳力性、还是夜间阵发性;呼吸是表浅还是浅慢或深快。

4.相关病史

了解患者的职业、年龄;以往有无呼吸困难发作史;有无心血管疾病、肺和胸膜疾病、内分泌代谢性疾病病史,有无感染、贫血、颅脑外伤史;有无刺激性气体、变应原接触史;有无饮食异常、药物及毒物摄入史;有无过度劳累、情绪紧张或激动等。

5.伴随症状

呼吸困难伴咳嗽、咳痰、咯血、胸痛等首先应考虑为心肺疾病;呼吸困难伴发热最常见于呼吸系统感染性疾病;呼吸困难伴昏迷见于急性中毒、严重的代谢性疾病、中枢神经严重损害等;发作性呼吸困难伴哮鸣音见于支气管哮喘、心源性哮喘。

6.呼吸困难的身心反应

注意观察呼吸的频率、节律和深度,脉搏、血压;意识状况;面容及表情;营养状况;体位;皮肤黏膜有无水肿、发绀;颈静脉充盈程度等。有无"三凹征"、肺部湿啰音或哮鸣音;有无心律失常、心脏杂音等。询问患者入睡的方式,观察患者睡眠的时间、质量,是否需要辅助睡眠的措施。患者是否有疲乏、情绪紧张、焦虑或甚至有恐惧、惊慌、濒死感等心理反应。

7.诊疗及护理经过

是否给氧治疗,给氧的方式、浓度、流量、时间及疗效;使用支气管扩张剂后呼吸困难是否能缓解等。

(五)咳嗽与咳痰的护理评估要点

1.咳嗽的特点

注意咳嗽的性质、音色、程度、频率、发生时间与持续时间,有无明显诱因,咳嗽与环境、气候、季节、体位的关系。

2.痰的特点

注意痰液的性质、颜色、气味、黏稠度及痰量。患者的痰液是否容易咳出,体位对痰液的排出有何影响;收集的痰液静置后是否出现分层现象。

3.相关病史

患者的年龄、职业;是否患有慢性呼吸道疾病、心脏病;有无颅脑疾病、癔症病史;有无吸烟史及过敏史;有无呼吸道传染病接触史及有害气体接触史。

4.伴随症状

咳嗽伴有发热多见于呼吸道感染、急性渗出性胸膜炎等;咳嗽伴呼吸困难多见于气道阻塞、重症肺炎和肺结核、胸膜病变、肺淤血、肺水肿等。咳嗽伴胸痛见于胸膜疾病或肺部病变累及胸膜;咳嗽伴大量咯血常见于支气管扩张症及空洞型肺结核。

5.咳嗽和咳痰的身心反应

有无长期剧烈、频繁咳嗽所致的头痛、疲劳、食欲减退、胸腹疼痛、睡眠不佳、精神萎靡、情绪不稳定、眼睑水肿、尿失禁等;注意患者生命体征的变化及胸部体征;剧咳者警惕自发性气胸、咯血、胸腹部手术伤口的开裂等;痰液不易咳出者有无肺部感染的发生和加重。

6.诊疗及护理经过

是否服用过止咳祛痰药物,其药物种类、剂量及疗效;是否使用过促排痰的护理措施,效果如何。

(六)发绀的护理评估要点

1.发绀的发生情况

发生的年龄、起病时间、可能诱因、出现的急缓。

2.发绀的特点及严重程度

注意发绀的部位及范围、青紫的情况,是全身性还是局部性;发绀部位皮肤的温度,经按摩或加温后发绀能否消退;发绀是否伴有呼吸困难。

3.相关病史

有无心肺疾病及其他与发绀有关的疾病病史;是否出生及幼年时期就发生发绀;有无家族史;有无相关药物、化学物品、变质蔬菜摄入史,和在持久便秘情况下过食蛋类或硫化物病史等。

4.伴随症状

急性发绀伴意识障碍见于某些药物或化学物质急性中毒、休克、急性肺部感染、急性肺水肿等;发绀伴杵状指见于发绀型先天性心脏病、某些慢性肺部疾病;发绀伴呼吸困难见于重症心、肺疾病、气胸、大量胸腔积液等。

5.诊疗及护理经过

是否使用过药物,其种类、剂量及疗效;有无氧气疗法的应用,给氧的方式、浓度、流量、时间及效果。

(七)心悸的护理评估要点

1.心悸的特点

注意心悸发作的时间、频率、性质、诱因及程度。是休息时出现还是活动中发生;是偶然发作还是持续发作;持续时间与间隔时间的长短;发作前有无诱因;起病及缓解方式;严重程度;发作当时的主观感受及伴随症状;如是否心跳增强、心动过速、心跳不规则或心跳有停顿感,有否胸闷、气急、呼吸困难等。

2.相关病史

有无器质性心脏病、内分泌疾病、贫血、神经症等病史;有无烟、酒、浓茶、咖啡的嗜好;有无阿托品、氨茶碱、麻黄碱等药物的使用;有无过度劳累、精神刺激、高热、心律失常等。

3.伴随症状

心悸伴呼吸困难见于心力衰竭、重症贫血等;心悸伴晕厥抽搐见于严重心律失常所致的心源性脑缺血综合征;心悸伴心前区疼痛见于心绞痛、心肌梗死、心肌炎、心包炎、心脏神经功能症等;心悸伴食欲亢进、消瘦、出汗见于甲状腺功能亢进症;心悸伴发热见于风湿热、心肌炎、心包炎、感染性心内膜炎等。

4.心悸的身心反应

注意生命体征及神志的变化,观察有无呼吸困难、意识改变、脉搏异常、血压降低、心律失常等;评估心悸对心脏功能及日常活动自理能力的影响,有无心悸引起的心理反应及情绪变化。

5.诊疗及护理经过

是否向患者解释过心悸症状本身的临床意义;是否使用过镇静剂和抗心律失常药物,其药物种类、剂量及疗效;有无电复律、人工心脏起搏治疗;已采取过哪些护理措施、效果如何。

(八)黄疸的评估要点

1.黄疸的特点

注意发生的急缓,是间断发生还是持续存在;皮肤黏膜及巩膜黄染的程度、色泽;尿液及粪便颜色的改变;有无皮肤瘙痒及其程度等。

2.相关病史

有无溶血性疾病、肝脏疾病、弹道疾病等病史;有无肝炎患者密切接触史或近期内血制品输注史;有无长期大量酗酒及营养失调;如 G-5-PD 缺乏症还应注意有无食用蚕豆等病史。

3.伴随症状

黄疸伴寒战、高热、头痛、腰痛、酱油色尿多见于急性溶血;黄疸出现前有发热、乏力、食欲减退、恶心呕吐、黄疸出现后症状反而减轻者,甲型病毒性肝炎的可能性大;黄疸伴食欲减退、消瘦、蜘蛛痣、肝掌、腹水、脾大等应考虑肝硬化;黄疸伴右上腹剧烈疼痛见于胆道结石或胆道蛔虫等。

4.黄疸的身心反应

注意有无贫血外貌及急性溶血的全身表现;有无恶心、呕吐、腹胀、腹痛、腹泻或便秘等消化道症状;有无皮肤黏膜出血;有无因严重瘙痒而致皮肤搔抓破损,或影响休息和睡眠;有无巩膜、皮肤明显黄染而产生病情严重的预感及焦虑、恐惧等情绪反应。

5.诊疗及护理经过

注意与黄疸有关的实验室检查结果,以利于 3 种类型黄疸的鉴别;有否做过创伤性的病因学检查;治疗及护理措施,效果如何。

(九)意识障碍的护理评估要点

1.起病情况

起病时间、发病前有无诱因、病情进展情况及病程长短等。

2.意识障碍的程度

根据患者对刺激的反应,回答问题的准确性、肢体活动情况、痛觉试验、神经反射等判断有无意识障碍及程度。也可以按格拉斯哥昏迷评分表(GCS)对意识障碍的程度进行评估。

3.相关病史

有无急性重症感染、原发性高血压、严重心律失常、糖尿病、肺性脑病、肝肾疾病、颅脑外伤、癫痫等病史;有无类似发作史;有无毒物或药物接触史等。

4.伴随症状

先发热后有意识障碍可见于重症感染性疾病;先有意识障碍然后有发热见于脑出血,蛛网膜下腔出血等;意识障碍伴高血压可见于脑出血、高血压脑病、尿毒症等;意识障碍伴低血压可见于感染性休克等；意识障碍伴呼吸缓慢可见于吗啡、巴比妥类、有机磷等中毒；意识障碍伴偏瘫见于脑出血，脑梗死、颅内占位性病变；意识障碍伴脑膜刺激征见于脑膜炎、蛛网膜下腔出血等。

5.意识障碍的身体反应

定时测量生命体征，观察瞳孔变化。注意有无大小便失禁；有无咳嗽反应及吞咽反射的减弱及消失；有无肺部感染或尿路感染的发生；有无口腔炎、结膜炎、角膜炎、角膜溃疡；有无营养不良及压疮形成；有无肢体肌肉挛缩、关节僵硬、肢体畸形及活动受限。

6.诊疗及护理经过

是否作过必要的辅助检查以明确诊断；消除脑水肿、保持呼吸道通畅、给氧、留置导尿管、抗感染，防止并发症；治疗和护理措施的应用及疗效等。

（十）恶心与呕吐的护理评估要点

1.恶心与呕吐的特点

注意呕吐前有无恶心的感觉；呕吐的方式是一口口吐出、溢出或喷射性；恶心与呕吐发生的时间，是晨间还是夜间；呕吐的原因或诱因；与进食有无关系；吐后是否感轻松；呕吐是突发，还是经常反复发作，病程的长短；呕吐的频率等。

2.呕吐物的特征

注意呕吐物的性质、气味、颜色、量及内容物，观察是否混有血液、胆汁、粪便等。

3.相关病史

有无消化系统疾病、泌尿及生殖系统疾病、中枢神经系统、内分泌代谢疾病等病史；有无进食不洁饮食及服药史；有无腹部手术史、毒物及传染病接触史；有无精神因素作用；女性患者要注意月经史。

4.伴随症状

呕吐伴剧烈头痛、意识障碍常见于中枢神经系统疾病；呕吐伴右上腹痛与发热、寒战、黄疸应考虑为胆囊炎或胆石症等；呕吐伴眩晕、眼球震颤见于前庭器官疾病；呕吐伴腹痛、腹泻多见于急性胃肠炎或细菌性食物中毒。

5.恶心与呕吐的身心反应

观察生命体征，有无心动过速、呼吸急促、血压降低、直立性低血压等血容量不足的表现；有无失水征象，如软弱无力、口渴、皮肤干燥、弹性减低、尿量减少等；有无食欲减退、营养不良及上消化道出血；儿童、老人意识障碍者应注意面色、呼吸道是否通畅等，警惕有无窒息情况发生。注意患者的精神状态，有无疲乏无力，有无痛苦、焦虑、恐惧等情绪反应。

6.诊疗及护理经过

是否作过呕吐物毒物分析；血电解质及酸碱平衡的监测结果；是否已做胃镜、腹部B超、X线钡餐等辅助检查；治疗的方法及使用药物的种类、剂量、疗效；已采取的护理措施及效果。

（陈　青）

第二节　危重患者的疼痛护理

一、危重患者疼痛的评估

相对于全身麻醉患者的镇静与镇痛,对 ICU 患者的镇静和镇痛治疗更加强调"适度"概念,"过度"或"不足"都可能给患者带来损害。因此,需要对重症患者的疼痛与意识状态,以及镇痛和镇静疗效进行准确评价。对疼痛程度与意识状态的评估是进行镇痛和镇静的基础,是合理、恰当使用镇痛、镇静治疗的保证。

(一)疼痛评估

疼痛评估包括疼痛的部位、特点、加重或减轻因素和强度,最可靠和有效的评估标准是患者的自我描述。应用各种评分方法进行评估疼痛程度与治疗反应,应定期进行并有完整的记录。常用评分方法包括以下几种。

1.语言评分法(verbal rating scale,VRS)

按疼痛以最轻到最重的顺序,从 0 分(不痛)至 10 分(疼痛难忍)的分值代表不同疼痛的程度,由患者选择不同分值来量化疼痛程度。

2.视觉模拟法(visual analogue scale,VAS)

用一条 100 mm 的水平直线,将两端分别定为不痛到最痛。由被测试者自己在最接近疼痛程度的地方画垂直线标记,由此量化其疼痛强度。VAS 已被证实是一种评价老年患者急、慢性疼痛的有效且可靠方法。

3.数字评分法(numerical rating scale,NRS)

NRS 是指一个从 0～10 的点状标尺,其中 0 代表不痛,10 代表疼痛难忍,由测试者从上面选一个数字来描述疼痛。其在评价老年患者急、慢性疼痛的有效性与可靠性上已获得证实。

4.面部表情评分法(faces pain scale,FPS)

FPS 指由 6 种面部表情及 0～10 分(或 0～5 分)构成,程度分别从不痛到疼痛难忍。由患者选择图像或者数字来反映最接近其疼痛的程度。FPS 与 VAS、NRS 有很好的相关性,并且可重复性也较好。

5.术后疼痛评分法(Prince-Henry 评分法)

此方法主要用于胸腹部手术后疼痛的测量。由 0～4 分共分为 5 级,评分方法见表 9-1。

表 9-1　术后疼痛评分法

分值	描述
0	咳嗽时无疼痛
1	咳嗽时有疼痛
2	安静时无疼痛,深呼吸时有疼痛
3	安静状态下有交情疼痛,可以忍受
4	安静状态下有剧烈疼痛,难以忍受

对于术后因气管切开或者因保留气管导管不能说话的患者,可在术前训练患者用 5 个手指来表达自己从 0～4 分的选择。

疼痛评估可采用上述多种的方法来进行,但最可靠的方法仍是患者的主诉。VAS 或 NRS 评分法依赖于患者与医护人员之间交流的能力。当患者处在较深镇静、麻醉或吸收肌松剂的情况下,往往不能主观表达疼痛的强度。此种情况下,患者的相关行为(如面部表情、运动和姿势)与生理指标(如心率、血压和呼吸频率)的变化同样可反映疼痛的程度,需要定时及仔细观察来判断疼痛的程度及变化。但这些非特异性的指标容易被曲解或受观察者的主观影响。

(二)镇静评估

定时进行镇静程度评估有利于镇静药物及其剂量的调整以达到预期的目标。理想的镇静评分系统应便于各参数易于计算与记录,有助于准确判断镇静程度并能指导治疗。现在临床常用的镇静评分系统包括 Ramsay 评分、Riker 镇静躁动评分(sedation-agitation scale,SAS)和肌肉活动评分法(motor activity assessment scale,MAAS)等主观性镇静评分方法,以及脑电双频指数(bispectral index,BIS)等客观性镇静评分方法。

1.镇静和躁动的主观评估

(1)Ramsay 评分:是指临床上使用最广泛的镇静评分标准,其分为 6 级,分别反映出 3 个层次的清醒状态与 3 个层次的睡眠状态(表 9-2)。Ramsay 评分法被认为是一种可靠的镇静评分标准,但是缺乏特征性指标来区分不同的镇静水平。

表 9-2　Ramsay 评分

分数	描述
1	患者焦虑、躁动不安
2	患者配合,有定向力、安静
3	患者对指令有反应
4	嗜睡,对轻扣眉间或大声听觉刺激反应敏捷
5	嗜睡,对轻扣眉间或大声听觉刺激反应迟钝
6	嗜睡,无任何反应

(2)Riker 镇静躁动评分(SAS):SAS 是根据患者的 7 项不同行为对其意识和躁动程度进行评分(表 9-3)。

表 9-3　Riker 镇静躁动评分(SAS)

分值	描述	定义
7	危险躁动	拉拽气管内插管,试图拔除各种管道,翻越床栏,攻击医护人员,在床上辗转挣扎
6	非常躁动	需要保护性束缚病反复语言提示劝阻,咬气管插管
5	躁动	焦虑或身体躁动,经言语提示劝阻可安静
4	安静合作	安静,容易唤醒,服从指令
3	镇静	嗜睡,语言刺激或轻轻摇动可唤醒并能服从简单指令,但又迅速入睡
2	非常镇静	对躯体刺激有反应,不能交流及服从指令,有自主运动
1	不能唤醒	对恶性刺激无或仅有轻微反应,不能交流及服从指令

注:恶性刺激指吸痰或用力按压眼眶、胸骨或甲床 5 秒钟。

（3）肌肉活动评分法（MAAS）：是自 SAS 演化而来，MAAS 通过 7 项指标来描述患者对刺激的行为反应（表 9-4），对重症患者的评分也有很好的可靠性和安全性。

表 9-4　肌肉运动评分法（MAAS）

分值	定义	描述
6	危险躁动	无外界刺激就有活动，不配合，拉扯气管插管及各种导管，在床上翻来覆去，攻击医务人员，试图翻越床栏，不能按要求安静下来
5	躁动	无外界刺激就有活动，试图坐起或将肢体伸出床沿。不能始终服从指令（如能按要求躺下，但很快又坐起或将肢体伸出床沿）
4	烦躁但能配合	无外界刺激就有活动，摆弄床单或插管，不能盖好被子，能服从指令
3	安静、配合	无外界刺激就有活动，但有目的的整理床单或衣服，能服从指令
2	触摸、叫姓名有反应	可睁眼、抬眉，向刺激方向转头，触摸或大声叫名字时有肢体运动
1	仅对恶性刺激有反应	可睁眼、抬眉，向刺激方向转头，恶性刺激时有肢体运动
0	无反应	恶性刺激时无运动

注：恶性刺激指吸痰或用力按压眼眶、胸骨或甲床 5 秒钟。

ICU 患者的理想镇静水平，是指既能保证患者安静入睡又能够容易被唤醒。应该在镇静治疗开始前就明确所需要的镇静水平，给予定时、系统地进行评估和记录，并且随时调整镇静用药及剂量以达到并维持所需的镇静水平。

2.镇静的客观评估

客观性的评估是镇静评估重要的组成部分。但现有的镇静客观评估方法的临床可靠性尚需进一步验证。目前报道的方法主要有脑电双频指数（BIS）、心率变异系数及食管下段收缩性等。

二、重症患者疼痛的处理与护理

（一）准确评估疼痛程度

1.患者的主诉

患者的主诉是判断患者疼痛的黄金标准，疼痛是一种主观的感觉，必须依靠患者的主诉来判断疼痛是否存在及其疼痛的部位、性质、程度、有无不良反应。护士要主动询问，耐心倾听患者主诉并且做好记录。

2.选择适合的疼痛评估量表

应根据患者的特点选择适合的疼痛量表进行评估。疼痛程度精确化、统一化。呼吸机治疗的患者无法进行语言交流时可采取用手势、写字等非语言交流的方式。对于极度虚弱患者应通过观察与疼痛相关的行为（如面部表情、运动和姿势等）和生理指标（如心率、血压和呼吸频率等）。并且监测镇痛治疗后这些参数的变化来评估疼痛。

3.避免评估的偏差性

通常护理人员认为主诉多的患者比主诉少的患者经历着更为剧烈的疼痛，往往低估了主诉少的患者的疼痛程度。因此，护士应尽量避免由此而造成评估的偏差性。

（二）选用恰当的镇痛、镇静措施

1.祛除或减轻导致疼痛的诱因

有很多焦虑与躁动的诱因会加重重危患者的疼痛。在实施镇痛和镇静治疗前应预先将其排除。这些诱因包括以下几点。

（1）精神因素：精神压力过重、极度悲伤、性格忧郁。

（2）环境因素：气温、强光、噪声、人多嘈杂等。

（3）身体因素：不良姿势、过度疲劳、低氧状态等。

2.遵医嘱予镇痛、镇静治疗

应遵医嘱按时给药，并且根据病情估计可能经历较严重疼痛的患者，给予预防性地使用镇痛药。并且在麻醉药物作用未完全消失时重复给药。对于合并有疼痛因素的患者，在实施镇静治疗之前首先给予充分镇痛治疗，护士还可在自己的职权范围内应用一些非药物的方法为患者减轻疼痛，减少其对止痛药的需求。常用的方法有热敷、冷敷、改变卧位、按摩、活动肢体、呼吸调整、分散注意力等。

3.根据镇痛和镇静效果不断调整用药剂量

在采取了镇痛、镇静措施后，应及时观察并评估镇痛与镇静的效果。并根据疗效制订下一步的治疗护理措施，以达到较满意的治疗目的。

4.镇静过程中实施每天唤醒计划

为避免药物蓄积和药效延长，应采取每天定时中断输注镇静药物（宜在白天进行），并且评估患者的精神与神经功能状态。应用该方案可减少用药量，减少机械通气时间和重症监护病房停留时间。但患者清醒期间须严密监测和护理，以防止患者自行拔除气管插管等意外的发生。

5.健康教育

护士应负责患者及家属的宣教。让那些不愿意报告疼痛、担心出现不良反应、害怕成瘾的患者采取正确的态度对待疼痛、配合治疗。指导患者应如何表达自己的疼痛性质、程度、持续时间和部位。对于使用 PCA 的患者，还应教其正确的使用方法，让患者学会自我缓解疼痛的方法如放松、想象、分散注意力等。患者家属的安慰和鼓励对提高患者的痛阈起着不可替代的作用。

（三）不良反应及并发症的观察及处理

1.呼吸抑制

患者可能表现为呼吸频率减慢、幅度减小、缺氧和/或二氧化碳蓄积等。因此，需注意呼吸运动的监测，密切观察患者的呼吸频率、节律、幅度、呼吸周期比和呼吸形式。常规监测氧饱和度，酌情监测呼气末二氧化碳，定时监测动脉血氧分压和二氧化碳分压。对机械通气患者应定期监测自主呼吸潮气量、每分通气量等。应结合镇痛和镇静状态评估，及时对治疗方案进行调整，避免发生不良事件。尤其是无创机械通气患者应该引起注意，加强呼吸道的护理，缩短翻身和拍背的间隔时间。酌情给予背部叩击治疗和肺部理疗，结合体位引流的方法，促进呼吸道分泌物排出，可在必要时应用纤维支气管镜协助治疗。

2.过度镇静

应选用恰当的镇静状态评分标准定时进行镇静评分。使用麻醉性镇痛及镇静药后第 1 个 4 小时内，应每 1 小时监测 1 次，然后每 2 小时监测 1 次，连续使用 8 小时以后只要继续给药，就应每 4 小时监测镇静程度 1 次，根据评分结果及时调整药物及剂量。

3.谵妄

在 ICU 的患者谵妄发生率 11%～90%，导致谵妄的危险因素主要存在患者自身的状况、疾病因素及医源性因素（药物苯二氮䓬类、制动及睡眠紊乱）等。防治方法主要是减少或避免使用苯二氮䓬类药物、氟哌啶醇及综合治疗。

4.ICU 获得性神经肌肉障碍

危险因素主要包括多器官功能衰竭(multiple organ failure,MOF)、高血糖、激素治疗、不活动、肌松剂镇静引起的制动。其主要预防治疗包括积极治疗脓毒症、控制血糖、早期活动等;恰当且有计划的镇静治疗,避免发生过度镇静;及尽早停用镇静药物。

(陈　青)

第三节　急性心力衰竭

急性心力衰竭(acute heart failure,AHF)又称急性心衰综合征,是指心力衰竭的症状和/或体征的急剧发作或在平时症状、体征基础上急剧恶化,常危及生命、需要立即予以评估和治疗,甚至急诊入院。AHF 既可以是急性起病(先前不知有心功能不全的病史)、也可以表现为慢性心力衰竭急性失代偿(acute decompensated heart failure,ADHF),其中后者更为多见,约占 80%。临床上最为常见的 AHF 是急性左心衰竭,而急性右心衰竭较少见。

急性左心衰竭是指急性发作或加重的左心功能异常所致的心肌收缩力明显降低、心脏负荷加重,造成急性心排血量骤降、肺循环压力突然升高、周围循环阻力增加,从而引起肺循环充血而出现急性肺淤血、肺水肿,以及伴组织器官灌注不足的心源性休克的一种临床综合征。急性右心衰竭是指某些原因使右心室心肌收缩力急剧下降或右心室的前后负荷突然加重,从而引起右心排血量急剧减低的临床综合征。

AHF 已成为年龄>65 岁患者住院的主要原因,严重威胁生命,需紧急医疗干预;AHF 预后很差,住院病死率为 3%,6 个月的再住院率约 50%。

一、病因和诱因

AHF 一般为原处于代偿阶段的心脏由某种或某些诱因引起突然恶化、或原有不同程度心功能不全者病情突然加重,但原来心功能正常者亦可以突然发生(如首次发生大面积急性心肌梗死、急性重症心肌炎、外科手术后等)。急性右心衰的常见病因为急性右心室梗死或急性肺栓塞。

AHF 的常见诱发因素包括感染、心律失常、输液过多或过快、过度体力活动、情绪激动、治疗不当或依从性不好、贫血、妊娠与分娩等。是最常见的诱发因素,其中以肺部感染尤为多见,这不仅由于呼吸道感染是多发病,更由于多数充血性心力衰竭患者有程度不同的肺淤血,易于发生肺部感染。

(一)感染

心房颤动是慢性心脏瓣膜病、冠心病等器质性心脏病最常见的并发症之一,而快速房颤同时也是诱发心力衰竭或使充血性心力衰竭急性加重的重要因素,这不仅因为心室率增快,心室充盈不足,也由于心房失去规律性收缩,从而失去对心脏排血量贡献的 20%～30% 血量。其他快速性心律失常由于心率突然加快,使心脏的负荷、心肌的耗氧量急剧增加,心排血量减少。严重的缓慢心律失常如二度或三度房室传导阻滞,心排血量也有明显的下降,均可诱发或加重心力衰竭。

(二)心律失常

由于对患者潜在的心脏病或其边缘心功能状态认识不足,在治疗其他疾病时,静脉输入液体过多、过快,使心脏在短时间内接受高容量负荷的冲击,易于诱发或加重心力衰竭甚至出现急性肺水肿。饮食中盐量不适当的增加,摄入钠盐过多,也是增加血容量的原因。

(三)血容量增加

过度体力活动是常见的突然发生心力衰竭的诱因,这种情况多发生在原来不知道自己有心脏病或者虽然知道有心脏病但平时症状不多的患者。

(四)过度体力活动或情绪激动

情绪激动致交感神经兴奋性增高,心率增快,心肌耗氧增加,也是并不少见的诱因。停用洋地黄是充血性心力衰竭反复或加重的常见原因之一,这种情况多见于出现洋地黄毒性反应,停服后未能及时恢复应用。停用抗高血压药更是高血压治疗中存在的常见且重要的问题,在高血压心脏病或伴有心力衰竭者,不恰当停用治疗药物可使血压重新升高,心脏负担加重。

(五)治疗不当或依从性不好

原有心脏病变加重如慢性风湿性心脏瓣膜病出现风湿活动,或并发其他疾病如甲状腺功能亢进、贫血等。妊娠与分娩也是重要的诱发因素。

二、分类

既往根据临床表现将 AHF 分成 6 类。此外,Alexandre 等人根据靶器官的病理生理改变和 AHF 的初始临床表现,分为"血管性"和"心脏性"AHF。

欧洲心脏病学会(ESC)《急、慢性心力衰竭诊断和治疗指南》(简称 ESC 指南)给出 AHF 的主要分类方法:①根据血压水平分类,大多数 AHF 患者表现为收缩压正常[12.0～18.7 kPa(90～140 mmHg)]或升高[>18.7 kPa(140 mmHg),高血压性 AHF],仅有 5%～8% 患者表现为低收缩压[<12.0 kPa(90 mmHg),低血压性 AHF],该类患者预后不良,特别是同时伴有组织低灌注者。②根据需要紧急干预的病因分类,如急性冠脉综合征、高血压急症、心律失常、急性机械性因素及急性肺栓塞。③AHF 的临床分级,主要基于床旁对于充血(即"干"或"湿")和/或外周组织低灌注(即"暖"或"冷")相关症状和体征的综合评估,共分 4 组:暖/湿(最常见)、冷/湿、暖/干、冷/干,该分类有助于指导 AHF 的早期治疗及预后评估。④急性心肌梗死合并心力衰竭可采用 Killip 分级方法。

ESC 指南重新强调以 AHF 的症状和体征等临床资料来定义和分类,未重申"伴血浆脑钠肽(BNP)水平的升高",这提示在 AHF 的诊断中要重视患者的临床症状和体征,迅速给予初步诊断和分类,以指导早期治疗及预后评估。

三、病理生理

正常心脏有丰富的储备力,使之能充分适应机体代谢状态的各种需要。当心肌收缩力减低和/或负荷过重、心肌顺应性降低时,心脏储备力明显下降,此时机体首先通过代偿机制,包括 Frank-Starling 机制(增加心脏前负荷,回心血量增多,心室舒张末容积增加,从而增加心排血量及提高心脏做功量)、心肌肥厚、神经体液系统的代偿(包括交感-肾上腺素能神经兴奋性增强和肾素-血管紧张素-醛固酮系统激活)等,从而增加心肌收缩力和心率来维持心排血量。此外心房利钠肽(ANP)和脑利钠肽(BNP)、精氨酸升压素和内皮素等细胞因子也参与了心力衰竭的发生与发展。

虽然在心衰发生时心脏有上述代偿机制,但是这些代偿机制所产生的血流动力学效应是很有限的,甚至在一定程度上可能会有害,当心脏出现失代偿状态时即发生心力衰竭。正常人肺毛细血管静水压一般不超过 1.6 kPa(12 mmHg),血浆胶体渗透压为 3.3～4.0 kPa(25～30 mmHg),由于二者压差的存在,有利于肺毛细血管对水分的重吸收,肺毛细血管的水分不能进入肺泡和肺间质。当急性左心衰竭发生时,左心室舒张末压(LVEDP)和左心房平均压升高,当肺静脉压＞3.4 kPa(18 mmHg)时,产生肺淤血;当肺毛细血管压超过血浆胶体渗透压时,血液中的水分即可从肺毛细血管渗透到肺间质。开始时通过淋巴流的增加引流肺间质内的液体,但是随着肺毛细血管压的继续升高,肺间质的淋巴循环不能引流过多的液体,此时的液体积聚于肺间质,在终末支气管和肺毛细血管周围形成间质性肺水肿;当间质内液体继续聚集,肺毛细血管楔压继续增加＞3.3 kPa(25 mmHg)时,肺泡壁基底膜和毛细血管内皮间的连接被破坏,血浆和血液中的有形成分进入肺泡,继而发生肺水肿。原有慢性心功能不全的患者如二尖瓣狭窄,其肺毛细血管壁和肺泡基底膜增厚,肺毛细血管静水压需＞5.3 kPa(40 mmHg)才发生肺水肿,此类患者肺毛细血管静水压突然升高可因一时性体力劳动、情绪激动或异位性心动过速(如心房颤动)引起肺循环血流量突然增多。在肺泡内液体与气体形成泡沫后,表面张力增大,妨碍通气和肺毛细血管从肺泡内摄取氧,可引起缺氧;同时肺水肿可减低肺的顺应性,引起换气不足和肺内动静脉分流,导致动脉血氧饱和度减低,组织乳酸产生过多而发生代谢性酸中毒,使心力衰竭进一步恶化,甚至引起休克、严重心律失常而致死。

急性左心衰竭时,心血管系统的血流动力学改变包括:①左心室顺应性降低、dp/dt 降低,LVEDP 升高(单纯二尖瓣狭窄例外);②左心房压(LAP)和容量增加;③肺毛细血管压或肺静脉压增高;④肺淤血,严重时急性肺水肿;⑤外周血管阻力(SVR)增加;⑥肺血管阻力(PVR)增加;⑦心率加速;⑧心脏每搏输出量(SV)、心排血量(CO)、心脏指数(CI)降低;⑨动脉压先升高后下降;⑩心肌耗氧量增加。

四、诊断

(一)病史

病史可提供与急性左心衰竭病因或诱因有关的信息。患者先前有较轻的充血性心力衰竭的症状如易疲劳、劳力性呼吸困难或阵发性夜间呼吸困难、或体循环淤血如双下肢水肿的征象,遇有感染、慢性阻塞性肺疾病急性加重、心律失常、输液过多或过快等因素,致使心衰症征短时间内恶化或加重,即慢性心力衰竭急性失代偿;原无症状者"突然"发生 AHF 常提示冠心病急性心肌梗死或其机械并发症如腱索断裂、急性重症心肌炎、快速心律失常等。

(二)临床表现特点

AHF 发作迅速,可以在几分钟到几小时(如急性心肌梗死引起的急性心力衰竭),或数天至数周内恶化。患者的症状也可有所不同,从呼吸困难、外周水肿加重到威胁生命的肺水肿或心源性休克,均可出现。急性心力衰竭症状也可因不同病因和伴随临床情况而不同。大多数患者有各种心脏疾病史,存在引起急性心力衰竭的各种病因。老年人中主要病因为冠心病、高血压和老年性退行性心瓣膜病,年轻人中多由风湿性心瓣膜病、扩张型心肌病、急性重症心肌炎等所致。

1.基础心血管疾病的病史和表现

原来心功能正常的患者出现原因不明的疲乏或运动耐力明显减低,以及心率增加 15～20 次/分,可能是左心功能降低的最早期征兆。继续发展可出现劳力性呼吸困难、夜间阵发性呼吸困难、不能平卧等;检查可发现左心室增大、舒张早期或中期奔马律、第二心音亢进、两肺尤其肺底部有湿啰音,还可有干啰音和哮鸣音,提示已有左心功能障碍。

2.早期表现

起病急骤,病情可迅速发展至危重状态。突发呼吸困难、呼吸浅快、频率达 30～40 次/分或以上,端坐呼吸,咳嗽、咳大量白色或粉红色泡沫样痰,甚至可从口腔或鼻腔中涌出,烦躁不安或有恐惧感,口唇发绀、皮肤湿冷、大汗淋漓、湿啰音始于肺底部,迅速布满全肺,具有"突然发生、广泛分布、大中小湿啰音与哮鸣音并存、变化快"的特点。心音快而弱,心尖部闻及第三和/或第四心音奔马律。

3.急性肺水肿

主要表现:①持续性低血压,收缩压降至 12.0 kPa(90 mmHg)以下,且持续 30 分钟以上,需要循环支持。②血流动力学障碍:肺毛细血管楔压(PCWP)≥2.4 kPa(18 mmHg),心脏指数 ≤2.2 L/(min·m²)(有循环支持时)或 1.8 L/(min·m²)(无循环支持时)。③组织低灌注状态,可有皮肤湿冷、苍白和发绀,尿量显著减少(<30 mL/h),甚至无尿,意识障碍,代谢性酸中毒。

(三)辅助检查

1.生物学标志物

(1)血浆 B 型利钠肽(B-type natriuretic polypeptide,BNP)或 N-末端利钠肽原(N-terminal pro-brain natriuretic peptide,NT-proBNP):血浆 BNP/NT-proBNP 水平能够很敏感的反映血流动力学变化,并且能在急诊室或床旁快速检测,操作便捷,BNP/NT-proBNP 水平升高在急性心源性(心力衰竭)与非心源性呼吸困难的诊断与鉴别诊断中作用日益突出,具有卓越的应用价值。需要强调的是,年龄、体重指数、肾功能、严重脓毒症和肺血栓栓塞性疾病等都是影响 BNP 或 NT-proBNP 水平的重要因素,诊断 AHF 时 NT-proBNP 水平应根据年龄和肾功能不全分层: 50 岁以下的成人血浆 NT-proBNP 浓度>450 ng/L,50 岁以上血浆浓度>900 ng/L,75 岁以上应>1 800 ng/L,肾功能不全(肾小球滤过率<60 mL/min)时应>1 200 ng/L。相对于 BNP/NT-proBNP 水平升高有助于诊断心力衰竭,BNP/NT-proBNP 水平不高特别有助于除外心力衰竭,BNP<100 ng/L、NT-proBNP<300 ng/L 为排除 AHF 的切点。

BNP 或 NT-proBNP 还有助于心力衰竭严重程度和预后的评估,心力衰竭程度越重,BNP 或 NT-proBNP 水平越高;NT-proBNP>5 000 ng/L 提示心力衰竭患者短期死亡风险较高, >1 000 ng/L 提示长期死亡风险较高。尽管从总体上讲,不同心功能分级病例的 BNP 或 NT-proBNP升高幅度有较大范围的交叉或重叠,难以单次的 BNP 或 NT-proBNP 的升高水平来对个体心力衰竭的程度做出量化判断,但连续动态的观察对于个体的病情与走势的判断是有很大帮助的,甚至于有指导临床治疗的作用。当然,BNP 或 NT-proBNP 也不能判断心力衰竭的类型属收缩性(EF 降低)或舒张性(EF 保留)心力衰竭。一种心脏疾病状态时常会有多种病理与病理生理变化。

(2)心肌肌钙蛋白 I 和肌钙蛋白 T(cTnI/cTnT):充血性心力衰竭时,长期慢性的心肌缺血缺氧必然导致心肌损伤,这种损伤会在诸多应激状态下急性加重,因此 AHF 患者 cTnI 和 cTnT 多有增高;重要的是,心肌细胞损伤与心功能恶化或加重往往互为因果。研究认为,cTnI 和 cTnT 也是心力衰竭独立预后因素,与低的 cTnT 患者相比,增高的 cTnT 患者的病死率和再住院率明显增高,治疗期间 cTnT 水平增加的患者与 cTnT 水平稳定或降低的患者相比有更高的病死率。若是联合检测 cTnT 和 BNP 则更有助于充分地评估心力衰竭患者的危险。

(3)可溶性 ST2(sST2):ST2 属于白细胞介素-1 受体家族的新成员,作为白细胞介素-33 的诱骗受体,可以与白细胞介素-33 结合,从而阻断白细胞介素-33 与 ST2L 结合,继而削弱白细胞介素-33/ST2L 信号通路的心血管保护作用。在心肌受到过度牵拉造成损伤的过程中,大量可溶性 ST2(sST2)生成使心肌缺乏足够的白细胞介素-33 的保护,从而加速心肌重构和心室功能障碍,导致死亡风险增高。

一项研究对 600 例因呼吸困难急诊入院患者进行了血清 sST2 分析,结果显示 sST2 浓度在因急性收缩性心力衰竭引起的呼吸困难患者中明显升高,sST2 水平对于鉴别急性呼吸困难是否为心源性病因具有相当高的敏感度。新近的一个研究报告了因胸痛而急诊的 995 例患者,评价 sST2 对于心力衰竭诊断的效能和对 18 个月预后(死亡和心力衰竭)的效能。结果显示,sST2 增高对于 AHF 诊断的敏感性为73.5%、特异性为 79.6%;增高的 ST2 预测 18 个月的死亡风险经调整后的危险比为 1.9。

(3)其他生物学标志物:有研究证实,中段心房利钠肽前体(MR-proANP,分界值为 120 pmol/L)用于诊断 AHF,其效能不差于 BNP 或 NT-proBNP,也是一个较好的生物学标志物。

伴有肾功能不全的 AHF 或是 AHF 治疗中出现急性肾损伤是预后不良的危险因素。与血肌酐(Scr)相比,半胱氨酸蛋白酶抑制剂 C(Cystatin C,简称胱抑素 C)不受年龄、性别、肌肉含量等因素的影响,能更好地反映肾小球滤过率以及敏感地反映早期肾损害,是评价急、慢性肾损伤的理想生物学标志物之一。近期的研究还证明,中性粒细胞明胶酶相关脂质运载蛋白(NGAL)也是急性肾损伤的早期标志物,对急性肾损伤的早期有良好价值。

疑似急性肺血栓栓塞需检测 D-二聚体。

2.胸部 X 线检查

对急性左心衰竭的诊断颇有价值。胸部 X 线片显示肺淤血(肺上野血管纹理增多、粗乱,肺门角平直)、间质性肺水肿(Kerley B 线)、肺泡性肺水肿(两肺门见大片云雾状蝶翼形阴影),心影增大;可以伴有少量胸腔积液。

3.心电图检查

特别有助于了解有无心律失常、急性心肌缺血或梗死等表现,也可提示原有基础心脏病情况,以及严重电解质紊乱如低钾或高钾血症等。

4.超声心动图

可准确评价心脏结构与功能变化,如室壁变薄或增厚、左心室舒张末径增大或容量增加、心室壁运动幅度减弱或不协调,左心室射血分数减低或保留,以及基础心脏病表现等。

5.胸部与腹部超声

床旁胸部超声可发现肺间质水肿的征象(B 线);腹部超声可检查下腔静脉直径和腹水。

6.血气分析

急性左心衰竭时,PaO_2 常不同程度降低,并且由于组织缺氧产生无氧代谢,致代谢性酸中毒;$PaCO_2$ 在病情早期多因过度换气而降低,但在病情晚期 $PaCO_2$ 升高可出现混合性酸中毒。血气分析对于 AHF 的诊断价值不如其评价病情严重程度的意义大。

7.血流动力学监测

2016 ESC 指南:动脉血气分析不需要常规检测,除非 SpO_2 异常;静脉血气分析也可接受(pH 和 PCO_2)。适用于血流动力学状态不稳定、病情严重且治疗效果不理想者,尤其是伴肺水肿或心源性休克的患者。主要方法有右心导管、连续脉搏波心排血量测定等。不推荐常规有创血流动力学监测。

8.其他

(1)降钙素原:用于 AHF 与肺部感染的鉴别和指导抗生素的应用。

(2)肝脏功能:AHF 患者因血流动力学异常(心排血量降低、静脉回流受阻)导致肝功能异常,预后不良。

(3)甲状腺功能:甲状腺功能异常可导致 AHF,新发 AHF 应注意检查。

(4)其他生化指标:如血常规、肾功能、电解质、血糖等,必要时复查。

(四)病情评估与严重程度分级

根据上述临床表现与检查,对患者病情的严重程度进行评估,评估时应尽快明确:①容量状态;②循环灌注是否不足;③是否存在急性心力衰竭的诱因和/或并发症。强调动态观察、动态评估。

急性左心衰竭严重程度分级主要有临床程度床边分级(表 9-5)、Killip 法(表 9-6)和 Forrester 法(表 9-7)3 种。Killip 法主要用于急性心肌梗死患者,根据临床和血流动力学状态分级。Forrester 法适用于监护病房,及有血流动力学监测条件的病房、手术室。临床程度床边分级根据 Forrester 法修改而来,主要根据外周循环的观察和肺部听诊,无须特殊的监测条件,适用于一般的门诊和住院患者。以 Forrester 法和临床程度床边分级为例,自 I 级至 IV 级的急性期病死率分别为 2.2%、10.1%、22.4%和 55.5%。

表 9-5　AHF 的临床心功能分级

分级	皮肤	肺部啰音
I 级	温暖	无
II 级	温暖	有
III 级	寒冷	无/有
IV 级	寒冷	有

表 9-6　急性心肌梗死的 Killip 分级

分级	表现	近期病死率
I 级	无明显心功能损害,肺部无啰音	6%
II 级	轻-中度心衰,肺部啰音和 S_3 奔马律,X 线检查示肺淤血	17%
III 级	重度心衰,肺部啰音大于两肺野的 50%,X 线检查示肺水肿	38%
IV 级	心源性休克,伴或不伴肺水肿	81%

表 9-7　AHF 的 Forrester 分级

类型	心脏指数(CI)(L/min/m²)	肺毛细血管楔压(PCWP)(kPa)	临床表现
I 级	≥2.2	≤2.4(18 mmHg)	无周围灌注不足及肺淤血
II 级	≥2.2	>2.4(18 mmHg)	无周围灌注不足出现肺淤血
III 级	<2.2	≤2.4(18 mmHg)	有周围灌注不足及肺淤血
IV 级	<2.2	>2.4(18 mmHg)	有周围灌注不足出现肺淤血

五、治疗

急性左心衰竭的抢救治疗目标是迅速改善氧合(纠正缺氧),改善症状,稳定血流动力学状态,维护重要脏器功能,同时纠正诱因和治疗病因,避免 AHF 复发,改善远期预后。

应当明确,"及时治疗"的理念对 AHF 极其重要。一些诊断和治疗的方法可以应用于院前阶段(救护车上),包括 BNP 的快速检测、无创机械通气(可降低气管插管的风险,并改善急性心源性肺水肿的近期预后)、静脉应用呋塞米及硝酸酯类药物。

ESC 指南将 AHF 治疗分为 3 个阶段,各有不同的治疗目标。①立即目标(急诊室、心血管内科监护室或重症监护室):改善血流动力学和器官灌注,恢复氧合,缓解症状,减少心肾损伤,预防血栓栓塞,缩短重症监护室停留时间。②中间目标(住院期间):针对病因及相关并发症给予优化规范的药物治疗,对适宜辅助装置治疗的患者应考虑机械装置治疗并进行评估。③出院前和长期管理目标:制订优化药物治疗的时间表,对适宜辅助装置治疗者的实施进行再评估;制订长期随访管理计划。纳入疾病管理方案,进行患者教育并启动和调整适宜的生活方式,防止早期再住院,改善症状、生活质量和生存率。

ESC 指南强调:在首次就医紧急阶段,对疑诊为急性心力衰竭患者的管理应尽可能缩短所有诊断和治疗决策的时间;在起病初始阶段,如果患者存在心源性休克和/或通气障碍,需尽早提供循环支持和/或通气支持;在起病 60～120 分钟内的立即处理阶段,应迅速识别合并的威胁生命的五个临床情况和/或急性病因(简写为 CHAMP),并给予指南推荐的相应特异性治疗。包括:①急性冠脉综合征:推荐根据 STEMI 和 NSTE-ACS 指南进行处理。②高血压急症:推荐采用静脉血管扩张剂和祥利尿剂。③心律失常:快速性心律失常或严重的缓慢性心律失常,立即应用药物、电转复或起搏器。电转复推荐用于血流动力学不稳定、需要转复以改善临床症状的患者。持续性室性心律失常与血流动力学不稳定形成恶性循环时,可以考虑冠脉造影和电生理检查。④急性机械并发症:包括急性心肌梗死并发症(游离壁破裂、室间隔穿孔、急性二尖瓣关闭不全)、胸部外伤或心脏介入治疗后,继发于心内膜炎的急性瓣膜关闭不全,主动脉夹层或血栓形成,以及少见的梗阻性因素(如心脏肿瘤)。心脏超声可用于诊断,外科手术或经皮冠状动脉介入治疗常需循环支持设备。⑤急性肺栓塞:明确急性肺栓塞是休克、低血压的原因后,立即根据指南推荐予以干预,包括溶栓、介入治疗及取栓。

(一)一般处理

允许患者采取最舒适的体位。静息时明显呼吸困难者应半卧位或端坐位,双腿下垂以减少回心血量,降低心脏前负荷。端坐位时,两腿下垂,保持此种体位 10～20 分钟后,可使肺血容量降低约 25%(单纯坐位而下肢不下垂收益不大)。

1.体位

适用于低氧血症和呼吸困难明显,尤其指端血氧饱和度<90%的患者。无低氧血症的患者不应常规应用,这可能导致血管收缩和心排血量下降。如需吸氧,应尽早采用,使患者 SaO_2≥95%(伴慢性阻塞性肺疾病者 SaO_2≥90%)。可采用不同方式进行吸氧。①鼻导管吸氧:是常用的给氧方法,适用于轻中度缺氧者,氧流量从 1～2 L/min 起始,根据动脉血气结果可增加到 4～6 L/min。②面罩吸氧:适用于伴呼吸性碱中毒的患者。③消除泡沫:严重肺水肿患者的肺泡、支气管内含有大量液体,当液体表面张力达到一定程度时,受气流冲击可形成大量泡沫,泡沫妨碍通气和气体交换,加重缺氧。因此,可于吸氧的湿化器内加入 50%的乙醇以降低泡沫张力,

使之破裂变为液体而易咳出,减轻呼吸道阻力。经上述方法给氧

2.吸氧(氧疗)

吸氧后 PaO_2 仍<8.0 kPa(60 mmHg)时,应考虑使用机械通气治疗。肺淤血、体循环淤血及水肿明显者应严格限制饮水量和静脉输液速度。无明显低血容量因素(大出血、严重脱水、大汗淋漓等)者,每天摄入液体量一般宜在 1 500 mL 以内,不要超过 2 000 mL。保持每天出入量负平衡约 500 mL,严重肺水肿者水负平衡为 1 000~2 000 mL/d,甚至可达 3 000~5 000 mL/d,以减少水钠潴留,缓解症状。3~5 天后,如肺淤血、水肿明显消退,应减少水负平衡量,逐渐过渡到出入量大体平衡。在负平衡下应注意防止发生低血容量、低钾血症和低血钠等。同时限制钠摄入<2 g/d。

(二)药物治疗

药物治疗是治疗急性左心衰竭肺水肿的有效药物,其主要作用是抑制中枢交感神经,反射性地降低周围血管阻力,扩张静脉而减少回心血量,起“静脉内放血”的效果;其他作用有减轻焦虑、烦躁,抑制呼吸中枢兴奋、避免呼吸过频,直接松弛支气管平滑肌改善通气。急性左心衰竭患者往往存在外周血管收缩情况,吗啡从皮下或肌内注射后,吸收情况无法预测,宜每次 3~5 mg 缓慢静脉注射,必要时每 15 分钟重复 1 次,共 2~3 次。同时也要注意,勿皮下或肌内注射后,短期内又静脉给药,以免静脉注射后可能与延迟吸收的第一剂药同时发挥作用而致严重不良反应。吗啡的主要不良反应是低血压与呼吸抑制。神志不清、伴有慢性阻塞性肺病或二氧化碳潴留的呼吸衰竭、肝功能衰竭、颅内出血、低血压或休克者禁用,年老体弱者慎用。

急性失代偿心衰国家注册研究(ADHERE)中,147 362 例 AHF 患者应用吗啡者(14.1%)机械通气比例增多、在重症监护室时间和住院时间延长、病死率更高,加之目前没有证据表明吗啡能改善预后,因而不推荐常规使用,需使用时应注重个体化。

ESC 指南:AHF 不推荐常规应用阿片类药物,但出现严重呼吸困难伴肺水肿时可考虑应用,其是否潜在增加死亡风险仍存在争议。

1.吗啡

抗焦虑和镇静药物:用于伴有焦虑和谵妄的 AHF 患者,可考虑使用小剂量苯二氮䓬类(地西泮或劳拉西泮)。选用高效利尿剂(袢利尿剂)。呋塞米在发挥利尿作用之前即可通过扩张周围静脉增加静脉床容量,迅速降低肺毛细血管压和左心室充盈压并改善症状。静脉注射后 5 分钟出现利尿效果,30~60 分钟达到高峰,作用持续约 2 小时。一般首剂量为 20~40 mg 静脉注射,继以静脉滴注 5~40 mg/h,其总剂量在起初 6 小时不超过 80 mg,起初 24 小时不超过 160 mg;对正在使用呋塞米或有大量水钠潴留或高血压或肾功能不全的患者,首剂量可加倍。应注意由于过度利尿可能发生的低血容量、休克与电解质紊乱如低钾血症等。也可以用布美他尼 1~2 mg 或依他尼酸 25~100 mg 静脉注射。伴有低血容量或低血压休克者禁用。

新型利尿剂托伐普坦是血管升压素受体拮抗剂,选择性阻断肾小管上的精氨酸血管升压素受体,具有排水不排钠的特点,能减轻容量负荷加重的患者呼吸困难和水肿,并使低钠血症患者的血钠正常化,特别适用于心力衰竭合并低钠血症的患者。推荐用于充血性心力衰竭、常规利尿剂治疗效果不佳、有低钠血症或有肾功能损害倾向患者。

2.快速利尿

低钠的患者能降低心血管病所致病死率。建议剂量为 7.5~15.0 mg/d 开始,疗效欠佳者逐渐加量至 30 mg/d。其不良反应主要是血钠增高。本品具有:①扩张支气管改善通气,特别适用

于伴有支气管痉挛的患者。②轻度扩张静脉,降低心脏前负荷,增强心肌收缩力。③增加肾血流与利尿作用。成人一般首剂 0.125～0.25 g 加入 25% 葡萄糖液 40 mL 内,10～20 分钟内缓慢静脉注射;必要时 4～6 小时可以重复 1 次,但每天总量不宜超过 1～1.5 g。因其会增加心肌耗氧量,急性心肌梗死和心肌缺血者不宜使用。老年人与肝肾功能不全者用量酌减。常见不良反应有头痛、面部潮红、心悸,严重者可因血管扩张致低血压与休克,甚至室性心律失常而猝死。目前临床已相对少用。

3.氨茶碱

(1)主要作用机制:可降低左、右心室充盈压和全身血管阻力,也降低收缩压,从而减轻心脏负荷,但没有证据表明血管扩张剂可改善预后。

(2)应用指征:此类药可用于急性心力衰竭早期阶段。收缩压水平是评估此类药是否适宜的重要指标。收缩压＞12.0 kPa(90 mmHg)即可在严密监护下使用;收缩压＞14.7 kPa(110 mmHg)的患者通常可安全使用;收缩压＜12.0 kPa(90 mmHg),禁忌使用,因可能增加急性心力衰竭患者的病死率。此外,HF-PEF 患者因对容量更加敏感,使用血管扩张剂应小心。

(3)注意事项如下。下列情况下禁用血管扩张药物:收缩压＜12.0 kPa(90 mmHg),或持续低血压伴症状,尤其有肾功能不全的患者,以避免重要脏器灌注减少;严重阻塞性心瓣膜疾病,如主动脉瓣狭窄或肥厚型梗阻性心肌病,有可能出现显著低血压;二尖瓣狭窄患者也不宜应用,有可能造成心排血量明显降低。

4.血管扩张剂

其作用主要是扩张静脉容量血管、降低心脏前负荷,较大剂量时可同时降低心脏后负荷,在不减少每搏排出量和不增加心肌耗氧的情况下减轻肺淤血,特别适用于急性冠脉综合征伴心力衰竭的患者。硝酸甘油用法如下。①舌下含化:首次用 0.3 mg 舌下含化,5 分钟后测量血压 1 次,再给 0.3～0.6 mg,5 分钟后再测血压,以后每 10 分钟给 0.3～0.6 mg,直到症状改善或收缩压降至 12.0～13.3 kPa(90～100 mmHg)。②静脉给药:一般采用微量泵输注,从 10 μg/min 开始,以后每 5 分钟递增 5～10 μg/min,直至心力衰竭的症状缓解或收缩压降至 12.0～13.3 kPa(90～100 mmHg),或达到最大剂量 100 μg/min 为止。硝酸异山梨醇静脉滴注剂量 5～10 mg/h。病情稳定后逐步减量至停用,突然终止用药可能会出现反跳现象。硝酸酯类药物长期应用均可能产生耐药。

(1)硝酸酯类:能均衡的扩张动脉和静脉,同时降低心脏前、后负荷,适用于严重心衰、有高血压及伴肺淤血或肺水肿患者。宜从小剂量 10 μg/min 开始静脉滴注,以后酌情每 5 分钟递增 5～10 μg/min,直至症状缓解、血压由原水平下降 4.0 kPa(30 mmHg)或血压降至 13.3 kPa(100 mmHg)左右为止。由于具有强的降压效应,用药过程中要密切监测血压,调整剂量;停药应逐渐减量,以免反跳。通常疗程不超过 72 小时。长期用药可引起氰化物和硫氰酸盐中毒。

(2)硝普钠:主要阻断突触后 α_1 受体,使外周阻力降低,同时激活中枢 5-羟色胺 1A 受体,降低延髓心血管中枢的交感反馈调节,外周交感张力下降。可降低心脏前、后负荷和平均肺动脉压,改善心功能,对心率无明显影响。通常

(3)乌拉地尔:静脉注射 25 mg,如血压无明显降低可重复注射,然后 50～100 mg 于 100 mL 液体中静脉滴注维持,速度为 0.4～2 mg/min,根据血压调整速度。它是一重组人 BNP,具有扩张静脉、动脉和冠脉,降低前、后负荷,增加心排血量,增加钠盐排泄,抑制肾素-血管紧张素系统和交感神经系统的作用,无直接正性肌力作用。多项随机、安慰剂对照的临床研究显示,AHF 患

者静脉输注奈西立肽可获有益的临床与血流动力学效果:左心室充盈压或 PCWP 降低、心排血量增加,呼吸困难和疲劳症状改善,安全性良好,但对预后可能无改善。该药可作为血管扩张剂单独使用,也可与其他血管扩张剂(如硝酸酯类)合用,还可与正性肌力药物(如多巴胺、多巴酚丁胺或米力农等)合用。给药方法:1.5~2 μg/kg 负荷剂量缓慢静脉注射,继以 0.01 μg/(kg·min)持续静脉滴注,也可不用负荷剂量而直接静脉滴注,给药时间在 3 天以内。收缩压<12.0 kPa(90 mmHg)或持续低血压并伴肾功能不全的患者禁用。

(4)奈西立肽:是一种血管活性肽激素,具有多种生物学和血流动力学效应。RELAX-AHF 研究表明,该药治疗 AHF 可缓解患者呼吸困难,降低心力衰竭恶化病死率,耐受性和安全性良好,但对心力衰竭再住院率无影响。

(5)重组人松弛素-2:①应用指征和作用机制如下述。适用于低心排血量综合征,如伴症状性低血压[≤11.3 kPa(85 mmHg)]或 CO 降低伴循环淤血患者,可缓解组织低灌注所致的症状,保证重要脏器血液供应。②注意事项:急性心力衰竭患者应用此类药需全面权衡。是否用药不能仅依赖 1、2 次血压测量值,必须综合评价临床状况,如是否伴组织低灌注的表现;血压降低伴低心排血量或低灌注时应尽早使用,而当器官灌注恢复和/或循环淤血减轻时则应尽快停用;药物的剂量和静脉滴注速度应根据患者的临床反应做调整,强调个体化治疗;此类药可即刻改善急性心力衰竭患者的血流动力学和临床状态,但也可能促进和诱发一些不良的病理生理反应,甚至导致心肌损伤和靶器官损害,必须警惕;用药期间应持续心电、血压监测,因正性肌力药物可能导致心律失常、心肌缺血等情况;血压正常又无器官和组织灌注不足的急性心力衰竭患者不宜使用。

5.正性肌力药物

主要适应证是有快速室上性心律失常并已知有心室扩大伴左心室收缩功能不全的患者。近两周内未用过洋地黄的患者,可选用毛花苷 C 0.4~0.6 mg 加入 25%~50%葡萄糖液 20~40 mL 中缓慢静脉注射;必要时 2~4 小时后再给 0.2~0.4 mg,直至心室率控制在 80 次/分左右或 24 小时总量达到 1.2~1.6 mg。也可静脉缓注地高辛,首剂 0.5 mg,2 小时后酌情 0.25 mg。若近期用过洋地黄,但并非洋地黄中毒所致心力衰竭,仍可应用洋地黄,但应酌情减量。此外,使用洋地黄之前,应描记心电图确定心律,了解是否有急性心肌梗死、心肌炎或低钾血症等;床旁胸部 X 线片了解心影大小。单纯性二尖瓣狭窄合并急性肺水肿时,如为窦性心律不宜使用洋地黄制剂,因洋地黄能增加心肌收缩力,使右心室排血量增加,加重肺水肿;但若二尖瓣狭窄合并二尖瓣关闭不全的肺水肿患者,可用洋地黄制剂。

(1)洋地黄类制剂:死后 24 小时内宜尽量避免用洋地黄药物,此时宜选用多巴酚丁胺[5~10 μg/(min·kg)]静脉滴注。常用者为多巴胺和多巴酚丁胺。

多巴胺小剂量[<3 μg/(kg·min)]应用有选择性扩张肾动脉、促进利尿的作用;大剂量[>5 μg/(kg·min)]应用有正性肌力作用和血管收缩作用。个体差异较大,一般从小剂量起始,逐渐增加剂量,短期静脉内应用。可引起低氧血症,应监测 SaO_2,必要时给氧。

多巴酚丁胺主要通过激动 β_1 受体发挥作用,具有很强的正性肌力效应,在增加心排血量的同时伴有左心室充盈压的下降,且具有剂量依赖性,常用于严重收缩性心力衰竭的治疗。短期应用可增加心排血量,改善外周灌注,缓解症状。对于重症心力衰竭患者,连续静脉应用会增加死亡风险。用法:2~20 μg/(kg·min)静脉滴注。使用时监测血压,常见不良反应有心律失常、心动过速,偶尔可因加重心肌缺血而出现胸痛。但对急重症患者来讲,药物反应的个体差异较大,老年患者对多巴酚丁胺的反应显著下降。用药 72 小时后可出现耐受。正在应用 β 受体阻滞剂的患者不推荐应用多巴酚丁胺和多巴胺。

(2)儿茶酚胺类:选择性抑制心肌和平滑肌的磷酸二酯酶同工酶 Ⅲ,减少 cAMP 的降解而提高细胞内 cAMP 的含量,发挥强心与直接扩血管作用。常用药物有米利农、依诺昔酮等,米力农首剂 $25\sim75\ \mu g/kg$ 静脉注射(>10 分钟),继以 $0.375\sim0.75\ \mu g/(kg\cdot min)$ 滴注。常见不良反应有低血压和心律失常,有研究表明米力农可能增加不良事件和病死率。

(3)磷酸二酯酶抑制剂:属新型钙增敏剂,通过与心肌细胞上的 TnC 结合,增加 TnC 与 Ca^{2+} 复合物的构象稳定性而不增加细胞内 Ca^{2+} 浓度,促进横桥与细肌丝的结合,增强心肌收缩力而不增加心肌耗氧量,并能改善心脏舒张功能;同时激活血管平滑肌的 K^+ 通道,扩张组织血管。其正性肌力作用独立于 β 肾上腺素能刺激,可用于正接受 β 受体阻滞剂治疗的患者。多项随机、双盲、平行对照研究结果提示,该药在缓解临床症状、改善预后等方面不劣于多巴酚丁胺,患者近期血流动力学有所改善,并且不增加交感活性。左西孟旦宜在血压降低伴低心排血量或低灌注时尽早使用,负荷量 $12\ \mu g/kg$ 静脉注射(>10 分钟),继以 $0.1\sim0.2\ \mu g/(kg\cdot min)$ 滴注,维持用药 24 小时。左西孟旦半衰期长达 80 小时,单次 $6\sim24$ 小时的静脉注射,血流动力学改善的效益可持续 $7\sim10$ 天(主要是活性代谢产物延长其效)。对于收缩压<13.3 kPa(100 mmHg)的患者,不需负荷剂量,可直接用维持剂量,防止发生低血压。应用时需监测血压和心电图,避免血压过低和心律失常的发生。

(4)左西孟旦:有关 β 受体阻滞剂治疗 LVEF 正常的心力衰竭的研究资料缺乏,其应用是经验性的,主要基于减慢心率和改善心肌缺血的可能益处。

尚无随机临床试验使用 β 受体阻滞剂治疗 AHF 以改善急性期病情。若 AHF 患者发生持续的心肌缺血或心动过速,可考虑谨慎地静脉使用美托洛尔或艾司洛尔。

6.β 受体阻滞剂

对外周动脉有显著缩血管作用的药物,如去甲肾上腺素、肾上腺素等,多用于尽管应用了正性肌力药物仍出现心源性休克,或合并显著低血压状态时。这些药物可以使血液重新分配至重要脏器,收缩外周血管并提高血压,但以增加左心室后负荷为代价。

7.血管收缩药物

血管收缩药物也有类似于正性肌力药的不良反应。ESC 指南指出:除非有禁忌证或不必要(如正在口服抗凝药物),推荐使用肝素或其他抗凝药物预防血栓形成。

8.预防血栓药物

AHF 患者除合并血流动力学不稳定、高钾血症、严重肾功能不全以外,口服药物应继续服用。ESC 指南指出,服用 β 受体阻滞剂在 AHF 发病期间(除心源性休克)仍然是安全的,停用 β 受体阻滞剂可能增加近期和远期的病死率。

(三)非药物治疗

可改善氧合和呼吸困难,缓解呼吸肌疲劳、降低呼吸功耗,增加心排血量,是目前纠正 AHF 低氧血症、改善心脏功能的有效方法。

1.机械通气治疗

当患者出现较为严重的呼吸困难、辅助呼吸肌的动用,而常规氧疗方法(鼻导管和面罩)不能维持满意氧合或氧合障碍有恶化趋势时,应及早使用无创机械正压机械通气。临床主要应用于意识状态较好、有自主呼吸能力的患者,同时,患者具有咳痰能力、血流动力学状况相对稳定,以及能与无创机械正压机械通气良好配合。不建议用于收缩压＜11.4 kPa(85 mmHg)的患者。

采用鼻罩或面罩实施 0.7～1.3 kPa(5～10 mmHg)的持续正压机械通气治疗,可以改善心率、呼吸频率、血压及减少气管插管的需要,并可能减少住院病死率;也可以考虑采用双水平正压机械通气作为持续正压机械通气的替代治疗,不过有关双水平正压机械通气使用和心肌梗死间的关系怎样尚不清楚。

2.血液净化治疗

(1)适应证:出现下列情况之一时可采用超滤治疗:高容量负荷如肺水肿或严重的外周组织水肿,且对利尿剂抵抗;低钠血症(血钠＜110 mmol/L)且有相应的临床症状如神志障碍、肌张力减退、腱反射减弱或消失、呕吐以及肺水肿等。超滤对 AHF 有益,但并非常规手段。UNLOAD研究证实,对于心力衰竭患者,超滤治疗和静脉连续应用利尿剂相比,排水量无明显差异,但超滤治疗能更有效地移除体内过剩的钠,并可降低因心力衰竭再住院率;但 CARRESS-HF 研究表明在急性失代偿性心力衰竭合并持续淤血和肾功能恶化的患者中,在保护 96 小时肾功能方面,阶梯式药物治疗方案优于超滤治疗,2 种治疗体重减轻类似,超滤治疗不良反应较高。

ESC 指南指出:尚无证据表明超滤优于利尿剂成为 AHF 的一线治疗。不推荐常规应用超滤,可用于对利尿剂无反应的患者。

(2)肾功能进行性减退,血肌酐＞500 μmol/L 或符合急性血液透析指征的其他情况可行血液透析治疗。可有效改善心肌灌注,降低心肌耗氧量和增加心排血量。适应证:①急性心肌梗死或严重心肌缺血并发心源性休克,且不能由药物纠正。②伴血流动力学障碍的严重冠心病(如急性心肌梗死伴机械并发症)。③心肌缺血或急性重症心肌炎伴顽固性肺水肿。④作为左心室辅助装置(LVAD)或心脏移植前的过渡治疗。对其他原因的心源性休克是否有益尚无证据。

ESC 指南指出:心源性休克患者在多巴胺和去甲肾上腺素联合基础上加用左西孟旦可改善血流动力学,且不增加低血压风险,但对主动脉内球囊反搏不推荐常规使用。

3.主动脉内球囊反搏

AHF 经常规药物治疗无明显改善时,有条件的可应用该技术。此类装置有体外模式人工肺氧合器、心室辅助泵(如可置入式电动左心辅助泵、全人工心脏)。根据 AHF 的不同类型,可选择应用心室辅助装置,在积极纠治基础心脏疾病的前提下,短期辅助心脏功能,也可作为心脏移植或心肺移植的过渡。体外模式人工肺氧合器可以部分或全部代替心肺功能。临床研究表明,短期循环呼吸支持(如应用体外模式人工肺氧合器)可明显改善预后。

(四)病因和诱因治疗

诱因治疗包括控制感染、纠正贫血与心律失常等,病因治疗如极度严重的二尖瓣狭窄或主动脉瓣狭窄,或急性心肌梗死并发严重二尖瓣反流的患者可能需要外科治疗才能缓解肺水肿,可行急诊手术治疗。

(五)急性心力衰竭稳定后的后续处理

入院后至少第 1 个 24 小时要连续监测心率、心律、血压和 SaO₂,之后也要经常监测。至少每天评估心力衰竭相关症状(如呼吸困难),治疗的不良反应,以及评估容量超负荷相关症状。

(1)无基础疾病的急性心力衰竭:在消除诱因后,并不需要继续心力衰竭的相关治疗,应避免诱发急性心力衰竭,如出现各种诱因要及早、积极控制。

(2)伴基础疾病的急性心力衰竭:应针对原发疾病进行积极有效的治疗、康复和预防。

(3)原有慢性心力衰竭类型:处理方案与慢性心力衰竭相同。

六、病情观察与评估

（1）监测生命体征，观察有无心率、呼吸增快或减慢、血压降低等表现。

（2）观察有无呼吸困难、咳嗽、咳痰、咯血、疲乏、无力、头晕、心悸及消化道症状。

（3）观察患者能否平卧、心肺有无湿啰音或哮鸣音、有无颈静脉曲张，以及水肿部位和程度、有无胸腔积液及腹水等。

七、护理措施

（一）体位与活动

绝对卧床休息，根据患者心功能情况给予高枕卧位或半卧位。急性左心衰竭时，取端坐位，双腿下垂。

（二）氧疗

予以吸氧 6～8 L/min，可于湿化瓶中加入 50% 乙醇湿化，若患者不能耐受，可降低乙醇浓度或间歇使用。乙醇可使肺泡内泡沫表面张力降低而破裂、消散。病情严重者采用无创或有创机械通气，观察吸氧后患者呼吸困难改善程度。

（三）用药护理

1.洋地黄制剂

常用毛花苷 C 0.2～0.4 mg 稀释后缓慢静脉推注，心率或脉搏<60 次/分时停止用药。使用过程中观察不良反应，当出现食欲减退、恶心、心悸、头痛、黄绿视、视物模糊、心律从规则变为不规则，或从不规则变为规则时，应立即停药并告知医师。

2.利尿剂

常用呋塞米静脉推注，观察患者症状有无缓解及尿量有无增多，准确记录 24 小时尿量，监测血钾变化和心律。

3.血管扩张剂

常用硝普钠和硝酸甘油静脉滴注。硝普钠现配现用，避光输注，控制速度，严密监测血压变化，根据血压调整剂量。

4.镇静剂

常用吗啡皮下或静脉注射，注意观察患者有无呼吸抑制、心动过缓、血压下降。呼吸衰竭、昏迷、严重休克者禁用。

（四）饮食护理

进食高维生素、低热量、少盐、少油、富含蛋白质和适量纤维素的食物。根据心功能限制食盐或钠的摄入：心功能Ⅰ、Ⅱ级<5 g/d、心功能Ⅲ级<3 g/d、心功能Ⅳ级<1 g/d。

八、健康指导

（1）根据心功能分级指导活动与休息，保证充足的睡眠，避免情绪激动或精神过度紧张。①心功能Ⅰ级：避免爬山、跑步等剧烈活动。②心功能Ⅱ级：限制体力活动，增加休息时间，选择步行、慢跑、打太极拳。③心功能Ⅲ级：卧床休息，日常生活自理。④心功能Ⅳ级：绝对卧床休息，被动活动。

（2）教会患者及家属自测脉搏。脉搏<60 次/分停服洋地黄类药物，立即就诊。

（3）告知患者避免受凉、感染、剧烈运动、劳累等诱因，以免诱发心力衰竭。

（陈　青）

第四节　多器官功能障碍综合征

多器官功能障碍综合征(multiple organ dysfunction syndrome,MODS)是指在严重创伤、感染和休克时,原无器官功能障碍的患者同时或者在短时间内相继出现两个以上器官系统的功能障碍以致机体内环境的稳定必须靠临床干预才能维持的综合征。

MODS的原发致病因素是急性而继发受损器官可在远隔原发伤部位,不能将慢性疾病、组织器官退化、机体失代偿时归属其中。常呈序惯性器官受累,致病因素与发生MODS必须>24小时。发生MODS前,机体器官功能基本正常,功能损害呈可逆性,一旦发病机制阻断、及时救治,器官功能有望恢复。

一、病因

(一)严重创伤
严重创伤是诱发MODS的常见因素之一,主要见于复合伤、多发伤、战地伤、烧伤及大手术创伤,并由此可引起心、肺、肝、肾、造血系统、消化道等多个组织器官系统的功能障碍。

(二)休克
各种原因导致的休克是引起MODS的重要发病因素,尤其是出血性休克和感染性休克更易引发MODS。休克过程中机体各重要器官血流不足而呈低灌注状态,引起广泛性全身组织缺氧、缺血,代谢产物蓄积,影响细胞代谢、损害器官的功能,最后导致MODS。

(三)严重感染
严重感染是引发MODS的最主要因素之一,尤其是腹腔感染,是诱发MODS的重要原因。据相关资料统计,腹腔感染在多种MODS致病因素中占首位。其中革兰阴性杆菌占大多数,如腹腔内脓肿、急性化脓性阑尾炎、急性坏死性胰腺炎、急性腹膜炎、急性胆囊炎等更易导致MODS的发生。有报道MODS患者69%～75%的病因与感染有关。

(四)医源性因素
医源性因素也是造成MODS的一个重要因素。尤其是急危重症患者,病情错综复杂,如治疗措施应用不当,对脏器容易造成不必要的损伤而引发MODS。较常见的因素如下。

(1)长时间(>6小时)高浓度给氧可破坏肺表面活性物质,损害肺血管内皮细胞。

(2)大量输血、输液可导致急性肺水肿、急性左心功能不全。

(3)药物使用不当可导致肝、肾等重要脏器功能障碍。

(4)不适当的人工机械通气可造成心肺功能障碍。

(5)血液吸附或血液透析造成的不均衡综合征、出血和血小板减少。

(五)心搏、呼吸骤停
心搏、呼吸骤停致使机体各重要脏器严重缺血、缺氧,若能在短时间内得到有效及时的抢救,复苏成功后,血流动力学改善,各大器官恢复灌流,形成"缺血-再灌注",但同时也可能引发"再灌注"损伤,导致MODS。

二、临床表现

MODS多以某一器官功能受损开始发病,并序贯地影响到其他器官,由于首先受累器官的不同及受累器官组合的不同,因此,其临床表现也不尽相同,下面将各器官受累时的主要表现分别介绍(表9-8)。

表 9-8 MODS 的临床表现

分项	休克	复苏	高分解代谢	MOF
全身情况	萎靡、不安	差、烦躁	很差	终末
循环	需输液	依赖容量	CO↓,休克	药物依赖
呼吸	气促	呼碱低氧	ARDS	O_2↓,CO_2↑
肾脏	少尿	氮↑	氮↑,需透析	恶化
胃肠	胀气	摄食↓	应激性溃疡	功能紊乱
肝脏	肝功轻度↓	中度↓	严重↓	衰竭
代谢	血糖↑需胰岛素	高分解代谢	代谢性酸中毒,血糖↑	肌萎缩,酸中毒
CNS	模糊	嗜睡	昏迷	深昏迷
血液	轻度异常	BPC↓,WBC↑	凝血异常	DIC

(一)心脏

心脏的主要功能是泵功能,并推动血液在体内进行周而复始的循环,无论是心脏发生继发性损伤或原发性损伤都能够引起泵功能障碍,从而引起急性心功能不全,主要临床特征表现为急性肺循环淤血和供血不足。

急性心功能不全可概括为急性右心功能不全和急性左心功能不全,临床上急性右心功能不全极为少见,因此一般急性心功能不全即泛指急性左心功能不全,临床上最常见的是急性左室功能不全。临床症状及体征表现如下。

1.呼吸困难

按诱发呼吸困难急性程度的不同又可分为劳力性呼吸困难、夜间阵发性呼吸困难和端坐呼吸,而端坐呼吸和夜间阵发性呼吸困难是急性左心功能不全早期或急性发作时的典型表现之一,必须给予高度重视。

2.咳嗽与咯血

急性心功能不全引起的咳嗽主要特征为无其他原因可解释的刺激性干咳,尤以平卧或活动时为明显,半卧位或坐起及休息时咳嗽可缓解。若发生肺水肿时可见大量白色或粉红色泡沫样痰,严重者可发生咯血。

心排血量急剧下降是严重急性左心功能不全可引起的病变,从而引起心源性晕厥、心源性休克及心搏骤停。

(二)呼吸功能

临床特征表现为发绀和呼吸困难,血气分析检查常呈现为低氧血症。严重者可出现急性呼吸窘迫综合征(ARDS)或急性呼吸功能不全。ARDS是MODS常伴发的一种临床表现,其病理改变为急性非心源性肺水肿。临床特点如下。

(1)起病急,呼吸极度困难,经鼻导管高流量吸氧不能缓解。

(2)呼吸频率加快,常超过每分钟 30 次,并进行性加快,严重者可达每分钟 60 次以上,患者所有呼吸肌都参与了呼吸运动,仍不能满足呼吸对氧的需求而呈现为窘迫呼吸。

(3)血气分析呈现为 PO_2＜8.0 kPa(60 mmHg),并呈进行性下降,高流量氧疗也难以使 PO_2 提高,而必须采用人工机械通气。

(三)肝

当肝脏功能遭到严重损害时,临床表现为肝细胞性黄疸,巩膜、皮服黄染,尿色加深呈豆油样,血清生化检查显示:总胆红素升高(直接胆红素与间接胆红素均升高)并伴有肝脏酶学水平升高,同时 ALT、AST、LDH 均大于正常值的 2 倍以上,还可伴有清蛋白含量、血清总蛋白下降及凝血因子减少,既往有肝病史者或病情严重者即可发生肝性脑病。

(四)肾

在急危重症的抢救过程中,多种原因都可能造成肾小管功能受损或急性肾小球功能受损,从而引起急性肾功能不全,其临床表现主要为氮质血症、少尿、无尿和水、电解质及酸碱平衡失调。当发生急性肾功能不全后,常易导致病情急剧进展或明显恶化,在以各种原因所导致的休克为 MODS 的原发病变时,肾功能不全也可能为最早的表现。

(五)胃肠道

各种原因引起的胃肠黏膜缺血及病变、治疗过程中的应激,导致的胃泌素与肾上腺皮质激素分泌增加,而导致胃黏膜病变,引起消化道大出血,或者其他因素所致的胃肠道蠕动减弱,从而发生胃肠麻痹。

(六)凝血功能

毛细血管床开放,血流缓慢或淤积,致使凝血系统被激活,引起微循环内广泛形成微血栓,导致弥散性血管内凝血可由任何原因所致的组织微循环功能障碍造成。进一步使大量凝血因子和血小板被消耗,引发全身组织发生广泛出血。临床常表现为黏膜、皮肤形成花斑,皮下出血,注射部位或手术切口、创面自发性弥漫性渗血,术后引流管内出血量增多,严重者内脏器官也发生出血。检查可见血浆蛋白原含量降低,纤维组织蛋白原降解产物增加,血小板计数呈进行性减少,凝血酶原时间延长。

(七)脑

由于危重病病变发生发展过程中的多种因素影响而使脑组织发生缺血、缺氧和水肿,从而在临床上引起患者意识障碍。如出现淡漠、烦躁、自制力和定向力下降,对外界环境、自己及亲人不能确认,甚至出现嗜睡、昏睡、昏迷。同时常伴有瞳孔、出现神经系统的病理反射及呼吸病理性变化等。

三、护理

(一)一般护理

1.饮食护理

MODS 患者机体常处于全身炎性反应高代谢状态,机体消耗极度升高,免疫功能受损,内环境紊乱,因此保证营养供应至关重要。根据病情选择进食方式,尽量经口进食,必要时给予管饲或静脉营养,管饲时注意营养液的温度及速度,避免误吸及潴留。

(1)肠道营养:根据患者病情选择管饲途径:口胃管、鼻胃管、鼻肠管、胃造口管、空肠造瘘等。

(2)肠外营养:根据患者病情给予不同成分的 TPN 治疗。

2.环境管理

病室清洁安静,最好住单人房间,室内每天消毒 1 次。

3.心理护理

因患者起病突然、病情严重,容易恐惧,护士耐心解释疾病发生发展的原因,帮助患者树立信心并取得积极配合,保证患者情绪稳定。

(二)重症护理

1.病情观察

全面观察,及早发现、预防各器官功能不全征象。

(1)循环系统:血压,心率及心律,CVP,PCWP 的监测,严格记录出入液量。

(2)呼吸系统:呼吸频率及节律,动脉血气分析,经皮血氧饱和度的监测。

(3)肾功能监测:监测尿量,计算肌酐清除率,规范使用抗生素,避免使用肾毒性强的药物,必要时行 CRRT 治疗。

(4)神经系统:观察患者的意识状态、神志、瞳孔、反应等的变化。

(5)定时检测肝功能,注意保肝,必要时行人工肝治疗。加强血糖监测。

(6)肠道功能监测与支持:根据医嘱正确给予营养支持,合理使用肠道动力药物,保持肠道通畅。

(7)观察外周温度和皮肤色泽。

2.各脏器功能的护理

(1)呼吸功能的护理:加强呼吸道的湿化与管理,合理湿化,建立人工气道患者及时吸痰。根据患者病情,及时稳定脱机。多次进行机械通气、病情反复的患者,对脱机存在恐惧感,得知要脱机即表现为紧张、恐惧,这种情绪将影响患者的正常生理功能,如产生呼吸、心率加快、血压升高等,影响脱机的实施。需对患者实施有效的心理护理。

(2)循环功能的护理:MODS 患者在抢救治疗过程中,循环系统不稳定,血压波动大且变化迅速,需通过有创动脉测压及时可靠准确的连续提供动脉血压,为及时发现病情变化并给治疗提供可靠的资料。同时注意观察患者痰液色质量,及时发现心力衰竭早期表现。严格控制出入液量。

(3)肝肾功能的护理:注意肝、肾功能检查指标的变化,严密监测尿量、尿色、尿比重,保持水电解质平衡。避免使用肝肾毒性药物。维持血容量及血压,保证和改善肾脏血流灌注。严重衰竭患者及时采用连续血液净化治疗。

(4)胃肠道功能的护理:应激性溃疡出血是 MODS 常见的胃肠功能衰竭症状,早期进行胃肠道内营养,补充能量,促进胃肠蠕动的恢复,维持菌群平衡,保护胃黏膜。观察患者是否存在腹胀,及时听诊肠鸣音,观察腹部体征的变化。患者发生恶心、呕吐时及时清理呕吐物,避免误吸。发生腹泻时,及时清理,保持床单位清洁,观察大便性状、色质量,留取异常大便标本及时送检。

3.药物治疗的护理

(1)根据医嘱补液,为避免发生肺水肿,可在 PCWP 及 CVP 指导下调整补液量及速度。

(2)按常规使用血管活性药物。

(3)血压过低时不可使用利尿剂,用后观察尿量变化。

(4)使用制酸剂和胃黏膜保护剂后,要监测胃液 pH。

(5)观察要点:持续心电监护,监测体温。

(陈　青)

第五节　弥散性血管内凝血

一、概述

弥散性血管内凝血(disseminated intravascular coagulation,DIC)是一种综合征,不是一种独立的疾病。是在各种致病因素的作用下,在毛细血管、小动脉、小静脉内广泛纤维蛋白沉积和血小板聚集,形成广泛的微血栓,导致循环功能和其他内脏功能障碍,消耗性凝血病,继发性纤维蛋白溶解,产生休克、出血、栓塞、溶血等临床表现。

DIC患者发病的严重程度不一,有的患者临床症状十分轻微,体征也不是很明显;而急性DIC在ICU病房中的发病率较高,或一般都会运送患者到ICU中进行抢救。DIC起病急、病情危重且进展快、预后差,病死率高达50%～60%,临床上应做到早诊断、早处理。

二、常见病因及发病机制

造成DIC的病因很多。根据资料分析,在中国以感染最常见,恶性肿瘤(包括急性白血病)次之,两者占病因的2/3。而国外报告中则以恶性肿瘤,尤其是有转移病变的占首位。DIC发病的常见病因也有广泛组织创伤、体外循环及产科意外。

(一)血管内皮损伤和组织创伤

1.感染各种严重的细菌感染

如金黄色葡萄球菌、革兰阴性杆菌、中毒性菌痢、伤寒等均可导致DIC。

2.抗原-抗体复合物的形成

如移植物排斥反应、系统性红斑狼疮或其他免疫性疾病,各种免疫反应及免疫性疾病都能损伤血管内皮细胞,激活补体,也能引起血小板聚集及释放反应,激活凝血机制。

3.其他

如酸中毒、体温升高、休克或持续性缺氧、低血压等均可损伤血管壁内皮细胞。

(二)红细胞破坏

红细胞大量破坏,血小板活化,白细胞激活或破坏可加速凝血反应。

(三)大量促凝物质进入血液循环

常见于如羊水栓塞、胎盘早期剥离、死胎滞留等病例的产科意外。如严重烧伤、广泛性外科手术、挤压综合征、毒蛇咬伤等严重创伤也是常见的DIC病因,均可由受损的组织中释放出大量组织因子进入血液,促发凝血。此外,化疗及放疗杀灭肿瘤细胞释放出其中的促凝物质,更容易导致DIC的发生。

(四)凝血系统激活

凝血系统最先被过度激活,血液中凝血酶大量形成,加上多种细胞因子的作用,导致DIC早期以血液凝固性升高为主,出现广泛的微血栓形成。

(五)微血栓形成

广泛的微血栓形成必然消耗大量的凝血因子和血小板,加上继发性纤溶功能亢进,从而使血液由高凝状态进入低凝状态,纤维蛋白原裂解,出现多部位出血。

三、影响 DIC 发生发展的因素

(一)单核吞噬细胞系统受损

全身性 Shwartzman 反应:第一次注入小剂量脂多糖,使单核吞噬细胞系统封闭,第二次注入脂多糖易引起休克。

(二)血液凝固的调控异常

抗凝机制:以蛋白酶 C 为主体的蛋白酶类凝血抑制机制;以抗凝血酶 Ⅲ 为主的蛋白酶抑制物类凝血抑制机制。

(三)肝功能障碍

肝功能严重障碍可使凝血、抗凝、纤溶过程失调。

(四)血液的高凝状态

如妊娠妇女、酸中毒及抗磷脂抗体综合征。

(五)微循环障碍

血流缓慢和产生旋涡时,被激活的凝血因子和凝血酶能在局部达到凝血过程所必需的浓度;血流缓慢导致血液氧分压降低和酸性代谢产物滞留,可以损伤血管内皮细胞,触发凝血。

(六)纤溶抑制剂使用不当

纤溶抑制剂使用不当也可导致 DIC 的发生。

四、临床表现

(一)DIC 的分期和发展过程

1.高凝期

各种病因导致凝血系统被激活,凝血酶生成增多,微血栓大量形成,血液处于高凝状态,仅在抽血时凝固性增高,多见于慢性型、亚急性型,急性型不明显。

2.消耗性低凝期

凝血酶和微血栓的形成使凝血因子和血小板因大量消耗而减少,同时因继发性纤溶系统功能增强,血液处于低凝状态,因而此时出血症状明显。

3.继发性纤溶亢进期

凝血酶及凝血因子Ⅻa 等激活了纤溶系统,使大量的纤溶酶原变成纤溶酶,再加上 FDP 形成,使纤溶和抗凝作用大大增强,故此期出血十分明显。

(二)DIC 的分型及各型的特点

根据 DIC 发病的快慢和病程长短可分为 3 型,主要和致病因素的作用方式、强度与持续时间长短有关。

(1)急性型:①突发性起病,一般持续数小时或数天。②病情凶险,可呈暴发型。③出血倾向严重。④常伴有休克。⑤常见于暴发型流脑、流行型出血热、病理产科、败血症等。

(2)亚急性型:①急性起病,在数天或数周内发病。②进展较缓慢,常见于恶性疾病,如急性白血病(特别是早幼粒细胞白血病)、肿瘤转移、主动脉弓动脉瘤、死胎滞留及局部血栓形成等。

(3)慢性型(临床上少见):①起病缓慢。②病程可达数月或数年。③高凝期明显,出血不重,可仅有瘀点或瘀斑。④常见于恶性肿瘤、胶原病、慢性溶血性贫血、巨大血管瘤等疾病。

(三)常见临床表现

DIC 的发病原因虽然不同,但其临床表现均相似,除原发病的征象外,主要有出血、休克、栓塞及溶血四方面的表现。

DIC 的临床表现主要为出血,多脏器功能障碍,休克和贫血。其中最常见者为出血。

1.出血

DIC 患者有 70%~80% 以程度不同的出血为初发症状,如紫癜、血疱、皮下血肿、采血部位出血、手术创面出血、外伤性出血和内脏出血等。DIC 引起的出血特点如下。

(1)突然出现是 DIC 最早的临床表现。

(2)多部位严重出血倾向是 DIC 的特征性表现。

(3)出血的原因不易用原发病或原发病当时的病情来解释。

(4)常合并休克、栓塞、溶血等 DIC 的其他表现。

(5)常规止血药治疗效果欠佳,往往需要肝素抗凝、补充凝血因子、血小板等综合治疗。

2.休克

DIC 病理过程中有许多因素与引起休克有关。

(1)出血可影响血容量。

(2)微血栓形成,使回心血量减少。

(3)DIC 时可通过激活激肽和补体系统产生血管活性介质如激肽和组胺,使外周阻力降低,引起血压下降;也可引起肾上腺素能神经兴奋。

(4)心功能降低。

除心内微血栓形成直接影响心泵功能外,肺内微血栓形成导致肺动脉高压,增加右心后负荷;DIC 时因组织器官缺血、缺氧可引起代谢性酸中毒,酸中毒可使心肌舒缩功能发生障碍。于是,血容量减少、回心血量降低、心功能降低和心排血量减少,加上血管扩张和外周阻力降低,则血压可明显降低。

DIC 引起的休克特点:①突然出现或与病情不符;②伴有严重广泛的出血及四肢末梢的发绀;③有多器官功能不全综合征出现;④对休克的综合治疗缺乏反应,病死率高。

3.微血管病性溶血性贫血

DIC 时红细胞可被阻留于微血管内。当红细胞受血流冲击、挤压,引起对红细胞的机械性损伤,因而在循环中出现各种形态特殊的变形红细胞或呈盔形、星形、多角形、小球形等不同形态的红细胞碎片,称为裂细胞。这些红细胞及细胞碎片的脆性明显增高,很易破裂发生溶血。DIC 早期溶血较轻,不易察觉,后期易于在外周血发现各种具特殊形态的红细胞畸形。外周血破碎红细胞数大于 2% 对 DIC 有辅助诊断意义,这种红细胞在微血管内大量破坏引起的贫血称为微血管病性溶血性贫血。

4.多器官功能障碍综合征(multiple organ dysfunction syndrome,MODS)

由于 DIC 发生的原因和受累脏器及各脏器中形成微血栓的严重程度不同,故不同器官系统发生代谢与功能障碍或缺血性坏死的程度也可不同,受累严重者可导致脏器功能不全甚至衰竭。MODS 常是 DIC 引起死亡的重要原因。临床上常见器官功能障碍的表现如下。

(1)肾脏:严重时可导致双侧肾皮质坏死及急性肾衰竭。

(2)肺:出现肺出血、呼吸困难和呼吸衰竭。

(3)肝脏:黄疸和肝功能衰竭。

(4)消化道:呕吐、腹泻和消化道出血。

(5)肾上腺:出血性肾上腺综合征(沃-弗综合征)。

(6)垂体:希恩综合征。

(7)神经系统:神志改变。

(8)心血管:休克。

五、治疗

由于 DIC 的病情严重,发展迅速,病势凶险,必须积极抢救,否则病情发展为不可逆性。原发病与 DIC 两者互为因果,治疗中必须严密观察临床表现及实验室检查结果的变化,做到同时兼顾。

(一)消除病因及原发病的治疗

治疗原发病是治疗 DIC 的根本措施,也是首要原则,控制原发病的不利因素也有重要意义,例如,积极控制感染、清除子宫内死胎及抗肿瘤治疗等。输血时应预防溶血反应。其他如补充血容量、防治休克、改善缺氧及纠正水、电解质紊乱等,也有积极作用。消除 DIC 的诱因也有利于防止 DIC 的发生和发展。

(二)肝素治疗

在 DIC 后期,病理变化已转为以纤维蛋白溶解为主而出血主要涉及纤溶及大量 FDP 的关系,而不是凝血因子的消耗;有明显肝肾功能不良者;原有严重出血如肺结核咯血、溃疡病出血或脑出血等;手术创口尚未愈合;原有造血功能障碍和血小板减少者。有上列情况时,应用肝素要特别谨慎,以免加重出血。

(三)抗血小板凝集药物

右旋糖酐-40 降低血液黏滞度,抑制血小板聚集,一般用量为 500～1 000 mL 静脉滴注,主要用于早期 DIC,诊断尚未完全肯定者。

(四)合成抗凝血酶制剂的应用

日本最近合成抗凝血酶制剂,对 DIC 有明显的疗效,而且不良反应少。

(五)补充血小板及凝血因子

DIC 时凝血因子和血小板被大量消耗,是 DIC 出血的主要因素。所以,积极补充凝血因子和血小板是 DIC 治疗的一项重要且十分必要的措施。

在临床上也有部分学者和专家认为,在未用肝素前输血或给纤维蛋白原时,可为微血栓提供凝血的基质,促进 DIC 的发展。所以,他们觉得这种外源性的补充可能"火上浇油"。但当凝血因子过低时,应用肝素可加重出血。所以在凝血指标和凝血因子、血小板极度消耗的情况下,仍应积极补充新鲜血浆、凝血酶原复合物,单采血小板、纤维蛋白原等血制品,同时进行抗凝治疗,以期减少微血栓的形成。

(六)抗纤溶药物的应用

在 DIC 后期继发性纤溶成为出血的主要矛盾,可适当应用抗纤溶药物;但在 DIC 早期,纤溶本身是一种生理性的保护机制,故一般不主张应用抗纤溶药物。早期使用反而有使病情恶化可能。这类药物应在足量肝素治疗下应用。只有当已无凝血消耗而主要为继发性纤溶继续进行时,方可单独应用抗纤溶药物。常用的药物包括氨甲苯酸(对羧基苄胺,PAMBA)或氨甲环酸(AMCHA)等。

(七)其他

国内在治疗 DIC 并发休克的病例中,有人报道用山莨菪碱、东莨菪碱或酚苄明能解除血管痉挛。对于疏通血脉,右旋糖酐-40 有良好疗效。

六、护理要点

(一)心理护理

因为 DIC 的病情变化极迅速,患者及家属都会出现焦虑、恐惧等心理。

(1)护士应对清醒的患者进行心理护理,并对家属做好安抚工作,及时向患者解释病情,在解释时还应注意减少疑虑,避免使用一些难懂的专业术语,更不能有一些不良的情绪影响到患者。

(2)抢救时应保持安静,医护人员态度要认真、亲切、细心,护理操作时要准确、敏捷,以增强患者的信任感和安全感。

(3)指导患者一些适用的放松技巧等,若患者病情允许,可以在病床上读书或看报纸等。

(二)基础护理

(1)按原发性疾病患者常规护理。

(2)卧床休息,保持病室环境清洁舒适并安静。定期开窗通风,减少刺激。

(3)给予高蛋白、高维生素、易消化的食物,有消化道出血的患者应禁食,不能进食者可给予鼻饲或遵医嘱给予静脉高营养。

(4)定期采集血标本,通过实验室检查协助临床诊断,以判断病情变化和治疗的综合疗效。

(5)做好口腔、会阴等基础护理,预防并发症的发生。

(6)保持呼吸道通畅,对于昏迷的患者应及时清理口腔、鼻腔内的分泌物。

(7)对于意识障碍且躁动的患者,可在家属知情同意后采取适当的安全保护措施,如使用床护栏、约束带等。

(三)病情观察

(1)观察出血症状:患者可能出现广泛自发性出血,皮肤黏膜瘀斑,伤口、注射部位渗血,内脏出血如呕血、便血、尿路出血、颅内出血、意识障碍等症状。应观察出血部位、出血量。

(2)观察有无微循环障碍症状:皮肤黏膜发绀缺氧、尿少无尿、血压下降、呼吸循环衰竭等症状。

(3)观察有无高凝和栓塞症状:如静脉采血时,血液迅速凝固应警惕血液高凝状态。内脏栓塞可引起相关的症状,如肾栓塞引起腰痛、血尿、少尿,肺栓塞引起呼吸困难、发绀,脑栓塞引起头痛、昏迷等。

(4)观察有无黄疸、溶血症状。

(5)观察实验室临床诊断结果,如血小板计数、凝血酶原时间、血浆纤维蛋白含量等。

(6)观察原发性疾病的病情有无进展。

(四)对症护理

1.出血患者的护理

(1)保持患者皮肤清洁、干燥,避免用力抓、碰。

(2)按医嘱给予抗凝剂、补充凝血因子、成分输血或抗纤溶中医药治疗。按时给药,严格控制剂量如肝素,监测凝血时间等实验室各项指标,周密观察治疗综合疗效,随时按医嘱调整剂量,预防患者出现不良反应。

（3）凡是执行有创操作时,都应避免反复穿刺,力争一针见血,并在操作后妥善按压,如有渗血应加压包扎。

（4）吸痰时动作轻柔,防止损伤气道黏膜。

（5）保持口腔、鼻腔的湿润,防止出血。

2.微循环衰竭患者的护理

（1）使患者处于休克体位,以利于回心血量和呼吸的改善。

（2）建立两条或两条以上的静脉通道,按医嘱给药,纠正酸中毒,保持水、电解质平衡,保持血压稳定。

（3）严密监测体温、心率、脉搏、呼吸、血压、皮肤色泽及温度、尿量、尿色变化,准确记录24小时的出入液量。

（4）保持呼吸道通畅,吸氧,改善患者的缺氧症状。

（5）随时准备好各种抢救仪器和设备,如抢救车、喉镜、气管插管、呼吸机、吸引器等。

3.使用肝素的护理要点

（1）用药前要先测定凝血时间,用药后2小时再次测定凝血时间。凝血时间在20分钟左右表示肝素剂量合适;凝血时间短于12分钟,提示肝素剂量不足;若超过30分钟则提示过量。

（2）注意变态反应的发生,轻者出现鼻炎、荨麻疹和流泪,重者可引起过敏性休克、支气管痉挛。

（3）正确按时给药,严格掌握剂量。肝素使用过量可引起消化道、泌尿系统、胸腔或颅内出血,部分患者还可能发生严重出血。若大出血不止,则须用等量的鱼精蛋白拮抗。注射鱼精蛋白速度不宜太快,以免抑制心肌,引起血压下降、心动过缓和呼吸困难。

（陈　青）

第十章

儿童保健护理

第一节 儿童体格生长规律

生长与发育存在于从受精卵到成人的整个成熟过程。体格生长是各器官、系统细胞的增殖、分化致身体形态或重量的改变,可反映器官成熟状况。体格生长状况可用数值表示。

发育代表器官功能成熟过程,包括神经-心理行为发育。发育水平可用生理成熟或心理成熟状况评估。体格生长和发育过程同时存在,共同反映身体的动态变化。

儿童体格生长是儿科学的基础。儿科临床疾病的诊断、治疗涉及儿童体格生长,异常的体格生长也可能是某些疾病的唯一临床表现。因此,儿科医师掌握儿童体格生长知识,对临床工作非常重要。

一、体格生长总规律

(一)生长连续性、非匀速性、阶段性

从受精卵到长大成人,儿童的生长在不断进行,即体格生长是一个连续过程。但连续过程中生长速度并不完全相同,呈非匀速性生长,形成不同的生长阶段。如母亲妊娠中期时,胎儿身长增长速度较青春期快10倍。胎儿身长的生长速度在母亲妊娠中期达到最大,每月约10 cm,并逐渐下降至出生时的每年35 cm;而青春期平均身高的增长每年仅约9.42 cm。出生后的第1年是生后的第1个生长高峰,第2年后生长速度趋于稳定,青春期生长速度又加快,为生后的第2个生长高峰。整个儿童期体格生长速度曲线呈一个横"S"形。

(二)生长程序性

人类进化中逐渐形成的生长程序性受到基因控制。如胚胎3周龄末开始形成中枢神经系统,4周龄出现心脏和消化系统,胎儿5周龄肢体开始分化为上肢、下肢,6~8周龄的胎儿手指、足趾发育。就身体各部形态发育而言,遵循躯干先于四肢,下肢先于上肢,肢体近端先于远端的程序。因此,胚胎2个月龄时头长占总身长的1/2,出生时头与身长的比例为1/4,成人头长仅占身高的1/8。

儿童时期各器官系统发育先后、快慢不一,即发育不平衡,也遵循生长程序性的规律。如神经系统发育较早,生后2年内发育最快,2.5~3岁时脑重已达成人脑重的75%左右,6~7岁时脑

的重量已接近成人水平。儿童期淋巴系统生长迅速,青春期前达顶峰,以后逐渐降至成人水平。生殖系统在青春期前处于静止状态,青春期迅速发育。其他,如呼吸、循环、消化、泌尿、肌肉及脂肪的发育与体格生长平行。

(三)个体差异

生长发育有一定的总规律,但受遗传与环境的影响,儿童体格生长存在个体差异。如同性别、同年龄的儿童群体中,每个儿童的生长水平、生长速度、体型特点等都不完全相同,即使是同卵双生子之间也存在差别。因此,连续性观察可全面了解每个儿童的生长状况。

二、体格生长特点

(一)常用指标

体重、身高(长)、头围、胸围等为儿童体格生长的常用指标。

1.体重

体重是身体各组织、器官系统、体液的综合重量,骨骼、内脏、体脂、体液为体重的主要成分。因体脂和体液重量易受疾病影响,使体重易于波动,故体重是反映儿童生长与近期营养状况的重要指标。

2.身材

身长(高)、顶臀长(坐高)等为身材指标。

(1)身长(高):为头、脊柱、下肢的总长度。仰卧位测量为身长,1~2岁的儿童测身长;立位测量为身高,>3岁儿童测身高。同一儿童身长测量值>身高测量值,相差 0.7~1 cm。身长的增长又称线性生长,直接反映身体非脂肪组织的增长,非脂肪组织的生长潜能受遗传决定。正常儿童如获得足够的营养、生长潜能应得到发挥,即身长线性生长的速度达到非脂肪组织的生长潜能水平。

(2)顶臀长(坐高):与上部量的意义相同,主要反映脊柱的生长。与身长(高)测量体位一致,婴幼儿测顶臀长,年长儿测坐高。

(3)指距:为双上肢与躯干纵轴垂直伸展时中指间的距离,反映上肢的生长。正常儿童指距小于身长(高)1 cm。

3.头围

头的最大围径为头围,反映 2 岁内儿童脑发育和颅骨生长的程度。

4.胸围

胸围为平乳头下缘经双肩胛骨角下绕胸部 1 周的长度,反映胸廓、胸背部肌肉、皮下脂肪和肺的生长。胸围生长与上肢运动、肌肉发育有关。

5.上臂围

上臂中点绕上臂 1 周的围径为上臂围,反映上臂肌肉、骨骼、皮下脂肪和皮肤的发育情况。

(二)婴儿期体格生长特点

生后第 1 年是体格生长增长最快的时期,为第 1 个生长高峰。不同月龄婴儿的体格生长也各具特点。

1.新生儿

出生体重与胎龄、性别及母亲妊娠期营养状况有关。一般,早产儿体重较足月儿轻,男童出生体重比女童出生体重略重。宫内发育影响新生儿出生体重,出生后的体重增长则与营养、疾病等因素密切相关。

出生时身长平均为 50 cm。胎儿期神经系统领先发育,故新生儿出生时头围较大,平均为 34~35 cm。出生时胸围较头围略小 1~2 cm,为 32~33 cm,以利于胎儿娩出。

2.1~4 月龄

此期婴儿体格生长仍然非常迅速,但较新生儿时期略有下降。如 1~3 月龄婴儿体重每月增长约 0.97 kg,身长每月增长约 3.25 cm;3~4 月龄体重每月增长约 0.59 kg,身长每月增长约 2.0 cm,以后增长速度随年龄的增加逐渐减慢,呈现非匀速过程。

3.4~12 月龄

3~4 月龄后婴儿的体重、身长及头围增长减慢,12 月龄时体重约为出生体重的 3 倍,身长与头围约为出生时的 1.5 倍。胸围的增长较头围增长稍快,1 岁时胸围约等于头围,即出现头、胸围生长曲线交叉。头、胸围生长曲线交叉年龄与儿童营养状况、胸廓发育情况有关。除营养因素外,可能与不重视爬行训练和胸廓锻炼有关。

三、其他系统发育

(一)舌、腭、牙齿发育

口腔覆盖黏膜,前与唇肤相连,后延续咽部黏膜,是消化道的起始部分,包括唇、颊、舌、腭、涎腺、牙和颌骨部分。

1.舌发育

(1)舌功能:舌的主要功能是参与咀嚼食物、帮助形成食物团块吞咽。舌也是重要的感觉器官(味觉),同时也有清洁牙齿的功能。人类舌的另外一个重要功能是参与语音发音。

(2)舌发育:舌是口腔底部一骨骼肌肉性器官,有丰富的神经和血管,胎儿4~8 周发育。舌来源于第 1、第 2、第 3、第 4 鳃弓的内侧面隆起,胚胎第 4 周末,左右两下颌隆起的内侧面细胞增生,形成 3 个隆起,头侧左右一对隆起较大,称侧舌隆起,尾侧中线隆起一个较小结,称奇结节。左右侧舌隆起迅速增大,并在中线融合,形成舌体;奇结节形成盲孔前方舌体的一部分。第 2、第 3、第 4 对鳃弓腹侧端的间充质增生,形成一凸向咽腔隆起的联合突。联合突的前部发育为舌根,后部发育为会厌。舌根有少量来源于第 4 对鳃弓的内胚层部分。舌根与舌体的愈合线为一条“V”形界沟。胚胎第 7 周中胚层头端体节的生肌节细胞迁移分化形成舌肌,舌肌的发育至出生前咀嚼肌完全发育。舌下神经(CN,XII)支配舌内、外肌肉的运动,使舌前伸、后缩、舌形改变。

胚胎第 11 周时,来源于外胚层的第 1 咽弓围绕口咽膜原口形成口腔上皮层、唾液腺、牙的釉质、舌体上皮细胞。胎儿 7 周已证实舌上皮细胞味蕾发育,12 周有成熟的受体。无数个乳头状突起味蕾分布于舌背侧上部表面复层鳞状上皮中;舌界沟前方有 8~12 个形体较大、顶端平坦的轮状乳头,形成倒“V”。轮状乳头周围的黏膜凹陷形成环沟,沟两侧的上皮内有较多味蕾。固有层中有较多浆液性味腺,导管开口于沟底,味腺分泌的稀薄液体不断冲洗味蕾表面的食物碎渣,以利于味蕾不断接受物质刺激。胎儿 7 周已可证实味蕾出现,12 周有成熟的受体。

系带是胎儿 3 月龄面部形成后残留的胚胎期组织。口腔有 7 个系带,即上颌中系带、下颌中系带、上下左右唇系带和下舌系带。舌系带是舌下延伸到口腔底的具有弹性的条索状的、被黏膜覆盖的小肌肉组织。舌系带的基本功能是维持胎儿唇、舌与骨协调生长。不影响呼吸、进食,从牙齿清理食物时舌的运动为正常舌系带。

(3)舌系带功能评估。儿童的舌系带长于 2 cm 不会发生语言与进食技能问题。舌系带过短使舌的运动受限,包括舌系带的结构异常,如短(<2 cm)、厚、宽、紧,使口腔肌肉运动不协调,致进食或说话困难。但临床缺乏确切的分类方法。国际上多采用舌系带 Hazelbaker 评分(assessment tool for lingual frenulum function,ATLFF)间接评估舌系带功能。ATLFF 包括5项舌外观评估(舌抬高时舌尖外观、舌系带附着舌的部位、系带弹性、下牙槽嵴的舌系带附件、舌抬高时舌系带长度)和7项舌功能评估(舌偏侧、舌蠕动、舌抬高、转折、伸舌、呈杯状、舌前部伸展)。采用口腔反射发育检查觅食反射评估舌前部的延伸功能、挤压反射评估伸舌功能、横舌反射评估舌的运动功能。

2.腭发育

(1)腭功能:与舌抵抗、咀嚼、食物团块形成、吞咽、说话有关。

(2)腭发育:胚胎早期原始鼻腔和口腔彼此相通,腭的发育使口腔与鼻腔分开。腭的发育过程分3个阶段。①胎儿5~6周来自中鼻突的球状突形成2个前腭突(原发腭);②胎儿第9周前舌窄位高,充满口鼻腔;前腭突向下与上颌突形成左右2个侧腭突(继发腭)会合,2个侧腭突与前腭突从舌的两边自向外、向内、向后方以倒"△"方式逐渐发育至两侧的腭融合(图10-1),并与向下生长的鼻中隔融合;③12周腭在口腔顶部发育完成,形成前硬腭(骨性部分)与后软腭(肌肉部分),被黏膜组织覆盖,使口、鼻腔隔开,上颌牙弓增大(图10-2)。三叉神经(CNV)分支分布于腭。鼻中隔支持鼻腔的顶部,不影响硬腭发育。但鼻中隔长度发育在一定程度上有助于上腭穹隆拉平。因上颌骨生长发育(上牙弓)与骨、鼻中隔软骨与硬腭同时发育,可影响硬腭发育。

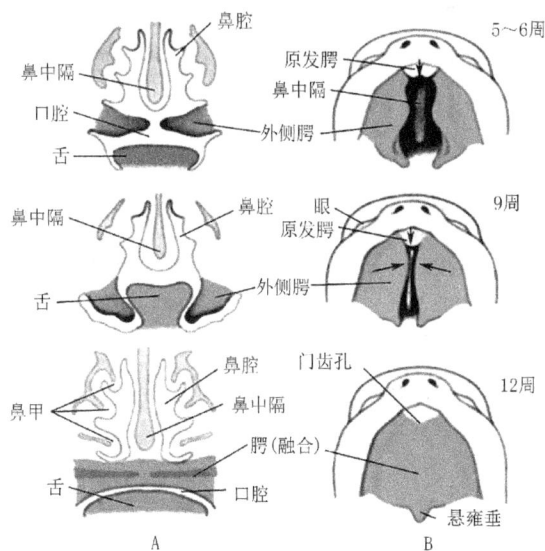

A.矢状位;B.仰卧位

图 10-1 腭发育

腭的发育为倒"△"的方式,故不同年龄阶段儿童硬腭发育水平不同,年龄越小腭弓越高。如新生儿腭高可达 7.45 mm,腭宽 30.99 mm;9 月龄时腭高增加,维持至 12 月龄;32 月龄后腭宽增加至 38.44 mm,腭高降低。婴儿期腭的最大宽度和腭长度的生长速度相同,即随年龄增长,宽度/长度指数不变。

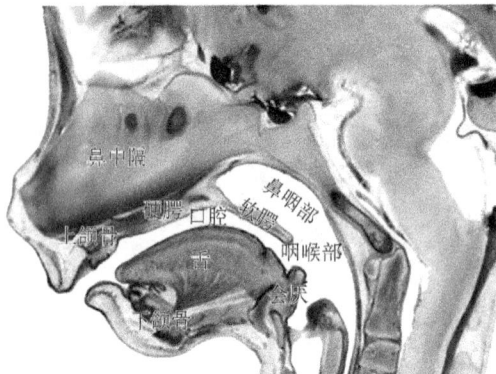

图 10-2　胎儿 12 周龄口腔发育

（3）腭的形态发育评估：婴儿腭的发育存在个体差异，约 7% 的婴儿有腭宽、长差别，10%～12% 的儿童有腭高差别。腭弓发育与牙弓有关，如高颚弓的儿童可能有一个狭窄的上牙弓，狭窄的牙弓有高腭穹隆；牙弓越宽，腭穹隆越平坦。上牙弓，包括腭弓发育过程中将显著增长。因此，高颚弓将随年龄的增长得到改善。有报道人乳喂养的早产儿腭骨化低于配方喂养儿，推测与配方喂养可促进颅面骨和腭骨发育，减少喂养姿势所致的口腔畸形有关。然而，人乳和配方喂养的儿童腭宽度和深度无显著性差异。发生高颚弓的原因有正常变异，或是某些疾病的伴随体征。

目前，新生儿上腭的正常形态无统一标准。现有关于新生儿"正常"的腭部形态的知识是基于有限的测量颚的三维形状的方法学，但方法学的不足使研究结果不一致或产生偏差，尤其涉及综合征或早产等病理情况。对多数足月婴儿的研究缺乏可靠的试验，研究腭发育的临床研究前需要发展合理的测量技术和统一"正常腭形态"的定义。

3.牙齿

人类有乳牙和恒牙 2 副牙齿，其共同的功能是咀嚼食物、参与发音与颅面发育。牙齿正常发育有助于语言发育，缺失切牙影响发音。上、下颌排列整齐牙齿使口唇、颊面部丰满；牙齿排列不整齐、反咬合、缺齿使面部变形，影响美观。

牙齿发育包括牙齿矿化、萌出和脱落。每枚牙齿有外部的牙釉质、牙本质、牙骨质、含有神经的牙髓腔以及固定于颌骨的牙根部分。骨骼（中胚层）与牙齿的胚胎（外、中胚层）来源发育不完全相同，成分亦不完全相同。骨骼和牙齿中的主要矿物质均为羟磷灰石 $[Ca_{10}(PO_4)_6(OH)_2]$，但骨骼含 50% 羟磷灰石，牙齿牙釉质 96% 是羟磷灰石，是牙和全身最坚硬的部分，其余 4% 是水和有机物质；牙本质含 70% 羟磷灰石，20% 有机物质（主要是蛋白质），10% 水；牙骨质含 45% 矿物质（主要是磷灰石），33% 蛋白质（主要是胶原蛋白），22% 水；牙髓中有神经、血管。

（1）乳牙：乳牙发育始于胎儿期，经历 4 个阶段。①乳牙胚形成：胚胎6 周时口腔黏膜细胞快速增生，形成上、下 2 个弧形牙板；上、下颌牙板中部神经嵴间充质和外胚层之间开始增厚，逐渐向后形成乳牙的原基，8 周时形成上、下各 10 枚牙苞；牙苞外部的外胚层部分形成牙釉质，内部的神经外胚层形成牙髓腔；因牙釉质外部发育快于中间部分，形成帽形、钟形牙苞（图 10-3）；②矿化：胎儿 14 周左右乳牙胚从正中切牙开始至 18～20 周第二乳磨牙逐渐矿化；生后 1.5～11 月龄牙冠逐渐矿化；出生后牙根开始发育，1.5～3.5 岁矿化完全；③萌出：出生时有 20 枚乳牙胚，隐藏在颌骨中，被牙龈所覆盖；婴儿期乳牙萌出，3 岁内 20 枚乳牙完全萌出；④乳牙脱落。

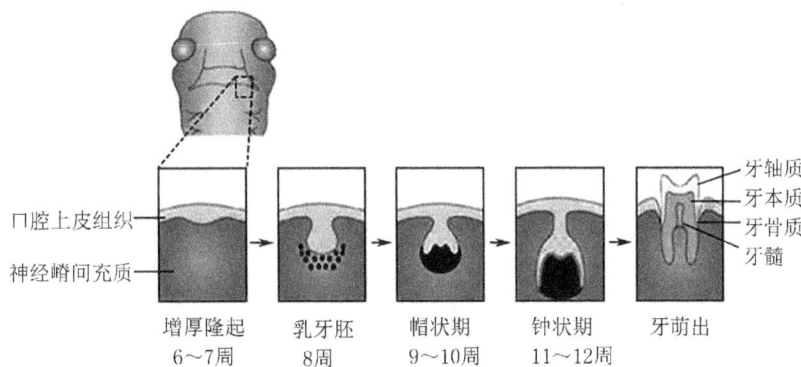

图 10-3　乳牙胚的发育

（增厚隆起 6～7 周，乳牙胚 8 周，帽状期 9～10 周，钟状期 11～12 周，牙萌出）
口腔上皮组织，神经嵴间充质；牙釉质、牙本质、牙骨质、牙髓

　　多数婴儿 4～10 月龄时乳牙开始萌出。萌牙顺序为下颌先于上颌、由前向后进行，即下正中切牙、上正中切牙、上侧切牙、下侧切牙、第一乳磨牙、尖牙、第二乳磨牙。乳牙萌出时间、萌出顺序和出齐时间个体差异很大。若 13 月龄后仍未萌牙称为萌牙延迟。萌牙延迟的主要原因可能是特发性的，也可能与遗传、疾病及食物性状有关。

　　萌牙为生理现象，但可伴有低热、流涎、烦躁及睡眠不安等症状。健康的牙齿生长与蛋白质、钙、磷、氟、维生素 C、维生素 D 等营养素和甲状腺素有关。咀嚼运动有利于牙齿的生长，牙齿发育异常时应考虑外胚层发育不良、甲状腺功能减低症等。

　　乳牙功能：人类进化形成乳牙和恒牙 2 副牙齿的原因可能与不成熟的消化系统发育水平有关。颌骨发育成熟前，婴幼儿口腔小，20 枚乳牙可完成半固体食物的咀嚼；儿童期颅面骨、颌骨发育成熟，乳牙逐渐过渡为恒牙。乳牙间距较大有益于随后恒牙的萌出。乳牙还有保留恒牙位置的作用，有助于恒牙健康发育，如第二乳磨牙的存在有助于第一恒磨牙（6 龄磨牙）发育。乳牙发生龋齿或感染可致恒牙以后黑斑。咀嚼食物能促进乳牙牙根的生长发育以及自然吸收、脱落，2～5 岁儿童食物质地太软，咀嚼不足可致换牙期出现双排牙（恒牙萌出、乳牙滞留）。

　　（2）恒牙。恒牙的矿化从胎儿后期开始，出生时第一恒磨牙已矿化，其他恒牙矿化从 3～4 月龄始至 2.5 岁，矿化顺序与换牙顺序相同；2.5～3 岁第二恒磨牙、7～9 岁第三恒磨牙开始矿化。恒牙的矿化从 2.5～3 岁至 12～16 岁，恒牙的矿化从 9～25 岁。

　　6 岁左右在第二乳磨牙之后萌出第一恒磨牙；7～8 岁时乳牙一般开始脱落，代之以恒牙，换牙顺序与乳牙萌出顺序相同；12 岁左右第二恒磨牙萌出；17～18 岁以后萌出第三恒磨牙（智齿），一般于 20～30 岁时 32 枚恒牙出齐。也有终生不出第三恒磨牙齿者（图 10-4）。

　　恒牙功能：最早萌出的第一恒磨牙（6 龄磨牙）对儿童颌面部的生长有定位、定高的作用，同时亦影响其他恒牙的萌出与排列。不同形态的恒牙，处理食物的功能不同，共同完成咀嚼功能，适应固体食物消化。如切牙的功能是可将整块的食物分次切割便于咀嚼，尖牙有撕裂多纤维韧性食物的功能，恒牙的前磨牙和磨牙将各类食物咬碎、磨细，有助于营养吸收。

　　恒牙发育：每枚恒牙的发育经历 8～14 年。乳牙胚形成后，牙板的游离缘下端，形成相应地 20 枚恒牙胚，其发育过程同乳牙胚。恒磨牙牙胚的发生自胚胎 20 周一直持续到出生后第 4 年。

　　（3）影响牙发育的因素：母亲妊娠期良好的营养对胎儿牙齿的发育很重要，应多摄入富含钙、磷、维生素 C、维生素 D 的食物。某些药物，如四环素可影响胎儿牙齿发育。

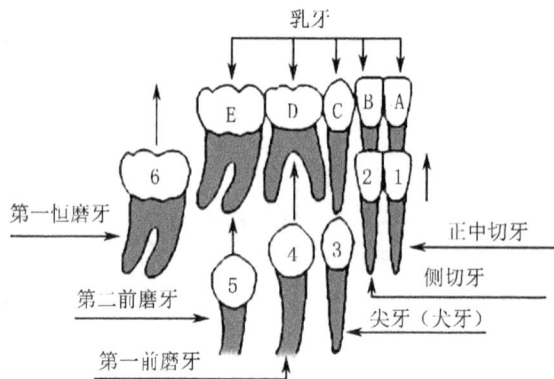

图 10-4　恒牙发育时间

(二)眼发育

儿童眼胚胎期的发育、出生后的发育、外观形态学的评估与遗传性疾病或综合征有关。

儿童屈光发育的规律,以及屈光不正的变化特点与眼保健有关。

1.眼生理发育

眼结构和功能的发育始于胎儿期(22 天),持续至生后 6 岁。<3 岁儿童双眼视觉功能尚未发育成熟,易受外界不良因素影响,但如及时诊治亦易恢复,或可塑性强,故 3 岁前被认为是儿童视觉发育的关键期。3 岁后儿童双眼单视功能建立,但尚不完善,如受外界不良因素影响恢复较慢,或可塑性较差,故 3～10 岁为儿童视觉发育敏感期。

(1)胚胎期眼发育:眼外形发育的关键时间是胚胎 22～50 天。胚胎第 3 周时,前脑两侧形成对称的囊状突起,称为视泡。胚胎第 5 周时眼球各部分组织已具雏形,胚眼形成。眼各部组织的胚胎来源于外胚层和中胚层。

(2)出生后的眼发育:与其他系统相同,儿童眼的解剖发育先于功能。出生时婴儿眼的解剖结构发育基本完成,但生后眼的结构仍会随年龄发生改变。生后第 1 年儿童眼前节、视网膜和视神经快速发育,使物体能在视网膜上清晰成像。

眼球与眼轴:出生时新生儿眼球的大小接近成人。新生儿的眼轴长为 17～18 mm;婴幼儿期为眼轴发育快速生长期,特别是婴儿生长更快,3 岁时眼轴长达 22.5～23 mm,为成人眼轴的94%～96%(成人 24 mm)。4～14 岁属于眼轴缓慢生长期,每年增长约 0.1 mm,15 岁后达成人水平。需要接受人工晶状体术的儿童,眼轴的长度与人工晶状体的选择有关。眼轴发育决定屈光性质。

角膜:新生儿角膜水平直径为 9.0～10.5 mm,角膜水平直径>11.0 mm 为大角膜,<9.0 mm 为小角膜。约 20%的小角膜儿童以后可能发生青光眼。角膜屈光力占眼球总屈光力的 2/3,是屈光的重要组成部分。1 D 为 1 个屈光度,通称 100 度。角膜异常、不光滑,如角膜变性、圆锥角膜、白斑、云翳或皮样瘤可致散光,影响视力。

巩膜:新生儿的巩膜厚度为 0.45 mm,成人的巩膜厚度增加到 1.09 mm。儿童因巩膜薄,透出葡萄膜的颜色而略呈蓝色;婴儿的巩膜也比成人的柔软,软而薄的巩膜使婴幼儿型青光眼眼压升高时发生"牛眼"。

瞳孔:瞳孔大小的调节与外界光线强度有关。在普通光线下,瞳孔的直径为 1.8～5.4 mm。

出生时瞳孔开大肌发育不成熟,5岁时才发育完全,故新生儿瞳孔较小,对散瞳剂不敏感。瞳孔对光反射消失提示视网膜或视神经病变。

晶状体:是被悬韧带固定悬挂在虹膜之后、玻璃体之前的双凸面透明组织,是眼球屈光系统唯一具有调节能力的屈光间质。晶体通过调节眼轴长度变化影响屈光,调节能力随着年龄的增长而逐渐降低。晶状体的屈光力次于角膜,晶状体异常是儿童视力丧失的重要原因之一,以白内障最常见。

眼底:是眼球内后部的组织,包括视网膜、视盘、黄斑和视网膜中央动静脉。新生儿视网膜色泽较成人浅,呈淡灰色或浅粉红色,脉络膜血管清晰可见。随年龄增长,视网膜色素颗粒增多,逐渐致密,视网膜透明度下降,致使视网膜呈粉红色,并逐渐向橘黄色、橘红色改变,6月龄接近成人视网膜表现。出生时黄斑中心凹的发育尚未成熟,只有一层神经节细胞,色暗红,中央凹的光反射界线不清楚,是新生儿视敏度相对较低的原因。4岁时黄斑中心凹才完全发育成熟,故婴幼儿期是弱视形成的高敏感期。

泪器:婴儿1～1.5周龄后泪腺始分泌泪液。部分新生儿出生时鼻泪管下端膜状物(Hasner瓣)封闭,4周后萎缩消失。正常情况下泪道黏膜完整、引流通畅,泪液有一定抗菌能力,泪囊不易发生炎症。Hasner瓣封闭所致的下泪道阻塞,引起泪液潴留,易于细菌滋生,若发生炎症更促进黏膜的充血水肿,加重阻塞,是诱发泪囊炎的一个重要因素。先天性鼻泪管阻塞是婴儿期最常见的泪道疾病。

眼外肌:双眼注视时双眼视轴应互相平行,运动量相等,为同向运动或共轭运动。每个眼的眼外肌各有4条直肌和2条斜肌产生同向运动或共轭运动。新生儿眼球运动不协调,双眼无共同运动,故出生<1周龄会出现眼内斜视及眼球震颤。4周龄的婴儿眼球运动开始,5～6周龄时眼球追随物体转动,但眼球的运动不稳定。1月龄婴儿眼位可发生由内斜到正位,再向外斜眼位的间歇性变化,为生理性。当婴儿>6月龄,眼斜视角度趋于稳定后再进行眼位评估。任何一条眼外肌或其支配神经的异常都可能引起斜视,继而导致弱视。

(3)屈光系统发育:屈光系统构成,外界光线通过眼的屈光介质折射在视网膜上成像的生理功能称为屈光。按物理学原理,屈光系统是通过凸透镜的折射作用而完成的一个屈光反应过程。眼的屈光系统由角膜、房水、晶状体和玻璃体组成(图10-5)。

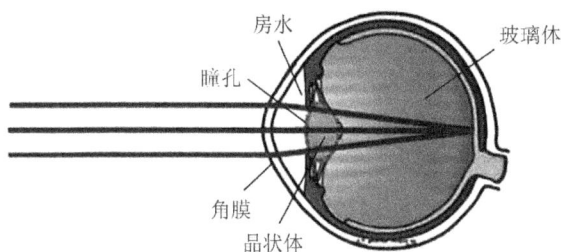

图10-5　眼屈光系统与屈光的形成

屈光系统发育规律:人类眼睛屈光系统随年龄增长,终生变化。眼轴每增长1 mm,约有3.00 D的改变。如发育过早停止,为发育不良,表现为远视状态;如果过度发育,形成近视眼。正视眼是远视眼和近视眼的过渡阶段。2～6岁儿童80%为远视眼,5%为近视眼,只有15%为正视眼。早产儿屈光不正发生率较足月儿高,尤其是中、高度远视和中、高度散光的发生率高。

2.眼解剖

包括眼球、视路和眼附属器。眼球接受外界信息,视路传递视觉信息,眼附属器起到保护和运动眼球的作用。重要的解剖结构如下。

(1)角膜:占眼球前 1/6,圆形、透明、无血管、有弹性,即"黑眼球"。角膜的功能是透过光线,组成屈光间质,感知环境及外界刺激,保持眼球形状并保护眼内组织。

(2)晶状体:为双凸透镜,富有弹性,是无色的透明体。晶状体的功能是滤过和调节光线。

(3)视网膜:为一层透明膜,分为后极部、赤道部、周边部。视网膜的功能是接受和传导光刺激。视物最敏感的黄斑区位于视网膜后极部,直径 1~3 mm,视神经乳头位于黄斑鼻侧 3 mm处,直径 1.5 mm,为视神经穿出眼球的地方。视网膜分为 10 层,视杆细胞位于视网膜周边部,可感受弱光和周边视力;视锥细胞位于视网膜中心部,感强光、中心视力及颜色。

(4)视路:是视觉的神经冲动传导和传递的经路,包括视网膜神经纤维层、视神经、视交叉、视束、外侧膝状体、视放射和大脑枕叶皮质纹状区的视觉中枢。

3.眼外观形态

眼不仅是视觉器官,也是重要的表情器官和面部标志。眼位于眼眶内,眼眶位于面部上份的下 1/3 和面部中份的上 1/3。若以眉线将头面部分为 2 部分,儿童眼的位置约位于面中部。人体测量可获得眼部外观形态,如内眦间距(inner canthal distance,ICD),外眦间距(outer canthal distance,OCD),瞳孔间距(interpupillary distance,IPD),睑裂长度(palpebral fissure length,PFL)=(外眦间距−内眦间距)/2 等,与儿科临床关系较密切,其他测量临床少用。测量时研究对象仰卧于检查台,安静合作、双眼睁开;助手固定其头部保持向上,测量者将卡尺平行置于研究对象眼部上方约 5 cm 处。读数时测量者眼睛与卡尺及研究对象三者平行。眼部外观形态发育与年龄有关,男、女童无明显差别。儿童眼内宽约为面宽的 1/4,与鼻宽相接近,眼裂约呈水平方向。随着颅骨的发育,眼眶距离逐渐增宽。不同种族眼部间距的差异不明显。

4.视觉发育进程

视力发育是一个非常复杂的逐渐成熟的过程。出生时视觉系统并不成熟,视力大约为 0.05。生后的前几个月,视力和立体视觉在环境的刺激下得以发育。7 岁以下儿童的视力正处于发育阶段,需强调的是要用动态的理念去观察儿童视力发育的进程。儿童在视觉发育过程中表现出具有年龄特征的视觉行为表现,就如里程碑一样指示出儿童视觉发育是否到达应有年龄的水平。

(三)耳解剖生理发育

1.耳发育

(1)胚胎发育:人耳具有位置感觉和听觉 2 种功能,故又称位听感觉器官。耳由外耳、中耳与内耳组成,胚胎起源各不相同。外耳收集声波,头颈部外胚层来源的第一鳃沟及周围发生的 6 个耳结节融合形成;中耳传导声波,由内胚层来源的第一咽囊发育形成;内耳将声波转变成神经冲动信号,由头部外胚层形成的听泡演变而来。在胎儿螺旋器发育的关键时期(8~12 周),若母亲患药物中毒、外伤、梅毒、风疹和流行性感冒等疾病,可影响胎儿螺旋器发育,致生后严重的耳聋。

(2)听觉神经系统胎儿期发育:胚胎 4 周前庭蜗神经的感觉神经节在神经嵴两旁的听囊内侧形成,此后神经节分为前庭神经节和螺旋神经节。据胎儿听觉诱发电位测试研究证实,28 周胎儿已基本建立听觉传导,听阈大约为 75 dB。随胎龄增长,听阈值逐渐下降,35 周时胎儿听阈与成人相近。也有试验证明,母亲妊娠 7 个月时胎儿可对外界声音作出反应,出现肢体运动,或头部转动,或胎心音增强等改变,提示胎儿 7 个月已具听力。

(3)出生后耳发育：婴幼儿耳的结构虽基本同成人，但存在发育特点。如新生儿咽鼓管长(1.9 cm)约为成人咽鼓管长的一半(3.5~4.0 cm)。婴幼儿咽鼓管短而宽，鼓口与咽口水平接近，咽部感染，或溢出奶液、呕吐物等可进入鼓室，导致中耳感染。

2.耳解剖结构

由外耳、中耳和内耳组成。外耳和中耳为传音结构，内耳为感音结构。

(1)外耳：分为耳郭和外耳道。外耳可收集声波到外耳道并发挥提高声压作用，以及辨别声源方向和保护耳朵深部免受损伤等生理功能。

(2)中耳：由鼓室、咽鼓管、鼓窦和乳突组成，经咽鼓管与鼻咽部相通。中耳的鼓膜和3块听小骨将声波的震动传至内耳，咽鼓管有保持中耳内、外压平衡，引流及防声和防止逆流性感染等生理功能。

(3)内耳：位于颞骨岩部，又称迷路，分为骨迷路和膜迷路。膜迷路位于骨迷路之中，含内淋巴，两迷路之间充满外淋巴，内、外淋巴互不相通。内耳有传音、感音和平衡的生理功能，由3个半规管和耳蜗组成，生后已发育较好。内耳包括听觉感受器和前庭感受器，又称平衡听觉器，兼有听觉和感受位置变动的双重功能。

3.耳外观形态

(1)特点：耳郭位于头颅两侧，左右基本对称，其上端与眉上的水平线齐平，下端位于经过鼻底的水平线上。耳朵与指纹一样，每个人耳的形态、大小和位置不尽相同。右耳在高度和宽度上略大于左耳，先天性耳垂缺失或附着发生率为20%~25%。耳郭异常的突出或凹陷常与耳后肌肉的异常有关。招风耳主要是耳上肌的异常导致。耳部的缺陷有助于各种综合征的诊断，特别是新生儿。

(2)耳外观测量。①耳长与宽度测量：以耳郭最上缘至最下缘的直线距离为耳长(ear length，EL)，耳屏点至耳郭最外缘的水平距离为耳宽(ear width，EW)。测量时，助手将研究对象头部转向左侧，完全暴露右耳，测量者用塑料软尺贴于外耳。读数时眼睛与软尺平行，3次取其平均值(精确到0.1 cm)。计算耳指数＝耳宽/耳长×100。耳长、耳宽均随年龄的增加而增长，婴儿期增长最快；儿童耳长、耳宽的性别差异不确定，可能与测量方法有关。不同种族外耳大小及耳长、耳宽的差异可能与遗传、种族有关。②耳位测量：一般双耳螺旋在两眼内眦水平线上，如低于两眼水平线以下则为耳位低。

4.听觉发育进程

婴幼儿的听觉器官在出生时就已基本发育成熟，但是它与大脑皮层的纤维联系是很少的，需要很长时间的发育才能达到成年人的听觉能力。婴儿出生后，因耳内羊水还未清除干净，因而听觉不灵敏。当1周左右羊水完全排除后，听觉就有了显著的改善。在适宜的环境刺激下，儿童的听觉能力随着年龄的增长而提高，能够辨别声音来源和逐渐区分语音，表现出各种具有年龄特征的听觉行为。通过观察行为表现也可以判断其听觉发育。由于听觉是儿童语言发展的必要条件之一，儿童语言发育情况可协助判断其听觉发育水平。

(四)鼻解剖生理发育

1.鼻发育

(1)胚胎发育：鼻发生起源于外胚层和中胚层，胚胎过程包括膜形成期、软骨长入时期及软骨和骨化时期(混合时期)3个时期。鼻的发育与面部和腭的形成有密切关系，如胚胎发育过程中受到某种致畸因素的影响，使得胚胎期颜面原基发育不良或颜面各隆突融合不全，可导致外鼻畸形的发生。鼻的嗅觉系统由嗅觉感受器、嗅球、嗅束及嗅觉皮质区构成,嗅觉系统的发育与中枢神经系统的发育关系极为密切。

(2)生后鼻发育:出生时鼻形态已基本完成,但随面部的逐年生长而变化。胚胎时期少数鼻窦仅有始基,生后鼻窦发育或扩大。胚胎第 3 个月上颌窦发育,其次为筛窦及额窦,而蝶窦乃由鼻腔软骨壳的后上凹部,顶凹部黏膜所发生。儿童在 2～6 岁期间鼻咽顶后壁中线的腺样体增生,10 岁后逐渐萎缩,成人基本消失。部分儿童腺样体增生过度,可致腺样体肥大症,表现为慢性鼻塞(包括打鼾和习惯性张口呼吸)、流涕和闭塞性鼻音三联征。

2.鼻解剖结构与功能

有外鼻、鼻腔和鼻窦 3 个部分,主要有呼吸和嗅觉功能。鼻是上呼吸道对外的开端,有 2 个鼻孔,鼻孔内的鼻毛与鼻腔分泌的黏液有过滤空气的功能。鼻还是嗅觉器官。据研究鼻内壁分布着 1 000 多万个嗅觉细胞,能灵敏地辨别出几千种气味。

(1)外鼻:由骨性支架(鼻骨、额骨鼻突、上颌骨额)和软骨性支架(鼻中隔软骨,侧鼻软骨,大、小翼软骨)形成略似锥形的外鼻。内眦静脉可经眼上、下静脉与颅内海绵窦相通。面静脉无瓣膜,病菌可直接侵入颅内发生感染。因此,称外鼻前庭和上唇间的三角区为"危险三角区"。

(2)鼻腔:为一顶窄底宽的狭长腔隙,前起于前鼻孔,后止于后鼻孔,与鼻咽部相通。鼻腔被鼻中隔分为 2 个鼻腔。鼻腔黏膜有嗅区黏膜和呼吸区黏膜。嗅区黏膜有特异性感觉上皮,即嗅器,如嗅沟阻塞、嗅区黏膜萎缩、颅前窝骨折或病变累及嗅觉径路,可导致嗅觉减退或丧失。

(3)鼻窦:是位于鼻腔周围颅骨内的上颌窦(位于鼻腔两侧)、筛窦(位于两眼内侧中间)、额窦(位于前额部),以及蝶窦(位于头骨深部)4 对含气空腔。鼻窦的主要功能是产生共鸣,其次可减轻头骨的重量。鼻窦黏膜的纤毛有引流分泌物到鼻腔的作用。初生婴儿只有上颌窦和筛窦。儿童的鼻窦口和漏斗较小,相对较轻的水肿即可造成显著阻塞,且儿童免疫系统不成熟,易频繁感染。

3.鼻的外观形态

(1)外观形态特点:鼻位于面部中央,与额部、眼眶、颧部、口唇相连续,侧面观、正面观、底面观皆不相同。受遗传和环境因素的影响,不同种族外鼻形态区别明显。鼻在青春期后仍继续生长。

(2)外观形态测量:包括鼻高度、鼻小柱长度和鼻宽度。采用游标卡尺测量鼻高度(nasal length,NL)与鼻宽度(nasal width,NW),鼻高度为鼻根部与鼻基部的距离,鼻翼间距离为鼻宽。鼻高度、宽度、男、女童无明显差别。

4.嗅觉发育进程

出生时新生儿嗅觉发育比较成熟,能分辨母亲乳汁的气味找到乳房。对刺激性小的气味无反应或反应弱,但对强烈的气味则能表现出不愉快的情绪,如呼吸节律的改变、屏气或啼哭不止等。7～8 月龄婴儿的嗅觉比较灵敏,能分辨出芳香的气味;2 岁左右能很好地辨别各种气味。

(五)前囟发育

1.囟门解剖

脑颅骨的顶骨、颞骨、额骨、筛骨、蝶骨、枕骨等各骨间由具有弹性的、较宽的、膜性连接纤维组织连接。颅骨间小的缝隙称为骨缝,包括额缝、冠状缝、矢状缝和人字缝,大的缝隙称为囟门。新生儿有 6 个囟门,前囟、后囟、2 个蝶囟和 2 个乳突囟。新生儿出生时经过产道和生后脑发育时,骨缝和囟门有使颅骨塑形的作用。

新生儿颅骨未完全骨化,颅骨的骨化包括颅底部分的软骨化骨和颅顶部分的膜化骨。颅骨顶部的膜内成骨又称膜神经颅,即从神经嵴和轴旁中胚层来的间充质干细胞环绕脑形成纤维膜,针状骨针从初级骨化中心向周边伸展,再骨化成扁平的颅骨。扁平骨的特征是出现骨针。

6.3%的正常新生儿可有第三囟门或矢囟。虽然尚无证据提示第三囟门与宫内感染或致畸因素有关,但第三囟门往往被视为婴儿存在"潜在危险"的体征之一,如21-三体综合征、甲状腺功能减低症可有第三囟门。因此,医师发现新生儿有第三囟门时应鉴别其有无其他严重疾病。

2.骨缝

人类骨缝闭合或骨化较晚。新生儿出生时可触及骨缝,常在生后 2 年内额缝骨性闭合。其余骨缝与身高发育同步,多在 20 岁左右骨性闭合。

3.后囟和其他囟门发育

后囟是由 2 块顶骨和枕骨形成的三角形的间隙,横径约2.5 cm,前、后囟相距约 4 cm。一般 2～3 月龄前、后囟闭合,蝶囟 6 月龄闭合,乳突囟 6～18 月龄闭合。

4.前囟发育

(1)大小:位于 2 块额骨与 2 块顶骨间形成的间隙为前囟,外形近似菱形或长斜方形,是颅骨最大的缝隙。部分上矢状静脉窦在前囟下。出生时前囟大小有较大差别,平均为 1.5～2 cm。囟门大小与脑发育、硬脑膜的附着程度、骨缝的发育以及骨的生长有关。分娩时婴儿头颅通过产道,故出生时骨缝稍有重叠。生后 2～3 月龄婴儿随颅骨重叠逐渐消失,前囟较出生时大,之后逐渐骨化缩小至闭合。正常儿童前囟大小无性别差异,前囟发育与身长、体重及头围发育水平无明显相关性。早期 Acheson 的研究亦证实前囟的闭合与乳牙的发育无关。

单一的前囟大小没有任何临床意义,需结合头围、行为发育等其他系统的临床表现判断是否为疾病类型。

(2)闭合:前囟是最后闭合的囟门。临床上,正常儿童前囟可在 4～26 月龄间闭合,平均闭合年龄为 13.8 月龄;约 1%的婴儿 3 月龄时前囟已闭合,38%的婴儿 12 月龄闭合,24 月龄时 96%的儿童前囟均闭合。3 岁后闭合为前囟闭合延迟。与前囟大小一样,单一的前囟没有临床意义。

早产儿与足月儿的前囟大小、关闭年龄规律相似。

(3)表示方法:目前各国有 3 种前囟表示方法,即对边中点的连线表示(ab 或 cd),菱形 2 对角线和的平均值表示[(A＋B)/2]或菱形 2 对角线乘积的平均值表示[(A×B)/2]。但临床工作中难以确定 A、B 的长度,特别是骨缝未闭时,不易操作,误差大,采用对角线和的平均值[(A＋B)/2]或乘积的平均值[(A×B)/2]表示的方法结果不准确。对角线表示前囟大小的方法多用于科研。1986 年,Duc 采用"菱形对边中点的连线平均值"的方法研究早产儿、足月儿前囟大小与闭合年龄,Duc 的测量方法、结果至今仍被引用于儿科临床。一般地,前囟 2 对边中点的连线 ab 与 cd 值的差异无统计学意义,提示可采用任意 1 对边中点的连线表示前囟大小。因此,可以对边中点的连线 ab,或 cd,或(ab＋cd)/2 表示前囟大小。

(六)皮肤发育

皮肤是人体第一道防线,由表皮、真皮、皮下组织构成。表皮中的角质形成细胞、黑素细胞、朗格汉斯细胞和默克尔细胞具有重要功能。婴儿皮肤相对面积较成人大,屏障功能发育不成熟,易导致药物经皮吸收和体温调节紊乱。毛发的生长有周期性,分为生长期、退行期和休止期。

1.皮肤发育

皮肤是包含多种附属器的复杂器官,位于人体的表面,是人体最大的器官,是人体的第一道防线。

胎儿皮肤发育分为3个完全不同、但时间上重叠的阶段,即器官特异性形成:胚胎期至胎儿2.5个月、形态发生(胎儿2~5个月)和分化成熟(胎儿5~9个月)。表皮层源于外胚层,胚胎第4周的表皮仅为1层柱状的基底细胞,周皮细胞覆盖其表面。胚胎期末黑素细胞、朗格汉斯细胞和默克尔细胞3种外来细胞迁移至表皮。胎儿2个月时表皮开始分层,基底细胞和周皮细胞之间的角质细胞分化增厚,形成棘细胞层和基底膜,真皮层和皮肤附属器开始发育。胎儿晚期的皮肤结构已接近新生儿,表皮细胞完全角质化,颗粒层和角质层形成。表皮细胞胞浆含有大量糖原,角质层细胞的层数比婴儿和成人少。真皮层相对较薄,胶原纤维束为小的弹性纤维。

2.皮肤基本结构和功能

皮肤由表皮层、真皮层、皮下组织以及皮肤附属器(如毛囊、皮脂腺、汗腺、毛发、指/趾甲)组成,有丰富的血管、淋巴管及神经分布。

(1)表皮层:属终末分化的复层鳞状上皮,位于皮肤的最外层。表皮95%以上的细胞为角质形成细胞,基底层、棘细胞层、颗粒层和角质层为角质形成细胞分化成熟的不同阶段。表皮最重要的功能是作为皮肤屏障,阻止外界环境机械、理化因素及微生物的侵袭,维持体温,防止体内各种营养物质、水、电解质的丢失。

表皮的第二大类细胞为树枝状细胞,包括黑素细胞、朗格汉斯细胞、默克尔细胞。黑素细胞主要分布于表皮基底层,约10个基底细胞中可有1个黑素细胞。黑素细胞的功能是产生黑色素,保护身体免受紫外线辐射。黑素细胞与皮肤、毛发和眼睛的颜色,以及黑痣、雀斑等皮肤上的斑点有关。黑素细胞的代谢若是受到破坏或抑制可产生疾病,如遗传疾病白化症与黑色素细胞瘤。朗格汉斯细胞来源于骨髓的免疫活性细胞,是皮肤免疫反应中重要的抗原呈递细胞和单核吞噬细胞。

默克尔细胞常位于皮肤附件和触觉感受器丰富的部位(如掌跖、指或趾、口唇及生殖器等),被认为是一种触觉细胞,并具有神经内分泌功能。近年发现默克尔细胞与轻微接触反应有关。

(2)真皮层:源于中胚层,位于表皮的下方,通过基底膜带与表皮相连。真皮的基本成分是胶原纤维。真皮中同时含有成纤维细胞、肥大细胞、炎性细胞,以及皮肤的附属器、血管、淋巴管及神经。真皮层血管网的舒缩和小汗腺分泌的汗液蒸发起到调节体温的作用,同时与宿主防御、营养等功能有关。

(3)皮下组织:位于真皮下,又称皮下脂肪层或脂膜,具有弹性可缓冲皮肤的机械冲击,贮存能量和起到内分泌器官作用。

3.儿童皮肤特点

(1)皮肤面积相对较大:婴儿皮肤面积/体重是成人的2.5~3倍,婴儿经皮肤吸收和散热面积相对较大。临床外用药物治疗时需考虑婴儿皮肤面积。

(2)真皮层温控作用较差:婴儿真皮层较薄,乳头层平坦。婴儿体温调节中枢发育不成熟,寒冷环境下真皮层血管的收缩反应弱,环境温度低时,婴儿易丢失热量。

(3)皮肤屏障发育不成熟:婴儿皮肤角质层细胞含水量高、结构松散,皮肤通透性高。胎龄越小,皮肤角质层细胞层数和厚度薄,通透性越高。经皮失水量(TEWL)是反映皮肤屏障的灵敏指标。足月新生儿 TEWL 为每小时 $4\sim8$ g/m^2,而 $24\sim26$ 周龄的早产儿 TEWL 可高达每小时 100 g/m^2。小分子量(<800 Da)化学物质易经皮吸收引起中毒。

(4)散热差:足月儿汗腺密度高于成人,但有分泌功能的汗腺比例低,诱导出汗的温度阈值高,故热性出汗能力差。生后几日的早产儿因神经调节功能不成熟,几乎无热性出汗。早产儿2周龄后始有出汗能力,但出汗量少,刺激出汗的环境温度高于足月儿。2～3岁儿童小汗腺的神经调节发育成熟,功能性出汗与成人相似。

(5)皮脂分泌较少:胎儿6月龄皮脂腺发育完成,结构与成人基本相同。出生前受母体雄激素的影响,胎儿皮脂腺增生,生后至1月龄皮脂分泌量与成人相似,因此皮脂腺增生和新生儿痤疮在足月新生儿常见。3～4月龄时皮脂腺的活跃程度下降,儿童期进入静止阶段,仅分泌少量皮脂,直至青春期受雄激素刺激再次活跃。

(6)皮肤酸性微环境易受损:正常皮肤表面偏酸性,pH为5.0～5.5。出生时,新生儿皮肤表面呈中性－碱性,pH为6.2～7.5,生后1周pH开始下降,至4周龄达到正常水平。儿童皮脂分泌少,频繁使用洗浴用品可使皮肤表面的酸性外膜受损。

(七)毛发生理与发育

1.毛发生理

(1)种类与分布:毛发广泛分布于身体各处。人类除掌跖、唇红、龟头、乳头、大小阴唇内侧及阴蒂外,几乎都有毛发生长。毛发的生长始于毛囊,全身皮肤约有500万个毛囊。根据结构和生长特性,将毛发分为3种。①胎毛:胎儿5月龄左右毛囊产生的第一轮毛发为胎毛,胎毛细而软,无髓质和色素,覆盖胎儿与新生儿全身皮肤;胎儿36周始脱落胎毛,部分婴儿出生后几日开始脱落胎毛;某些遗传性疾病如胎毛增多症的患儿胎毛终生存在。②毳毛:体表的胎毛脱落被毳毛替代。毳毛较胎毛短,多数不超出毛孔,细软而无髓质,偶见色素。③终毛:长而粗,有髓质和色素,如头发、眉毛、睫毛等。青春期后腋窝、耻骨、胸部及口唇周围的毳毛受性激素的影响而转变为终毛。

(2)生长与调节:头发生长与毛囊生长周期有关,有一定的周期性,分生长期、退行期和休止期。头皮约有10万个毛囊,85%处于生长期。头皮毛囊生长期较长,平均约为3年;退行期数天;休止期约为3个月。休止期毛囊出现萎缩和吸收,发根部呈较粗的棍棒状以致毛发脱落。头发的每月生长速度约为1 cm。

毛发的生长还受多种内分泌激素的调节,如甲状腺激素、性激素及类固醇皮质激素等。新生儿体内雌激素水平立即下降使毛发很快进入休止期,致胎毛脱落。毛囊破坏或各种疾病造成的内分泌代谢紊乱均可导致毛发生长异常。

2.毛发发育

毛发生长于毛囊内,毛囊的发育始于胚胎9～12周龄。身体各部分毛囊发育有程序性,如头部毛囊形成从前额向后枕部,全身则从头至足,胎儿22周龄全身毛囊形成。胎儿16～22周龄毛囊内毛发开始生长,10～12周龄后可达2～3 cm长,即胎毛。胎儿32～36周龄胎毛按与毛囊形成相同的顺序停止生长并逐渐脱落。因此,足月儿头部毛发经历2轮从前额至后枕顺序生长。婴儿枕部第一轮毛发在生后8～12周龄脱落,而第二轮毛发按前额至后枕顺序尚未达枕部,故可见生理性"枕秃"。第二轮毛发生长有身体部位差异,头皮毛发(终毛)增粗变长,体表部位的毛发(毳毛)较第一轮胎毛短(<1 cm)。生后3～4月龄第二轮生长的毛发逐渐脱落由第三轮替换,此后生长、脱落交替循环。

(八)指(趾)甲发育

1.胚胎发育

胎儿9周龄时指(趾)末端伸面形成指甲的胚芽。13周龄时指(趾)头处可见清晰的甲区域,近端甲皱襞处甲基质胚基出现。14周龄的胎儿甲板从近端甲皱襞下长出并有甲半月和甲基质成分。17 周龄胎儿的甲板已覆盖大部分甲床。20 周龄后指甲和指头同步生长,甲板接近指头末端并在出生前到达末端。胎儿甲板薄,可在指头表面弯曲呈弧形或凹甲畸形,但出生后随年龄增长而转为正常。

2.生理与功能

指(趾)甲单元由甲板、甲床、甲皱襞和甲基质组成。甲板的主要成分为角蛋白,由甲基质细胞角化形成,一生中持续生长。甲床位于甲板的下方,对甲板起支撑作用,含有大量毛细血管和神经。甲皱襞由近端皱襞和侧方皱襞构成,围绕甲板。甲基质又称甲母,是指甲最重要的部分,是指甲生长的源泉,位于甲板根部下面,从最近端到甲半月边缘,具有上皮样结构。甲母细胞不断角化形成甲板。手指甲的生长速度较足趾甲快,手指甲 3~6 个月可完全再生,足趾甲则需 12~18 个月。指(趾)甲增长率与年龄、性别、季节、运动、饮食和遗传性因素有关,如指甲生长在夏季比其他季节更快。

(九)骨骼发育

儿童期骨骼亦处于生长发育过程中,儿童保健医师应在了解正常骨骼发育的基础上注意鉴别异常情况。

1.脊柱发育

(1)脊柱生长:由肌肉和韧带连接椎骨组成。脊柱的发育反映椎骨的生长过程。出生后第一年脊柱的发育先于四肢,以后四肢的增长快于脊柱。椎体的纵向生长有赖于椎体初级骨化中心上下面的软骨区,平均每个椎体每年增长约0.07 cm。腰椎生长速度大于胸椎和颈椎。椎骨的生长完成后,椎间盘的形成使青春后期儿童躯干继续增长。

(2)脊柱生理性弯曲:胎儿脊柱已经形成最初的 4 个弯曲结构。出生时已具有扁平弓的胸曲和腰曲,以及骶骨凹和腰部与骶部之间的曲折。随儿童坐、抬头和站立等大运动发育形成脊柱弯曲(图 10-6),即婴儿 3~4 月龄抬头动作的发育使颈椎前凸,形成颈曲;6~7 月龄婴儿会坐后,胸椎后凸形成胸曲;12 月龄左右儿童开始行走,腰椎前凸逐渐形成腰曲。但婴幼儿时期颈曲、胸曲和腰曲尚未被固定,仰卧时脊柱仍可伸平。脊柱生理性弯曲帮助脊柱吸收、缓冲运动过程中产生的压力,有利于身体保持柔韧性和平衡。儿童 6~7 岁时脊柱生理性弯曲被韧带固定,不正确的站、立、行、走姿势和骨骼疾病均可影响脊柱的正常形态。

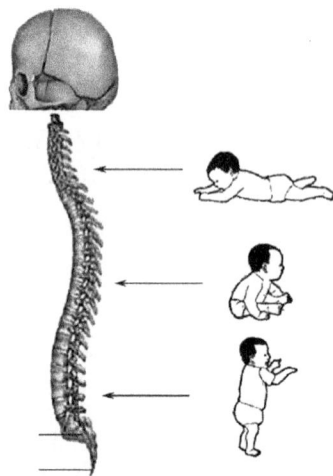

图 10-6　脊柱发育

2.长骨发育

骨龄:骨由间充质发生。长骨的生长是一较长的过程,从胚胎早期间充质向骨原基分化起始,到成人期骨发育成熟即干骺端骨性融合后,长骨即停止生长,约20年。骨的发生有膜内成骨,如顶骨、额骨、部分锁骨;软骨内成骨,如四肢长骨、躯干骨及颅底骨。长骨干骺端的软骨逐渐骨化和骨膜下成骨作用使长骨增长、增粗。儿童较大的长骨可明确分成4个解剖区域,即骨骺、骺板、干骺端和骨干,这4个区域基本上来自软骨内骨化,随后沿骨干由膜内成骨补充,随着生长发育而逐渐成熟。

所有初级骨化中心在胎儿时期形成(图10-7)。出生时除股骨远端外,所有的骨骺都位于长骨的两端,呈完全软骨性结构,称为软骨骺。出生前、出生后数月或数年的时间,骨干两端的软骨中央出现次级骨化中心。次级骨化中心的发生过程与初级骨化中心相似,但骨化从中央呈辐射状向四周进行。长骨干骺端次级骨化中心是生后长骨增长的重要部位,随年龄增长按一定顺序和解剖部位有规律出现,反映长骨的生长发育成熟程度。次级骨化中心随年龄增长逐渐增大,直到骨骼成熟时整个软骨部分由骨组织所替代,只剩下关节软骨,长骨的生长即停止。当骨化中心扩大时,发生结构上的改变,尤其是邻近骺板区域形成与干骺端平行的软骨下板,即骺板,X线称骺线。

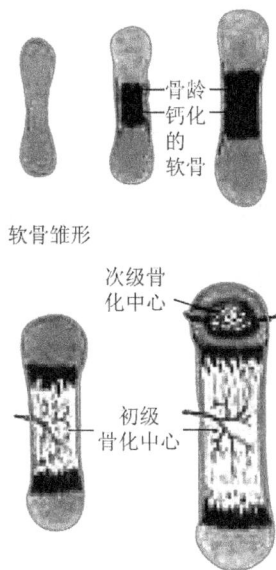

图 10-7　初级骨化中心形成

出生时腕部尚无骨化中心,仅股骨远端和胫骨近端出现次级骨化中心。4~6月龄婴儿腕部出现头状骨及钩状骨,2~3岁出现三角骨,4~5岁出现月状骨、舟状骨及大、小多角骨,12月龄出现桡骨远端的骨化中心,尺骨远端的骨化中心则为6~8岁出现,9~13岁时出现豆状骨(图10-8)。采用X线摄片方法获得不同年龄儿童次级骨化中心出现的年龄、数目、形态变化及融合时间资料,根据统计学分析的结果制定骨龄标准图谱,临床上用以判断骨骼发育情况。如常用的Greulich-Pyle图谱,采用左腕部X线检查,计算腕骨、掌骨、指骨的次级骨化中心发育来推测骨龄。若临床上考虑婴、幼儿有骨发育延迟时应加摄膝部X线检查。

骨的成熟与生长有直接关系,骨龄反映的发育成熟度较实际年龄更为准确。正常骨化中心出现的年龄有较大个体差异,骨龄没有性别差异,但有一定的正常值范围,即生理年龄±2 SD。如 1 岁±2月,2 岁±4月,3 岁±6月,7 岁±10月,7 岁后±(12~15)月。

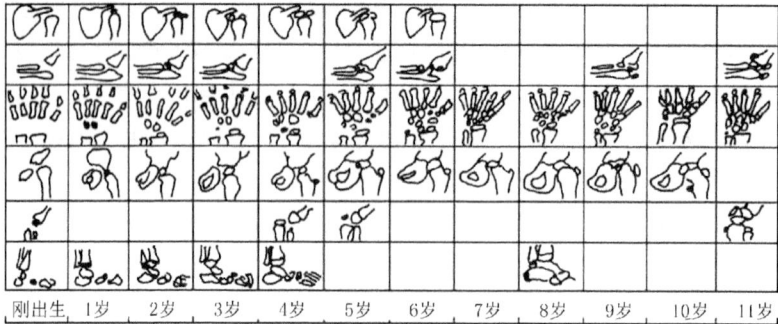

图 10-8　次级骨化中心出现顺序

3.下肢发育

(1)下肢的胚胎发育:胚胎第 4 周末胚体左右外侧壁上先后出现 2 对小隆起,为上肢芽和下肢芽。第 5~6 周胎龄时下肢芽远端呈扁平桨板状,随着间充质组织的增殖、分化和迁移,形成早期的肢芽。胎龄第 6 周末时肢芽变平,形成手足末端和早期的肢体外部形态。胎龄 7 周左右,上肢与下肢芽的纵轴平行(图 10-9)。以后,上肢芽向外旋转,使最初位于头端的拇指转向外侧方的解剖位置;而下肢芽向内旋转,使大拇指从初始的头端转到中线位置。随胎龄增长,胎儿宫内姿势使股骨外旋,胫骨内旋,足部位置则较多变。出生后下肢继续外旋,约 8 岁时达到成人水平。因此,儿童时期下肢旋转状况与年龄密切相关。发育过程被削弱或加强均可致"旋转问题"。

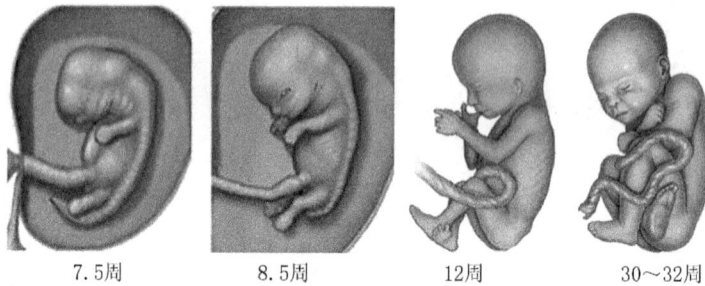

7.5周　　8.5周　　12周　　30~32周

图 10-9　下肢的胚胎发育

(2)下肢生理性弯曲:身材的增长主要与长骨的生长,尤其是下肢骨的生长有关。婴幼儿四肢和躯干相比,相对较短;随着年龄增长,四肢长骨增长速度远较躯干增长迅速。下肢旋转从胚胎时期一直延续到生后,因此在正常发育过程中可见到下肢旋转。儿童生长的不同时期下肢线性排列的生理演化有一定的过程(图 10-10)。有学者研究胫骨、股骨夹角的发育证实,下肢力线排列有个自然变化的过程,即新生儿股关节为屈位外展、外旋状使下肢呈"O"形,至婴儿期下肢仍可有约 15°的膝内翻("O"形腿),常在 18 月龄左右改善;至 2~3 岁幼儿又可出现约 15°的膝外翻("X"形腿);7~8 岁后儿童下肢线性排列发育接近正常成人水平(男性膝外翻 7°,女性 8°)。故儿童在特定时期内出现一定程度内的膝内翻或膝外翻多为生理性下肢力线性排列变化,通常不需处理,但临床仍应与疾病状况下的下肢畸形鉴别。

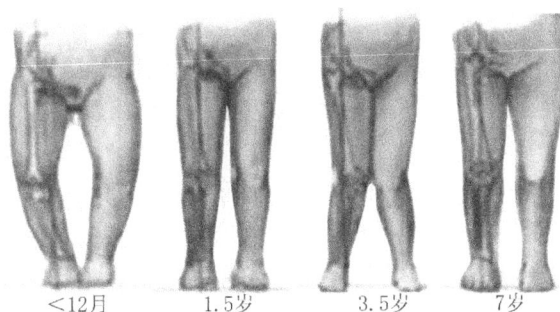

图 10-10　生长期儿童下肢线性排列的生理演变过程

(十)肌肉和脂肪组织发育

儿童肌肉的发育程度与年龄、性别、营养状况、生活方式及运动量、疾病有密切的关系。

1.肌肉发育

人类肌肉在出生时组织结构已成熟,但纤维类型的分化远远没有完成。儿童肌肉纤维较细,肌肉蛋白质少,间质组织较多。与成人相比,收缩能力较弱,耐力差,易疲劳,但恢复比成人快。肌肉的生长主要是肌纤维增粗。生后最初几年肌肉发育较缓慢,4岁以后肌肉增长明显,肌肉占体重的百分比随着年龄的增长而增加进入学龄期。尤其在青春期性成熟时肌肉发育迅速,受性激素影响性别差异明显,男童肌肉占体重的比例明显高于女童。肌肉组织总量的增加表现为男童的体态比女童壮实,以及肌肉力量高于女童。男童肌力在14岁后几乎是女童的1倍。

2.肌张力发育

肌张力是肌肉在静止或活动时的紧张度,即被动肌张力或主动肌张力。正常肌张力是维持身体各种姿势及正常运动的基础。胎儿28周前肌张力非常低,四肢呈伸展状态,上下肢几乎缺乏肌张力。从28周龄开始,肌张力逐渐增强呈尾头方向发展。32~34周龄下肢张力增高呈屈曲状态,到36~38周龄双上肢才表现屈曲,肌张力增加。近足月时胎儿屈肌张力更强,表现为上肢屈曲、内收,手握拳、拇指内收;下肢为髋关节屈曲、轻度外展,膝关节屈曲,呈屈肌优势的屈曲姿势。出生后2~3月龄的婴儿屈肌张力逐渐下降,伸肌张力逐渐增强,婴儿伸展的姿势增多。同样,躯干主动肌张力也可见到尾头方向进展。约6月龄婴儿非对称性紧张性颈反射消失,手、口、眼协调,主动活动肌张力增强,婴儿姿势向对称性伸肌张力增强的自由伸展阶段发展。

婴儿多以关节伸展角度判断肌张力,但不同月龄的婴儿,关节伸展角度有不同标准。此外,肌张力也可以在姿势变化、自发运动及各种反射中表现出来,如头颈部肌张力低下时,仰卧位不能表现出来,但在仰卧拉起时,即可见到头明显后垂。皮博迪运动发育量表(the Peabody Developmental Motor Scale-second edition,PDMS)、粗大动作发育测试(Test of Gross Motor Development,TGMD)可反映肌肉功能。学者们认为,儿童大肌肉群的运动模式以及手部小肌肉的发育在学龄前变化大,评估学龄前期儿童粗大和精细动作发育水平可了解儿童肌肉发育。

3.脂肪组织发育

人类脂肪细胞起源于中胚层的多能干细胞,经分化为间充质干细胞、成脂细胞、前脂肪细胞,逐渐发育为成熟脂肪细胞。棕色脂肪细胞可能来自肌源性细胞的分化。脂肪分化过程复杂并受到多种转录因子的调控。

(1)脂肪组织基本结构和功能:人类脂肪组织包括白色脂肪组织和棕色脂肪组织2种。白色脂肪组织主要分布于人体皮下和内脏,占正常成人体重的15%~20%,是身体中最大的能量储存和转运器官,调节能量平衡,同时具有内分泌、免疫及机械保护等多种功能。因棕色脂肪组织线粒体含丰富的细胞色素而表现为棕色,肉眼可分辨。棕色脂肪组织主要分布在肾周、主动脉、颈部及纵隔等部位,主要功能是产热。一般认为,棕色脂肪组织仅在婴儿时期发挥作用。出生时棕色脂肪组织占体重的 2%~5%,持续至 1~2 岁消失。近年来的研究证实,一定条件下白色脂肪细胞可转变为棕色脂肪细胞,成人也可有活跃的棕色脂肪组织。

(2)脂肪组织的发育:脂肪组织的生长发育表现为细胞数目的增加和细胞体积的增大,但细胞数目的增加是不可逆的。胎儿 30 周龄至生后 18 月龄是脂肪组织生长发育的第 1 个活跃期,对外界各种因素反应最为活跃。脂肪的增加是细胞的增大还是脂肪细胞增生尚存争议。目前认为,生后 6 月龄内以脂肪细胞容量增大为主,以后以细胞数目的增多为主。生后 6~8 月龄皮下脂肪生长速度最快,以后逐步减慢至生后 28 月龄,学前期增加很少。出生时人体脂肪组织占体重的比例为 16%,1 岁时为 22%,以后逐渐下降,5 岁时为 12%~15%。脂肪组织发育相对停滞的时期瘦组织增生活跃。青春期开始进入脂肪组织发育的第 2 个活跃时期,脂肪细胞的体积再次增加,数目增多,出现性别差异,女童脂肪占体重的比例平均为 24.6%,比男童多 2 倍。受性激素水平的影响,女童脂肪组织主要分布在皮下,尤其在臀部、腰部,多于腰部以上,形成女童的体脂分布特征(梨状);男童脂肪主要分布在腹部皮下和腹腔内,渐呈男童的中心型分布(苹果状),但肱三头肌和肩胛间皮下脂肪变化不能反映性别。

有报道称,4 岁前脂肪细胞数目不断增加,至青春期前保持稳定,青春期时再继续增加。也有学者研究显示,13 岁前脂肪细胞持续地逐步增长。不同研究结果反映,脂肪组织在不同情况下产生不同方向变化。因此,人们提出脂肪细胞的数量和体积间存在相互制约和相互影响关系的假说。推测当脂肪细胞增大到一定程度可能刺激细胞分裂,致脂肪细胞数目急剧增加。正常婴儿期和青春期可见脂肪细胞的数量和体积相互制约现象。近年研究证实,脂肪组织细胞的增殖和细胞扩大的生长过程中存在关键时期,可能在胎儿后期、婴儿期和青春期。脂肪细胞在成年期保持相对稳定,每年约有 10%的脂肪细胞死亡,同时又有相应比例的脂肪细胞再生。因此,白色脂肪组织是一个有动态演变能力的组织。

(3)影响脂肪组织发育的因素:脂肪组织的生长发育与儿童营养状况密切相关。营养不足,尤其是能量缺乏型营养不良可导致脂肪分解增加,体脂肪含量下降;高能量膳食则促进脂肪细胞的增殖、分化和脂质的积聚,尤其在脂肪组织生长关键期。母亲孕期或哺乳期过度营养可以刺激子代前脂肪细胞的增殖和分化,使日后的贮脂能力大大提高,并与成年后肥胖、缺血性心脏病、高血压和糖尿病等密切相关。人体脂肪组织的总量及其在体内的分布是肥胖及其代谢综合征的主要决定因素。早期营养程序化是导致此类疾病发生的重要机制,即在胎儿发育的关键或敏感时期,因不良营养环境而发生一系列代谢和内分泌改变,以应对这些不利的宫内环境。其后果是器官大小和结构的改变,以及多种内分泌轴信号通路调控变化和重整,并引起永久性代谢改变,增加个体在随后生命过程中罹患肥胖、胰岛素抵抗、高血压等慢性疾病的风险,且程序化的敏感时期可能从胎儿期和婴儿期延伸到青少年时期。生后脂肪总量和分布亦与儿童年龄、性别相关,受到内分泌激素水平和药物影响,如糖皮质激素治疗可致向心性肥胖,即库欣综合征。

(4)脂肪组织含量和分布的评价:人体脂肪的 50%分布于皮下组织,通过测量躯干、四肢不同区域的皮下脂肪厚度可以反映全身皮下脂肪量,也可以借助物理检查方法测定体脂含量和分布。目前认为,MRI 和 CT 是确定腹部皮下和内脏脂肪组织含量的金标准。随着科技的发展,将有新方法应用于体型和身体组分的测量,如 3D 成像。

(十一)生殖系统发育

生殖系统是最后成熟的系统,经历胚胎期(性别、性腺性别分化)、儿童期(静止期)和青春期(表型性别分化)3个阶段。

1.生殖系统发育

(1)胚胎期性发育:包括遗传性别、性腺性别分化。受精后Y染色体决定胚胎的基因性别,胎儿4~6周龄形成原始性腺。1990年,Sinclair从人类Y染色体短臂分离性别决定区。SRY决定性腺性别分化,使原始性腺分化为睾丸,胎儿8~12周龄形成附睾、输精管、精囊、前列腺芽胚。受促性腺激素和雄激素的调控,胎儿8月龄睾丸下降进入阴囊,腹膜腔与鞘膜腔通道逐渐闭锁。女性无SRY,原始性腺则分化为卵巢、输卵管及子宫(图10-11)。

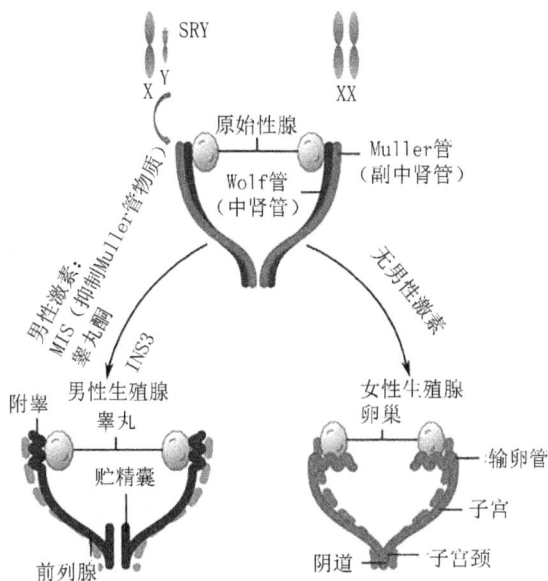

图10-11 胚胎期性发育

因两性的生殖系统胚胎起源相同,故两性都有相对应器官,或同源器官。如睾丸与卵巢、前庭大腺与尿道球腺、阴茎头与阴蒂头、阴茎海绵体与阴蒂海绵体、阴茎尿道海绵体与前庭球、阴茎腹侧与小阴唇、阴囊与大阴唇、前列腺与尿道旁腺。

(2)儿童期性发育:儿童期下丘脑-垂体促性腺激素-性腺轴无活动,因此,出生到青春期前生殖系统为幼稚状态,功能处于静止期。

(3)青春期性发育:为表型性别分化。通过下丘脑-垂体促性腺激素-性腺轴调控,即青春期开始下丘脑促性腺激素释放激素(GnRH)分泌增加,垂体分泌促卵泡激素(FSH)和促黄体生成激素(LH)增多,生殖系统迅速发育,直至青春期结束(图10-12)。

2.青春期发育

(1)分期:临床上通常按照性发育的程度作为青春发育的分期(Tanner分期),即将外生殖器和性征的发育分成5期。近年来,有学者按照体格生长速度提出新的青春期三分法,即青春发育前期、青春发育期和青春发育后期。此方法简单、易判断,性发育分期错分的概率非常低,适合基层医务工作者使用。

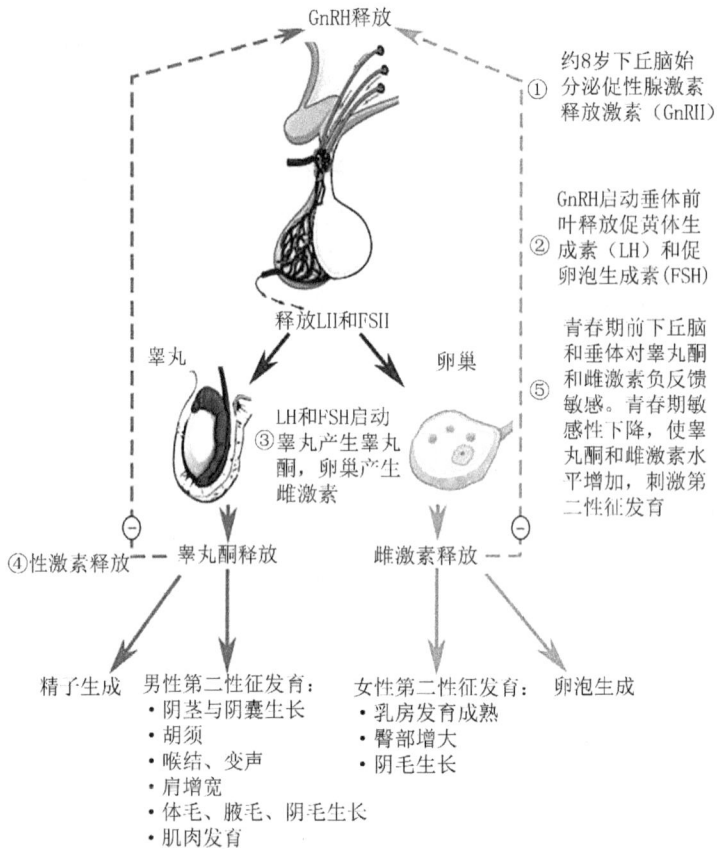

图 10-12　青春期下丘脑-垂体促性腺激素-性腺轴活动

　　青春期启动的时间及性发育速度与遗传、性别、外界环境及营养有关,发育年龄存在个体差异。青春期开始的年龄与第二性征的出现顺序女童早于男童,青春期发育持续 7～8 年。

　　(2)女性性征发育。①第二性征:发育的顺序多为乳房发育、阴毛生长和腋毛生长。多数女童一侧乳房先发育,数月后另一侧发育,少数间隔 1 年。乳房从开始发育到成熟平均为 4 年(1～9 年),乳房发育至初潮呈现经历 2～3 年。乳房在月经周期中可受卵巢激素分泌影响而出现周期性变化,如月经来潮前 1 周,感觉乳房胀痛、乳头刺激为正常生理现象,月经来潮后乳房胀痛消失。②月经初潮:即第 1 次月经,通常于乳房发育后 2 年左右(Ⅲ～Ⅳ期)出现。近年世界性资料显示,各国女童初潮年龄均有明显提前的趋势。因激素水平不稳定,女童初潮后月经可不规则,甚至隔数月或者半年后才发生第 2 次月经,是正常生理现象。排卵功能的建立通常在初潮后 2 年左右。③生殖器官:内、外生殖器官从幼稚型变为成人型。

　　(3)男性性征发育。①第二性征:发育顺序为阴毛、腋毛、胡须及喉结的出现。阴毛发育程序基本同女童,但分布部位和形态不一。②生殖器官:Tanner 青春期分期将男童睾丸发育亦分为 5 期。睾丸容积(mL)可用 Prader 模具测量。③乳房发育:3/4 男童青春早期可出现乳房发育,但仅触及腺结,1～1.5 年后多自行消退;持续未消退者,药物无效,需手术处理。男童有较大的乳房时需排除男性乳房相关的疾病。④变声:一般男童 G3 后出现变声现象,但有个体差异,不作为发育分期标志。⑤遗精及精尿:首次遗精发生在青春期发动后 3～4 年,是男性青春期的生理现象,较女性月经初潮晚约 2 年。遗精不代表生殖功能成熟,只是青春后期生殖轴成熟表现。一般 17 岁左右精子才具成年状态。

3.婴儿微小青春期

婴儿微小青春期是婴儿早期性激素水平激增,包括垂体分泌促卵泡激素(FSH)和睾酮,出现一过性第二性征发育现象。除青春期外,下丘脑-垂体-性腺轴(HPG)有 2 次被激活,第 1 次在胎儿期至胎儿中期,由于胎盘激素的负反馈作用使 HPG 的活动静止直到足月;第 2 次在出生后数月内,解除胎盘激素的抑制作用后 HPG 再激活为婴儿微小青春期。HPG 的再激活使生后3 月龄婴儿体内性腺激素水平增加,6 月龄后下降。女婴体内的垂体分泌促卵泡激素(FSH)持续高至 3~4 岁。生后婴儿期促卵泡激素增高使男、女婴性腺激活,1~3 月龄男婴体内睾酮水平升高,以后随黄体生成素(LH)水平下降而下降。婴儿微小青春期的生物学意义和对发育的长期作用尚不清楚。男婴生后 HPG 的再激活促进阴茎、睾丸生长,对男婴外生殖器发育很重要;促卵泡激素增高使女婴卵巢滤泡发育成熟、雌二醇水平增加致乳腺增生,乳头、乳晕颜色变深。女婴体内雌激素水平波动,可能与卵巢滤泡发育的成熟有关。因胎盘雌激素刺激胎儿的靶器官——乳房,故出生时男、女婴乳房都可增大。但女婴的乳房大于男婴,提示女婴有内源性雌激素作用。胎儿期胎盘雌激素也刺激子宫增大,几个月后子宫很快缩小。早产女婴缺乏宫内雌激素刺激,乳房初发育较足月儿小。2 岁后雌激素水平下降,HPG 静态至青春期。少数儿童 2 岁后乳房持续增大,需随访排除性早熟。

(王庆丽)

第二节　儿童体格生长评价

一、基本要求

(一)测量工具与方法

WHO 以及各国关于儿童体格生长评估指南(建议)均强调,采用准确的测量工具及规范的测量方法。

(二)参考人群值

《中华儿科杂志》编辑委员会中华医学会儿科学分会儿童保健学组撰写的《中国儿童体格生长评价建议》中,选择"中国儿童生长参照标准"或世界卫生组织儿童生长标准。

(三)资料表示方法

1.统计学方法

(1)均值离差法:对于体重、身高和头围等连续性变量,通常是呈正态分布的,变量值用平均值±标准差(SD)表示。均值±1 个 SD 包括样本的 68.26%,均值±2 个 SD 包括样本的95.44%,均值±3 个 SD 包括样本的 99.72%。为了更精确反映与均值的距离,可计算偏离的程度,即 Z 评分。Z=(变量值−均值)/SD,变量值等于均值,Z=0;变量值小于均值,Z 为负数;变量值大于均值,Z 为正数。这样利于进行不同组别(年龄、性别、生长指标)之间的比较。

(2)百分位数法:是将某一组变量值(如体重、身高)按从小到大的顺序排列,将最小值与最大值分为 100 个等份,每一等份为一个百分位,并按序确定各百分位数。当变量呈正态分布时,第 50 百分位相当于均值。第 3 百分位接近于均值减 2 个 SD,P97 接近于均值加 2 个 SD。

2.界值点

通常离差法以均值±2 SD 为正常范围,包括样本的 95%;百分位数法以 P3～P97 为正常范围,包括样本的 94%。也就是说,<P3,或>P97 为异常,<均值－2 SD,或大于均值＋2 SD 为异常。

二、体格生长评价

(一)结果表示方法

1.等级评价

因方法简单而最常用。将参照值用±SD 或百分位数进行区间分级,有三分法、五分法、六分法(图 10-13)。测量值与参照值等级对应即可判定测量值所在等级。等级评价是人为分级,据实际工作内容选择,常用三分法与五分法。等级评价用于横断面的测量值分析,又称单项分级评价,如生长水平、体型匀称的评价。WHO 将各项指标的人群正常范围设定在±2SD,而美国 AAP 则推荐以第 5 百分位至第 95 百分位之间为正常范围,而国际肥胖工作组(IOFT)、中国肥胖问题工作组(WGOC)及 9 市儿童体格发育调查工作组制定的 BMI 筛查超重/肥胖的界值点采用与成人 BMI 界值点接轨的方法。此外,体重/身高还可以用中位数百分比的方法评价营养状况。

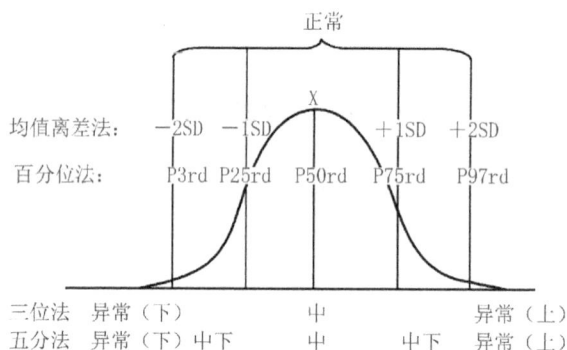

图 10-13 等级评价:三分法、五分法

2.测量值计算

如纵向测量值分析儿童生长速度的评价需计算连续 2 次测量值的差值,与参照值的对应数值比较;或计算坐高与身高的比值评价儿童身材匀称度,或计算体质指数[BMI＝体重(kg)/身高(m²)]。

(二)评价内容

儿童体格生长评价应包括生长水平、生长速度以及匀称程度 3 个方面。评价个体儿童体格生长时按临床需要应进行全面评估,或其中 2 个,但生长水平是基本评估内容。群体儿童体格生长评价仅为生长水平。

1.生长水平

将某一年龄时点获得的某一项体格测量值(反映从受精到某个年龄阶段生长的总和)与标准值(参照值)比较,得到该儿童在同年龄同性别人群中所处的位置,即该儿童生长的现实水平。生长水平评价简单易行、直观形象,较准确地反映个体或群体儿童的体格生长水平,但不能反映儿童的生长变化过程或"轨道"。评价结果以等级表示。生长水平为单项指标评估。有些评估发育成熟度的指标也有生长水平的意义,如骨龄、齿龄、体重的年龄、身长(高)的年龄。

2.生长速度

对某一单项体格生长指标,进行定期连续测量(纵向调查)所获得的该项指标在某一时间段中的增长值,为该项指标的生长速度(如厘米/年)。如出生时身长为 50 cm,1 岁时为 75 cm,第一年身长的生长速度是每年 25 cm。儿童期不同年龄阶段生长速度不相同,定期连续的生长测量值可计算儿童生长速度,间隔时间可是月、年。生长速度参数有表格与曲线形式。WHO 制定的 0～2 岁儿童身长生长速度标准,生长速度曲线应是倒"S"形。但目前儿童生长的纵向调查资料较少,生长曲线多源于横向调查资料,即不是真正的参照人群相应的生长速度值,儿童定期连续测量获得的生长数据在生长曲线上为生长趋势。如采用体重、身长(高)、头围生长曲线可较直观地发现个体儿童生长速度的变化,但无具体数据。如生长曲线上某儿童定期测量值各点均在同一等级线,或在 2 条主百分位线内波动说明儿童生长正常;向上或向下超过 2 条主百分位线,或连续 2 次点使曲线变平或下降提示儿童生长出现异常现象。采用生长速度曲线评估的实际可操作性较差,临床上将生长速度计算值与参照人群相应的生长速度值比较,可判断个体儿童在一段时间内生长的趋势,以正常、下降(增长不足)、缓慢、加速等表示即可。

3.匀称度

匀称度为体格发育的综合评价。儿童体格生长发育过程中各项体格生长指标间存在一定的联系,可用回归分析方法研究部分体格生长指标的相互关系。

(1)体型匀称:实际工作中采用体重/身高与体质指数(BMI)表示体型(形态)发育的比例关系,即代表一定身高的相应体重增长范围。体重/身高实际测量与参照人群值比较,结果以等级评估。BMI 以第 5 百分位至第 95 百分位之间为正常范围。体型匀称度表示人体各部分之间的比例和相互关系,可由此来判断儿童的营养状况、体型。

(2)身材匀称:以坐高(顶臀高)/身高(长)的比值(SH/H)或躯干/下肢比值从婴儿的 0.68 逐渐下降至青少年的 0.52,提示青春期前下肢较躯干生长快,SH/H 与身高有显著的负相关关系。临床上,可按实际测量坐高、身高的测量值计算比值与参照人群值坐高、身高的比值相比较,实际比值≤参照人群值为身材匀称,实际比值>参照人群值为不匀称。评估身材匀称的最重要问题是坐高与身长的测量,但易出现误差,影响结果的判断。身材匀称的评价结果可帮助诊断内分泌及骨骼发育异常疾病。

(三)评估流程

儿童体格生长评价是一个比较复杂的临床问题。儿童体格生长状况与疾病有关,如遗传代谢性、内分泌、营养性以及炎症慢性重要脏器疾病。体格生长评估有助于临床筛查营养性疾病、与遗传或内分泌有关的身材异常(矮小、超高)、与头围发育有关的神经系统疾病。按《中华儿科杂志》编辑委员会中华医学会儿科学分会儿童保健学组的《中国儿童体格生长评价建议》中建议的,评估流程有体格生长测量→采用参数生长水平评估→发现高危儿童→生长速度与匀称状况评估＋临床资料(病史、体格检查)→初步诊断→选择实验室方法或转诊。

三、评价结果分析与解释

人体测量值的评价是一种临床筛查方法,以早期发现体格生长的高危儿童,不宜作为诊断方法,或简单贴上"营养不良"或"生长异常"的标签,给家庭与儿童带来心理与经济负担。评估时应动态观察,按病史、临床表现、体格检查特点进行生长水平、生长速度和匀称度综合判断,选择相关实验室检查以获得较准确的结论。同时,个体和群体儿童的评价方法也不同。因此,正确进行生长评价并做出合理解释是儿童保健医师及儿科医师必备的基本功。

(一)个体评价

1.生长的个体差异

正常儿童有自己的生长"轨道",生长参照标准的均值或第50百分位线不是儿童应达到的"目标"。为了避免误解第50百分位线为"达标"线,英国的新生长曲线已用虚线替代实线来表示第50百分位线。

2.各生长指标发育均衡

正常儿童各种体格生长指标测量值等级评估应在相近水平,如某一测量值与其他测量值偏离明显,提示可能有问题。

3.出生体重、身长不能完全预测生长"轨道"

随访中可发现,多数儿童早期体重和身长测量值不一定沿出生时的水平或"轨道"发育,约2/3的儿童可在2岁前出现体重或身长回归均值趋势或生长追赶与生长减速。2~3岁后儿童生长的"轨道"较稳定,提示逐渐显示儿童遗传潜力,但需准确测量与复测后,方可确定儿童出现生长追赶或生长减速。

4.喂养方式

人乳喂养婴儿生长与配方喂养婴儿不同,3~4月龄后人乳喂养的婴儿较瘦,评价婴儿生长时应考虑喂养方式的差别,避免不必要的检查,或用配方替代人乳,或过早引进固体食物。

5.青春期的生长

体格生长的第二高峰与性发育时间与遗传因素有关。

(二)群体儿童评价

群体儿童评价是对一人群或亚儿童人群的测量数据进行统计分析,并与营养良好儿童人群的正常参照值进行比较。因此,群体儿童生长发育状况可以反映出一个国家或地区政治、经济和文化教育的综合发展水平,与营养供应、营养学知识、疾病控制情况、医疗卫生保健工作质量有关;结果可帮助决策者和领导机构了解该群体儿童的健康及营养状况,如评价结论"不良"则提示该儿童人群可能存在某些健康和营养问题,应积极寻找儿童营养、环境和生活方式存在的问题,并予以纠正。另外,进行不同地区、不同集体儿童生长状况比较,可给地区社会和经济政策决策者提供反馈信息,寻找存在问题,促进儿童生长。

四、早产儿体格生长评价

(一)出生时评估

1.胎龄评估

出生时的评估需要有准确的胎龄估计。胎龄为胎儿在宫内的发育时间,多以周龄表示,反映胎儿的成熟度。一般以母亲末次月经时间、超声检查胎儿双顶径和股骨长等信息判断胎龄。出生后以早产儿的外表特征和神经系统检查判断胎龄。早产儿出生时的胎龄不同,外表特征和神经系统检查存在明显差异。出生后24小时内进行胎龄评估,判断其宫内发育的成熟度,对早期监测早产儿各器官的功能起到重要的作用。常用的胎龄评估方法有Dubowitz评分法和我国简易胎龄评分法等。

(1)Dubowitz 评分法:采用 11 个体表特征评分和 10 个神经肌肉成熟度评分(表 10-1)相结合进行判断,查表得出胎龄(表 10-2)。Dubowitz 评分内容较全面,结果可靠准确,但较复杂,评分操作过程对新生儿干扰较大。

表 10-1　Dubowitz 胎龄评分法-神经系统发育评估评分表

神经体征	评分					
	0	1	2	3	4	5
1.体位	软,伸直	软,稍屈	稍有张力	有张力	张力较高	
2.方格(腕部)	90°	60°	45°	30°	0°	
3.踝背屈	90°	75°	45°	20°	0°	
4.上肢退缩反射	180°	90°～180°	<90°			
5.下肢退缩反射	180°	90°～180°	<90°			
6.腘窝成角	180°	160°	130°	110°	90°	<90°
7.足跟至耳	至耳	接近耳	稍近耳	不至耳	远离耳	
8.围巾征(上肢)	肘至腋前线外	肘至腋前线与中线间	肘至中线	肘不至中线		
9.头部后退	头软后退	头水平位	头稍向前	头向前		
10.腹部悬吊	头软下垂	头稍高,低于水平	头水平位	头稍抬	抬头	

表 10-2　Dubowitz 总分评估胎龄关系

Dubowitz 总分	胎龄/天	胎龄/周＋日
10	191	27＋2
15	202	28＋2
20	210	30
25	221	31＋4
30	230	32＋6
35	240	34＋2
40	248	35＋3
45	259	37
50	267	38＋1
55	277	39＋4
60	287	41
65	296	42＋2
70	306	43＋5

(2)简易胎龄评分:主要依据新生儿皮肤外观的特征进行评估,临床应用简便(2～3 分钟),易于推广(表 10-3)。

表 10-3　简易胎龄评估

体征	0分	1分	2分	3分	4分
足底纹理	无	前半部红痕明显	红痕＞前半部,褶痕＜前1/3	明显深的褶痕＞前2/3	
乳头形成	难认,无红晕	明显可见,乳头淡,直径＜0.75 cm	乳晕呈点状,边缘突,直径＞0.75 cm		
指甲	未达指尖	已达指尖	超过指尖		
皮肤组织	薄,胶冻状	薄而光滑	光滑,中等厚度,皮疹或表皮翘起	稍厚,表皮手足皱裂翘起,明显	厚,羊皮纸样,皱裂深浅不一

注:1.若各体征的评分介于两者之间,用均数计算。

　　2.结果判断:胎龄周数＝总分+27。

2.生长状况评估

(1)按出生体重评估:可将早产儿分为超低出生体重儿(＜1 000 g)、极低出生体重儿(＜1 500 g)、低出生体重儿(＜2 500 g)和正常出生体重儿(2 500～4 000 g)。

(2)按胎龄和出生体重关系评估:与足月儿一样,可分为小于胎龄(SGA)早产儿、适于胎龄(AGA)早产儿和 大于胎龄(LGA)早产儿。

按照出生体重评估反映胎儿宫内生长,而按胎龄和出生体重关系评估反映胎儿宫内的生长与成熟度匹配程度。

3.按匀称度评估

评估胎儿体格生长指标间发育的比例关系,如体重与身长,或身长与头围比例反映胎儿宫内生长发育状况。常用的指标有 PI 指数及身长(cm)/头围(cm)比值。

PI 结果表示出生时体重与身长的关系,类似体质指数(BMI)为匀称度,PI＝出生体重(g)/出生身长(cm^3)×100%。胎儿宫内体重、身长受影响程度的不同使 PI 值不同。正常宫内胎儿身长(cm)/头围(cm)之比约为 1.36。

(二)生后生长评估

1.胎龄矫正

早产儿体格生长发育的评价应据矫正后的胎龄,即以胎龄 40 周(预产期)为起点计算生理年龄,矫正胎龄后再参照正常婴幼儿的生长指标进行评估。如胎龄 32 周的早产儿实际年龄为 3 月龄,以胎龄 40 周计算,该早产儿矫正后的生理年龄为 1 月龄。评价该 3 月龄的早产儿时应与 1 月龄正常婴儿的生长标准来进行比较。一般情况下,评价早产儿生长时应矫正年龄,但体重、身长、头围有不同的矫正年龄时间。

2.评价方法

目前尚无"正常"早产儿的生长标准,各国指南对早产儿体格生长的评价依胎龄＜40 周、胎龄＞40 周采用不同的方法。

(1)胎龄＜40 周的早产儿:国际上多采用 Fenton 早产儿生长曲线评价生长。2013 年发表修订后的早产儿生长曲线图(图 10-14、图 10-15)。与 2003 年版相比,新版 Fenton 曲线数据范围更广更新;样本量更大,有近 400 万不同胎龄早产儿的数据分析,增加胎龄＜30 周的早产儿比例;有不同性别的区分;胎龄 50 周与 WHO 曲线更接近。

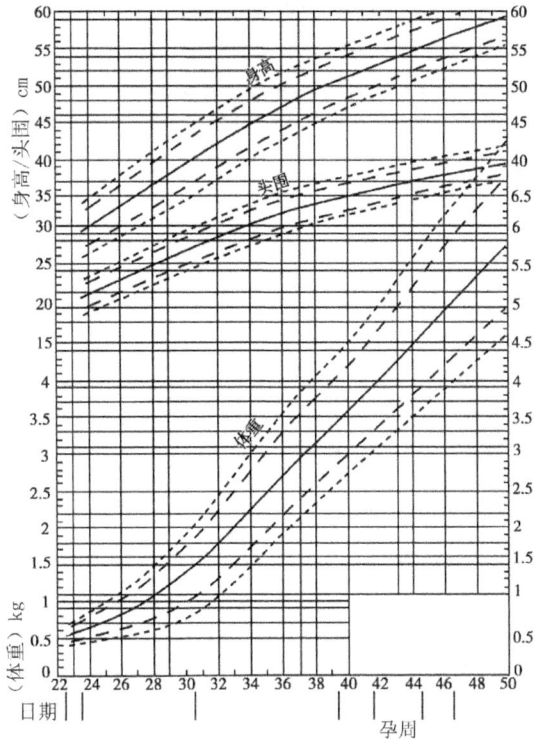

图 10-14　Fenton 早产男婴生长曲线

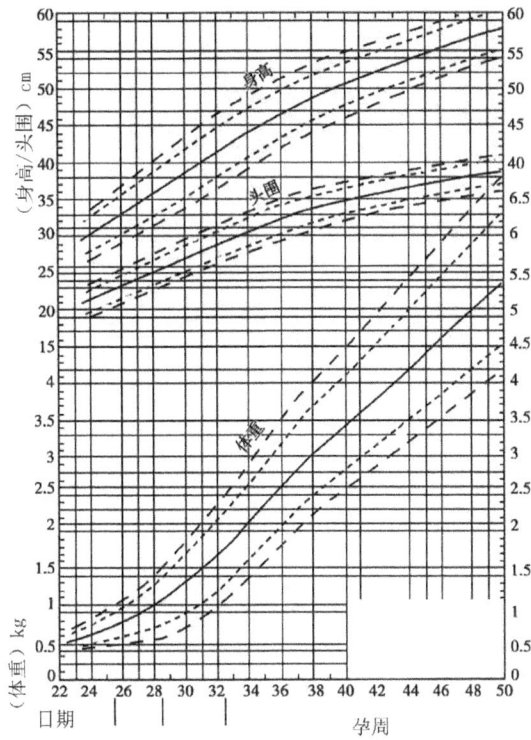

图 10-15　Fenton 早产女婴生长曲线

早期早产儿的生长可参照正常胎儿在宫内的生长速率,即 $15\sim20$ g/(kg·d)。因胎儿在宫内的生长是非匀速的,评估不同胎龄早产儿生长速率需参考胎龄。

(2)胎龄>40周早产儿:校正胎龄后采用正常婴幼儿的生长标准评估,与群体的横向比较采用9省市儿童体格发育调查制定的中国儿童生长标准,如进行国际比较需采用世界卫生组织儿童生长标准,但早产儿追赶性生长期间应超过足月儿的标准。纵向生长速率需准确测量后计算比较。早产儿出院后的生长评价可参照正常胎儿在宫内的生长速率参照值为纵向比较,Fenton宫内生长曲线和我国不同胎龄新生儿的生长参照值为横向比较。纵向比较反映早产儿个体的生长趋势,横向比较则反映个体早产儿与同胎龄早产儿群体间的差异。

(王庆丽)

第三节 儿童心理评估技术的应用

一、心理评估的过程

尽管心理评估方法多样,心理测验种类繁多,具体方法各不相同,但无论哪种心理评估,都有共同的特征,一般包括以下几个方面的步骤或要求。

(一)明确评估目的

开始评估之前,首先要知道通过评估获得哪些结果或要解决什么样的问题。在儿童早期发展工作中,最常做的评估是定期对儿童进行心理发育水平的评估,通过心理发育评估可以了解儿童不同年龄阶段的认知和社会心理发育水平,并据此进行针对性的早期发展教育与促进;一些评估如养育环境评估可早期发现、识别影响儿童心理行为发育的生物、心理和社会方面的有关因素,有助于解决和改善影响儿童发育的环境问题;有的评估特别是临床评估,则主要是要解决心理行为发育偏离或异常儿童的诊断和治疗问题,通过评估可以协助诊断,为制定健康管理和干预、治疗计划提供依据。开始评估前只有明确了本次评估的目的,才能进一步确定评估内容,选择适当的方法和步骤。例如,同样是进行发育评估,如果是正常儿童健康管理中的常规评估,我们就采用筛查性量表如 DDST,如果是针对发育偏离儿童的评估,就要选择诊断性量表如 Gesell 发育量表、贝利发育量表。

(二)了解评估对象

要实施评估,首先要了解评估的对象的基本情况,年龄、性别、抚养方式及其主要带养人,生长发育的大致情况包括智力水平、语言能力、情绪状态和人际交流状况等。这对于选择合适的评估方法,制定可行的评估方案均是重要的参考因素。

(三)选用评估的方法

确定评估目的和对象后,就要确定评估的内容和适宜的评估方法。评估方法因内容而异,有的比较简单,仅对评估对象的单个心理特性或指标进行评估,如运动发育的筛查性评估,选用一个适宜的神经运动测验即可解决问题。有的评估则相对复杂,需要选用多种方法综合运用才能解决问题。例如,对神经运动发育障碍的诊断性评估,不仅要选用诊断性神经运动测验,而且要结合其他发育资料、临床检查进行综合评估。

（四）评估人员的基本要求与选用

心理评估的专业性较强，评估人员要进行一定的筛选。选择时既要根据内容、难度来考虑评估专业素养和技术水平，还要根据评估对象特点对选择评估人员的其他方面如性别、年龄、外在形象、亲和性和应变能力等加以选择。可能实际工作中选择的余地很小甚至没有选择，这就要求专业机构通过各种渠道加强人员培训，让较多的人员达到专业标准，以满足工作的实际需要。

（五）制定评估计划或方案

评估人员选定后，具体实施评估前要进行必要的筹划，制定一个初步的评估方案或计划，包括收集哪些资料，采用哪些评估方法，评估工具的准备及测验实施程序，时间安排，必要的协助人员等。周密的计划和充分的准备，不仅有利于评估的顺利进行，也是心理评估做到规范化、标准化的重要保障。

（六）评估资料的收集与分析

心理评估的资料内容广泛，不仅是心理测验所获得的资料，儿童的生长发育史、家族史、喂养史、家庭情况与养育状况、儿童病史资料等都在评估资料收集之列。收集资料的基本要求是做到准确、可靠、全面，要根据资料的性质采用不同的途径和方法。但心理评估中，心理测验是最基本、最重要的方法之一，坚持采用适宜的标准化测量工具、严格遵循测验方法和程序才能保障所收集的资料的准确可靠。

（七）评估结果的解释与应用

评估数据出来之后，应该结合专业知识进行综合判断、正确解读，要避免过度迷信和依赖心理测验等个别数据而下判断；评估分析完成后也不要简单给评估对象一个简单的结果或数据完事，而要给予必要的解释，让评估对象（在儿童早期主要是儿童家长）对评估结果有一个正确的理解，并对结果能够昭示的潜在意义和发展趋势给予合理的解读；如有需要和可能，也应对可采取的积极措施或努力方向给予必要的指导。

二、心理评估中测验方法的选用

（一）不同测验的选择

心理测验是儿童心理评估中应用最多、数据化程度较高的资料收集方法，在儿童心理评估中占有重要的位置。由于心理测验种类繁多、方法复杂，在实际工作中十分容易误用，工作人员存在的疑惑也较多。如何才能正确地选择和使用儿童早期心理测验是儿童早期心理评估要解决的基本问题。前面所讲的要有明确的评估目的，对评估对象有基本的了解、有适宜从事心理测验的合格专业人员等都是正确选择心理测验的基本条件，特别需要指出的是，透彻理解各个测验的本质内涵、常模来源及其特点、适用范围、判读方法、信度效度（尤其是实时效度和预测效度）、测验特性及其局限性等，则是正确选择心理测验的十分重要基础和前提。知道要测验什么内容，获得哪些结果，评估对象是否适合所进行的测验，所选择的测验常模是否符合测验对象的性别、年龄（发育年龄）、生活背景、发育范畴，所选择的测验的信度效度是否可用，测验类型是否适用于自己的评估目的（例如，筛查性测验、诊断性测验、治疗性测验一般情况下不可混用），是否是同类测验中最具优势的测验等，心理测验人员在选用心理测验方法时必须做到心中有数才不会误选误用。要真正熟练掌握和深入把握具体心理测验的方法、特点还需要进行专门的训练和长时间的实践才能做到。

(二)各级专业机构开展心理测验的建议

随着医改的发展,近年一系列有关儿童保健组织体系建设和专业技术规范性文件的出台,新时期儿童保健服务体系构架和各级专业机构的职责已经基本清晰。卫生系统是儿童早期发展的管理和服务的主体,承担任务的机构包括妇幼保健机构,基层社区卫生服务机构和综合医院、专科医院等其他医疗卫生机构。

社区卫生服务机构是 0～6 岁儿童基本公共卫生服务的主要承担者,负责 0～6 岁儿童健康管理、体格检查、发育筛查、高危儿转诊和健康教育等基本保健服务,其在儿童早期发展服务中发挥着联系家庭,完成基本保健、做好早期筛查和信息管理的基础作用,是儿童早期发展工作的前哨,是联系儿童家长的纽带。因其职责特点和物质、人员条件的限制,其采用的技术,特别是心理评估方面的技术都是简明、廉价、易用的筛查性工具,目的在于能够在第一时间能够发现存在潜在发育问题的小儿,及时得到转诊和进一步的诊治。按照现有制度设计所规定的社区卫生服务机构服务职能范围,其可选用的心理量表比较有限。在神经行为测验方面,可选用新生儿 20 项行为神经测验;在发育测验方面,可考虑选用 DDST 或 DST;在孤独症等发育行为问题的筛查方面,可选用克氏行为量表或孤独症核查表修订版(M-CHAT)。

妇幼保健机构是儿童保健工作的专职业务机构,我国除了国家级妇幼保健中心外,各个省市自治区还拥有省、市、县三级妇幼保健机构,形成一个遍布各地的层级网络组织,承担着协助卫生行政部门进行儿童保健业务技术管理、专业培训、技术指导、专业服务的任务。特别是县级妇幼保健机构,数量广大,是面对基层的一线妇幼保健专业机构,承担着指导社区卫生服务机构儿童保健工作、直接面向基层服务的重任,是指导基层、联系基层和服务基层的纽带,为了实现这个功能定位,应该设立儿童早期发展和儿童心理卫生专科,除了应掌握上述社区卫生服务机构应用的筛查性心理测验外,本书所介绍各类心理测验方法都应该掌握,并根据所面对的服务对象的不同,从筛查、诊断、干预治疗的实际需要出发,按照前面所讲的原则合理选用相应的测验方法。

省市级妇幼保健机构近年发展很快,承担着儿童保健技术研究、开发、指导、提高的角色,应该重点加强儿童保健专科建设,开展更为全面的服务,在儿童早期发展方面开展的心理评估和测验,应该远远超出本书的范围,不仅能够满足儿童早期发展促进服务的需要,而且能开展一定水平的心理诊断和治疗,发挥好一定区域内儿童心理保健技术指导中心的作用。

三、心理评估应用注意事项

心理评估不同于其他一般评估,使用不当不仅不能发挥作用,而且会导致不良影响甚至有害后果。心理评估应用时要注意以下几点。

(一)专业态度

心理评估的技术性、专业性很强,评估人员必须具备发育儿科和心理专业基础并经过系统的心理评估专业性训练,评估的准备、实施、解读中均要采取严谨、科学的态度。

(二)舒适条件

特别是一些现场操作性测验,应该给被试一个安静、舒适、放松的测验环境,应该让儿童处在感觉最舒适、注意最集中、精神最饱满、情绪十分放松的状态进行,最大限度地让儿童能够发挥出最佳水平。

(三)标准化操作

每个心理测验都有特定的编制目的、测验方法、专用工具、标准程序和判读标准。因此,所谓的心理测验的标准化,首先要使用标准化了的心理量表、标准化的测验工具、代表性的常模、标准化的环境、标准化的指导语、标准化的施测方法、标准的记分方法和标准化的判读标准。

(四)客观判读

由于心理测验是一种间接测验,容易受各种主客观因素的影响,因此,要辩证地看待特定测验的结果,特别要结合历史背景资料、实际表现和其他评估资料来综合分析,相互印证,尽量做出客观、全面的判断。切忌仅凭单一测验就贸然下结论。这里特别值得提醒的是,在判读测验结果时,要特别注意搞清测验常模。各个测验编制过程中都会形成特定的常模包括年龄常模、标准分数常模等,大家在记分标准上一般不会出错,但常常在年龄常模上"犯糊涂",对年龄常模不仔细界定的情况下凭想当然进行数据比对,往往会出现常模误用,导致结果判断出现问题。

(五)合理解释

心理现象就个体来说,既有稳定性,又有发展性;就群体来说,既有群体统一性,也有个体差异性,因此,一定时空下测验的结果总有其特定的局限性,与真实情况之间总有一定的误差。所以在心理测验结果解释时一定要透彻理解一个测验的本质内涵、适用范围、预测效度及其局限性,才能合理地解释结果。例如,儿童发展量表均有运动分量表对儿童的大运动功能进行评估,但就儿童早期运动功能评估及对潜在神经系统损伤的预测性来说,就不如各种儿童神经运动评估来得精细。即便专门用于神经运动评估的方法之间,也各有长短,有的长于运动功能判定的细致,便于指导康复治疗;有便于在婴儿早期应用,对神经系统损伤的预测性方面较有优势。因此要充分了解各个心理测验的特性,在判读结果时就会更加细致、准确。另外,在解释测验结果时,还要特别注意测验的预测效度问题。一般而言,婴幼儿测验缺乏长期的预测效度,1岁内婴儿的测验分数对预测2~3岁的测验分数或发展趋势会有一定的效度,但对长期预测几乎不起作用;就儿童智力发展而言,家庭养育环境、父母受教育的程度及社会经济地位要比婴儿早期测验的分数更有预测力。因此,心理测验者只有对测验的各个方面做到知其然,知其所以然,并对儿童的发育规律有深入的把握,才能做到运用自如,解释合理,避免失误。

(王庆丽)

第四节 儿童气质、情绪与社会能力发育的测验

一、Carry 气质量表

(一)量表概说

Carey 等人依据 Thomas 和 Chess 的儿童气质理论陆续发展出 1~4 个月、4~11 个月、1~3 岁、3~7 岁、8~12 岁共五套儿童气质问卷。其中,幼儿气质评估表适用于 1~3 岁幼儿。

(二)量表结构、常模及其特点

该量表包括 97 个项目,分为活动水平、节律性、趋避性、适应性、反应强度、心境、持久性、注意分散、反应阈 9 个维度。每个项目代表幼儿日常生活中的行为方式,按照"从不这样、极少、一般不这样、通常是、常常是、几乎总是这样"进行 6 级评分。各维度所包含的条目数不同,少则6 项,多则 13 项,且排列顺序没有规律可循。

常模样本按整群抽样原则,来自全国六大行政区 20 个大中小城市 3 486 名 1～3 岁幼儿。每一岁为一个年龄组,要求受试儿在施测时的实足年龄在该年龄段终点前后 1 个半月的范围内。常模属均数常模,按原版本的原则,计算出九个气质维度的均数和标准差,最终按男、女幼儿分别建立气质维度常模。

(三)量表的信度、效度及其应用情况

原量表在美国的复测信度为 0.69～0.89。修订后的复测信度九个气质维度为 0.84～0.94。各分量表的同质信度 Cronbach α 系数为 0.60～0.79。研究结果显示气质特性随年龄增长而出现性别差异和年龄差异,提示该量表基本能够反映出儿童心理特性随年龄增长而迅速发展的自然趋势,可以说该量表具有较好的结构效度。

修订后的中国版《1～3 岁幼儿气质量表》(CTTS)具有较好的心理测量学指标和文化相容性,适合于我国幼儿气质的测查,已在临床工作中广泛应用。根据幼儿气质测查所提供的信息,有针对性地给家长提供个体化的抚育方案,充分发挥环境因素对气质在一定程度上的塑造作用,使幼儿的气质向着良好适应的方向发展,促进婴幼儿社会化的进程和质量。

(四)测验方法

由最了解幼儿的抚养人进行现场问卷填写,根据孩子经常性的和最近 4～6 周内的行为表现针对每个项目以"1～6"进行六级记分。"1"代表项目中所描述的情况,孩子从来都没有过,"2"代表很少发生,"3"代表不常发生,"4"代表时常发生,"5"代表经常发生,"6"代表总是发生。然后应用"中国 1～3 岁幼儿气质问卷"计算机评定软件对受试小儿的气质类型进行评判。每份问卷的完成 20～30 分钟。

(五)结果的解释及应用注意事项

九个气质维度中,各个维度得分高、低的意义各不相同。例如,相应维度得分高表示活动水平倾向活动多,节律性倾向节律弱,趋避性倾向退缩,适应性倾向适应性慢,反应强度倾向反应强烈,心境倾向情绪消极,坚持性倾向不能坚持,注意分散度倾向注意易分散,反应阈倾向低阈值;得分低时,相应维度的意义则与上述相反。

气质类型主要根据节律性、趋避性、适应性、反应强度、心境五个维度进行分型,分为"平易型""麻烦型""发动缓慢型"3 种基本类型,以及"中间偏平易型"和"中间偏麻烦型"2 个中间型。平易型:5 个维度中大于平均值的维度不超过两项,没有一个大于一个标准差。麻烦型:4 个或 5 个维度得分大于平均值,必须包括反应强度;2 个维度得分大于一个标准差。发动缓慢型:要点同麻烦型,但若趋避性或适应性大于一个标准差,则活动水平不高出 1/2 标准差,心境不低于 1/2 个标准差。中间型:4 个或 5 个维度高于平均值,同时一个维度大于一个标准差;或 2 个或 3 个大于一个平均值,同时 2～3 个维度大于一个标准差。

总体上看,各问卷的信度较好,可在临床中应用。结果对了解儿童心理行为特点较有价值,但测验人员在使用过程中应注意全面了解儿童情况,将问卷结果与实际情况结合起来进行分析,尤其对于个别信度偏低的维度。

二、12～36 月龄幼儿情绪社会性评估量表

(一)量表概说

12～36 月龄幼儿情绪社会性评估量表(Infant and Toddler Social and Emotional Assessment,ITSEA)由耶鲁大学 Margaret J.Briggs-Gowan 教授和波士顿大学的 Alice S.Carter 教授

共同编制修订。该量表用于 12～36 月龄幼儿可能存在的情绪和社会性问题进行筛查。为了使中国 12～36 月龄幼儿的情绪社会性发展有一个可以量化的筛查工具，以满足儿童保健、儿童心理者测评工作的需要，在中国疾病预防控制中心妇幼保健中心与华中科技大学同济医学院少儿卫生与妇幼保健系合作，在中国 14 个城市开展了《12～36 月龄幼儿情绪社会性评估量表》的引进和修订工作，并建立了适合中国 12～36 月龄幼儿情绪社会性发展的常模。

(二)量表结构、常模及其特点

原量表包括 171 个项目，修订后的中国版量表包括 146 个项目。量表核心部分包含 4 个域，共负荷 19 个维度：外显域(反映活动性/冲动性、攻击性/反抗性和同伴攻击性三个因子)、内隐域(反映忧郁/退缩、焦虑、恐惧、焦虑/强迫现象、分离焦虑和对新鲜事物退缩六个因子)、失调域(反映睡眠、负性情绪、饮食和感官敏感性 4 个因子)和能力域(反映依从性、注意力、模仿/游戏、掌握动机、移情和亲社会同伴人关系 6 个因子)，每个维度包括若干个描述儿童社会性情绪行为表现的项目，共 102 个项目。非核心部分的 44 个项目由 3 个指标(不良适应指标，社会关系指标和非典型行为指标)及 10 个独立项目组成。

常模取样自全国 7 个地理区域的 14 个大中城市，总有效样本量为 5 323 例，远高于原量表的常模样本量 1 788 例，其中男女比为 1.02：1，汉族儿童占 96.42%，独生子女占 94.5%，父母职业以工人、知识分子、干部等占多数；教育程度以高中、大学为主；家庭类型以核心家庭为主；家庭经济水平一般者占大多数。符合我国城市人群的一般社会人口学特征，故常模样本具有较好全国的代表性，能够反映中国城市 12～36 月龄儿童情绪与社会性发展的状况。通过域及维度均值与相应界值比较进行筛查。首先计算每个域的原始总分，按 $T=50+10\times(X-x)/S$ 公式对 4 个域粗分进行转换转化为 T 分，问题域(外显、内隐及失调域)＞63 分为有问题，能力域＜37 分为有问题。

(三)量表的信度、效度及其应用情况

同质信度 Cronbach α 系数为 0.80～0.88，四个域两周重测信度为 0.71～0.86，分半信度为 0.82～0.90；各问题域(前三个域)间呈中度正相关($r=0.36～0.61$)，与能力域间呈低度负相关($r=-0.01～0.08$)；问题域得分与 CBCL 六个行为因子显著正相关，能力域则相反；验证性因素分析显示，除了感官敏感性维度外，模型拟合参数指标均在理想范围之内，说明量表具有较好的结构效度。该量表的信、效度较好，具有较好的心理测量学特性。

(四)测验方法

为他评问卷，由父母或主要抚养者进行现场完成问卷。根据幼儿近一个月内的表现针对每个项目，按"0、1、2"进行三级评分，分别表示儿童实际情况与条目描述"不符合或偶尔符合""部分符合或有时符合"及"非常符合或经常符合"。收回问卷时要即刻对量表进行核查，避免缺漏项及明显的逻辑错误，如有疑问应重新询问核实，并对缺漏项目及时补填，对错误及时改正。通过对总测验和分测验记分进行判断得出结果。

(五)结果的解释及应用注意事项

问题域(外显、内隐及失调域)＞63 分为有问题，分数越高问题就越大；能力域＜37 分为有问题，分数越低则异常越严重。若幼儿在某个部分测验结果异常，则给出相应的建议，若全部正常，则给出促进建议。

注意事项主要包括：①有些条目除了给出 0、1、2 三个分值选项以外，还给出了字母"N"，表示儿童尚无条件发生条目所描述的情况，计为缺省值，例如"被交给新保姆或照顾者时显得烦躁不安(N:过去1个月没有新的照顾者)";②量表中有7个条目要求反向计分,即选"2"计为0分,选"0"计2分,选"1"计1分;③在计算各域和维度均值前,必须保证每个维度缺省条目数要小于该维度总条目数的25%,如果缺省条目数超过25%则可靠信息不够,无法正确计算该维度的均值。

三、婴儿-初中学生社会生活能力量表

(一)量表概说

"婴儿-初中学生社会生活能力量表"(Infant-Junior High School Student's Social Living Ability Scale,简称S-M量表)由日本东京大学名誉教授三水安下监修,日本心理适应能力研究所等单位编制。该量表适用于6个月至14岁儿童,用于评定儿童的社会生活能力。

(二)量表结构、常模及其特点

该量表由132个项组成,分布在6个月至14岁整个年龄阶段的六个领域。即独立生活能力、运动能力、作业、交往能力、参加集体活动、自我管理。其中,每个领域分别由不同的项目组成。

全国总样本量为2 400人,城市和农村各1 200人。年龄范围是婴儿期6个月至初中学生14岁。共划分为12年龄组,6个月至3岁,每半年为一年龄组;3~6岁,每一年为一年龄组;6~14岁,每两年为一年龄组,每个年龄组取样200人。为使样本资料与我国人口资料相一致,在取样前,充分考虑到我国儿童性别和年龄等特点,取样后又进行了检验。编制各年龄的粗分至T分数(即均值为50,标准差为10)的换算表。并根据T分数分成九个等级,依次为极重度、重度、中度、轻度、边缘、正常、高常、优秀和非常优秀。城乡儿童在社会生活能力方面没有明显的差别,可以用统一的常模进行比较和评价。

(三)量表的信度、效度及其应用情况

评定者间信度为0.98;以教师评价结果为校标,评定结果符合率达95%,表明该量表具有较好的信、效度。从全国各地试用情况来看,普遍认为"婴儿-初中学生社会生活能力量表"是一个简单可靠,费时少且实用价值较高的儿童适应行为评定量表,具有一定代表性和较高的效度。它不仅是智力低下诊断的必备量表,而且也是儿童智力低下监测和流行病学调查智力筛查的有效工具,具有较大的实用价值,在国内广泛应用于儿童社会生活能力的评估。

(四)测验方法

全量表共7个起始年龄,由孩子的主要抚养者或经常与孩子接触的老师根据相应的年龄段、按儿童具体情况进行逐项填写。问卷由专人进行评分。评分者根据年龄分组和得分范围查出相应的标准分,根据标准分进行社会生活能力评价。如抚养人对个别条目不能确定时,由评定人员根据提供的情况对儿童的检查做出评价。

(五)结果的解释及应用注意事项

3岁以下的筛查项目共41个,各项目按通过和不通过分别赋予1分和0分,全部项目总和得到的总分为粗分,把粗分换算为标准分,标准分<9分作为筛查阳性界值,标准分≤9分为筛查阳性,表明可能存在社会生活能力问题。根据总分值由低到高,分为极重度(≤5)、重度(6分)、中度(7分)、轻度(8分)、边缘(9分)、正常(10分)、高常(11分)和优秀(12分)。得分越高表示适应能力越强,但是该量表年龄跨度较大,量表两端项目较少,评定不够满意,再修订时需要加以改进。

(王庆丽)

第五节 儿童营养素需要量与推荐摄入量

人体从饮食中获得各种营养素维持身体基本功能。如某种营养素长期摄入不足或过量均危害健康。人体应尽可能合理的平衡膳食,以获得身体需要的各种营养素。人体的营养需要存在个体差异,与年龄、性别、生理及体力活动状况有关,也与营养素消化、吸收、利用和体内代谢状态有关。膳食评价和膳食规划是营养健康科学研究与营养改善实践的重要内容,因此需依据人体的营养需要制订人群营养标准以判断相关工作效果。遗传是影响个体营养状况的重要因素之一。虽然,不可能为每一特定个体制定营养需要量,但所有的个体营养素需要仍然有共性,即各种营养素的需要有一定范围,是制订人群营养标准的基础。因而基于有一定代表性人群(样本)中获得的人体营养素平均需要量的研究资料可作为评估身体营养素需要的参照标准,即膳食营养素参考摄入量。据统计学原理,制定不同年龄、性别及体力活动水平和生理状态人群的 DRIs。儿童是身体特殊的生命阶段,营养需要有特殊性,儿童的 DRIs 与成人不同。

一、发展史与研究状况

(一)发展史

第二次世界大战期间美国政府和军方请科学界制订确保士兵最低营养需要的基本食物营养供应标准,1943 年美国国家研究院发布的第 1 版膳食营养素供给量,反映营养学研究进展与社会营养健康需要结合,具有里程碑意义。20 世纪初营养素缺乏疾病的研究促进各种营养素研究的进展,包括发现新营养素、成分与功能研究。美国 NRC 和食物与营养委员会每 5 年修订一次RDA。RDA 是美国营养领域的基础性工作,已成为不同时期美国人营养素供给领域的权威性指导文件,同时也引领和影响世界许多国家开展类似工作。

1979 年英国提出英国人的膳食营养素参考数据,称为膳食参考值。1992 年欧洲共同体食物科学委员会(ECSCF)提出欧共体膳食能量和营养素摄入量建议。欧洲许多国家,如意大利、西班牙、德国、奥地利、法国和荷兰等国家同时制订本国营养素需要量和推荐量建议。

虽然 RDA 的概念和相关体系基本相同,但传统的 RDA 概念已不能完全涵盖营养素促进健康的作用。在多年营养研究的基础上,1998 年美国 FNB 发展 RDA 为新的膳食营养素参考摄入量体系,包括平均需要量、推荐摄入量、适宜摄入量、可耐受最高摄入量 4 个参数,适用于营养缺乏和营养素摄入过量的预防。

与国际营养界同步,20 世纪 30 年代我国营养学界开始关注国人营养需要量,1955 年正式使用"每日膳食中营养素供给量(RDA)"描述推荐的营养素摄入量。2000 年中国营养学会参考国外制定 DRIs 经验和相关资料,编辑了第 1 版《中国居民膳食营养素参考摄入量》。为更好地开展社会公众健康服务,与国际营养学接轨,实现营养科学研究成果的转化,2010 年中国营养学会再次组织专家着手《中国居民膳食营养素参考摄入量》的修订。经过文献检索、科学论证、撰稿编写、审阅评议等系列工作,2013 年完成第 2 版《中国居民膳食营养素参考摄入量》的修订和编写,2014 年正式发布与出版。

(二)儿童能量需要量的研究现状

能量需要量的组成包括基础代谢、热动力作用、活动、生长消耗和排泄。儿童能量需要量定义为食物产能满足一定水平的活动、支持理想生长发育的总能量消耗(TEE)。其他营养素的需要量是满足群体中所有个体,而能量需要量则是基于群体的平均需要量,避免能量供给过低与过高发生营养不良(不足与过剩)。过去研究婴儿的食物能量摄入是基于观察正常婴儿的生长估计TEE,缺乏运动消耗的能量资料。近年从双标水与心率监测获得的新的TEE资料使儿童能量需要量发生改变。2004年FAO/WHO/UNU和2002年美国医学研究所(IOM)的婴儿能量需要量的建议较1985年FAO/WHO/UNU的建议低12~20%;7岁男童降低18%,女童降低20%;7~11岁男童降低12%,女童低5%;12~18岁青少年则增加12%。2002年IOM的建议中7岁儿童能量需要量降8%,7~11岁儿童降2%,12~18岁青少年则增加8%。研究能量需要量的基本原则没有改变,儿童青少年能量需要量的改变是源于新的TEE资料。从我国婴儿总能量需要量的变化可说明我国营养需要量的研究逐渐与国际营养界同步。

二、基本概念

2013年DRIs修订版在EAR、RNI、AI、UL等4个参数基础上增加宏量营养素可接受范围、预防非传染性慢性疾病的建议摄入量和膳食成分的特定建议量等3个与预防非传染性慢性疾病有关的指标。

(一)平均需要量

平均需要量为某一特定性别、年龄及生理状况的群体某种营养素需要量的平均值,摄入量达到EAR水平时可满足群体中50%个体对该营养素的需要,但不能满足剩余50%个体对该营养素的需要。如个体营养素需要量高于EAR,提示该个体摄入量充足的可能性较高;若低于EAR则个体摄入量不足的可能性较大。EAR是制定推荐摄入量的基础。

(二)推荐摄入量

正常人群营养素的平均需要量按正态分布,当营养素摄入量为EAR+2SD时,可满足97%~98%个体的营养素需要量,达到维持健康、组织有适当的储备状况,称为营养素摄入量的推荐水平,相当于传统的RDA。个体营养素摄入宜大于RNI水平,或适当提高以获得膳食中的营养素良好状态。不同身高、体重的个体RNI应按每体重(kg)计算需要量,即采用理想体重与现实体重调整RNI。

(三)适宜摄入量

通过观察或试验获得的健康群体某种营养素的平均摄入量为AI。当某一人群某种营养素的个体需要量资料缺乏或不足时,无法获得EAR及RNI时,可用AI代替RNI。一般,AI会高于RNI水平,但不是准确反映个体或群体营养需要的判定界值,准确性不如RNI。

(四)可耐受的最高摄入量

可耐受的最高摄入量是平均每日可摄入的某营养素最高限量,即从生物学角度判断可被耐受的某种营养素摄入水平。UL不是建议的营养素摄入水平,超过UL的摄入水平提示存在健康损害风险。某些营养素因缺少资料尚未设定UL数值,或某些营养素的毒副作用小时也未制订UL,但不提示该营养素不存在过量摄入的风险。故对无UL的营养素,应了解无UL数据的原因。

(五)其他

设定用以预防非感染性慢性疾病(NCD)的内容,包括 AMDR、PI-NCD 和 SPL。AMDR 为脂肪、蛋白质和碳水化合物理想的摄入量范围,以占总能量摄入量的百分比表示。2013 版《中国居民膳食营养素参考摄入量》AMDR 采用 FAO 和美国 DRIs 专家委员会提出的 AMDR 的下限(L-AMDR),用于满足能量需求与预防缺乏,上限(U-AMDR)用于预防慢性非传染性疾病。PI 是以非传染性慢性病 I 级预防为目标的必需营养素的每日摄入量。易感人群的某些营养素摄入量达到或接近 PI 时,可降低发生 NCD 风险。SPL 用于营养素以外的食物成分,每日膳食中食物成分摄入量达到 SPL 时有利于维护人体健康。

三、膳食营养素参考摄入量的原理和建立方法

(一)营养素需要量和分布规律

营养素需要量与身体生物学状态有关,因体内代谢过程和功能不同对营养物质需求也不相同。如身体对维生素 C 的需要可体现多种生物学状态,包括满足身体内血管胶原合成所需,体内一定量维生素 C 可避免或预防坏血病发生,或体内较高水平维生素 C 有抗氧化作用等。

营养素需要量的定义是维持人体正常生理功能,使身体处于"适宜营养状况"所需营养素的最低量,或预防营养缺乏性疾病的最低量,涉及营养素的消化、吸收等因素。吸收率高的营养素供给量与需要量相近,如身体可吸收 $80\%\sim90\%$ 的从膳食来源的维生素 A、维生素 C;吸收率很低的营养素则其营养素需要量和膳食供给营养素(摄入量)有较大差别,因铁的吸收率较低,仅为膳食摄入铁的 $3\%\sim15\%$,故成年男子(65kg)铁的需要摄入量($6\sim30$ mg/d)远高于铁的吸收量(0.9 mg/d)。

"良好的健康状态"和某种营养素维持健康的需要量有不同的认定标准。联合国粮食及农业组织(Food and Agriculture Organization,FAO)和世界卫生组织(World Health Organization,WHO)联合专家委员会提出三种营养素需要量:①基本需要量(basal requirement):为预防临床可察知的功能损害所需要的营养素量;满足基本需要,身体能正常生长和繁育,不出现明显的营养缺乏症状;但组织内营养素储备不足,短期内供给不足可出现缺乏。②储备需要量(normative requirement):使组织中储存的一定水平营养素的需要量,可满足身体的基本需要,避免出现临床可察知的功能损害。营养素储备量是一较理想的需要量状态,但难以确定合理的储备量。③预防需要量:为不出现明显临床损害的营养素最低需要量,低于基本需要量水平。

研究个体需要量的分布资料可获得群体需要量,用以估计某一营养素摄入量满足某一个体营养需要的可能性概率。

当某种营养素膳食摄入量逐渐增加时,人群中需要量高于摄入量的个体的百分比逐渐下降;个体出现从"低摄入量"至"高摄入量"变化,营养素摄入量不足的风险亦从 100% 逐渐下降为 0。如膳食营养素摄入量继续增加,甚至增加至一较高水平时则发生营养素摄入过量的风险。

(二)营养素需要量的测定

(1)能量需要量测定:有直接测热法、气体代谢法、稳定同位素双标水法、心率监测法、运动感应器测量法、调查记录法及心率监测和运动感应器结合法。双标水法(doubly labeled water,DLW)是测定能量消耗的金标准,广泛应用于各种人群能量消耗测定。美国最新版 DRI 体系中能量需要量的数据均来源于 DLW 测定方法。

(2)营养素平衡研究:以测量营养素摄入和排出量的平衡关系确定营养素的需要量,如氮平

衡试验估计蛋白质需要量,钙、锌、碘平衡试验等。

(3)营养素耗竭、补充和饱和试验法:对志愿者的营养素缺乏膳食进行营养素耗竭,或额外补充不同剂量营养素,观察营养素缺乏症状的出现或消失情况,估计营养素需要量。

(三)EAR 制定

1.成人 EAR

据营养素需要量试验中获得的、符合正态分布的个体需要量资料,估计总体需要量的平均值,采用平均值计算法制定成人 EAR;不符合正态分布的资料,经过统计学处理转换为正态分布资料后再进行估计。

2.儿童青少年 EAR

儿童和孕妇、乳母人群缺少足够的营养素需要量研究资料,往往以成人 EAR 推算妇幼人群 EAR。推算依据 4 个假设:①儿童和成人维持生理功能所需的营养素按千克代谢体重($W^{0.75}$ 为代谢体重)的计算方法相同。②成年人 EAR 是维持有关生理功能所需的营养素量。③儿童生长所需额外的营养素量和生长所需额外的蛋白质量的比例一致。④<14 岁儿童营养素的需要量无明显性别差异。

3.RNI 制订

与营养素需要量的资料分布状态有关。资料为正态分布或近似正态分布时,RNI= EAR+2SD。数据符合正态分布或对称分布,但资料不足以计算标准差时,人为设定变异系数(coefficient of variation,CV)为 10%,SD=10% EAR,RNI=1.2×EAR。资料不符合正态分布时,则采用统计学方法将数据转换为正态分布,P50th 与 P75th 分别为 EAR、RNI 估算值,再将 EAR 和 RNI 的数据转换回原始单位。

4.婴儿 AI 制定

因难以进行婴幼儿群体营养素需要量研究,现有 DRI 体系中,婴幼儿的多数营养素都为 AI。

<6 月龄:纯人乳是健康足月、<6 月龄婴儿的理想营养来源,因此可以认为摄入人乳的营养素量即婴儿各种营养素的 AI。《中国居民膳食营养素参考摄入量(2013 版)》以人乳摄入量 750 mL/d(780 g/d)计算<6 月龄婴儿的 AI。因人乳营养素成分有一定差异,尽可能选用高质量的研究资料与我国居民为研究对象的营养研究结果。

7~12 月龄:营养素的 AI 由两部分构成:①平均每日摄入 0.6L 人乳的营养素。②其他食物提供的营养素。如无其他食物的相关资料时,AI 按代谢体重法取小婴儿和成人推算结果的平均值。

5.UL 制定

制定依据为相关营养素在人群中的"未观察到有害作用剂量"和"观察到有害作用最低剂量"资料。以某人群中较长时间每日摄入相关营养素,且未产生不良作用的最高摄入量为 NOAEL,即未出现可观察到的危害作用的营养素量;LOAEL 则为产生危害反应的最低摄入剂量。

据人群营养素的 NOAEL 和 LOAEL 及不确定性系数(uncertainty factor,UF)数据确定儿童、青少年的 UL。成年人 UL=NOAEL/UF,如不能确定 NOAEL,则 UL=LOAEL/UF。针对营养素的 NOAEL,UF 为 1~10;如用 LOAEL,则需要使用更大的 UF。儿童、青少年缺乏相关数据时,由成年人 UL 外推计算:UL儿童=UL成人×(体重儿童/体重成人)。此外,婴儿营养素危害性作用的资料有限,同时婴儿处理过量化学物质的能力不足,目前仅确定了少数营养素的 UL。

四、能量 DRI

(一)儿童能量代谢特点

儿童能量的需要与年龄和生理状态有关。如婴儿肠道吸收功能不成熟、代谢率较高,故以体重表示的 6 月龄内婴儿的能量需要是成人的 3 倍。儿童总的能量消耗包括基础代谢率、食物的热力作用、组织生长合成、活动和排泄过程的能量消耗。

1.基础代谢率

20 ℃(18～25 ℃)室温下,餐后 10～14 小时,清醒、安静状态下测量维持身体基本生命活动所需的最低能量为基础代谢。BMR 与年龄、性别、环境温度、健康情况、肌肉组织多少、营养状况等因素有关。婴儿重要器官的代谢率与其重量成比例。新生儿脑发育的能量为 BMR 的 70%,婴儿为 60%～65%。儿童 BMR 的较成人高,随年龄增长、体表面积的增加逐渐减少。如婴儿 BMR 约为 55 kcal/(kg·d),7 岁时 BMR 为 44 kcal/(kg·d),12 岁时约为 30 kcal/(kg·d),成人为 25～30 kcal/(kg·d)。

2.食物的热力作用

食物中的宏量营养素代谢过程为人体提供能量,同时在消化、吸收过程中出现能量消耗额外增加的现象,即消耗能量,如氨基酸的脱氨以及转化成高能磷酸键产生的能量消耗,称为食物的热力作用。食物的热力作用与食物成分有关。蛋白质分解后,57% 的氨基酸在肝脏内合成尿素而消耗能量,氨基酸产生高能磷酸键少,体内能量消耗持续 10～12 小时。蛋白质本身在消化、吸收过程中所需的能量相当于摄入蛋白质产能的 25%,故热力作用最高。脂肪的热力作用为 2%～4%,取决于脂肪酸被氧化或贮存。碳水化合物转化为葡萄糖和糖原消耗 7% 的能量。婴儿食物含蛋白质多,食物热力作用占总能量的 7%～8%;年长儿的膳食为混合食物,其食物热力作用为 5%。儿童过多摄入蛋白质可增加体内食物热力作用。

3.活动消耗

为儿童活动消耗的能量,与儿童体格生长水平、活动强度、活动时间、活动类型有关。故活动所需能量波动较大,并随年龄增加而增加,如 3 月龄婴儿活动所需的能量为 0.2 BMR,6 月龄时增加到 0.4 BMR。

儿童活动所需能量对儿童生长发育的意义在于可调节部分能量,如当能量摄入不足时儿童表现为活动减少,以此节省能量,保证身体基本功能和满足重要脏器的代谢。

4.排泄消耗

为正常情况下未经消化吸收食物损失的能量,约占总能量的 10%,腹泻时增加。

5.生长所需

组织生长合成所消耗的能量,为儿童特有。生长所需能量与儿童生长的速度呈正比,即随年龄增长而逐渐减少。如 1 月龄婴儿能量摄入的 35% 用于生长,1 岁时为 3%,3 岁为 2%,直至青春期第 2 个生长高峰前均维持较低水平,青春期为 4%。

上述五部分能量的总和即为儿童能量的需要量。一般,基础代谢占 50%,排泄消耗占能量的 10%,生长和运动所需能量占 32%～35%,食物的热力作用占 7%～8%。2013 版《中国居民膳食营养素参考摄入量》推荐:<6 月龄婴儿能量平均需要量为 90 kcal/(kg·d),7～12 月龄为 80 kcal/(kg·d),1 岁后以每日计算。婴儿能量需要与生长速度、活动量有关,如 1～4 月龄婴儿生长速度迅速,单位体重计算每日能量较高;4～6 月龄生长速度减慢,运动发育仅可抬头、坐,虽

然婴儿日平均总能量增加,但按单位体重计算每日能量需要略有下降;8～9月龄后随运动的发育,按单位体重计算每日能量需要将增加。婴儿体格生长良好、活动水平与健康状况一致并可维持正常活动的需要时,提示婴儿从食物中摄入能量与能量消耗达到平衡。

(二)能量特点

能量摄入不足与能量摄入过多都可增加缺乏风险与过剩风险,因此,能量无 RNI 数值,群体的能量推荐摄入量等同于该群体的平均能量需要量,为维持身体正常生理功能所需要的膳食能量摄入。EER 支持个体或群体健康生长发育,能长时间保持良好的健康状态,有良好体型、身体构成及理想活动水平,胜任必要的经济和社会活动。EER 与性别、年龄、体重、身高和体力活动水平等因素有关。能量推荐数据中不需要增加安全量,也无 UL。

(三)婴幼儿、儿童和青少年 EER 推算

婴幼儿、儿童和青少年 EER=每日总能量消耗+组织生长的能量储存量。

1.婴幼儿 EER 推算

采用 WHO/FAO/UNU 推荐的、基于 DLW 测定方法获得 TEE 估计公式:纯人乳喂养儿 TEE(MJ/d)=$-0.635+0.388\times$bw(kg) 或 TEE(kcal/d)=$-152.0+92.8\times$bw(kg)。

部分人乳喂养儿 TEE(MJ/d)=$-0.416+0.371\times$bw(kg) 或 TEE(kcal/d)=$-99.4+88.6\times$bw(kg)。

婴儿组织生长所需能量储存量估计:按 WHO/FAO/UNU 报告推算。

婴儿 EER=TEE+能量储存量。

(1)<6 月龄 EER:按纯人乳喂养推算 TEE。

(2)7～12 月龄 EER:已引入其他食物,为部分人乳喂养。

2.儿童、青少年 EER

目前无中国儿童、青少年人群的 DLW 能量代谢试验数据,依据两方面的路径推算儿童和青少年 TEE。一种路径采用 2004 年 WHO/FAO/UNU 报告推荐的 DLW 和心率监测法获得 TEE 计算公式:男童 TEE(MJ/d)=$1.298+0.265\times$bw(kg)$-0.0011\times$[bw(kg)]^2;女童 TEE(MJ/d)=$1.102+0.273\times$bw(kg)$-0.0019\times$[bw(kg)]^2,但结果可能高估中国儿童 TEE。另一路径采用要因加算法,即用 2005 年 Henry 的基础能量消耗(BEE)估算公式与 2008 年 Sasaki 用 DLW 法测定的日本儿童青少年身体活动水平(PAL)的平均值获得青少年的 EER(EER=BEE×PAL+能量储存量)。

五、宏量营养素 DRI

(一)蛋白质

1.蛋白质特点

儿童生长发育迅速,所需蛋白质量相对较多,新生儿期蛋白质需要量最高,以后随年龄增长逐步下降。婴儿蛋白质需要量(g/kg)与优质蛋白质需要量均较成人多。蛋白质参与体液的渗透压调控,供能占总能量的 8%～15%。蛋白质长期摄入不足或过多均可影响碳水化合物、脂肪代谢,导致生长发育迟滞、组织功能异常,甚至威胁生命。

蛋白质主要由 20 种基本氨基酸组成,儿童除需要与成人相同的 9 种必需氨基酸外,如亮氨酸、异亮氨酸、缬氨酸、苏氨酸、蛋氨酸、苯丙氨酸、色氨酸、赖氨酸、组氨酸,还有半胱氨酸、酪氨酸、精氨酸和牛磺酸等为儿童期的条件必需氨基酸,即对特殊儿童人群尚需外源性供给。如

<4 月龄婴儿肝脏内半胱氨酸亚磺酸脱羧酶发育不成熟,体内不能合成牛磺酸,故牛磺酸是婴儿期所需的条件性必需氨基酸;早产儿体内蛋氨酸转变成胱氨酸的酶活性较低,胱氨酸可能也是必需的。婴儿需要酪氨酸的原因不很清楚。胎儿早期苯丙氨酸转变成酪氨酸的苯丙氨酸羟化酶已达成人水平,故早产儿可转变苯丙氨酸为酪氨酸。

近年采用蛋白消化率校正氨基酸评分法评价蛋白质质量,即根据食物蛋白质的必需氨基酸组成、蛋白质的消化率以及蛋白质提供必需氨基酸的能力等判定蛋白质的生物学价值。因为过多的氨基酸不能被身体作为氨基酸来利用,任何高于 1.0 的 PDCAAS 记分均为 1.0。当蛋白质的 PDCAAS≥1.0 时提示可满足人体必需氨基酸需要量,为高质量或优质蛋白质,如乳类和蛋类生物利用价值最高。PDCAAS 低于 1.0 的低质量蛋白质,其氨基酸组分不能满足 2~5 岁儿童对氨基酸的需要量,消化率也较低。人的氨基酸需要量在不同生长阶段不同。婴儿食物蛋白质质量的评价是根据人乳的氨基酸成分作为记分模式。人乳和婴儿配方含有所有必需氨基酸,包括半胱氨酸、酪氨酸和精氨酸。某些蛋白质的一种或几种必需氨基酸含量相对较低,使其他的必需氨基酸在体内不能被充分利用,蛋白生物学利用价值降低,称为限制氨基酸。如小麦限制氨基酸为赖氨酸、苏氨酸、缬氨酸;大米为赖氨酸、苏氨酸;玉米为赖氨酸、色氨酸、苏氨酸;大麦为赖氨酸、苏氨酸、蛋氨酸;燕麦为赖氨酸、苏氨酸、蛋氨酸;花生为蛋氨酸;大豆为蛋氨酸。不同食物的合理搭配可相互补充必需氨基酸的不足,提高蛋白质的生物利用价值,即蛋白质互补作用。如米、麦、玉米中的蛋白质缺乏赖氨酸,若配以富含赖氨酸的豆类,则可大大提高其蛋白质的利用率。食物加工,如豆制品的制作可使蛋白质与纤维素分开,消化率从整粒食用的 60% 提高到90% 以上。

2.蛋白质 DRIs

(1)<6 月龄婴儿:据婴儿摄入人乳的量(780 g/d)与蛋白质含量(1.16 g/100 g)计算获得<6 月龄婴儿蛋白质的 AI 为 9 g/d。若<6 月龄婴儿体重代表值为 6 kg,推算蛋白质 AI 则为1.5 g/(kg•d)。配方的蛋白质含量低于人乳,故应适当增加非人乳喂养婴儿的蛋白质 AI。欧洲一项随机对照研究表明高蛋白质摄入可致<2 岁婴幼儿体重增长过快,而低蛋白质摄入可能降低以后超重/肥胖风险。因此,<6 月龄婴儿蛋白质推荐量不宜过高。多项随机对照双盲试验表明 1.8 g/100 kcal 蛋白质可满足<4 月龄内婴儿的生长需要量。4~6 月龄婴儿在乳量充足的情况下不必增加蛋白质的摄入。

(2)7~12 月龄婴儿:蛋白质的 AI 为人乳蛋白质摄入量与其他食物蛋白质摄入量之和。因缺乏 7~12 月龄中国婴儿其他食物蛋白质摄入量的资料,根据成人蛋白质的 EAR 和 RNI,采用代谢体重法进行推算获得 7~12 月龄婴儿蛋白质 RNI(20 g/d)。

(3)2~18 岁儿童、青少年:采用蛋白质维持量与生长发育所需蛋白质储存量估算。2013 版《中国居民膳食营养素参考摄入量》用 PDCAAS 法和代谢体重法修正获得 2~18 岁儿童、青少年蛋白质 EAR 和 RNI。

PDCAAS 法:从中国居民营养状况调查中 2~18 岁儿童、青少年膳食结构获得 2~18 岁儿童、青少年膳食蛋白质质量的 PDCAAS 的最低值。以 WHO/FAO/UNU 建议的儿童和青少年蛋白质安全摄入量除以 0.7 获得 2~18 岁儿童、青少年蛋白质 RNI。

代谢体重法:由成人蛋白质的 EAR 和 RNI 推导出儿童、青少年蛋白质 EAR 和 RNI。

3.氨基酸 DRIs

婴儿、儿童和青少年每日必需氨基酸平均需要量高于成人,因包括维持体重所需的氨基酸量和生长所需氨基酸量。2013 版《中国居民膳食营养素参考摄入量》采用 WHO/FAO/UNU 的婴儿、儿童青少年必需氨基酸 EAR 作为我国必需氨基酸的推荐摄入量的参考值。

(二)脂类及脂肪酸 DRI

1.脂类及脂肪酸特点

脂类包括脂肪和类脂。脂肪是人体能量的主要来源和储存形式,脂肪由甘油和脂肪酸组成三酰甘油酯;类脂包括磷脂、糖脂、脂蛋白、类固醇(胆固醇、麦角固醇、皮质留醇、胆酸、维生素 D、雄激素、雌激素、孕激素)。膳食中的脂类及脂肪酸有促进脂溶性维生素吸收、维持体温和保护脏器、提供必需脂肪酸作用。磷脂有维持生物膜结构和功能的作用,参与脑、神经组织构成,以脂蛋白形式参与脂类运输。类固醇激素前体合成维生素 D_3、胆汁酸、固醇类激素等参与调节物质代谢。

脂肪酸是由不同数量碳原子数组成直链烃,是构成甘油三酯和磷脂的重要成分,结构式为 $CH_3(CH_2)COOH$。可以根据脂肪酸碳链上碳原子数、有无双键、双键数及双键位置进行分类。含有反式非共轭双键结构的不饱和脂肪酸总称为反式脂肪酸(TFA)。

人体可合成饱和脂肪酸、单不饱和脂肪酸,但不能合成必需脂肪酸 n-3 系和 n-6 系,如亚油酸($C_{18:2n-6}$,linoleic acid,LA)、亚麻酸($C_{18:3n-3}$,α-linolenic acid,LNA)。亚油酸是 n-6 系的脂肪酸,可衍生多种 n-6 不饱和脂肪酸,如花生四烯酸($C_{20:6}$,arachidonic acid,AA)。植物油不含 20、22 碳的 n-3 系和 n-6 系脂肪酸。植物可合成亚油酸($C_{18:2}$)。通过酶链的延长和去饱和作用,ALA 和 LA 可转化为长链不饱和脂肪酸(long-chain polyunsaturated fatty acids,LCPUFA)。LCPUFA 是人体的必需脂肪酸,包括亚油酸(LA)、亚麻酸(LNA),花生四烯酸(AA 或 ARA)和二十二碳六烯酸(DHA)。食物中的亚油酸主要来源于玉米油、芝麻油、葵花子油、红花油等。亚油酸在体内可转变成亚麻酸和花生四烯酸($C_{20:6}$,arachidonic acid,AA)。亚麻酸主要来源于亚麻籽油、低芥酸菜子油、豆油。亚麻酸分为 α-亚麻酸和 γ-亚麻酸。α-亚麻酸为 n-3 脂肪酸,可衍生多种 n-3 不饱和脂肪酸,包括二十碳五烯酸($C_{20:5}$,eicosapentaenoic acid,EPA)和二十二碳六烯酸($C_{22:6}$,docosahexaenoic acid,DHA)。海洋哺乳动物、深海鱼和鱼油富含 EPA 和 DHA。动物性食物,如蛋黄、肉、肝、内脏也含 DHA 和 AA。必需脂肪酸参与构成线粒体膜和细胞膜、体内磷脂和前列腺素的合成以及胆固醇代谢。DHA、AA 是构成脑和视网膜脂质的主要成分,DHA 约占大脑皮质和视网膜总脂肪酸含量的 30%～45%,脑神经元、突触、视网膜光感受器视盘含大量 DHA。故 n-3 脂肪酸与视力、认知发育有关。n-3 系与 n-6 系脂肪酸平衡协调可维持身体正常免疫功能。n-6 系的脂肪酸(亚油酸)促进生长发育,DHA、AA 缺乏是婴儿低出生体重原因之一。动物试验发现精子的形成也与必需脂肪酸有关。

亚麻酸、亚油酸转变成 DHA 和 AA 的去饱和酶活性与年龄、营养状况、激素水平、组织器官等有关。足月新生儿体内的 LCPUFAs 源于胎盘转运。人乳可提供新生儿生理需要的全部营养素,包括 DHA 和 AA,且人乳中 DHA 和 AA 比例合适。人乳或配方喂养可满足婴儿体内的 LCPUFAs 需要。婴儿膳食中的亚麻酸可在肝脏、视网膜、脑合成 DHA,约 5% 的食物中的 α-亚麻酸可在婴儿肝脏内合成 n-3 长链多不饱和脂肪酸。

早产儿因体内贮存少、去饱和酶活性低而合成不足、亚麻酸和亚油酸易被氧化供能(因寒冷、感染、饥饿)等因素,不能利用必需脂肪酸前体(α-亚麻酸、亚油酸)生产足够的 DHA 和 AA。同时,早产儿生长发育快、需要量大,易发生 LCPUFAs 缺乏,需适当补充。

2.膳食脂肪 AI

体内可合成的脂肪和脂肪酸过量摄入均影响人体健康,推荐摄入量不设立 L-AMDR,仅有 U-AMDR;必需脂肪酸与婴幼儿膳食脂肪需要量(高度依赖)是根据健康人群摄入量中位数或参照国际组织数据制订 AI。DHA 和 AA 需要量尚无确切定论。脂肪和脂肪酸 AI 和 AMDR 以脂肪供能/总能量(%E)表示;膳食中含量低、人体需要量少的脂肪酸,如 ARA、EPA 和 DHA 以绝对量表示。

(1)<6 月龄婴儿:据人乳脂肪含量及泌乳量推算脂肪 AI。2013 版《中国居民膳食营养素参考摄入量》依据中国人乳含量调查结果(750 mL/d,680 kcal/L,脂肪含量 36.5 g/L),估计人乳脂肪供能比为 48.3%,推荐 0～6 月龄婴儿膳食脂肪的 AI 为 48%E。FAO 推荐 0～6 月龄婴儿脂肪的 AI 为 40%E～60%E。

(2)7～12 月龄婴儿:膳食仍以乳类为主,含脂肪较高,其他食物脂肪含量不多,脂肪的供能比较纯乳类喂养的小婴儿低。参照 2010 年欧盟食品安全局(EFSA)推荐的参考摄入量与脂肪供能比的过渡,我国 7～12 月龄婴儿膳食脂肪 AI 推荐为 40%E。

(3)1～3 岁幼儿:食物以脂肪含量较高的乳类向成人混合膳食转变。FAO 及 EFSA 建议幼儿膳食脂肪供能宜应逐渐降低。我国 1～3 岁幼儿膳食脂肪 AI 定为 35%E。

(4)儿童、青少年:膳食已经成人化,过多脂肪的摄入增加超重/肥胖的风险。2010 年 FAO 推荐 2～17 岁儿童青少年膳食脂肪的 AMDR 与成人相同(25%E～35%E),EFSA(2010)推荐为 20%E～30%E。我国推荐 4～17 岁儿童青少年膳食脂肪的 AMDR 与成人相同,为 20%E～30%E。

3.膳食脂肪酸 AI

人体可合成 SFA,一般不设 AI 与 L-AMDR。为预防过多摄入 SFA 所引起的相关慢性病发生风险的增加,必需脂肪酸应占脂肪所提供能量的 1%～3%。

(1)婴儿:SFA 的需要参考人乳含量。

(2)幼儿:目前尚无证据提出 SFA 的 AMDR。

(3)2～18 岁儿童、青少年:2010 年 FAO 推荐 U-AMDR 为 8%E。我国推荐 4～17 岁儿童、青少年 SFA 的 U-AMDR 为<8%E。

FAO(2010)未设定 2～18 岁儿童、青少年 MUFA 的 AI,而提出 MUFA 供能比计算公式:AMDR(%E)=膳食脂肪供能比(%E)-SFA(%E)-PUFA(%E)-TFA(%E),其摄入量估计>15%E。

2013 版《中国居民膳食营养素参考摄入量》亦未设定 2～17 儿童青少年 MUFA 的 AMDR,仅提出控制总脂肪供能<30%,SFA<8%E～10%E 的原则,满足 n-6PUFA、n-3PUFA 适宜摄入量,其余膳食脂肪供能由 MUFA 提供。

(4)n-6 PUFA:包括 LA、ARA 和 γ-亚油酸。研究显示 LA 摄入量最高的五分位组(摄入量的前 1/5)(14.5 g/d)比摄入量最低的五分位组(摄入量的后 1/5)(5.7 g/d)患哮喘的危险增加 20%,提示过多摄入 LA 可能对儿童产生负面影响,可能与 LA 体内生成前列腺素和白三烯等炎症因子有关。因有必要限制儿童 LA 的摄入量。目前 EFSA 和 FAO 均推荐 4～6 岁儿童 LA 的 AI 为 4%E,7～17 岁儿童、青少年的 LA 的 AI 和 AMDR 与成年人一致(4.0%E、2.5%E～9%E)。2010 年 FAO 推荐 1～3 岁幼儿 LA 的 AI 为 3.0%E～4.5%E,认为可满足幼儿合成 ARA 的需要,不特别推荐 ARA 的 AI。我国推荐 0～6 月龄婴儿 LA 的 AI 为 4.2 g/d(7.3%E),

7~12 月龄婴儿 LA 的 AI 为 4.6 g/d(6.0%E),1~3 岁幼儿 LA 的 AI 为 4%E,亦不特别推荐 ARA 的 AI。FAO(2010)推荐 0~6 月龄婴儿 ARA 的 AI 为 0.2%E~0.3%E(115~173 mg/d),据此中国推荐 0~6 月龄婴儿 ARA 的 AI 为 150 mg/d。

(5)n-3 多饱和脂肪酸:包括 ALA、EPA 和 DHA。尽管 EPA 和 DHA 可由 ALA 衍化生成,但转化效率低,且 ALA 食物来源有限,膳食摄入量较低。婴儿脑和视功能发育需较多 EPA 和 DHA,故制定 n-3 多饱和脂肪酸的 AI 非常必要。人乳(n-6)/(n-3)比为 5~10。

ALA 的 AI:据人乳中含量推算,推荐 0~6 月龄婴儿 ALA 的 AI 为 500 mg/d(0.87%E);7~12 月龄婴儿 ALA 的 AI 为 510 mg/d(0.66%E);1~3 岁幼儿 ALA 的 AI 为 0.60%E;4~17 岁儿童、青少年 ALA 的 AI 为 0.6%E。

DHA 的 AI:由于<6 月龄婴儿合成有限,故 DHA 是<6 月龄婴儿的条件必需脂肪酸。FAO(2010)推荐 0~6 月龄婴儿 DHA 的量为 0.1%E~0.18%E(58~104 mg/d),建议 7~36 月龄婴幼儿 DHA 的 AI 定为 10~12 mg/kg。EFSA(2010)推荐 7~24 月龄婴幼儿 DHA 的 AI 为 100 mg/d。2013 版中国居民 DRI 推荐 0~6 月龄婴儿 DHA 的 AI 为 100 mg/d,与 EFSA 2010 年的推荐值一致;7~36 月龄婴幼儿 DHA 的 AI 为 100 mg。FAO(2010)认为 4 岁儿童的 EPA+DHA 推荐摄入量(100 mg/d),至 10 岁时(250 mg/d)并逐渐增加至成人水平。因证据不足,我国目前尚未制订 EPA+DHA 的 AI。

一般推荐 LA/LNA 比为 5~15。按 2013 年中国营养学会推荐婴儿 LA 的 AI 4.2~4.6 g/d 与 LNA 的 AI 500~510 mg/d 推算我国婴儿食物的 LA/LNA 比为 8~9.0。婴儿配方中 LA/LNA<10,LNA 占总能量的 1.5%。一般 AA:DHA 为 1:1~2:1。

(三)碳水化合物 DRIs

1.碳水化合物特点

碳水化合物亦称糖类,是自然界最丰富的能量物质,也是人类膳食能量的主要来源。6 月龄内婴儿的碳水化合物主要是乳糖、蔗糖、淀粉。身体 CHO 存在形式主要有葡萄糖、糖原和含糖的复合物。CHO 可与脂肪酸或蛋白质结合成糖脂、糖蛋白和蛋白多糖构成细胞和组织。细胞膜上的糖链(糖蛋白的一种)是细胞借以相互识别、黏着和抑制接触的特异性标志之一。

2.碳水化合物 DRIs

2013 版《中国居民膳食营养素参考摄入量》根据大脑对葡萄糖的利用和需要,估计 1~7 岁儿童 CHO 的最低需要量为 100 g/d,变异系数为 20%,获得 1~7 岁儿童的 CHO 平均需要量为 120 g/d;11~17 岁青少年最低需要量 135 g/d。建议 CHO 平均需要量为 150 g/d;0.5~1 岁则基于成人代谢数值计算。

CHO 的可接受范围是基于能量的平衡按适宜的能量比例确定的。

(1)0~6 月龄婴儿:人乳是婴儿最佳食物来源,能够满足<6 月龄婴儿全部能量和营养需要。美国 IOM 的人乳资料中乳糖含量为 7.2~7.4 g/100 g,建议 0~6 月龄婴儿 CHO 的 AI 为 65 g。中国调查资料显示人乳乳糖含量为约 7.8 g/100 g(7.5~8.0 g/100 g),推荐 0~6 月龄婴儿的 CHO 的 AI 为 60 g/d。

(2)7~12 月龄婴儿:CHO 需要量的制定以人乳为基础,累加其他食物 CHO 量。美国 7~12 月龄婴儿 CHO 需要量推荐值为 95 g/d,荷兰为 86 g/d。我国缺乏婴儿其他食物 CHO 的数据,则以 0~6 月龄婴儿 CHO 的 AI 为基础,采用代谢体重比推算 7~12 月龄婴儿 CHO 需要量为 82 g/d,修正后为 85 g/d。

（3）2～18 岁儿童和青少年：我国推荐 2～18 岁儿童和青少年 CHO 的可接受范围为
50%E～65%E。

六、重要矿物性营养素 DRI

矿物质来源于食物，有一定生理功能。《中国居民膳食营养素参考摄入量》中矿物性营养素
推荐量多采用 AI。

（一）钙

以人乳为基础计算推荐 0～6 月龄婴儿钙的 AI 为 200 mg/d，UL 为 1 000 mg/d；7～12 月龄
婴儿钙 AI 是以小婴儿膳食参考摄入量为基础，采用代谢体重比推算为 250 mg/d，UL 为
1 500 mg/d。儿童和青少年的钙 DRI 数据则是结合平衡试验结果，采用要因加算法计算得出各
年龄段 EAR，设 CV 为 10%，修正后得出各年龄段的钙的推荐值 RNI 分别为：1～3 岁 600 mg/d；
4～6 岁 800 mg/d；7～10 岁 1 000 mg/d；11～13 岁 1 200 mg/d；14～17 岁 1 000 mg/d。

（二）磷

以人乳为基础计算 0～6 月龄婴儿磷的 AI 为 100 mg/d。以小婴儿和成人磷的 EAR 为基
础，采用代谢体重比推算 7～12 月龄婴儿磷的 AI 为 180 mg/d。2～18 岁儿童、青少年在成年人
EAR 的基础上采用代谢体重比法推算（CV＝10%）计算获得 1～3 岁磷的 RNI 为 300 mg/d；4～
3 岁 350 mg/d；7～10 岁 470 mg/d；11～13 岁 640 mg/d；14～17 岁 710 mg/d。

（三）铁

健康母亲乳汁的铁可维持 0～6 月龄婴儿生长发育需要，即铁的 AI 为 0.3 mg/d。7～12 月
龄婴儿与年长儿的铁需要量＝基本铁丢失＋血红蛋白中的铁蓄积量＋非存储性组织铁的增加
量＋储存铁的增加，膳食铁的吸收率约为 8%（CV＝20%）获得铁的 EAR 为 7 mg/d，RNI 为
10 mg/d。11～17 岁是生长加速期，男童青春期血红蛋白总量和含量均明显增加，其增加量甚至
超过经期女性的铁需要量。女童在月经初潮前生长加快，月经来潮后仍保持快速生长，铁需要量
大，包括基本铁丢失＋非存储性组织铁的增加量＋储存铁的增加＋月经铁的丢失。2013 版
《中国居民膳食营养素参考摄入量》采用要因加算法计算儿童和青少年的铁的平均需要量获得
EAR 和 RNI。

（四）碘

以人乳中碘含量为基础计算获得 0～6 月龄婴儿碘的 AI 为 85 μg/d；7～12 月龄婴儿 AI 则
采用代谢体重法从 0～6 月龄 AI 值推算为 115μg/d。儿童和青少年碘 RNI 为 1～6 岁 90 μg/d；
7～10 岁 90 μg/d；11～13 岁 110 μg/d；14～17 岁 120 μg/d。

（五）锌

以人乳锌含量推算 0～6 月龄婴儿锌的 AI 为 2.0 mg/d，7～12 月龄婴儿锌的 AI 为 3.5 mg/d。
儿童和青少年的锌推荐量采用要因加算法估计，获得 1～3 岁锌的 RNI 为 4.0 mg/d；4～6 岁
5.5 mg/d；7～10 岁 7.0 mg/d；11～13 岁男童 10.0 mg/d、女童 9.0 mg/d；14～18 岁男童
11.5 mg/d、女童 8.5 mg/d。

七、维生素 DRI

（一）概述

维生素定义是身体不能合成的、存在于食物中的、有生物活性的成分。同时，维生素需要量

甚微,既不参与身体构成,也不提供能量,但具有多种特殊的生理功能。维生素可分脂溶性和水溶性维生素。

维生素 A、维生素 D、维生素 E、维生素 K 为脂溶性维生素。水溶性维生素包括维生素 B_1(硫胺素)、维生素 B_2(核黄素)、维生素 B_6(吡哆醇、吡哆醛、吡哆胺)、维生素 B_{12}(氰钴胺素)、维生素 C(抗坏血酸)、烟酸(抗糙皮病因子、维生素 PP)、叶酸、泛酸、生物素等。

脂溶性维生素主要改变复合分子及细胞膜的结构,为高度分化组织的发育所必需;分子特异性不高,均有前体;因易溶于脂肪和脂肪溶剂中,故可储存在体内;脂溶性维生素排泄缓慢,缺乏时症状出现较迟,过量易致中毒。

水溶性维生素主要参与辅酶的形成,有高度的分子特异性,没有前体,除碳、氢、氧以外,还常常含有氮、硫、钴等元素;因易溶于水,其多余部分可迅速从尿中排泄,不易储存,需每日供给;缺乏后迅速出现症状,过量不易发生中毒。

维生素的供给量不分年龄、性别。各种维生素的作用和来源不同,维生素 A、C、D、B、K、叶酸是儿童易缺乏的维生素。

(二)重要维生素的 DRI

1.维生素 A

《中国居民膳食营养素参考摄入量》对维生素 A 的 DRIs 重点修订内容为用视黄醇活性当量代替以往使用的视黄醇当量。RAE＝膳食或补充剂来源全反式视黄醇(μg)＋1/2 补充剂纯品全反式 β-胡萝卜素(μg)＋1/12 膳食全反式 β-胡萝卜素(μg)＋1/24 其他膳食维生素 A 原类胡萝卜素(μg)。同时调整 EAR 和 RNI 数据,增加或调整婴幼儿和较大儿童、孕妇的 UL 数值。

目前缺乏婴儿、儿童和青少年维生素 A 需要量的代谢研究资料。故婴儿的维生素 A 推荐量采用 AI,2～18 岁儿童、青少年则采用从成人数据推荐的 RNI。以人乳维生素 A 浓度(400 μg/L)为参考值,则 0～6 月龄婴儿维生素 A 的 AI 为 300 μg RAE/d;7～12 月龄婴儿维生素 A 的 AI 采用代谢体重法由小婴儿 AI 和成人 RIN 推算取均值,数据确定为 350 μg RAE/d。利用成人 EAR 数据按照代谢体重法推算儿童和青少年的 EAR,再用 20% 变异系数,计算获得儿童的 RNI。

目前缺乏可靠的婴儿维生素 A 的 NOAEL 资料。根据婴儿连服维生素 A 1～3 个月,出现囟门膨出等毒副作用,临床诊断维生素 A 中毒的病例报告,确定 LOAEL 为视黄醇 6 000 μg/d。选择最大不确定系数 UF＝10.0,推算婴儿 UL 水平为 600 μg RAE/d。

2.维生素 D

因人乳中维生素 D 含量较低,不宜用于估计婴儿维生素 D 的 AI,制定婴儿维生素 D 的 EAR 证据尚不足。20 世纪 90 年代 Specker 在中国南方进行一项足月婴儿出生至 6 月龄补充维生素 D 随机对照研究,分 3 组补充维生素 D 2.5、5、10 μg/d。3 组婴儿 6 月龄时均无佝偻病发生,但北方地区 10 μg/d 组血清 25(OH)D 水平显著高于其他两组,中位数为 62.5 nmol/L。根据维生素 D 10 μg/d 可维持适宜婴儿血清 25(OH)D 水平超过 50 nmol/L、无临床维生素 D 缺乏表现的对照组研究结果,作者建议婴儿维生素 D 的适宜摄入量为 10 μg/d。

北欧(北纬 49.5°以北)和南极洲(南纬 78°以南)冬季进行的 9 项随机对照临床试验研究的荟萃分析表明 6～60 岁人群血清 25(OH)D 平均水平与维生素 D 平均摄入量之间呈对数线性关系:y(血清 25(OH)D 水平 nmol/L)＝9.9 ln(维生素 D 摄入 U/d)。回归方程的 95% 可信区间的下限为 y＝8.7 ln(维生素 D 摄入 U/d)。无内源性维生素 D 合成的条件下平均维生素 D 摄入量为 313 U/d 时可使人群平均血清25(OH)D 达到 50 nmol/L(即 50％的个体血清 25(OH)D 水平达到或超过 50 nmol/L),取整数 320 U/d(8 μg/d)为成人维生素 D 的 EAR。设 CV＝10％,则 RNI 为 384 U/d,取整数推算成人 RNI 亦为 10 μg/d(400 U/d)。

年龄与维生素 D 摄入量、血清 25(OH)D 水平无显著影响。有研究结果显示钙营养正常情况下,当血清 25(OH)D 水平＜30 nmol/L 时幼儿佝偻病发病增加,同时血清 25(OH)D 水平为 28～50 nmol/L 时钙吸收率最高。青少年血清 25(OH)D 水平为 50 nmol/L 时骨矿物质含量明显增加,钙吸收率最大。研究均提示以 50％个体 25(OH)D 水平达到 50 nmol/L 所需膳食维生素 D 摄入量为 EAR,结合血清 25(OH)D 水平与膳食维生素 D 摄入量的对数线性关系,建议儿童青少年维生素 D 的 EAR 与成人相同为 8 g/d,RNI 为 10 g/d。

婴儿维生素 D 摄入过高可增加生长迟缓发生率,但研究发现婴儿维生素 D 平均摄入量为 44.4 μg/d、持续近 6 个月,儿童未出现生长发育异常。故设定 44.4 μg/d(≈45 μg/d)为儿童的 NOAEL,不确定系数为 2,建议婴儿维生素 D 的 UL 值为 20 μg/d。因缺乏特定数据用于 1～17 岁人群维生素 D 的 UL,目前仍采用成人和婴儿的 UL 按体重比推算。

3.维生素 K

维生素 K 是含 2-甲基-1,4 萘醌基团的一组化合物。维生素 K_1(叶绿醌,phylloquinone)和维生素 K_2(甲萘醌,menaquinone)是天然维生素 K 的两种类型。

中国居民的维生素 K 营养状况和膳食供给数据研究较少,维生素 K 的推荐值均为 AI。据中国居民营养与健康状况调查获得的膳食维生素 K 摄入量数据,确定成年人膳食维生素 K 的 AI 值为 80 μg/d。

以人乳中维生素 K_1 的平均浓度为 2.5 μg/L 为基础计算 0～6 月龄婴儿维生素 K 的 AI 为 2.0 μg/d。7～12 月龄婴儿 AI 则从 0～6 月龄婴儿的 AI 按代谢体重法外推,为 3.0 μg/d。因 7～12 月龄婴儿已进食其他食物,维生素 K 摄入应比纯人乳喂养婴儿的多。采用代谢体重法由成人数据外推获得 1～3 岁幼儿维生素 K 的 AI 为 30 μg/d,4～6 岁儿童为 40 μg/d,7～10 岁 50 μg/d,11～13 岁 70 μg/d,14～17 岁 75 μg/d。因无天然食物或补充剂维生素 K 动物或人群研究资料,故目前暂不制订维生素 K 的 UL 值。

4.维生素 B_1

化学名称为硫胺素,也称抗神经炎因子、抗脚气病因子,在人体内的主要活性形式为焦磷酸硫胺素(TPP),亦称辅羧酶。

依据人乳中含量推算 0～6 月龄婴儿维生素 B_1 的 AI 为 0.1 mg/d。采用代谢体重法从小婴儿 AI 值推算 7～12 月龄婴儿维生素 B_1 的 AI,同时从成人 RNI 估计其他食物中的 AI 值,修改后约为 0.3 mg/d。1～10 岁儿童维生素 B_1 的推荐量(无性别差别)则是从成人数据推算 1～3 岁儿维生素 B_1 的 EAR 为 0.5 mg/d、4～6 岁 0.6 mg/d、7～10 岁 0.8 mg/d,按变异系数为 10％计算则 RNI 分别为 0.6 mg/d、0.8 mg/d、1.0 mg/d。11～13 岁 EAR 为男性 1.1 mg/d、女性 1.0 mg/d,RNI 为男性 1.3mg/d、女性 1.1 mg/d;14～17 岁的 EAR 为男性 1.3 mg/d、女性 1.1 mg/d,RNI 为男性 1.6 mg/d、女性 1.3 mg/d。

5.维生素 B_2

维生素 B_2 又称核黄素。食物中大部分维生素 B_2 是以黄素单核苷酸和黄素腺嘌呤二核苷酸辅酶的形式与蛋白质结合存在。

0～6 月龄婴儿维生素 B_2 推荐量根据母乳维生素 B_2 含量计算获得,AI 为 0.4 mg/d;7～12 月龄 AI 则是也是从小婴儿和成人推荐量分别推算,再取平均值并修订获得,确定为 0.5 mg/d。

成年人 EAR 推算获得儿童和青少年的推荐量:1～3 岁 0.5mg/d,4～6 岁 0.6 mg/d,7～10 岁 0.8 mg/d,11～13 岁男性 1.1 mg/d、女性 0.9 mg/d,14～17 岁男性 1.3 mg/d、女性 1.0 mg/d;RNI 为:1～3 岁 0.6 mg/d,4～6 岁 0.7 mg/d,7～10 岁 1.0 mg/d,11～13 岁男性 1.3 mg/d、女性 1.1 mg/d,14～17 岁男性 1.5 mg/d、女性 1.2 mg/d。

维生素 B_1 和 B_2 极少发生因膳食或补充剂摄入过量引起不良反应的报告,故均未制订 UL。

6.维生素 C

维生素 C 是人体内重要的水溶性抗氧化营养素之一。

1 岁以内婴儿维生素 C 推荐量为 AI。0～6 月龄维生素 C 的 AI 据人乳含量(5 mg/100 g)和婴儿摄乳量确定为 40 mg/d;7～12 月龄婴儿 AI 也从小婴儿和成人数据推算为 40 mg/d。成人数据外推得到儿童、青少年 EAR:1～3 岁 35 mg/d;4～6 岁 40 mg/d;7～10 岁 55 mg/d;11～13 岁 75 mg/d;14～17 岁 85 mg/d;用变异系数 10% 计算 RNI 为:1～3 岁 40 mg/d;4～6 岁 50 mg/d;7～10 岁 65 mg/d;11～13 岁 90 mg/d;14～17 岁 100 mg/d。

尽管维生素 C 的毒性非常低,但目前有较多大剂量维生素 C 摄入造成不良后果的报告,有助提出 UL 数据。目前确定成人 UL 为 2 000 mg/d。按体重比值,成人 UL 数据外推儿童、青少年维生素 C 的 UL 为:1～3 岁 20 mg/d;4～6 岁 25 mg/d;7～10 岁 35 mg/d;11～13 岁 45 mg/d;14～17 岁 55 mg/d。因缺少婴儿维生素 C 资料,故未制订婴儿维生素 C 的 UL。

7.叶酸

化学名为蝶酰单谷氨酸。体内的活性形式为四氢叶酸,主要生理作用是作为体内生化反应中一碳单位转移酶系的辅酶,参与核酸和蛋白质的合成、DAN 的甲基化、同型半胱氨酸的代谢。

膳食中叶酸约 3/4 是以叶酸盐(以多谷氨酸叶酸)形式存在,而人工合成叶酸的分子结构为蝶酰单谷氨酸。膳食叶酸参考摄入量采用膳食叶酸当量(dietary folate equivalent,DFE)表示,DFE(μg)＝[天然食物来源叶酸 μg＋(1.7×合成叶酸 μg)]。

婴儿叶酸推荐量以 AI 表示。0～6 月龄婴儿叶酸的 AI 依据人乳水平推算为 65 μg DFE/d;7～12 月龄婴儿叶酸 AI 从小婴儿和成人数据推算,为 100 μg DFE/d。成人数据外推儿童、青少年叶酸 EAR:1～3 岁 130 μg DFE/d;4～6 岁 150 μg DFE/d;7～10 岁 210 μg DFE/d;11～13 岁 290 μg DFE/d;14～17 岁 320 μg DFE/d。用变异系数 10% 计算 RNI:1～3 岁 160 μg DFE/d;4～6 岁 190 μg DFE/d;7～10 岁 250 μg DFE/d;11～13 岁 350 μg DFE/d;14～17 岁 400 μg DFE/d。

八、膳食纤维 DRI

(一)定义

现代膳食纤维(dietary fiber,DF)定义强调食物中 DF 对人体的营养价值,将生理学功能相似的物质均归为 DF,即不能在小肠内消化吸收、可进入结肠发酵的物质,故包含一些既往不被认为是 DF 的物质,如低聚糖、抗性淀粉、不能被消化的单糖、双糖等。2010 年 WHO/FAO 定义膳食纤维为 10 个和 10 个以上聚合度(degree of polymerization,DP)的碳水化合物聚合物,且该物质不能被人体小肠内的酶水解,并对人体具有健康效益。中国食品标准 GB/Z21922-2008 对膳食纤维的定义是使用"≥3DP 聚合度的碳水化合物为膳食纤维"的概念。虽然低聚糖是含 3～

9个单糖结构的缩合物,不完全符合新的 DF 定义,但根据低聚糖对人体的作用,营养与特殊食品委员会的 DF 定义特别注释低聚糖属 DF 范畴。小婴儿的 DF 来源是乳汁中未完全被消化吸收的乳糖、低聚糖或食物中未消化吸收的淀粉。

(二)膳食纤维 DRI

目前尚无婴幼儿膳食纤维推荐值。儿童 DF 推荐摄入量以美国标准为主,多以成人 DF 摄入量为基础推算制定。美国儿科协会(AAP)据成人 DF 摄入量重新修订的指南中推荐>2 岁儿童 DF 摄入量为 0.5 g/(kg·d)。美国食品药品监督管理局(FDA)根据能量消耗制定人群 DF 推荐摄入量约 12 g/1 000 kcal。美国健康基金会(AHF)指南以排便正常为依据,建议>2 岁儿童 DF 摄入量为(年龄+5～10)g/d,(年龄+10)g/d 接近 FDA 的 12 g/1 000 kcal 推荐意见。美国科学协会(NAS)据 DF 摄入量与心肌梗死和/或冠心病风险的相关性,推算 1 岁以上人群 DF 摄入量标准为 14 g/1 000 kcal。美国 FNB 推荐 DF 摄入与年龄、性别有关。北欧营养推荐(NNRs)学龄儿童 DF 摄入量宜为 10 g/d,逐渐增加 DF 摄入量,青春期达成人水平(25～35 g/d)。欧洲儿科胃肠病学、肝病学与营养学会建议学龄儿童在平衡膳食基础上摄入 10 g/d 膳食纤维,青少年 DF 摄入量应逐渐达成人的推荐量。我国推荐成人(19～50 岁)膳食纤维的摄入量为 25～30 g/d,建议每日 1/3 的谷物为全谷物食物,蔬菜、水果摄入≥500 g。因儿童需要能量密度较高的食物,膳食纤维的摄入量应适当减少,建议<14 岁儿童为 10 g/1 000 kcal(2.4 mg/MJ)。婴儿后期肠道功能逐渐发育成熟,肠道缺乏从乳类来的 DF(主要是未消化的乳糖),食物中未消化吸收的淀粉减少,需要逐渐引入含一定量 DF 的半固体或固体食物。有研究认为随其他食物的引入,6 月龄后膳食纤维的摄入量应逐步提高,12 月龄应达到 10 g/1 000 kcal(2.4 g/MJ)。

九、水 DRI

水是人体必不可少的膳食成分。人体含水总量称作总体水含量。个体对水的需要量与性别、年龄、体成分、代谢、气候、环境温度和湿度、身体活动、膳食等因素有关,且同一个体在不同环境或生理条件下也有差异。因此,水的人群推荐量不等同个体每日的需要量。

婴幼儿体内水占体重的比例较大,基础代谢率高,肾脏功能发育尚未成熟,易发生体液和电解质的失衡。WHO 建议纯人乳喂养的 0～6 月龄婴儿不需额外补充水分。据人乳含水量推算我国 0～6 月龄婴儿水的适宜摄入量为 0.7 L/d。以人乳供水量(540 mL/d)加其他食物和饮水量(330 mL/d)计算婴儿 7～12 月龄总水 AI 为 0.9 L/d。以人乳提供的水量(480 mL/d)加饮水量(825 mL)估计 1～3 岁幼儿总水 AI 为 1.3 L/d。我国尚无 3 岁儿童水摄入的数据,故参考 1～2 岁幼儿数据,3 岁儿童总水 AI 定为 1.3 L/d。

儿童和青少年体内水含量随年龄增大而降低,但仍高于成人。4～6 岁儿童饮水量根据成人按体重比和生长系数推算,定为 0.8 L/d,参考我国成人调查中饮水量占总水量的比例推算,4～6 岁儿童总水 AI 为 1.6 L/d。据我国 4 城市儿童、青少年的饮水调查数据,同时参考我国成年人饮水量调查结果(56%总水),建议我国 7～10 岁儿童总水推荐量为 1.8 L/d;11～13 岁男童 2.3 L/d、女童 2.0 L/d;14～17 岁男童 2.5 L/d、女童 2.2 L/d。

(周俊娟)

第六节 儿童语言障碍

一、概述

语言是人类社会中约定俗成的特定符号系统,人们通过应用这些符号达到交流的目的。语言能力包括对符号的运用(表达)和接受(理解)。

语言功能包括采用哪种语言(汉语普通话、某种方言、某种外语、某种形体语言)为符号,如何运用语音、词法、语义、句法和语用组成要表达的内容。

(一)正常儿童语音、语言发育

语言发育经过前语言阶段及语言阶段。会话的能力是先理解后表达,先说名词、动词,后说代词、形容词、介词、助词。

1.前语言阶段

与视觉和听觉刺激相比,新生儿更愿意看人脸和听说话声。随着年龄的增长,婴儿能区分相似的语音如"ba"和"pa",发出一连串的语音,并将音节进行组合,发出类似单词的声音,从而进入语言学习的起始阶段。在出生后 6 个月内,不同母语的婴儿同样可以准确地识别音素"r"和"l",9 个月后婴儿对母语中音素的识别较非母语更准确。此时,婴儿可以对指令做出反应,如跟他说再见时,他会招手。

在出生后第 1 年中,婴儿学习说母语。在出生后 6 个月内,婴儿已学会控制自己的口腔发出元音和一些辅音,并有响度和音调的变化。6 个月后,婴儿能发出一连串的音节。1 岁时能通过非言语的方式,如用手指、点头或手势等表示要求。

2.语言阶段

正常儿童在大约 1 岁时能理解并开始说出第 1 个词,如爸爸、妈妈。1 岁后每个月词汇量增加较快。1.5 岁以后词汇量的增加更为迅速,进入词语爆发期,词汇增加到 50 个以上,此时儿童出现 2 个词语的组合即短语,或 3 个词语的组合即句子。2~3 岁时儿童词汇明显增多,用词较恰当,并能表达自己的情绪、希望、兴趣等,能在交流中灵活应用已学词汇表达自己的意图。3 岁时会说简单的句子,会遵循连续的 2~3 个指令,并且逐渐学会用代词。4~5 岁时掌握语法规则,能主动参与对话交流,尽管有一些发音不清晰,但陌生人基本能够听懂;会讲故事,遵循 3 个以上连续的指令,对问题"谁、何处、什么"能够做出应答,喜欢问为什么;开始出现更复杂的语言形式,如条件句、连接词,能更为熟练地表达自己的意图和思想,在不同的情境下使用适当的语言进行交流。

语言理解和表达均遵循一定的进程,若超过一定的月龄仍未具备该能力,提示可能存在语言发育迟缓,需要做进一步的评估。如 6~8 个月对名字有反应,最晚不超过 12 个月;1 岁时能听从简单指令,最晚不超过 18 个月;12~16 个月能自发表达 3 个单词,最晚不超过 18 个月;24~30 个月能回答简单问题,最晚不超过 3 岁;24 个月会说简单的句子,最晚不超过 3 岁。

3.语言发育的差异性

正常儿童之间语音和语言的发育速度有个体差异,这些发育早期的差异不影响将来的语言发育水平。研究显示,女孩的语言发育较男孩早,男女之间词汇量及语法水平相差1~2个月。不同出生胎次儿童的语言能力也有差异,可能与家庭语言环境有关,家中年龄较小的儿童更乐于用语言向年长儿童表达自己的想法。

(二)语言障碍

1.语言障碍

语言障碍指在理解和/或使用口语、书面语言或是其他符号系统时有困难,语言发育偏离了正常的顺序。语言障碍可能涉及语言形式(音韵、构词、语法系统),语言内容(语义系统),语言在沟通中的功能(语用系统)。

2.语言发育迟缓

语言发育迟缓指儿童语言发育遵循正常儿童的顺序,但比正常速度要慢,未达到与其年龄相应的水平。

二、病因和发病机制

(一)智力障碍

轻度智力障碍患儿的语言发育遵循正常的程序,但发育速度较慢,词汇和语法技能差;中度、重度和极重度智力障碍患儿常有异常生物学因素,如遗传性疾病、代谢性疾病或神经系统发育异常。Down综合征患儿语言理解能力差,尤其表现在语法技能上,有些患儿发音不清,语言不流利。脆性X染色体综合征男性患儿有语速和韵律异常,回声样语言或重复语言,语用技能差,不能保持话题,缺乏目光对视,焦虑。Williams综合征患儿在发育早期即可出现语言发育明显落后,随着年龄增长,其社交技能有所发展,但是语法和语言理解能力仍较差。造成智能发育迟缓的遗传学原因目前已取得进展,对KE家族进行的大型家系研究显示,家系成员存在7号染色体的*FOXP2*基因点突变。此外,相关的位点还包括6q11.2~6q12、6q21.3~6q22、15q21等。

(二)神经系统疾病

各种累及语言中枢的器质性病变(如脑炎、脑发育不全、脑瘫、脑血管病变等)均可能导致不同程度的语言障碍。癫痫状态、频繁持续的癫痫样放电,也会影响语言功能和认知能力。

(三)环境因素

在儿童发育的早期如果脱离语言环境,如家人缺乏与儿童的语言交流、语言环境被剥夺、遭受虐待和忽视时,由于儿童缺乏语言刺激,无法学习和发展语言,最终导致语言障碍。

三、诊断与鉴别诊断

(一)临床表现

有些儿童表现为语言的理解困难,对他人的说话不理解其意;有些儿童能够理解手势或姿势的含义,但迟迟开不了口,不会表达;还有的儿童说话虽然流利,但内容浮浅,词汇贫乏,词不达意,难以交流。除了语言缺陷外,情绪上易发脾气、急躁,行为问题也比较多见,如注意力分散、冲动、有攻击性和自我伤害行为。

(二)临床分类

临床上有3种类型的语言问题。

1.特定的语言损害(SLI)

这些儿童语法结构出现困难,智力正常,其能力相对较好。这一类型占学龄儿童的7%。

2.非特定的语言损害(NLI)

这些儿童的非语言智商下降,同时有语言能力的低下。

3.语用性语言损害

这些儿童表面上看似语言正常,但交流功能明显困难。

(三)临床评估

1.病史

了解目前儿童的语言理解和表达情况,询问母亲孕期情况、儿童出生史、生长发育史、既往史、家族史等。有些儿童的语言落后与发育迟缓、家族中有说话延迟有关联。

2.发育测试

根据儿童的行为表现、游戏技能反映儿童的发育水平。常用的诊断性发育测试,有贝莉发育测试和盖赛尔发育测试。通过发育测试结果,分析儿童的语言与发育水平之间是否有差异。

3.语言评估

近年来,国内在语言方面也开展了一系列的研究。儿童语言发育进程大致遵循以下规律。

(1)0～4个月:无意识交流。

(2)4～9个月:有意识交流。

(3)9～18个月:单词阶段。

(4)18～24个月:词组阶段。

(5)24～36个月:早期造句阶段。

(6)3～5岁:熟练造句阶段。

(7)＞5岁:语法派性阶段。

儿童的词汇爆发期在16～19个月。以下是儿童最初表达的50个词语,并且当儿童能主动表达50～100个词语时,就出现了短语或句子。

人物:爸爸、妈妈、奶奶、爷爷、姐姐、宝宝、阿婆、弟弟、妹妹、哥哥、阿姨、叔叔、舅舅。

物品:花、蛋、虾、球、饭、糖、袜、脚、手、嘴、鼻、头、车、耳朵、眼睛、电话、帽子、灯、菜、肉、饼。

动物:狗、鸡、猫、鸭、鸟、马。

动词:吃、拿、不要、要、谢谢。

象声词:喵、呜呜、汪汪、咦。

30个月的儿童所掌握的主要语法结构:名词-动词,如"我要";动词-名词,如"拿饼饼";否定-动词,如"不去";介词-名词,如"在桌上";名词-动词-名词,如"妈妈在吃饭"。

3岁儿童逐渐学习和应用代名词:"你、我、他",有问必答,3岁后儿童的平均句子长度逐渐加长;4岁儿童逐渐学会讲故事,4.5岁儿童有40％能讲完整的故事结构,5.5岁儿童达到75％,6岁儿童则可达到90％。

4.标准化语言测试

如图片词汇测试、早期儿童语言发育进程量表,这2个测试均为筛查性,前者反映语言理解水平,后者反映前语言阶段、语言理解和语言表达水平。

(四)采集语言样本

在儿童自然情景下,将儿童的语言录音进行分析,反映儿童的语言理解、表达方式及交流功能。

（五）诊断

在 DSM-5 诊断标准中,有一大类统称沟通障碍、包括语言障碍、语音障碍、流利障碍(口吃)、社会(语用)沟通障碍和非特定沟通障碍。

1.语言障碍在 DSM-5 的诊断标准

(1)因理解或表达缺陷而在说、写、肢体语言及其他形式上出现语言获得和使用的持续困难,包括:①词汇量少(词语理解和使用方面);②句子结构受限(根据语法和形态学,将词语组成句子);③叙述缺陷(使用词汇和句子解释或描述一系列事件或对话能力)。

(2)语言能力实质上低于所期望的年龄水平,导致有沟通、社会参与、学业成就或职业工作出现上述单一或多个能力的功能限制。

(3)症状始于发育早期。

(4)非听力或其他感觉损伤、运动障碍、其他医学或神经疾病。

由于我国儿科临床开展语言障碍诊断和治疗仅 10 余年的时间,因此,关注比较多的是上述这一类的语言障碍,而对社会(语用)沟通障碍尚未引起足够的重视。在 DSM-5 出版前,有的临床医师将这一类沟通障碍与阿斯伯格综合征混淆。

2.社会(语用)沟通障碍在 DSM-5 的诊断标准

语言和非语言在社会性应用高的沟通中出现持久的困难,特征如下。

(1)用于社会性目的,如问候、分享信息,社会情景下以适当的方式沟通有缺陷。

(2)为符合情境或听者的需求而改变沟通的能力缺陷,如在教室和操场中的不同表达,与儿童用和成人不同的方式交谈,对儿童避免用过于正规的语言。

(3)难以在对话和讲故事中遵循规则,如对话中的轮流。当理解错误时重新描述,不懂如何用语言或非语言信号调节互动。

(4)难以理解不明确的陈述(如推理)、非文字意思或意思模糊的语言(如谚语、幽默、隐喻及根据情景解释的多种意思的语言);①该缺陷导致有效沟通、社会参与、学习或职业工作单一或多方面的功能缺陷。②症状始于发育早期(但缺陷是在社会交流需求的受限超过其能力时才充分暴露出来)。③症状非医学或神经疾病,或词语结构及语法能力低下所致,也非孤独症谱系障碍、智力障碍(智力发育障碍)、全面发育迟缓或其他精神障碍所致。

（六）鉴别诊断

1.孤独症谱系障碍

该障碍的儿童在前语言阶段就有一些异常表现,如共同注意缺乏、无眼神交流、对家人不亲近。在语言方面,约 1/4 的儿童在 18 个月时丢失过去会说的话,与同伴交流时不能保持话题,不会用代词或不能恰当使用语言,而且语言的发育顺序异常,语言的表达优于理解,但是这种表达往往是机械性的模仿,没有与人交流的功能。

2.选择性缄默症

大多数选择性缄默为暂时性的,常常始于 5~6 岁前的儿童,特别是离家上学后易发生在学校环境中缄默不语,而在熟悉环境中却能够像正常儿童一样进行交流。

3.Landan-Kleffner 综合征

Landan-Kleffner 综合征又称获得性癫痫性失语,往往在幼儿园后期至小学初期出现语言的严重缺失,发病高峰在 5~7 岁,同时伴癫痫。语言损害主要为听觉性失认,不理解他人话语,不能执行口语指令。严重时对呼唤其名字也无反应,即语言感受障碍,也可继发语言表达障碍。

Landau-Kleffner 综合征是一种少见的癫痫,又称获得性癫痫性失语,表现为语言能力的倒退。影像学研究未发现明确的脑部异常,EEG 异常表现多样,对认知和语言有远期不良影响。另一种影响认知和语言的获得性癫痫为慢波睡眠中的持续性尖波,通常在 5～7 岁发病,影像学检查脑发育异常率较高,常伴有记忆力差和行为问题。

4.大脑损伤

严重脑外伤的儿童易出现持续性的语音和语言障碍,严重程度受多种因素影响,如外伤严重程度、外伤类型、部位、年龄和社会经济状况等。

左侧大脑半球损伤的儿童,语言能力受损较成人轻,多表现为轻度语言落后。功能性磁共振研究显示,这些患儿的语言加工可在右侧大脑半球进行,提示儿童期脑损伤后,神经系统具有可塑性,可以在右侧大脑半球重建语言功能。

四、治疗

去除与语言相关的各种不良因素,改变语言环境,根据每个儿童的评价结果制订个性化训练方案。

(一)方法

语言治疗的方法主要有 2 种,即以治疗人员为中心的方法和以儿童为中心的方法。以治疗人员为中心的方法,主要采用练习、游戏中操练和塑造 3 种形式。练习即给儿童任务,告诉他给予应答,如学说字或单词。这种形式比较单调,儿童常缺乏动力。游戏中操练即先给儿童一个游戏活动,要求儿童按要求学习所定的语言目标,当目标完成后,给予儿童感兴趣的游戏活动强化目标的应答。塑造是给儿童听觉刺激,逐步诱导儿童产生接近目标的反应。以儿童为中心的方法:治疗人员将制订的目标作为游戏中的一个部分,与儿童边说边玩,有意引导儿童,一旦儿童达到所定的目标,治疗人员立即给予反馈,与其交流。治疗人员在与儿童互动过程中,不断地应用模仿、组词、扩展的技能作为示范。该方法适用于固执、怕羞的儿童,也适用于有一定语言能力的学前儿童。在治疗中选择哪一种方法主要是依据儿童的性格特点、发育水平和语言水平,同时还要考虑其的对话能力和习惯。由于语言治疗的最终目的是让儿童恰当地使用语言,因此干预的方法是以治疗师为中心逐步向以儿童为中心转换。

(二)目标

通过上述方法对小儿的发育水平有一个客观的评价,包括注意力、目光注视、与人相处、自我控制、身体语言、手势、语言理解水平和语言表达水平。

在制订语言治疗的目标时,根据维果斯基(Vygotsky)的最接近发育水平理论,即所定的目标应略高于个体儿童的发育水平,但应使儿童在不得到帮助下即能够达到。例如,当儿童只会讲1 个字时,在治疗时可用重叠词如爸爸、奶奶,然后向 2 个不同字的词语发展,如饼干、汽车;当儿童只会说短语、不会成句时,治疗中略为扩展词语,让儿童模仿,使其建立一个模式,逐渐向句子过渡;当出现简短的句子,逐渐加长句子长度;当有问必答时,则鼓励儿童用更多的句子描述事情的经过,甚至开始讲故事等。

(三)特点

语言治疗需要具备专业的特质。在治疗中,要跟随儿童的兴趣设计不同的方法,适当考虑儿童的发育水平,调整治疗师的说话方式。例如,治疗师要与儿童面对面,保持眼神交流在同一水平线上,所用的语言能使儿童容易理解,在边说边玩中,语言尽量简单,要有重复,语速缓慢,配合动作和手势。也可模仿儿童所说、所做,在治疗中贯穿轮流的原则。对已经开口说话的儿童,在他们表达的基础上,通过游戏增加他们新的体验和词汇,使句子长度增加。此外,无论是以儿童为中心的治疗还是以治疗人员为中心的治疗。利用玩具是非常重要的载体,选择玩具既要结合儿童的发育水平,还要根据儿童的兴趣,利用玩具开发儿童的语言全在于治疗人员的策略和经验。

(四)程序

对尚未开口、只有理解的儿童,应该给予前语言阶段的干预,内容包括对声音、物品的注意。与他人共同玩耍,可玩一些轮流性和想象性的游戏。可用以下方法:用单词或叠词(如妈妈、果果等)作语言刺激,反复应用于环境中;对儿童感兴趣的物品和玩具,反复告知其名称;鼓励儿童用动作、手势、姿势、发声作交流,不必理会其发音不佳;用最简单的语言与儿童交流;创造情景,促使儿童与他人交流,并迅速给予应答。

对已经有语言,但内容少、形式简单的儿童,要求其模仿治疗人员的说话,诱导自发性的表达,并应用在生活中。干预的策略是在想象性游戏中,使儿童模仿。在示范性语言中用手势和动作加强儿童的感受,激励儿童有意识地交流,创造各种机会与儿童对话。在角色扮演的游戏中,如去商店购物、接待来访朋友等情景中,教会儿童理解并使用生活用语。

对于还处在不能理解语言阶段的儿童,由于其缺乏交流手段,不注视人,很少主动与人交往,尚未建立初步的交流态度,因此在训练中不仅要以语言理解为内容,还要通过目光接触、奖励反馈来促进患儿的主动性要求。

(五)父母培训

父母和照养人在儿童语言发育和治疗中起着非常重要的作用,他们的参与从某种程度上决定了治疗的效果。实践证明,父母培训要强调的是语言治疗不同于传统的医学治疗模式,让家庭清楚儿童干预的目标,向父母示范语言治疗的基本方法和技能,鼓励其在家庭生活中贯穿语言治疗的方法和策略,同时治疗师不断地进行指导、示范、调整目标,促进儿童语言功能的提高。

五、预后

当临床上遇见开口延迟的儿童时,家长最担心的是影响智力、学习等。对某些儿童来说,语言延迟不是终生障碍,其后能发展适当的语言技能,特别是那些有开口延迟家族史的儿童。也有相当一部分语言延迟的年幼儿童,在长期追踪中发现其有阅读或学习困难。由此,最近有研究关注婴幼儿语言发育迟缓的结局。Ellis 和 Paul 等发现,一些不良因素可使儿童长期语言发育迟缓,这些因素包括:①语言理解和表达明显落后超过 6 个月;②对唤其名和语言的反应差;③发声少;④咿呀学语中辅音少;⑤很少自发性模仿;⑥无物品或想象性游戏;⑦很少有交流性姿势或发声;⑧非语言交流频率减少;⑨交流意图减少;⑩难以与同伴交往;⑪喜欢成人而非同伴;⑫有语言迟缓或阅读问题家族史。

(周俊娟)

第七节　儿童听力保健

听力障碍是常见出生缺陷之一。国内外研究表明,新生儿双侧听力障碍发生率为 1‰～ 4‰,其中重度和极重度听力障碍发生率约为 1‰。正常听力是儿童进行学习的前提,儿童在 1 岁以前完成咿呀学语的过程,2～3 岁是口语发展的关键期。而通过一般的体检和父母识别,几乎不能在第 1 年内发现病儿听力障碍,使很多儿童失去及时康复的时机,成为听力残疾儿童。

听力保健就是要在广泛宣传儿童听力保健知识的基础上,积极做好孕期及儿童期保健,减少孕期合并症及感染性疾病,减少极低出生体重儿及胎儿宫内窘迫的发生,减少儿童脑膜炎、麻疹、猩红热等疾病和头部外伤,预防中耳炎,避免使用耳毒性药物。同时普遍开展儿童听力测查(重点是新生儿期),及早发现儿童听力障碍,尽早佩戴助听器,并进行语言康复。让听力障碍儿童经过治疗、听觉言语训练,达到聋儿不哑,能进入普通幼儿园、小学,与听力正常的儿童一起学习,健康成长。以下主要讲述新生儿听力筛查的内容。

新生儿听力筛查(universal newborn hearing screening,UNHS)是通过耳声发射、自动听性脑干反应和声阻抗等电生理学检测,在新生儿出生后自然睡眠或安静的状态下进行的客观、快速和无创的检查。

一、新生儿听力筛查的目的和意义

正常新生儿听力障碍发病率为 1‰～3‰,重症监护室新生儿发病率为 2％～4％,有研究表明听力损失儿童不管轻度还是极重度,如果其认知能力正常,在生后 6 个月内进行干预,患儿的语言能力基本上能达到正常水平。许多现象都表明,听觉中枢可能存在可塑性。人们利用功能磁共振成像检查发现,音乐指挥家的听皮质对钢琴音的反应区域显著大于一般人,且开始学习音乐的年龄越小,此听皮质反应区域越大。这些现象均提示声学环境及学习获得与中枢可塑性密切相关。因此,听力筛查的目的就在于早期发现、早期诊断、早期干预,将听力障碍对儿童的影响降至最低,使他们健康成长,早日回归社会,使听力筛查的社会和经济效益得以最佳体现。

二、新生儿听力筛查发展概况

(一)听力筛查的发展史及覆盖率

新生儿听力筛查是 20 世纪 60 年代首先在欧美国家发展起来的一项医学实用技术,以美国为代表,开始推荐高危因素登记筛查。1994 年,美国言语与听力协会倡导新生儿及婴儿进行听力筛查。1998 年,欧共体国家耳鼻喉科学会提出了一套完整的新生儿听力筛查措施,并在其部分国家实施。

我国新生儿听力筛查工作起步于 20 世纪 80 年代。90 年代起,北京、山东、浙江、南京等省市相继开展新生儿听力普遍筛查项目。1999 年我国卫健委委员会(原卫生部)明确要求"把新生儿听力筛查纳入妇幼保健的常规检查",2003 年正式下达文件明确提出开展新生儿普遍听力筛查,2004 年,卫健委制定"新生儿听力筛查技术规范"。2007 年 12 月,中国残疾人联合会、卫健委等八部委联合印发了《全国听力障碍预防与康复规划(2007－2015 年)》。2009 年,卫健委正式颁布《新生儿疾病筛查管理办法》，新生儿听力筛查工作在全国各地全面启动。但是，由于各方面条件限制，偏远落后地区新生儿听力筛查普及率依然较低，各地工作开展情况极不均衡，严重制约了我国听力障碍儿童的及时发现和康复干预。

（二）新生儿听力筛查与法律、伦理、社会问题

广义的听力筛查项目包括了听力筛查、听力诊断、干预与康复，工作的重点是对有听力障碍的儿童做到早期发现、诊断和干预，因此它是一项系统工程，需要多部门共同参与、紧密协作，完成筛查、诊断、干预、康复、随访、管理等一系列相关工作。新生儿听力筛查项目推广和应用的关键问题在组织管理方面，而非技术方面。对此，各部门之间应进行紧密协作，关键在于政府主导的协同合作机制及各部门之间的信息交流互通。部分省市已建立听力筛查中心，并建有信息网络系统，以便于对听力障碍儿童的追踪管理。

目前在我国的新生儿听力筛查虽有法律约束，但仍遵循非强制性、知情选择的原则。医疗机构在实施新生儿听力筛查前，通过各宣传手册、讲解等方式将新生儿听力筛查的意义、项目、条件、方式、灵敏度和费用等情况如实报告新生儿的监护人，并取得签字同意。

新生儿听力筛查的质量控制包括成立专家指导组、纳入绩效考核以及对筛查和诊治机构的巡检及质控。

三、新生儿听力筛查对象、时间、流程、方法

（一）筛查对象

所有出生的活产新生儿，特别是具有听力损失高危因素的新生儿均是筛查对象。听力损失高危因素如下。

(1)新生儿重症监护室中住院超过5天。

(2)儿童期永久性听力障碍家族史。

(3)巨细胞病毒、风疹病毒、疱疹病毒、梅毒或弓形虫等引起的宫内感染。

(4)颅面形态畸形，包括耳郭和耳道畸形等。

(5)出生体重低于1 500 g。

(6)高胆红素血症达到换血要求。

(7)母亲孕期曾使用过耳毒性药物。

(8)病毒性或细菌性脑膜炎。

(9)新生儿窒息Apgar评分1分钟0～4分或5分钟0～6分。

(10)机械性通气超过48小时。

(11)临床上存在或怀疑有与听力障碍有关的综合征或遗传病。

（二）开始筛查的时间

关于筛查时间的安排上各资料报道并不一致，但统一认为出生48小时内进行筛查会增加假阳性，主要与此期间新生儿的外耳道油性分泌物及中耳腔的羊水较多有关。为了争取更高的初筛率，有规范将正常出生的足月新生儿筛查时间定在出生48小时以后，而早产儿为矫正胎龄至34周及出院前。

（三）听力筛查技术

目前我国使用的听力筛查仪器，主要有耳声发射和自动听性脑干反应。筛查的结果都以"通过"或"未通过"表示。一般而言，OAE和AABR的敏感度及特异度均可以达到95％以上，而

OAE 略低于 AABR。

1.耳声发射(OAE)

OAE 是指利用声波传入内耳的逆过程,即产生于耳蜗的声能经中耳结构再穿过鼓膜,进入耳蜗的外毛细胞,然后由外毛细胞反射出能量,在外耳道记录得到。耳声发射据其有无外界声刺激分为自发性耳声发射和诱发性耳声发射,后者按刺激的类型分为瞬间诱发耳声发射、畸变产物耳声发射和刺激频率耳声发射。耳声发射与内耳功能密切相关,任何对耳蜗外毛细胞功能有损害的因素使听力损失程度超过 40 dB HL 时,都能导致耳声发射明显减弱或消失。另耳声发射是一项无创伤性技术,操作简便,测试两耳仅需约 10 分钟。由于几乎所有正常耳都能引出 TEOAE 和 DPOAE,而 SOAE 只有 50%~60% 的正常耳能记录到。因此,新生儿听力筛查常用 TEOAE 和 DPOAE。

2.自动听性脑干反应(AABR)

AABR 是声刺激引起听神经和脑干各级神经核团的电反应,能表达出耳蜗、听神经和脑干听觉通路的活动,由电极记录得到通过专用测试探头实现的快速、无创的检测方法。AABR 技术的出现和使用,目的在于与 OAE 技术联合应用于筛查工作,全面检查新生儿耳蜗、听神经传导通路、脑干的功能状态。具有听力损失高危因素的新生儿出现蜗后病变的比例较大,如果单纯使用 OAE,可能会漏筛蜗后病变,故最好采用 OAE 和/或 AABR 联合进行听力筛查。

3.耳聋基因筛查

随着新生儿听力筛查工作的广泛开展和临床经验的积累,逐渐发现在新生儿听力筛查中存在局限或缺陷,即并不是所有的听力损失患儿均会在出生后立即表现出来。如有些新生儿通过了新生儿听力筛查,但随后出现 GJB2 或 SLC26A4 基因引起的迟发性听力损失;又如药物性致聋基因引起的听力损伤,出生时均可通过上述两项筛查。耳聋基因筛查,是在新生儿出生时或出生后 3 天内进行新生儿脐带血或足跟血的采集来筛查聋病易感基因。有研究表明,全球范围内大约 60% 的耳聋患者与遗传因素有关,而遗传因素导致的听力损失在儿童听力损失患者中高达 50%~60%。而基因筛查与传统的听力筛查相结合,对常规听力筛查不能发现的耳聋基因携带者具有预警作用,尤其是一些药物致聋基因携带者,使得他们可以有效避免耳毒性药物的伤害,减少致残率。

(四)听力筛查实施方案

正常分娩和入住 NICU 新生儿应采用不同的筛查方案。

1.正常分娩的新生儿

用筛查型耳声发射(OAE)或自动听性脑干反应(AABR)初筛。所有新生儿在出院前均应接受听力初筛;未通过或漏筛者应在出生 42 天内进行复筛。复筛时一律双耳复筛,即使初筛时只有单耳未通过,复筛时亦均应复筛双耳。复筛仪器同初筛。复筛仍未通过者应在出生后 3 个月龄内转诊至省级卫生行政部门指定的听力障碍诊治机构接受进一步诊断。

2.曾入住 NICU 的新生儿

待病情稳定,出院前施行自动听性脑干反应(AABR)筛查,以免漏掉蜗后听力损失。未通过 AABR 测试的婴儿,应直接转诊到听力中心,并根据情况进行包含诊断性听性脑干反应在内的全面听力学评估。

3.具有听力损失高危因素的新生儿

即使通过听力筛查仍应当在 3 年内每年至少随访 1 次,在随访过程中怀疑有听力损失时,应当及时到听力障碍诊治机构就诊。

（五）听力筛查具体实施步骤

（1）筛查机构应当设在有产科或儿科诊疗科目的医疗机构中，配有专职人员及相应设备和设施，由省、自治区、直辖市人民政府卫生行政部门组织考核后指定。筛查机构中设置1间通风良好、环境噪声≤45 dB的专用房间，备筛查性耳声发射仪或自动听性脑干反应仪，备有计算机并接驳网络。

（2）筛查专职人员应具有与医学相关的中专以上学历，接受过新生儿听力筛查相关知识和技能培训并取得技术合格证书，负责对筛查整个操作流程进行质控，负责复筛、转诊及随访，并对各数据进行收集、登记、统计、上报。

（3）积极开展筛查健康宣教，将听力筛查的意义、方式、费用等情况如实告诉监护人，并遵循知情自愿选择的原则，签署知情同意书。

（4）听力筛查时间，足月儿生后48小时，早产儿一般在矫正胎龄34周以后。选在新生儿自然睡眠或安静的状态下进行。

（5）完成新生儿听力筛查后，向其监护人出具筛查报告单并解释筛查结果，可采用文本、视频等多种宣教方式帮助家长获取有关听觉、语言方面的知识，使他们有能力去观察婴儿听觉，语言的发育。

（六）听力筛查结果的正确解读

听力筛查是用相对简单、快速、便宜、可靠的技术对那些可能存在听力损失的人群进行的初步鉴别，故听力筛查结果不能作为诊断听力损失的标准。而听力诊断是用更为综合的方法来对听力损失进行确诊，明确新生儿是否存在听力损失，并详细描述听力损失的类型和程度，以便早期干预。没有通过筛查的新生儿也可能会有正常的听力，故不要混淆筛查和诊断的概念。

1.通过筛查者

后期仍可能有很多因素会影响到听力的发育，特别是高危人群可能发生迟发性或渐进性听力损失，故家长仍需监测语言和听力的发育情况。

2.未通过筛查者

仅提示有听力损失的可能性，其影响因素如下。①受测者状态：新生儿的各种生理和病理不适诸如各种胃肠疾病导致患儿不安静，动作多。早产儿尤其是极早早产儿，大脑皮质发育不成熟呈泛兴奋化状态，不自主动作多，也是不通过的原因之一。②耳道因素：羊水栓塞物、耵聍、胎脂、耳道内湿疹等多种原因引起耳道堵塞，易影响测试结果。另外，耳道狭窄或因挤压变形或外耳道畸形使得放置在耳道内探头不能正对鼓膜，导致假阳性结果。③测试环境：当人员说话或走动导致环境噪声过大，可干扰听力筛查的进程甚至结果，AABR易受邻近大型带电仪器的辐射干扰。④内噪声因素：内噪声是指新生儿呼吸、心跳及活动发出的声音传到外耳，有明显鼻塞或喉软骨发育不良等鼻咽疾病形成较大的内噪声，也会对筛查结果产生影响。⑤检测仪器因素：耳塞或耳罩的大小、放置的位置、密闭程度、探头是否堵塞等均可影响检测结果。

在对筛查未通过者的家长进行结果解读时，除告知可能发生的假阳性结果原因，更加重要的是明确告知家长进一步复筛、诊断、定期随访的意义及时间，促进家长的积极参与。

由于筛查技术的局限，小于30 dB HL的听力损失的婴儿或者某些患有听觉神经病变的婴儿很可能不会在新生儿听力筛查中被检测出，而这些疾病也会影响到儿童的发育。所以，无论新生儿听力筛查的结果如何，任何具有听觉或和语言发展延缓征象的婴儿或和儿童均应当接受听力学的监测。

四、我国新生儿听力筛查现状及展望

（一）不同地区筛查率存在较大差异

听力筛查受到地区、文化、经济、种族等影响，在一些偏远、经济欠发达、多民族聚集地区，仍存在筛查率低的问题。但随着各地经济和医疗水平的不断提高，以及人们健康意义的普及，加之政府重视程度及财政支持，各地听筛率已逐年上升。

（二）初筛率与复筛率的矛盾

研究显示新生儿出生后听力筛查通过率随时间的延后而提高，筛查日龄越大，新生儿听力筛查的通过率越高，假阳性率越低。但由于我国国情，难以避免部分新生儿出院后不返回筛查造成漏筛的情况，因此为保证和提高新生儿听力筛查的覆盖率，多数意见仍主张新生儿在出院前进行听力初筛以减少筛查流失率。

（三）听力筛查技术本身局限

OAE 无法检测出听神经病变，易受中耳和外耳道因素影响，当听力损失频率范围比较特殊，恰好在测试频率之外，其测试结果可能出现假阴性。AABR 对测试环境要求高，且在高频听域、反应域中对应较好，但无法对低频听域取得评估作用，因此对于轻微中耳病变患儿漏诊率较高。耳聋基因检测成本较高，且仅在部分实验室内进行，因此在全国范围内推广开展的经济阻力相当大。部分省市已实施了对耳聋基因的免费筛查，大为提高了普通家庭对筛查的依从性。

（四）复筛率有待提高

听力筛查的最终目的是对听力损失患儿的早发现、早诊断、早干预，但在实际运行过程中，未通过者复筛率仍未到 100%，主要原因为家长未充分理解听力筛查的意义，且对听力筛查结果持怀疑或否定态度。主要解决方式应加强对听力筛查的宣教，同时提高筛查技术，减少假阳性。

（五）失访率高

迟发性听力损伤的发病年龄一般在 8～12 个月，临床中也有 4～5 岁或更晚发病的病例，对具有听力损伤高风险因素患儿除进行听力监测外，还应定期随访。由于我国人口众多，加之流动人口复杂，失访率很高，因此建立网络化管理已成必然趋势，多个省市已建立儿童听力障碍中心，在中心进行复筛后的可疑儿童会自动导入诊断程序，并标注提醒，由中心的工作人员负责随访并录入结果。对确诊为先天性听力障碍的患儿，中心会在系统中为其建立电子病历，详细录入基本情况、病史、体检、各项听力学检测结果、诊断及干预、救助等信息。另外，有报道称有听力损失家族史、遗传史的患儿听力损失的发病时间可能会在学龄期或更晚，而且为渐进性发病，不易被发现，因此要加强家庭、学校和医院的密切配合。

（周俊娟）

第八节　儿童眼保健

儿童眼保健是根据儿童眼及视功能生长发育特点，宣传眼保健重要性，普及眼保健知识，提高家长对儿童视力异常的保健意识，保障儿童的视力健康。同时开展儿童早期视力筛查、儿童常

见眼病和斜弱视防治工作,早期发现视力异常的儿童,尤其应对视力高危儿童重点检查,及时矫治,减少儿童弱视发生率。一旦发现弱视儿童,抓住时机及时治疗,提高弱视治愈率。

由于婴幼儿尚未获得正常视觉的感知,认知水平有限不会表述,而大多眼病没有明显的疼痛与不适,家长难以发现;同时视觉发育的关键期在 3 岁之前,敏感期在 3～10 岁,此期婴幼儿视觉功能具有可塑性,所以眼部检查及视力评估非常重要。在新生儿时期及以后的体检中均应进行眼保健。通过仔细的视觉系统评估,可以发现视网膜异常、白内障、青光眼、视网膜母细胞瘤、斜视和视神经异常,早期的治疗可以挽救病儿的视力甚至生命。视力检查应该尽早进行(通常在 3 岁左右),早期发现和早期治疗眼部疾病可以减轻对儿童视觉发育的影响和避免终身视力缺陷。

一、儿童眼保健的主要内容

(1)新生儿眼病的筛查。

(2)定期的儿童视力筛查和检查。

(3)屈光不正的矫治。

(4)儿童常见眼病的检查、诊断与治疗。

(5)弱视及斜视的检查与诊断,弱视矫治和斜视手术前后的视功能训练。

(6)开展群体儿童的视力筛查。

(7)开展健康教育。

二、筛查时间

儿童在出生后定期体检的同时要进行眼保健,定期检查和评估视力、视觉功能发育情况。高危的婴儿及儿童应该由经验丰富的眼保健医师检查,必要时要转诊至临床眼科,进行专业的眼科检查。高危儿童包括早产儿,有先天性白内障、视网膜母细胞瘤、代谢及遗传疾病家族史的儿童,有显著的智力低下和神经发育异常的儿童,以及有可能影响眼睛的系统性疾病的病儿。因为儿童很少抱怨看不清楚,所以视力筛查是儿童眼保健中重要的一部分,应在 3 岁时检查。为了尽可能准确检查,应采用已成熟的适用于儿童的检查项目。任何两次以上不能配合检查的儿童或怀疑有问题的儿童应该由经验丰富的眼保健医师做视力评估或作相应的转诊。

三、评估内容

(一)0～3 岁

包括:①询问眼病史;②视力评估;③眼表检查;④眼位和眼球运动评估;⑤红光反射检查;⑥屈光筛查。

(二)3 岁以上儿童

包括:①～⑥项同 0～3 岁评估内容;⑦与年龄相适应的视力检查;⑧尝试检眼镜检查。具体评估方法如下。

1.眼病史

父母日常的观察非常重要,可以询问的问题:儿童看东西时是否把东西拿的很近,是否有眯眼、歪头现象;是否有眼神呆滞或斜眼或眼球震颤;是否眼睛受过外伤;是否有眼病家族史;以及是否有畏光、流泪、眼部分泌物、揉眼等现象。

2.视力评估

3岁以下及不会说话的儿童主要通过观察能否固视和跟随物体及视觉行为来进行视力评估。屈光筛查通过屈光度的测定在一定程度上能间接反映视力情况,特别是对两眼屈光度相差大和高度远视儿童的意义较大。对于婴儿,标准的评估是看每只眼是否可以固视、保持固视、并跟随物体在不同方位移动;不能完成的提示有显著的视力问题。这些检查应该先行双眼,再行单眼。3月龄以后固视或者跟随困难的婴儿应高度怀疑有双眼或脑的异常,进一步检查。检查中应确保儿童是清醒的,因为不感兴趣或者不合作会减少视觉反应。3岁以上儿童视力检查有更多的检查方法可以采用。

视力评估的主要检查方法:①视动性眼震仪(适用于新生儿)。②选择性观看(适用于1岁左右婴儿)。③点状视力检测仪(适用于1.5~3岁的儿童)。④儿童图形视力表(适用于3~4岁儿童)。⑤国际标准视力表、标准对数视力表(适用于4岁及以上儿童)。⑥屈光筛查:可以通过测定各年龄段儿童屈光度反映视力发育状态。⑦照相筛查(MTI摄影验光):是利用照相验光设备,通过即时的照片分析瞳孔区新月形光影的形态和亮度变化特点筛查眼部异常和视力问题。⑧双眼视觉功能检查:同视机等(适用于4岁以上儿童)。⑨视觉诱发电位检测。

3.眼表检查

眼表检查包括笔形电筒对眼睑、结膜、巩膜、角膜和虹膜的检查。持续出现的分泌物或流泪可能是由于感染、过敏或眼病如青光眼所致,但最主要原因是泪道阻塞。主要表现在3个月以内儿童单眼或双眼持续的脓性分泌物,应给予局部或口服抗生素治疗,并尝试泪囊按摩。同样表现可以在先天性青光眼中出现,如治疗无效或出现角膜云翳扩大,应看眼科医师,做进一步检查。单侧的上睑下垂如遮挡到瞳孔区影响到光线的进入可能会导致弱视,有这种情况的病儿应看眼科门诊。双眼睑下垂通常与神经疾病有关,如重症肌无力。

4.眼球运动评估

学龄前和低年级儿童检查眼球协调运动是很重要的。斜视的发展可以发生在任何年龄,提示严重的眶周、眼内或颅内疾病。角膜映光检查,交替遮盖检查和遮盖-去遮盖检查可以区分真性与假性斜视。大多数假性斜视原因为显著的内眦赘皮,检查眼球肌肉平衡和麻痹对于区分真假斜视也很必要。

5.红光反射检查

红光反射是利用光通过眼透明介质包括泪液膜、角膜、房水、晶状体和玻璃体的传输,反射回来的眼底通过检眼镜在检查者的眼睛成像的原理,任何因素阻碍或阻止这种光传输将导致一个红色反射异常。红光反射检查可以用来发现视轴上的问题,如白内障和角膜异常;也可以发现眼底病变,如视网膜母细胞瘤和视网膜脱落;当存在潜在的弱视时,如屈光参差和斜视也可以被发现。美国儿科学会目前建议将红光反射评估作为新生儿眼睛评价的组成部分,并在所有儿童眼保健中应用。

红光反射检查应在暗室中进行,儿童的眼睛是睁开的,最好是自主睁开,直接检眼镜在眼前约一臂距离外分别观察两只眼瞳孔。每只眼独立检查完后,应做同步的红光反射试验(Bruckner试验),在颜色、亮度和大小上的不对称均提示异常,因为这提示可能存在弱视情况,例如,不平衡的屈光异常(单方面的高度近视,远视或散光),斜视和白内障。所有新生儿、婴儿、儿童都应由儿科医师或者经过训练的人员进行红光反射试验。红光反射试验如果双眼反射颜色、强度、清晰度都均匀,没有暗点或红色反光中出现白点(白瞳征),就表示为阴性或正常;如果红光反射颜色、强度、清晰度不均匀,或者无红光、有暗点或白点,则表明为阳性或不正常,需要及时转诊眼科医师行散瞳后眼底检查。

6.屈光筛查

屈光筛查是使用自动验光仪,通过测定儿童屈光度来间接判断视力发育状态。具有快速、简便、有效、客观、无创等特点,特别适用于3岁以下不能配合查视力的儿童。可以用来筛查屈光不正性弱视,包括近视、远视、散光所致弱视和屈光参差性弱视。

7.视力检查

视力检查包括远视力、近视力及双眼单视功能等。建议儿童在3岁开始检查视力,在儿童无法合作的情况下,第二次检查应该在教会视力表之后尽早进行。远视力检查使用国际标准视力表或标准对数视力表,不会指认的儿童可以使用儿童图形视力表。检查方法采用人工照明的灯箱式视力表,距眼5 m,高度应为受检儿童的眼与视力表上1.0(对数视力表5.0)的视标行同一水平。遮盖一眼,但勿压迫眼球,分别检查两眼。检查由最大视标开始,每行选择最外侧的视标依次向下。当儿童表示困难时,开始检查上一行全部视标。记录以能辨认出半数及半数以上的视标的一行为儿童最佳视力。

儿童视力异常筛查标准:4岁儿童单眼裸眼视力≤0.6;5～6岁儿童单眼裸眼视力≤0.8。当儿童单眼视力低常或双眼裸眼视力相差2行或2行以上时,应进一步检查、确诊和治疗。

8.检眼镜检查

合作的儿童可以使用检眼镜来检查视神经、视网膜以及注视性质。

四、筛查建议

(1)努力确保检查在合适的情况下开展并使用合适的设备和技术。

(2)新生儿应检查眼部结构异常,如白内障、角膜浑浊、上睑下垂。所有儿童必须进行规范检查。

(3)检查结果和进一步随访的建议必须清楚地告知父母。

(4)所有发现眼睛异常的,或者未通过视力筛查的儿童,应该做进一步的检查或作相应的转诊。

(5)依靠三级保健网络建立基层、上级医院的双向转诊管理系统。

五、眼保健健康教育

(1)从遗传角度开始重视。

(2)母亲的孕期保健。

(3)宣传用眼卫生、护眼运动。宣传用眼卫生,教育学龄儿童及学龄前儿童掌握视力保护的具体办法。如培养儿童良好的看书、写字姿势。眼与书本之间距离保持30～35 cm,书与桌面应成30°～40°。室内光线充足,看书、写字的环境光线不应过暗或过强,一次连续看书或写字时间不应超过半小时。傍晚时避免近距离用眼,不要在震荡、晃动的状态下阅读。看电视应相距电视屏幕大于其对角线5～7倍距离,连续看电视时间不应超过半小时等。

(4)预防眼病及眼外伤。指导家长对儿童的玩具和毛巾要经常清洗及消毒,教育儿童不用脏手揉眼睛。发生眼病及时治疗,积极预防各种流行性眼病。同时确保儿童安全的生活环境,防止眼外伤的发生。

(5)进行早期视力筛查,促进视觉正常发育。

(周俊娟)

参考文献

[1] 高正春.护理综合技术[M].武汉:华中科技大学出版社,2021.

[2] 王婷,王美灵,董红岩,等.实用临床护理技术与护理管理[M].北京:科学技术文献出版社,2020.

[3] 田永明,朱红,吴琳娜.临床常见管道护理指南[M].成都:四川科学技术出版社,2021.

[4] 李勇,郑思琳.外科护理[M].北京:人民卫生出版社,2019.

[5] 徐凤杰,郝园园,陈萃,等.护理实践与护理技能[M].上海:上海交通大学出版社,2023.

[6] 赵建国.外科护理[M].北京:人民卫生出版社,2018.

[7] 刁咏梅.现代基础护理与疾病护理[M].青岛:中国海洋大学出版社,2023.

[8] 于红,刘英,徐惠丽,等.临床护理技术与专科实践[M].成都:四川科学技术出版社,2021.

[9] 宋桂珍,吴小霞,刘莎,等.现代护理理论与专科护理[M].上海:上海交通大学出版社,2023.

[10] 马莉莉.实用临床护理指南[M].长春:吉林科学技术出版社,2019.

[11] 万霞.现代专科护理及护理实践[M].开封:河南大学出版社,2020.

[12] 梁艳,甄慧,刘晓静,等.临床护理常规与护理实践[M].上海:上海交通大学出版社,2023.

[13] 官洪莲.临床护理指南[M].长春:吉林科学技术出版社,2019.

[14] 李阿平.临床护理实践与护理管理[M].上海:上海交通大学出版社,2023.

[15] 刘爱杰,张芙蓉,景莉,等.实用常见疾病护理[M].青岛:中国海洋大学出版社,2021.

[16] 狄树亭,董晓,李文利.外科护理[M].北京:中国协和医科大学出版社,2019.

[17] 王虹.实用临床护理指南[M].天津:天津科学技术出版社,2020.

[18] 王燕,韩春梅,张静,等.实用常见病护理进展[M].青岛:中国海洋大学出版社,2023.

[19] 王秀琴,肖靖琼,王芃.护理技能综合实训[M].武汉:华中科技大学出版社,2021.

[20] 陈素清.现代实用护理技术[M].青岛:中国海洋大学出版社,2021.

[21] 任潇勤.临床实用护理技术与常见病护理[M].昆明:云南科技出版社,2020.

[22] 程艳华.临床常见病护理进展[M].上海:上海交通大学出版社,2023.

[23] 张俊英.精编临床常见疾病护理[M].青岛:中国海洋大学出版社,2021.

[24] 王建敏.实用内科常见疾病护理[M].上海:上海交通大学出版社,2023.

[25] 吕巧英.医学临床护理实践[M].开封:河南大学出版社,2020.

[26] 曹娟.常见疾病规范化护理[M].青岛:中国海洋大学出版社,2023.

［27］张翠华,张婷,王静,等.现代常见疾病护理精要［M］.青岛:中国海洋大学出版社,2021.

［28］郭丽红.内科护理［M］.北京:北京大学医学出版社,2019.

［29］廖喜琳,刘武,周琦.护理综合实训指导［M］.西安:西安交通大学出版社,2020.

［30］程艳华.实用临床常见病护理［M］.上海:上海交通大学出版社,2023.

［31］李秋华.实用专科护理常规［M］.哈尔滨:黑龙江科学技术出版社,2020.

［32］刘丛丛,戴永花,匙国静,等.外科疾病诊断治疗与护理［M］.成都:四川科学技术出版社,2023.

［33］张敏.现代护理理论与各科护理要点［M］.武汉:湖北科学技术出版社,2023.

［34］吴欣娟.临床护理常规［M］.北京:中国医药科技出版社,2020.

［35］夏述燕.护理学理论与手术护理应用［M］.汕头:汕头大学出版社,2023.

［36］刘利君,狄江丽,宋波,等.我国2975名0～6岁儿童家长儿童保健知识知晓状况及影响因素分析［J］.中国健康教育,2021,37(4):312-317.

［37］石雪平,丁希伟,李雯,等.消化内科专科护士核心能力评价指标体系的构建［J］.护理研究,2022,36(6):947-951.

［38］李宁.浅谈手术室护理对术后感染的干预作用［J］.中国感染与化疗杂志,2023,23(2):273.

［39］李洪艳,付秀荣,张彩虹,等.基于加速康复外科理念的手术室循证护理研究进展［J］.护理研究,2022,36(2):275-279.

［40］王在霞.家属协同护理在骨科围术期病人中的应用［J］.护理研究,2023,37(5):934-937.

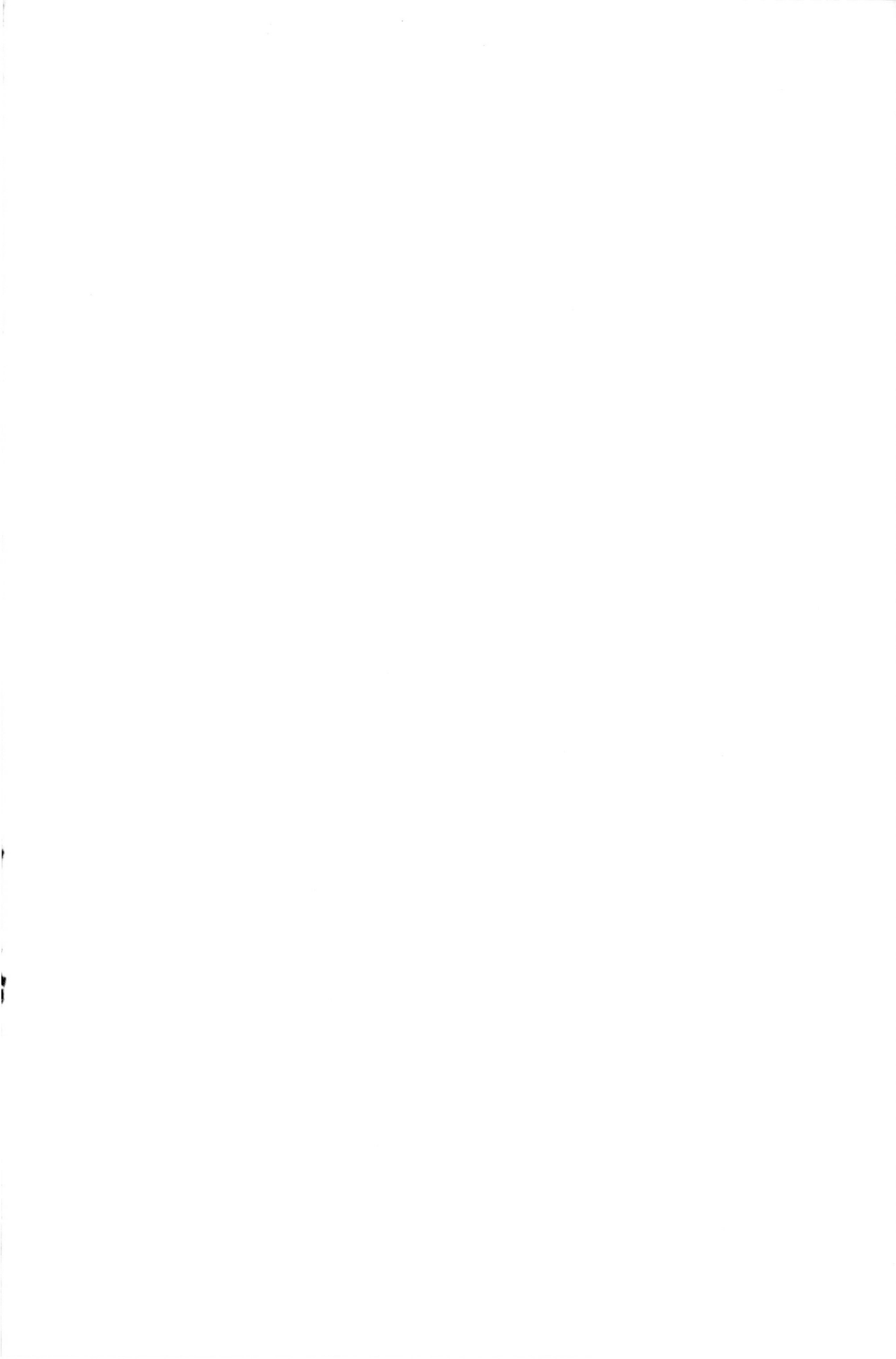